陕西省中等职业学校专业骨干教师培训系列教材

护理教育高级教程

主 编 李津 李小妹

西安电子科技大学出版社

内 容 简 介

本教材以中等职业护理教育教师培训需求为主线，采用先总后分的架构进行编写。全书共 11章，分三个部分。第一部分是专业素养篇，主要按照护理学的内涵来安排内容，介绍了护理学相关理论、护理工作中的人际沟通、护理美学与礼仪、护理伦理与法律；第二部分是教育技能篇，按照教育学的原理与程序安排内容，主要介绍职业护理教育的现状与趋势、职业护理教育课程的设置与实施、继续护理教育；第三部分是专业拓展篇，介绍了与护理相关的最新研究进展与方法，主要内容包括护理科研方法、时间管理与护理、社区护理理论与实践以及基于"岗位分析"的临床护理实践。

本教材力求从工作实际出发，立足护理学科的专业特点，并与中职护理教育的培养目标保持一致，内容体现科学性、先进性、研究性、实践性、简约性原则，涉及范围广，案例丰富，语言叙述流畅，结构清晰明了，通俗易懂，是一本较为实用的护理职业教育培训教材，也可作为各层次护理专业师生教学用书。

图书在版编目(CIP) 数据

护理教育高级教程/李津，李小妹主编. ——西安：西安
电子科技大学出版社，2016.9
陕西省中等职业学校专业骨干教师培训系列教材
ISBN 978-7-5606-4193-5

Ⅰ. ①护… Ⅱ. ①李… ②李… Ⅲ. ①护理学—中等
专业学校—教材 Ⅳ. ①R47

中国版本图书馆 CIP 数据核字(2016) 第 159866 号

策划编辑　李惠萍
责任编辑　王静远　阎　彬
出版发行　西安电子科技大学出版社(西安市太白南路 2 号)
电　　话　(029)88242885　88201467　　邮　编　710071
网　　址　www.xduph.com　　　　电子邮箱　xdupfxb001@163.com
经　　销　新华书店
印刷单位　陕西华沐印刷科技有限责任公司
版　　次　2016 年 9 月第 1 版　　2016 年 9 月第 1 次印刷
开　　本　787 毫米×1092 毫米　1/16　印张　22.5
字　　数　532 千字
印　　数　1～1000 册
定　　价　44.00 元
ISBN　978 - 7 - 5606 - 4193 - 5/R

XDUP　4485001-1

＊＊＊＊ 如有印装问题可调换 ＊＊＊＊

序　言

　　教育之魂，育人为本；教育质量，教师为本。高素质高水平的教师队伍是学校教育内涵实力的真正体现。自"十一五"起，教育部就将职业院校教师素质提升摆到十分重要的地位，2007年启动中等职业学校教师素质提高计划，开始实施中等职业学校专业骨干教师国家级培训；2011年印发了《关于实施职业院校教师素质提高计划的意见》《关于进一步完善职业教育教师培养培训制度的意见》和《关于"十二五"期间加强中等职业学校教师队伍建设的意见》。我省也于2006年率先在西北农林科技大学开展省级中等职业学校专业骨干教师培训，并相继出台了相关政策文件。

　　2013年6月，陕西省教育厅印发了《关于陕西省中等职业教育专业教师培训包项目实施工作的通知》，启动培训研发项目。评议审定了15个专业的研究项目，分别是：西安交通大学的护理教育、电子技术及应用，西北农林科技大学的会计、现代园艺，陕西科技大学的机械加工技术、物流服务与管理，陕西工业职业技术学院的数控加工技术、计算机动漫与游戏制作，西安航空职业技术学院的焊接技术及应用、机电技术及应用，陕西交通职业技术学院的汽车运用与维修、计算机及应用，杨凌职业技术学院的高星级饭店运营与管理、旅游服务与管理，陕西学前师范学院的心理健康教育。承担项目高校皆为省级以上职教师资培养培训基地，具有多年职教师资培训经验，对培训研发项目高度重视，按照项目要求，积极动员力量，组建精干高效的项目研发团队，皆已顺利完成调研、开题、期中检查、结题验收等研发任务。目前，各项目所取得的研究报告、培训方案、培训教材、培训效果评价体系和辅助电子学习资源等成果大都已经用于实践，并成为我们进一步深化研发工作的宝贵经验和资料。

　　本次出版的"陕西省中等职业学校专业骨干教师培训系列教材"是培训包研发成果之一，具有四大特点：

　　一是专业覆盖广，受关注度高。8大类15个专业都是目前中等职业学校招生的热门专业，既包含战略性新兴产业、先进制造业，也包括现代农业和现代服务业。

　　二是内容新，适用性强。教材内容紧密对接行业产业发展，突出新知识、新技能、新工艺、新方法，包括专业领域新理论、前沿技术和关键技能，具有很强的先进性和适用性。

　　三是重实操，实用性强。教材遵循理实并重原则，对接岗位要求，突出技术技能实践能力培养，体现项目任务导向化、实践过程仿真化、工作流程明晰化、动手操作方便化的特点。

　　四是体例新，凸显职业教育特点。教材采用标准印制纸张和规范化排版，体例上图文并茂、相得益彰、内容编排采用理实结合、行动导向法、工作项目制等现代职业教育理念，思路清晰，条块相融。

当前，职业教育已经进入了由规模增量向内涵质量转化的关键时期，现代职业教育体系建设，大众创业，万众创新，互联网＋以及中国制造 2025 等新的时代要求，对职业教育提出了新的任务和挑战，着力培养一支能够支撑和胜任职业教育发展所需的高素质、专业化、现代化的教师队伍已经迫在眉睫。本套教材是广大从事职业教育教学工作人员在实践中不断探索、总结、编制而成的，既是智慧结晶，也是改革成果，这些教材将作为我省相关专业骨干教师培训的指定用书，也可供职业院校师生和技术人员使用。

教材的编写和出版在省教育厅职业教育与成人教育处和省中等职业学校师资队伍建设项目管理办公室的精心组织安排下开展，得到省教育厅领导、项目承担院校领导、相关院校继续教育学院(中心)及西安电子科技大学出版社等部门的大力支持，在此我们表示诚挚的感谢！希望读者在使用过程中提出宝贵意见，以便进一步完善。

陕西省中等职业学校专业骨干教师培训系列教材

编写委员会

2015 年 11 月 22 日

陕西省中等职业学校专业骨干教师培训系列教材

编审委员会名单

主　任：王建利

副主任：崔　岩　韩忠诚

委　员：（按姓氏笔画排序）

　　　　王奂新　王晓地　王　雄　田争运　付仲锋　刘正安

　　　　李永刚　李吟龙　李春娥　杨卫军　苗树胜　韩　伟

陕西省中等职业学校专业骨干教师培训系列教材

专家委员会名单

主　任：王晓江

副主任：韩江水　姚聪莉

委　员：（按姓氏笔画排序）

　　　　丁春莉　王宏军　文怀兴　冯变玲　朱金卫　刘彬让

　　　　刘德敏　杨生斌　钱拴提

陕西省中等职业学校专业骨干教师培训系列教材

《护理教育高级教程》

编 委 会 名 单

主　编　李　津　李小妹

副主编　高　睿　王　婧

编　者　（按姓氏笔画排序）

王　婧（西安交通大学医学部）　　　　张　斌（西安交通大学医学部）

李小妹（西安交通大学医学部）　　　　杨惠云（西安交通大学第二附属医院）

李　宁（西安交通大学医学部）　　　　周凯娜（西安交通大学医学部）

李　津（西安交通大学医学部）　　　　郭晓元（西安交通大学医学部）

吕爱莉（西安交通大学医学部）　　　　顾　炜（西安交通大学医学部）

宋菲菲（解放军第 451 医院）　　　　　高　睿（西安交通大学医学部）

辛爱利（西安交通大学第一附属医院）　蒋文慧（西安交通大学医学部）

辛　霞（西安交通大学第一附属医院）　彭　军（西安交通大学口腔医院）

张银萍（西安交通大学医学部）　　　　雷　鹤（第四军医大学护理学院）

前　言

　　人类进入 21 世纪后，对自身生活质量有了更高的追求，这就促使护理学的理论与实践进入了一个新的发展与变革阶段。伴随着整个学科交叉综合发展的趋势，护理学的对象与范围也面临着新的突破，专业进程不断加速。现代科学技术日新月异，不断向深度和广度发展，特别是护理模式的转变及护理边缘学科的出现，使知识量不断增加，更新周期大为缩短，纵横交错的立体网络式知识结构使得社会对人才的需求将更加严格，也对护理教育提出了更高的要求。为了适应学科蓬勃发展的大趋势，现代护理工作者必须具有全新的知识结构。护理职业教育是培养社会所需的各类护理人才、建立在普通教育基础上的专业教育。现有相关护理教育教材中，多数以高等护理教育内容为主，中等职业护理教育培训教材较为欠缺。

　　本教材在前期对国内外中职护理院校进行充分调研的基础上，根据我国中职护理教育及师资素质的现状，针对中职护理院校师资的教学与专业需求而设计编撰，旨在为中职护理院校教师提供一部全方面、高层次的培训参考书籍。在内容设计与安排上，充分考虑了近年来公众对于护理人才的需求，吸收了国内外普通教育及护理教育的最新研究成果、相关资料和信息，反映了当前护理教育的思想及价值取向，体现了新的教育理念、教学技术及护理学科的发展趋势，兼顾理论性与可操作性，具有较高的实用性。本教材分为专业素养篇、教育技能篇和专业拓展篇三部分，主要内容包括：护理学相关理论、护理工作中的沟通交流、护理美学与礼仪、护理伦理与法律、职业护理教育概述、职业护理教育课程设置与实施、继续护理教育、护理科研方法、时间管理与护理、社区护理以及基于"岗位分析"的临床实践共 11 章。

　　本教材力求从实际出发，立足护理学科的专业特点，并与中职护理教育的培养目标保持一致，内容力图体现科学性、先进性、研究性、实践性、简约性原则。其特点主要表现在以下几个方面：

　　（1）针对中职护理院校师资队伍，基于国内外中职护理院校的广泛调研结果，设计教材内容与结构安排；

　　（2）充分吸收了国际国内同类最新教材的新知识，增加及更新了许多重要的学科知识点；

　　（3）力求与国际护理教育内容衔接，术语尽量国际化，重要术语配以英文翻译，每章内容提供中英文关键词；

　　（4）编写形式上，在每章中加入知识链接，内容为与该章相关的知识拓展、案例分享、经验与教训、故事与思考、寓言与感悟以及开卷有益、实践研究等，旨在启发读者思考、增加阅读兴趣、培养创新意识与自主学习能力等；

（5）统一设置各章内容，包括学习目标、典型案例、主体内容与知识拓展，内容与文字简明，详略得当，安排合理，重点突出。

本教材内容丰富、语言叙述清晰，结构简洁明了，通俗易懂，是一本较为实用的护理职业教育教材。

本教材在编写过程中吸收了相关的研究成果，在此对相关研究人员表示衷心的感谢！本书由活跃在护理工作前沿，具有丰富骨干教师培训理论与实践培训经验的护理学专业人员合作编写而成，全体编委以科学、严谨、务实的态度和极大的热忱投入编写工作，在此向各位编者和所有支持与帮助过我们的人士表示诚挚的感谢！

由于编者的水平及能力有限，本书难免会有疏漏与不足之处，敬请广大读者及各位同仁不吝指正，使之日臻完善。

李 津　李小妹

2016 年 4 月

目 录

第一部分 专业素养篇

第二部分 教育技能篇

第三部分 专业拓展篇

>> 第一部分

专业素养篇

第一章　护理学相关理论

▶学习目标

((•)) 识记

（1）需要的概念。

（2）文化的概念。

（3）弗洛伊德关于人的心理结构的三部分。

（4）弗洛伊德的人类性心理发展的五个阶段。

((•)) 理解

（1）需要的分类及特征。

（2）马斯洛的人类基本需要层次论。

（3）莱宁格跨文化理论。

（4）不同文化背景对健康的影响。

（5）举例说明常见的心理防御机制。

（6）举例说明班杜拉观察和模仿学习的四个阶段。

（7）席尔的压力与适应学说。

（8）拉扎勒斯的压力与适应模式。

（9）霍姆斯和拉赫的生活事件与疾病关系学说。

（10）危机学说。

((•)) 应用

（1）跨文化理论在满足不同患者文化需求中的作用。

（2）运用弗洛伊德的精神分析理论对护理对象和护理工作进行分析。

（3）运用班杜拉的社会观察学习理论，分析学生或患者的学习过程，制定合理的学生教育教学计划或患者健康教育计划。

（4）运用艾利斯 ABC 理论，引导学生或患者合理管理自身情绪，促进教学与护理实践。

（5）艾瑞克森心理社会发展理论和皮亚杰认知发展理论在护理实践中的应用。

（6）压力理论在护理实践中的应用。

　　护理学的理论体系是护理人员在长期的护理实践中建立和发展起来、并经过护理实践的检验和证明的理性认识体系，是对护理现象、活动的本质及规律性的正确反映。护理学理论的作用在于阐明护理学的本质，解释护理现象及现象间的关系，揭示护理学发展规律，指导护理实践，预测护理活动的结果。护理学理论随着护理实践新领域的开辟日益丰富和完善。本章着重阐述目前应用较普遍的护理学相关理论。

第一节　需要理论

人类的生存与发展离不开需要的满足，而人的需要受个体文化背景及文化环境影响。新的护理模式要求护士在工作中充分考虑需要、文化对人健康的影响。学习有关人类基本需要及文化的概念与理论，可以帮助护士认识需要与文化的特征及作用，及时以服务对象的文化背景为前提，预测并满足服务对象的需要，维护并促进服务对象的健康。

一、需要的概念

需要（need）一词，汉语词典定义为"个体对事物的欲望或要求"。在英语中，"需要"一词可以理解为未满足的欲望、要求或由剥夺引起的内部紧张状态，是人对某种目标的渴求或欲望。

需要作为一个概念，不同学科有不同的理解。美国心理学家亨利·默里（Henry Alexander Murray，1893—1988）认为需要是个体行为所必需的动力性源泉，表明了人的大脑将知觉、感觉、智力和动作等组织起来的一种力量。

护理学家也从护理的角度阐述了需要。弗洛伦斯·南丁格尔（Florence Nightingale，1820—1910）认为需要是指"新鲜的空气、阳光、温暖、环境、个体的清洁、排泄以及各种防止疾病发生的需求"。奥兰多（Orlando）解释"需要是个体需求。一旦满足，可消除或减轻不安、痛苦，维持良好的自我感觉，获得舒适感"。罗伊（Roy）认为"需要是个体的一种内在要求，激励个体产生一系列的行为反应，从而维持人的完整性"。

人具有生物属性与社会属性。作为生物个体，人依赖空气、食物、阳光、水等自然条件，否则无法生存；为延续种族，人需要性、婚配及繁殖后代。作为社会个体，人的个性形成与发展必须依赖群体等社会条件以及社会交往等活动。在社会生活中，为了提高物质、精神生活水平，人们形成对社交、文化、科学、艺术、政治生活的需要。因此，人的需要是客观要求作用于主体时的心理体验。这种体验如被个体感知，称为意愿；未被感知时，称为意向。需要可以通过意愿和意向两种形式表现出来。

阅读链接 1 - 1　【知识拓展】

人的需要（1）

人不仅有先天的生理需要，而且在社会实践中，在接受人类文化教育过程中，发展出许多社会性需要。这些社会性需要受时代、历史的影响，又受阶级性的影响。在经济落后、生活水平低下的时期，人们需要的是温饱；在经济发展、生活水平提高的时期，人们需要的不仅是丰裕的物质生活，同时也开始需要高雅的精神生活。具有不同阶级属性的人需要也不一样，资产阶级需要的是不劳而获、坐享其成；工人阶级需要的是自由、民主、温饱和消灭剥削。由此可见，人的需要具有社会性和历史与阶级的制约性。

二、需要的分类

对需要的种类有不同的划分方式。根据起源，可将需要分为生理需要和社会需要；根据对象，可将需要分为物质和精神两个方面。人是有着复杂需要的有机体，其基本需要大致可归纳为如下五类：

（1）生理需要是与维持人体生理机能有关的需要，如空气、水、休息、食物、排泄、活动等。

（2）社会需要是人与人之间的相互联系、相互作用，如友谊、沟通、爱与被爱、归属感、尊重等。

（3）情绪需要是人对外界刺激所产生的心理感受。人有喜、怒、哀、乐、悲、恐、惊七个方面的情绪需求，如遇到高兴的事产生愉悦感；反之，产生焦虑、害怕、恐惧、憎恨、愤怒、悲哀等负面情绪。

（4）智能需要是个体在认知和思考方面的需要，如学习、推理、判断、解决问题等。

（5）精神需要是人在精神寄托与信仰方面的需要，如宗教信仰。

上述需要相互关联，彼此影响。健康状态下，这些需要维持动态平衡；一旦失去平衡，就会导致各种身心问题。当其中某项需要未得到满足时，会影响其他需要的满足。

阅读链接 1 - 2　【知识拓展】

人的需要(2)

人的需要不是空洞的，而是有目的、有对象的，并且随着满足需要对象的扩大而发展。人的需要的对象既包括物质的东西，如衣、食、住、行，也包括精神的东西，如信仰、文化、艺术、体育；既包括个人生活和活动，如个人日常物质和精神方面的活动，也包括参与社会生活和活动以及这些活动的结果，如通过相互协作带来物质成果，通过人际交往沟通感情，带来愉悦和充实；既包括想要追求某一事物或开始某一活动的意念，也表现为想要避开某一事物或停止某一活动的意念，这些意念的产生都是根据个人需要及其变化决定的。各种需要彼此之间的区别，就在于需要对象的不同。但无论是物质需要还是精神需要，都必须有一定的外部物质条件才能满足。

三、需要层次理论

19 世纪 50 年代以来，心理学家、哲学家和护理学家等从不同角度探讨了人的基本需要，形成了不同的理论。其中最有影响力、应用最广泛的是马斯洛的人类基本需要层次论。

亚伯拉罕·马斯洛（Abraham Harold Maslow，1908—1970）是美国人本主义心理学家。他在 1943 年发表的《人类动机理论》一文和 1954 年出版的《动机与人格》一书中，提出人的需要有不同的层次，并论述了不同层次之间的联系，从而形成了人类基本需要层次论（hierarchy of basic human needs theory）。马斯洛认为，人的需要分为基本需要和特殊需要。基本需要指在某种可以察觉的程度上由体质或遗传决定的全人类所共有的需要。特殊需要是人在不同社会文化条件下形成的各自不同的需要，如嗜好、服饰等。当需要得不到满足时，机体内部就会处于焦虑状态，这种焦虑会激发其产生行为动机，导致某种行为的形成。如果某种需要持续处于不能被满足的状态，则将直接影响健康。

阅读链接 1-3 【知识拓展】

亚伯拉罕·马斯洛

亚伯拉罕·马斯洛出生于纽约市布鲁克林区。1926 年入康乃尔大学，三年后转至威斯康辛大学攻读心理学，在著名心理学家哈洛的指导下，1934 年获得博士学位，之后留校任教。1937 年任纽约布鲁克林学院副教授。1951 年被聘为布兰戴斯大学心理学教授兼系主任。1969 年离任，成为加利福尼亚劳格林慈善基金会第一任常驻评议员。

马斯洛陆续编著了《动机与人格》、《存在心理学探索》、《宗教、价值观和高峰体验》、《科学心理学》、《人性能达的境界》、《人的动机理论》等著作；马斯洛需要层次理论出自《人的动机理论》一书。该理论问世后产生了深远的影响，广泛应用于人力资源行业、教育行业、流动人口管理、青年教师管理、水资源开发利用、管理心理学以及企业薪酬制定等领域。

---

1. 人的基本需要层次

马斯洛认为人的基本需要有层次之分，按其重要性和发生的先后顺序，由低到高分为五个层次，依次为生理需要、安全需要、爱与归属感需要、尊重需要、自我实现需要（见图 1-1）。

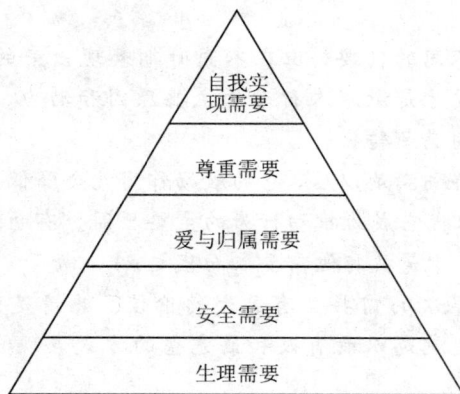

图 1-1 马斯洛的人类基本需要层次

（1）生理需要（physiological needs）：指维持生存及种族延续的最基本需要，包括氧气、适宜温度、避免疼痛、休息和活动、性等。生理需要是人类最基本、最低层次的需要，是其他需要产生的基础。如果这些需要不能得到满足，人类就不会追求高层次的需要。

（2）安全需要（safety needs）：指希望受到保护、免遭威胁，从而获得安全感。安全的需要包括生命安全、财产安全、职业安全等。

（3）爱与归属需要（love and belongingness needs）：指被他人或群体接纳、爱护、关心，包括得到和给予两个方面。马斯洛认为，在生理和安全的需要基本得到满足后，就会产生爱、被爱及有所归属的需要，希望归属于某一群体，如家庭、团体、社会等，从而避免孤独、被遗弃、空虚等痛苦。

（4）尊重需要（esteem needs）：包括自尊与他尊两个方面。自尊指个体渴求能力、自信；他尊指个体希望受到别人的尊重，得到认可、重视和赞赏。尊重需要是有价值、有能力的体现，从而使被尊重者产生更大的动力，追求更高层次的需要。尊重需要不被满足，就会使人失去自信，怀疑自己的能力和价值，出现自卑、软弱、无能等感受。

（5）自我实现需要（needs of self - actualization）：指个体希望最大限度地发挥潜能，实现自我价值。自我实现是最高层次的需要，在其他需要获得基本满足后才出现。

需要的程度和满足方式有很大的个体差异。除以上需要外，马斯洛在 1970 年修订的《动机与人格》一书中，还提到求知需要（needs to know）和审美需要（aesthetic needs）。求知需要是对自身及周围世界探索的需要。审美需要指对秩序、对称、完整结构及行为的感知。马斯洛提到这两种需要也是人类普遍存在的、共有的需要，但尚无足够的证据证实它们是人类的基本需要。

阅读链接 1 - 4　【知识拓展】

人的需要（3）

人类价值体系存在两类不同的需要，一类是沿生物谱系上升方向逐渐变弱的本能或冲动，称为低级需要和生理需要；一类是随生物进化而逐渐显现的潜能或需要，称为高级需要。

人都潜藏着这两类不同的需要，但在不同时期表现出来的各种需要的迫切程度是不同的。人最迫切的需要才是激励人行动的主要原因和动力。人的需要是从外部得来的满足逐渐向内在得到的满足转化。

低层次的需要基本得到满足以后，它的激励作用就会降低，其优势地位将不再保持下去，高层次的需要会取代它成为推动行为的主要原因。有的需要一经满足，便不能成为激发人们行为的起因，于是被其他需要取而代之。

高层次的需要比低层次的需要具有更大的价值。热情是由高层次的需要激发的。人的最高需要即自我实现就是以最有效和最完整的方式表现自己的潜力，唯此才能使人得到高峰体验。

人的五种基本需要在一般人身上往往是无意识的。对于个体来说，无意识的动机比有意识的动机更重要。对于有丰富经验的人，通过适当的技巧，可以把无意识的需要转变为有意识的需要。

---

2. 各层次需要之间的关系

马斯洛认为人类的基本需要具有层次，且相互关联。

（1）低层次需要需优先满足。当低层次需要满足后才会追求高层次需要。

（2）各种需要需满足的时间不同。有的需要必须立即满足，如对氧气的需要。有的需要可暂缓或长久地延后满足，如休息、性、尊重的需要等。但这些需要始终存在，不可忽视。

（3）较低层次需要的满足是较高层次需要产生的基础。通常较低层次的需要得到基本满足后，更高一层的需要才会出现，并逐渐强烈。古人"仓廪实而知礼节，衣食足而知荣辱"正反映了此道理。

（4）各层次需要可重叠出现。较高层次的需要并不是在较低层次的需要完全得到满足后才出现，而是随着前一层次需要的不断满足和基本满足，后一层次的需要就会逐渐出现，往往表现为前后层次之间略有重叠，一种需要得到满足之后出现新的需要的过程一般从无到有、由弱到强逐步产生。

（5）各需要之间的层次顺序并非固定不变。不同的人在不同的条件下其各种需要的层次顺序会有所不同，最明显、最强烈的需要应首先得到满足。古人"饿死不受嗟来之食"，即体现了为维护人的自尊的需要而放弃生理需要的满足。

（6）越高层次的需要，其满足的方式和程度差异越大。人们对空气、食物和睡眠等生理需要的满足方式基本相同，但对尊重、自我实现等较高层次需要的满足却因个人的性格、教育水平和社会文化背景等而差异较大。

（7）基本需要满足的程度与健康密切相关。生理需要的满足是生存和健康的必要条件，有些高层次的需要虽然并非生存所必需，但能促进生理机能更加旺盛，如果不被满足，便会引起焦虑、恐惧、抑郁等负性情绪，导致疾病发生。

阅读链接 1 - 5 【知识拓展】

特蕾莎修女的微笑与爱 给予人类自尊的需要

特蕾莎修女是印度著名的慈善家，1979 年获得诺贝尔和平奖。她一生为了将安全和幸福带给穷人，在慈善机构里工作了几十年，在世界范围内建立了一个庞大的慈善机构网。特蕾莎修女给予那些最孤独的人、处境最悲惨的人真诚的关怀与照料。这种情操发自她对人的尊重，完全没有居高施舍的姿态。她以尊重人类尊严的观念架起了一座桥梁，弥合了富国与穷国之间的鸿沟。

第二节　多元文化护理理论与实践

在科技发展和社会进步的进程中，不同国家和地区之间的人际接触和交往增多，跨区域、跨国界的科学文化交流日益广泛，在此基础上形成了拥有多元文化的社会体系。从 20 世纪 60 年代开始，世界性的多元文化研究在护理学方面取得了很大进展，形成了多元文化护理学。这些理论及学说从不同的角度阐述了不同文化背景的人对健康、疾病、治疗、护理、保健等方面的认识和需求。学习这些理论，可以帮助护士全面评估护理对象的宗教、种族、性别、职业、经济、社会地位等文化背景因素，从全方位多角度满足服务对象的生理、心理及社会文化护理需求。

一、莱宁格跨文化理论

（一）理论学家及其背景介绍

迈德勒恩·莱宁格（Madeleine Leininger）是美国著名的跨文化护理理论学家，从 20 世纪 50 年代中期开始了跨文化护理研究。当时她在"儿童指导之家"工作，与儿童及其双亲接触，观察并了解到儿童反复出现的行为差异是由于不同的文化背景造成的。上述经历及以后的系统研究，使莱宁格成为第一位获得人类学博士学位的专业护士及理论学家。经过莱宁格的努力，美国人类学学会于 1968 年批准成立了护理人类学分会。1974 年美国成立了国家跨文化护理协会。此后，美国护士协会相继召开了多次跨文化护理与护理关怀专题研讨会，为人类护理关怀的发展及研究做出了重要贡献。

莱宁格通过演讲、撰书、咨询、教学等方式，使全球护理界广泛认识并开始应用跨文化护理理论和人类护理关怀理论。她相继编辑出版了多部专著，具有代表性的包括《护理与人类学——两个交织的世界》、《跨文化护理——概念、理论和实践》、《文化照顾的多样性与普遍性》等。上述贡献使莱宁格得到了国际护理界及相关领域同行的广泛认可。

（二）理论的主要概念和内容

1. 跨文化护理理论的主要概念

莱宁格的跨文化护理理论重点是"文化"。她围绕"文化"和护理关怀提出了一些新的概念，主要有文化、关怀、文化关怀、跨文化护理四个方面的内容。

（1）文化（culture）：是指不同个体、群体或机构通过学习、共享和传播等方式塑造的，并随时间代代相传形成的模式化的生活方式、价值观、信仰、行为标准、个体特征和实践活动的总称。它可以形成一种定势，用来指导思维方式、生活决策和行为活动。文化主要表现在以下几个方面：

① 主位：是指局部的、本土的或内部人士对某种现象的看法和评价。

② 客位：是指更为普遍的外部人士对某种现象的普遍看法和评价。

③ 世界观：是指个体或群体对外部事物的看法，是关于自身生活或外部世界的价值观和价值取向等。

④ 文化社会结构：社会结构是某一特定文化里，具有内在联系的、动态的一些结构或因素。文化社会结构指许多因素构成的动态的、整体的和相互关联的文化或亚文化结构模式，包括宗教信仰、社会亲缘关系、政治法律、经济、教育、科技、文化价值、哲学、历史和语言等。

⑤ 环境：包括整体环境和具体环境，是对个体的认识、感受和决策起指导作用或产生影响的环境因素的总和。

⑥ 种族史：是指持有同种文化的某一特定群体内部人人皆知的、并有文件记载的，经过了长时期沿用并得到发展的经常发生的行为、事件及其发展过程。

阅读链接 1-6 【知识拓展】

中华文化

中国文化,亦叫中华文化、华夏文化或华夏文明,是中国五十六个民族文化的总称。中华文化流传年代久远,地域甚广,被称为"汉文化圈",特指社会意识形态,是对社会政治、经济与科学技术发展水平的反映。从旧石器时代的发明创造,到康梁的维新变法、何子渊的教育革新,再到孙中山的民主革命无一不是推动社会向前发展的动力。

中华文化不但对韩国和日本,还对菲律宾、新加坡、越南等东南亚、南亚国家和地区产生了深远的影响。由于中国很多造船技术和航海技术的发明以及指南针技术首先应用于航海,才导致了人类所谓蓝色文明和环太平洋文化圈的形成(李二和《中国水运史》);郑和七下西洋更加深了这种文化的传播和辐射,并由此形成了举世公认的以中华文化为核心的东亚文化圈。随着中国国力的强盛,国际地位的提高,世界各国包括亚洲、欧洲在内的一些国家都对中华文化给予了高度的认同和重视。

---

(2) 关怀(care):是指对丧失某种能力或有某种需求的人提供支持性的、有效的和方便的帮助,从而满足自己或他人的需要,促进健康,改善机体状况或生活方式,更好地面对伤残或平静地面对死亡的一种行为相关现象。莱宁格认为,关怀在护理学中占统治地位,是护理的中心思想。关怀分为一般关怀及专业关怀。一般关怀是指在文化中通过模仿、学习并传播的传统的、民间的和固有的文化关怀知识与技能。专业关怀是通过大学、学院或临床机构传授的、经过规范学习获得的专业关怀知识和技能,即护理。

(3) 文化关怀(culture caring):是指为了维持自己或他人现有的或潜在的完好健康,应对伤残、死亡或其他状况的需要,用一些符合文化、能被接受和认可的价值观、信念和定势的表达方式,为自己和他人提供文化相适应的综合性帮助和支持,开展带有促进性质的关怀行为。文化关怀具有多样性和统一性特点。

① 文化关怀的多样性:指同一文化内部或不同文化之间、同一群体内部或群体之间、个体之间在关怀的信念、定义、模式、价值观、特征表现和生活方式等方面的差异性,从而衍生出的不同关怀的意义、价值、形态和标志,使关怀与文化相适应,表现为多样性。

② 文化关怀的统一性:作为一个整体来看,人类在关怀的意义、定势、价值、标志及关怀方式等方面具有相似性或共性,这种相似性或共性是从人们对待健康、处境和生活方式或面对死亡的文化中衍生而来的,是人类共有的自然属性的反映。

(4) 跨文化护理(transculture caring):莱宁格认为跨文化护理通过文化环境和文化来影响服务对象的心理,使其能处于一种良好的心理状态,以利于疾病康复。在跨文化护理实施过程中,可采取以下几种方法:

① 文化关怀保持:是指通过帮助性、支持性和促进性专业文化行为或决策,帮助特定文化中的人群维持其有利于健康、疾病康复及应对伤残或死亡的关怀价值和生活方式。

② 文化关怀调适:是指通过帮助性、支持性和促进性的专业文化行为或决策,帮助特

定文化人群或个体适应其它文化，或者在不同文化环境里与他人协作，从而对其健康产生有利的、有效的和积极的影响。

③ 文化关怀重建：是指通过帮助性、支持性和促进性专业文化行为和决策帮助服务对象改变其生活方式，或塑造一个全新的但有利于健康的生活行为。

④ 与文化相匹配的护理关怀：是指以文化和健康知识为基础，通过灵敏的、有创造性的、有目的和有意义的方式，提供适应某个体或群体的生活方式和需求的护理关怀，帮助其获得完好的健康，更好地面对疾病、伤残和死亡。

理论描述为"日出模式"（见图1-2），构成了跨文化护理理论的主要内容。在此模式中，她详细描述了该理论以及各概念之间的联系，其目的是帮助研究和理解该理论的组成部分在不同文化中是如何影响个体、家庭和群体的健康状况的，以及如何运用跨文化理论开展护理关怀。

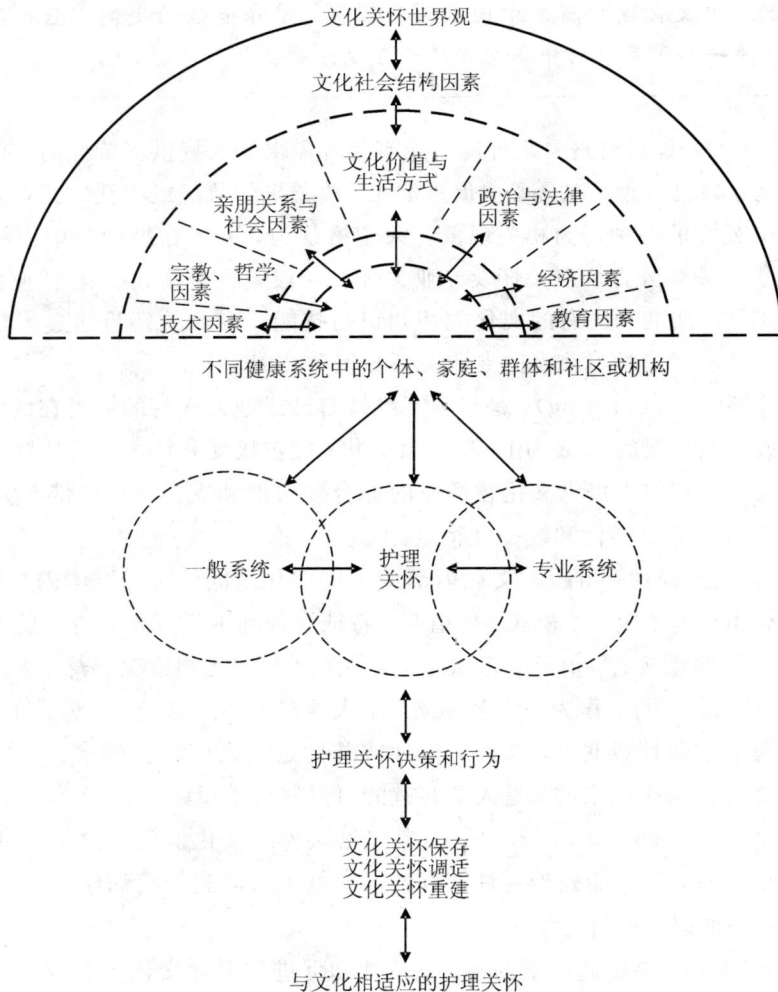

图 1-2 日出模式图

阅读链接 1－7 【知识拓展】

美国跨文化护理发展的近况

国外林林总总的跨文化护理研究中，以跨文化护理的起源地——美国最为完备。20 世纪 60 年代，美国著名护理学理论家莱宁格创立了跨文化护理理论（transcultural nursing theory），又叫多元文化护理理论，泛文化护理理论。莱宁格提出：跨文化护理的急需性和重要性与世界人口的流动、难民、移民的增加，在同一文化中价值观、信念、生活方式的改变，健康服务从身心医疗到整体多因素的文化照顾等有关。1966 年，莱宁格在科罗拉多大学开设了"跨文化护理（transcultural nursing）"课程，并成为其他护理院校开设类似课程的重要参考。在莱宁格的努力和倡导下，1974 年成立了跨文化护理协会（transcultural nursing society）。1991 年，美国护理学会（American Academy of Nursing，AAN）发表"关于护理实践中的多元文化"的声明，认为所有护理人员在所有护理场所都应提高对多元文化的认知。1996 年，美国医疗机构评鉴联合委员会（JC－AH）指出，适合文化背景的照护必须优先发展。1997 年，美国护理院校联合会（American Association of Colleges of Nursing，AACN）在有关护理和护理教育多样性的决议中指出，文化多元性正随着社会的变化而成为护理教育的中心。1998 年，美国护士会（American Nursing Association，ANA）也强调重视护理职业中的多元文化。近年来，美国国家护理联盟（National League for Nursing，NLN）、AAN、AACN 都建议将文化内容整合到基础护理教育课程中。同时，各种培训项目也应运而生，如 Abrams 与 Leppa 应用"位置关系理论"开设的"护理与文化变量"课程，采用阅读、电影欣赏等手段，使学生了解自身及其他文化，情感与认知同时得到教育。

2.日出模式(Sunrise Model)

从图 1－2 可以看出，"日出模式"犹如太阳升起。环形图的上半部分描述了文化关怀、文化社会结构与世界观的构成，这些构成因素影响着人们的关怀与健康。环形图的下半部分是对个体、家庭、群体和机构的健康产生影响的一般关怀系统和专业关怀系统，两者相互关联和相互影响，并可能相互转化。通过这两个系统的组成因素，可以了解服务对象的文化背景和健康状况，做出护理关怀决策和行为。根据服务对象上述因素的不同，进行文化关怀保持、文化关怀调适或文化关怀重建，达到为服务对象提供与其文化一致的护理关怀的目的。按照莱宁格的设计，护理关怀作为亚层次，文化关怀保持、文化关怀调适以及文化关怀重建三种行为是一般关怀和专业关怀间连接的桥梁。两个半圆构成一个完整的太阳形状，反映了构成其文化护理理论的必要因素，囊括了护士尊重护理对象的健康和实施关怀所必须考虑的全部范畴。莱宁格的"日出模式"包含以下 4 级（即 4 个层次）：

Ⅰ级（最外一层）：世界观和文化社会结构层，有人称其为超系统，描述了文化关怀世界观与文化社会结构及其组成因素。文化关怀的概念、内涵和状况以及世界观是文化社会结构的基础，并与社会文化结构相互产生、相互关联、相互影响、相互制约。亲朋关系与社会关系、文化价值与生活方式、政治与法律因素是不同文化的环境背景和语言与文化学产生的主要因素，它们与技术因素、宗教哲学因素、经济因素、教育因素等组成文化社会结构的不同方面，并与文化社会结构相互影响。通过对其组成因素深入、全面地了解可指导护理人员评估服务对象的世界观、所处文化环境、文化社会结构及其文化背景和种族史等。这些方面及其组成因素影响不同文化环境下关怀形态的产生，影响服务对象对关怀表达方式和关怀实践的接受程度，是不同服务对象文化产生的基础，也是护理人员提供与文化相适应的护理关怀的基础。

阅读链接 1-8 【知识拓展】

特殊文化模式

特殊的文化模式指各民族或国家具有的独特文化体系，各民族或国家之间有着不同的文化，即文化模式不同。例如，以农业为主的经济，众多的农村人口，浓厚的家族观念，重人伦，对祖宗及传统权威的崇拜等互相联系形成了中国传统的文化模式；工商业发达的资本主义经济，以城市生活为主导，个人主义、总统制等互相联系而形成美国的文化模式。多数学者认为，形成这种一致性的原因是统一的社会价值标准，也有学者认为是一个社会中的人共有的潜在意愿。

Ⅱ级(第二层)：文化关怀与健康层。文化关怀与健康层显示了不同文化背景和环境下的文化关怀形态以及文化关怀表达方式，解释个人、家庭、群体、社区或机构的健康、疾病及死亡的社会文化结构。第一层的技术因素、宗教哲学因素、亲朋关系与社会关系、文化价值与生活方式、政治与法律因素、经济因素、教育因素等因素影响和制约下的关怀形态及其表达方式决定了不同文化的健康观念。不同文化对健康赋予了不同的含义，只有提供与文化相适应的护理关怀，建立、促进或维持与文化相适应的健康才是真正意义上的、完整的健康。

Ⅲ级(第三层)：健康系统层。健康系统层阐述了个体、家庭、群体、社区或机构的不同健康系统及其相互影响。健康系统包括一般关怀和专业关怀系统。一般关怀系统和专业关怀系统各有特征，一般关怀是传承于文化内部的，可以由非专业人员操作，通过传承和传播等方式获得。而专业关怀则源于特定文化之外的专业人员或机构，由专业人员操作，通过正规培养和训练获得。两者都是用来提供帮助性、支持性和促进性关怀，帮助人们保持完好健康，积极面对伤残和死亡。护理是一门研究关怀现象与活动的专业，它除了来源于相关科学知识和研究，其理论与实践大多数来源于专业关怀系统，少部分来源于一般关怀系统。此外，一般关怀、专业关怀系统及护理关怀组成了不同的个体、家庭、群体、社区或机构的健康系统，并相互产生、相互关联、相互影响、相互制约。一方面，专业关怀受一般关怀系统的影响，很大程度上是在相关科学研究基础上，是对一般关怀的总结和发展；另一方面，专业关怀又对一般护理起指导和修正作用，是一般关怀在客观理论基础上的扬弃。它们通过护理的理论和实践表现出来，并实现于护理关怀。通过对一般关怀和专业关怀系统的了解，有利于护理关怀的实施，有利于鉴别文化护理关怀的不同点和共同点。因此，莱宁格认为，护理关怀是以服务对象的健康为目的，从整体观念出发，为患者提供个体文化的护理关怀。

Ⅳ级(第四层)：护理关怀决策和行为层。护理关怀决策和行为层揭示了护理关怀的决策和行为。护理关怀的决策和行为通过维持文化护理关怀、调适文化护理关怀和重建文化护理关怀三个方面表现出来。对于与健康状况不相冲突的、有利于健康的文化实施维持文化的护理关怀；对于部分与现有健康不协调的文化成分，取其有利方面而改变不利成分，展开调适文化的护理关怀；对于与现有健康相冲突的文化成分，改变既往文化成分，建立新的、有利于健康、有效和促进性的文化关怀，即进行重建文化的护理关怀。以服务对象为中心的护理决策和措施在这一层展开，以最大限度满足服务对象的需要，提供与文化一致的、有利于身心健康的、积极面对病残或死亡的护理关怀。

"日出模式"阐述了莱宁格理论核心思想——人类无法与其所处的文化背景和社会结构相分离。"日出模式"理论是由多层次的研究复合而成的，这个复合层应用了三种方法来探讨和研究关怀的本质、意义和属性：微观法是在小范围研究一个文化中的个体；中间法是介于微观和宏观之间的一种研究方法，集中在一个特定文化中的一些复杂因素上进行探讨；宏观法是宏观研究各种文化间的跨文化关怀现象。

"让太阳升起并普照大地"，这是莱宁格对"日出模式"的描绘和诠释，意味着护理人员要广开思路，综合考虑到服务对象文化的各个层面，结合宏观与微观，了解其文化观念和行为对健康的影响。"日出模式"拓宽了护理人员的视野，运用"日出模式"，人们可以发现在不同的文化中许多外显的、内隐的和意想不到的因素影响着关怀的含义、类型、象征和模式，通过图表形象地描绘出各因素间的相互关联和相互渗透。该模式指导护理人员准确地观察健康、疾病、伤残或死亡在文化层次上的影响因素，是护理实践和护理研究的理论指南。

在实际工作中，护理人员可以根据自己的知识层次或研究对象等因素具体选择和应用"日出模式"，指导护理人员在实际工作中不仅要有精湛的护理技术，而且要了解护理对象的文化背景与差异，只有运用"日出模式"，站在护理对象的角度，进入他们的文化世界进行跨文化的护理才是全面和有效的护理。

二、简·怀森的文化关怀理论

美国的简·怀森（Jean Watson）提出了文化关怀理论（culture caring theory）。

1. 理论简介

怀森认为，关怀是一种道德法则，是两个个体之间的一种人际关系的体验，这种体验表现为关怀活动的双方都能进入对方的内心世界，从而使关怀者与被关怀者双方在人格上得到升华、认知上得到认同、文化上得到同化，形成超越语言的超越式文化关系，并通过精神体验、心灵感悟、非语言交流、超越文化间的关怀行为等特有方式表达出来，即超越式文化关怀理论。

2. 主要内容

在上述假设和观点的基础上，怀森对其超越式文化关怀模式做了进一步探讨，使其与护理实践有机结合。在跨文化护理工作中，怀森提出要以十个因素为基础，展开超越文化的思维和认识，才可能实现超越文化的护理关怀。这十个因素为：

（1）赋予和延伸个人的意义，形成利他为乐的人生价值体系。

（2）在护理人员与患者之间灌输忠诚与希望的理念对促进健康有积极意义。

（3）加强通过接纳和认可他人达到自我实现。

（4）在超越式人际关怀的积极与消极护患关系中，帮助与信任式关怀关系是基础。

（5）促进和接受积极与消极的情感体验与表达，对护理人员与服务对象双方都是一种挑战性的经历，双方都必须做好获得积极和消极反馈的两手准备。

（6）将决策理论中系统的和科学的解决问题方法应用于护理关怀过程中。

（7）将关怀与治疗区分开来。

（8）护理人员必须识别和评价与患者疾病和健康相关的环境状况，包括内在环境（如精神心理情况）和外在环境（如舒适和安全等问题），从而保证为患者提供支持性和准确性的护理，建立适合患者精神、心理和身体的社会文化环境。

（9）科学地应用人类需要理论，护理人员在满足患者较高层次需求前，应先确认和满足患者的较低层次需求。

（10）人类的思维和对现实的理解推动自我认识水平，从而有助于理解现实生活中存在的与自我文化不同的令人困惑的现象或状况。

三、歌格及戴维赫兹的跨文化护理评估模型

歌格（Giger）及戴维赫兹（Davidhizar）的跨文化护理评估模型（1995）包含了在各个群体中的文化现象，即交流、空间、社会组织、时间、环境控制及生物多样性（图1－3）。

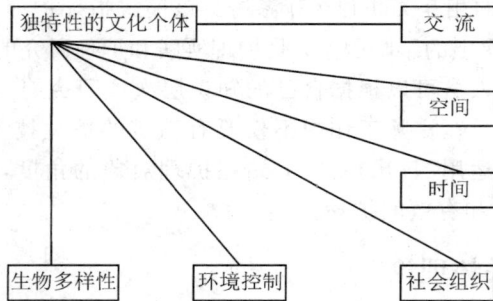

图1－3　歌格及戴维赫兹的跨文化护理评估模型

（1）交流（communication）是文化的载体。对于来自不同文化背景的人，交流显得尤为重要。

（2）空间（space）是人与人交往的距离，所有的交流发生在一定的空间。根据空间的距离，可判断人与人之间的亲密程度，包括亲密距离、私人距离、社会距离和公共距离。人与人交往的距离与文化有关，当人与人之间的交往超过了应有的空间时，会使人产生侵犯感而不适。

（3）社会组织（social organization）指文化群体以何种形式组织在家庭群体的周围。家庭结构、宗教信仰、角色分工等都与民族、文化有关。

（4）时间（time）是人与人之间交流的重要因素。文化群体可以是过去、现在、或将来趋向的。例如，预防性健康服务是以将来为导向的，目的是将来能有更好的健康状态。

（5）环境控制（environmental control）是指人控制自然因素的能力，试图改变自然环境中影响人的因素。例如，有人相信人能够控制自然因素，就会积极就医。反之，如果认为自然因素是不可战胜的，就不会积极就医。

（6）生物多样性（biological variation）是由生物体的生物学差异引起的，尤其是基因多样性存在于不同种族、不同个体之间。认识种群之间的文化差异性是认识种群之间生物差异性的开始。

四、坎目平赫及博卡图的健康服务文化能力

坎目平赫及博卡图（Campinha ＆ Bacoto）定义了健康服务中文化能力的形成。文化能力包括文化认知、文化知识、文化技能和文化邂逅。

（1）文化认知（cultural awareness）是自我反省对某一文化的偏见，深刻反思自己的文化和专业背景的能力。

（2）文化知识（cultural knowledge）主要反映对关于跨文化等有关知识的了解程度。应关注三个方面的整合，即与健康有关的观念、实践、文化价值观，以及疾病的发病率、患病率。

（3）文化技能（cultural skills）是指收集与文化相关的资料进行文化评估以及进行与文化相适应的体格检查的能力。

（4）文化邂逅（cultural encounters）是指医务人员与来自于不同文化背景的患者面对面进行与文化有关的交流，旨在发现、改变自己对这一文化群体形成的刻板印象，避免歧视。

随着护理理论的发展，护理的概念已不单纯表现为对护理对象身心的照顾和关怀，而是更广义地体现为具有文化特色的照顾和关怀，这种跨越文化所表现出的护理更具人性化特点，更有利于服务对象的康复。这就要求护理人员在护理活动过程中，面对不同国度与民族，不同语言与风格和不同宗教信仰等具有多文化因素的服务对象，既要为其提供适合群体需要的共性护理服务，又要保证适应个体文化背景需要的特殊性护理服务；既要提供与其文化和健康相适应的关怀，又要提供有利于健康水平提高的有效关怀。

五、文化背景对健康的影响

（一）文化背景影响疾病发生的原因

文化中的价值观念、态度或生活方式，可以直接或间接地影响某些疾病的发生。中国是一个幅员辽阔的多民族国家，由于社会、历史、交通、自然条件等因素的制约，不同地区经济、科技、医药等发展水平不同，疾病的发生原因也不尽相同。例如，藏族人喜嗜肉食，结果心脑血管病患病率高；西北地区的人以豪饮为荣，以酒交友、待客，而劝酒或者不饮酒则被认为是无礼行为，结果发生酒精成瘾和慢性酒精中毒性精神障碍的发病率高于其他地区；有些少数民族地区则因近亲婚配，发育迟滞和精神分裂症等遗传性疾病发病率较高。

（二）文化背景影响疾病的临床表现

不同文化背景的服务对象对疾病的临床表现方式亦可不同。例如，个性长期受到压抑的人尽量减少、节制自己的欲望和行为，不锋芒毕露，不标新立异，出现心理问题时，往往不以心理症状表现，而是通过躯体症状来表现，并且否认自己的心理或情绪问题。例如，"头疼、头晕、失眠、精神不振"是这类人出现心理问题时最常见的求医主诉，其最明显的生理特点是感觉过敏和容易疲劳，而且常常自行使用去痛片、复方阿司匹林、麻黄素等药物

作为消除疼痛的重要方法，继而出现药物滥用的现象。

（三）文化背景影响服务对象对疾病的反应

不同文化背景的服务对象对同一种疾病、病程发展的不同阶段反应不同。性别、教育程度、家庭支持等文化背景都会影响服务对象对疾病的反应。例如，确诊癌症后，女性服务对象比男性服务对象的反应更加积极。因为中国文化要求女性贤惠、宽容，所以当女性遭受癌症的打击时，能够承受由此产生的痛苦和压力，表现出情绪稳定和态度积极；而社会要求男性挑起家庭和社会的重担，面临癌症时，男性认为自己没有能力为家庭和社会工作，产生内疚和无用感，感到悲观和失望。

（四）文化背景影响就医方式

文化背景和就医方式有密切关系。当个人遭遇生理上、心理上或精神上的问题时，面对如何就医，寻找何种医疗系统，以何种方式诉说困难和问题，如何依靠家人或他人来获取支持、关心、帮助等一系列就医行为，常常受社会与文化的影响。例如，中国某些少数民族信奉的宗教认为疾病是神鬼附身或被人诅咒，宗教观念影响着人们的求医行为，所以对服务对象的治疗首先请宗教领袖或巫医"念经"、"驱鬼"，乞求神灵保佑使服务对象免除灾祸。当"念经"无效，病情严重时才送到医院求治，即使住院治疗期间也常常借故回家继续"念经"、"驱鬼"。另外，在中国传统文化背景影响下，中国人有"混合"或"综合"的习惯，就医方式是混合就医。如同时求医于几个医院，用药则是中药、西药、补药同时服用，药物治疗和气功治疗等同时应用。例如，彝族以十二生肖轮回记日，认为其与天地同存、与日月同辉并永世不灭，所以彝族人忌讳使用牛黄、蛇胆、虎骨等十二生肖中的动物作为药材。服务对象的就医还受到经济条件的影响，经济条件好的人出现健康问题后会立即就医，而经济条件较差的人则会忍受疾病的痛苦而不去就医。

阅读链接 1 - 9 【知识拓展】

文化对健康的影响

1. 信念与信仰对健康的影响

信念与信仰会决定个体的生活方式以及他对事物的看法，同时也会决定他对健康的观念和对自身的自我感知认识。

2. 个人价值取向对健康的影响

个人价值取向不同间接影响着对事物观念的不同。例如，富人与穷人价值取向不同，当今的富人都追求素食，而穷人则追求荤食，便是个人价值取向的不同间接导致。个人价值取向在一定的程度上也可能会对饮食习惯产生影响。

3. 风俗习惯对健康的影响

每个地方都有其独特的风俗，而这也直接导致各个地方的饮食习惯不同。例如，有些地方的风俗是早上不吃饭。因此，风俗习惯在一定程度上会对饮食观念产生影响。

---

4. 道德法律对健康的影响

法律有时也可能对健康产生一定的作用。道德品质也会影响一个人的心理健康。

5. 宗教艺术对健康的影响

宗教作为一个影响健康的因素，其产生的作用也是显而易见的。艺术也在健康中扮演着重要的角色，艺术使得人们的生活方式存在差异，从而间接影响着健康。

（五）文化背景影响死亡现象

死亡是生命的终结，而对生命终结的认识与社会文化密切相关。中国传统文化对死亡的观点包括：

（1）中国传统的死亡心态文化包括死亡心理文化和死亡意识文化。例如，对待死亡的态度、临终时所关心的事情、对待自杀的态度、死亡价值观等。

（2）中国传统的死亡行为文化包括不同民族的居丧习俗，如临终关怀、哭丧，不同民族的埋葬方式，如土葬、火葬、水葬、天葬、悬棺葬等，以及不同的埋葬制度、丧礼及丧服制度等。

阅读链接 1 - 10　【知识拓展】

中国传统文化中的死亡观

儒家文化相信生死轮回，死亡只是肉体的消亡，相信灵魂。孔子通过思考生而超越死亡。儒家的死亡观是积极的、入世的，通过立功、立德超越死亡。

道家文化认为死亡是一个自然的过程，顺其自然。生死天定，所以既不能悦生，也不能恶死，顺应天道，活在当下。

总而言之，死亡是一种自然归宿，令人产生恐惧和威胁力量，有时也是痛苦的解脱。

六、护士在满足服务对象文化需求中的作用

自古以来，文化与医药便有不解之缘。医药源于文化，同时也是文化的组成部分。无论临床护理、家庭护理还是社区护理，护理工作对象是具有不同文化背景的人群。当人群出现生理、心理或精神问题寻求帮助时，护士要理解服务对象对健康、疾病的文化信仰和价值观念。不同民族、不同地域的人们都有自己独特的习惯、语言、家庭生活模式及对疾病的应对方式，只有结合他们的文化模式做出全面的护理评估，才能提供个体化的整体护理。

在健康服务系统里，护士既是帮助服务对象减轻、解除文化休克的重要成员，也是帮助服务对象尽快适应医院文化环境的专业人员。随着护理理论体系的形成，护士角色逐渐向复合角色方向发展。在多元文化护理中，护士的作用主要有：

1. 综合管理者

专业护士有责任管理及组织服务对象护理的全过程。对于住院的服务对象，护理过程

中可采取多方面护理措施，如饮食护理、心理护理、支持护理等，使服务对象尽快适应医院的文化环境。

2. 教育咨询者

服务对象在住院期间多有获得疾病相关信息和知识的需求，护士应根据服务对象的文化背景有目的、有计划、有步骤地对服务对象进行健康教育。护士可以采用个别或集体指导方法，通过讲解、板书、多媒体、宣传册等形式，进行疾病预防、治疗、护理和康复知识宣教，使服务对象正确认识疾病，积极参与疾病的治疗和护理。

3. 健康促进者

文化护理的目的之一就是调动服务对象的主观能动性和潜在能力，并配合服务对象的文化需求，鼓励服务对象的参与，使服务对象积极配合治疗、护理，采取促进健康的良好行为，对疾病痊愈充满信心。

4. 心理疏导者

在文化护理过程中出现文化冲突时，应对服务对象进行心理疏导，使其领悟、接受新文化环境中的护理。

5. 整体协调者

实施文化护理时，不仅要考虑到服务对象本人的因素，还应评估其家庭、社会因素，争取得到各方面的合作、支持和帮助。注意协调护理过程中所涉及的各种人员之间的关系，帮助服务对象适应医院的文化环境，保证高质量的护理。

第三节　心理护理理论与实践

护理心理学作为护理学和心理学的交叉学科，是心理学的理论、知识和方法在护理学领域中的应用。有多种心理学理论影响着护理心理学的发展，构成了护理心理学的基本理论。这些理论可用来指导护理领域的工作实践，并在运用的过程中不断得到发展。本节选择介绍在护理心理学中影响较大的、重点涉及心身相关解释的几种理论。

一、精神分析理论

精神分析理论(psychoanalysis theory)，又称心理动力理论，是现代心理学中影响最大的理论之一，也是影响人类文化最大的理论之一。精神分析理论是 19 世纪末 20 世纪初，由奥地利精神病理学家、心理学家西格蒙德·弗洛伊德(Sigmuud Freud,1856—1939)创立的。弗洛伊德在长期的医疗实践中创建了"精神宣泄"、"自由联想"、"释梦"等治疗方法，并不断完善了精神分析理论。其内容主要有：潜意识理论；人格结构理论；性本能和性心理发展理论；释梦理论；心理防御机制理论等。

(一) 潜意识理论

弗洛伊德提出的潜意识理论是精神分析理论的基石。他把人的心理结构分为潜意识、前意识和意识三个部分。

1. 潜意识(subconsciousness)

潜意识，又称为无意识，是指无法被个体感知到的那一部分心理活动，这部分的内容主要是人类社会、伦理道德、宗教所不允许的，原始野蛮的动物性本能冲动，以及幼年期的经验、被压抑的欲望和动机等心理沉淀物。正常人的大部分心理活动是在潜意识里进行，大部分的日常行为受潜意识驱动，它是人类心理活动的原动力所在。

阅读链接 1 - 11　【知识拓展】

潜意识的力量

　　潜意识蕴藏大量未被开发的潜能，催眠能够直接打开横亘意识与潜意识之间的那扇封锁的门，导引一个人从意识进入到其潜意识里，在潜意识世界里神奇有效地自我调动、开发和整合自身各种功能，使其由弱变强。通过不同的催眠技巧引领，受术者在潜意识的不同层面里进行自我调整。

　　某些医生、牙医和治疗师将催眠用于医学用途。19 世纪的苏格兰医生詹姆斯·伊斯岱尔（James Esdaile），在麻醉发明以前，利用催眠进行手术，其手术成功率是同事的 10 倍。受催眠的患者不会感到痛苦和焦虑，让免疫系统得以压制感染，因为伊斯岱尔医生在患者的潜意识中植入"快速康复"的建议。19 世纪的手术死亡率为 50%，伊斯岱尔医生加上催眠治疗的 161 例手术中，死亡率仅为 5%。

　　哈佛教授埃伦·蓝格（Ellen Langer）在 1985 年进行了一项让人们变得更年轻的实验。蓝格教授征募 100 名住在波士顿、70 岁以上的老人，送他们去度假 10 天。度假地点采用 1950 年代的装潢风格，这是受试者的壮年时代。蓝格播放 1950 年代的音乐、放置 1950 年代的报刊杂志、要求受试者穿上 1950 年代流行的衣服，并要他们表现得像是回到了 1950 年代。10 天的度假结束后，受试者的物理和心理测试结果，都比度假前年轻。是什么造成改变，让他们返老回春？唯一的改变因素，是他们的想法。他们的潜意识接受了自己变得年轻的心态。

---

2. 前意识（preconsciousness）

前意识，是介于意识和潜意识之间，指平时未被个体觉察到，但经过努力回忆或经他人提醒能够回到意识领域内，又被个体感知到的心理活动。潜意识的观念首先进入前意识才能达到意识境界。前意识是意识和潜意识的缓冲区。

3. 意识（consciousness）

意识是指与语言有关的，平时就能够被个体觉察到的心理活动，如感知觉、思维、情绪、意志等，以及可以清晰感知的外界的各种刺激等。意识是人在社会实践中形成的，自觉反映客观现实的高级形式，它保持个体对环境和自我状态的感知，对人的适应能力有着重要的作用。

潜意识是精神分析理论的主要概念之一。潜意识的欲望只有经过前意识的审查、认可，才能进入意识；人的大部分行为由潜意识的动机所左右。人的潜意识、前意识、意识之间存在着动态平衡，潜意识很难进入意识中，但当前意识控制能力低下时（如醉酒、梦境），被压抑的本能或欲望则乘虚而入，进入意识的领域。被压抑到潜意识中的各种欲望或观念，如果不能被允许进入到意识领域中，就会以各种变相的方式出现，心理、行为或躯体的各种病态都被认为与此有关。

（二）人格结构理论

精神分析理论认为，人格包括三个部分，即本我（id）、自我（self ego）与超我（superego）。人格中的三个部分彼此相互影响，在不同时间内，对个体行为产生不同的内动支配作用。

1. 本我（id）

本我又称原我，是与生俱来的人格结构，是人格中最原始的部分。本我的成分是人类的基本需求，如食物、饮水、性等。弗洛伊德称本我的基本需求为生之本能。生之本能是促进个体求生活动的内在力量，这种内在力量被称为"欲力"。本我除了由基本需求形成的生之本能外，也包含着攻击和破坏两种原始性的冲动。这种原始性冲动所促动的内在力量被称为死之本能。本我是人类非理性的心理活动，按照"快乐原则（pleasure principle）"行事，追求毫无约束的肉体快感和个体的基本需要，要求对本能的愿望马上获得满足，以释放紧张和焦虑，而不理会社会道德和任何规范。

2. 自我（self ego）

自我是个体出生后，通过与外界现实环境接触由本我分化发展而来的。由本我而来的各种需要，如果不能在现实中立即获得满足，就必须迁就现实的限制，并学习如何在现实中获得需要的满足。因此，自我遵循"现实原则（reality principle）"，配合现实和超我的要求，延迟转移或缓慢释放本我的能量，对本我的欲望给予适当的满足。自我介于超我与本我之间，对本我的冲动与超我的管制具有缓冲和调节作用。自我是人格结构中最重要的部分，其发育及功能决定着个体心理健康的水平。

3. 超我（superego）

超我是在个体成长过程中道德化的自我，是人格结构中居于管制地位的最高部分。超我包括自我理想和良心两个方面，自我理想要求自己的行为符合自己理想的标准；良心是规定自己行为免于犯错的标准。如果个体的行为符合自我理想时，就会感到骄傲；反之，如果个体的行为违反了自己的良心，就会感到愧疚。超我遵循"至善原则（principle of ideal）"，它一方面负责对违反道德标准的行为实施惩罚，一方面确定道德行为的标准。

本我、自我、超我之间的矛盾冲突和相互协调构成了人格的基础。本我是生存的必要原动力；超我监督、控制个体按社会道德标准行事；而自我调整本我和超我的矛盾冲突，使个体适应现实环境，调节心理的平衡。如果本我、自我、超我三者彼此交互协调、和谐运作，就会形成一个发展正常、适应良好的人；如果三者调节失衡，或者彼此长期冲突，就导致个体适应社会困难，甚至演变成心理异常。

（三）性本能和性心理发展理论

弗洛伊德把性作为潜意识的核心问题。他认为，潜意识中被压抑的欲望可归结为人的性欲冲动，人的性本能是一切本能中最基本的东西，是人的行为的唯一重要动机。弗洛伊德认为，性的含义极为广泛，包括人们追求快乐的一切欲望，但有两个最基本的含义：① 人的性本能或性欲在生命的初期就已开始；② 性功能并不限于生殖器官，而是整个身体的功能。因为弗洛伊德的人格发展理论中总离不开性的观念，所以他的心理发展理论被称为性心理发展理论。

弗洛伊德将人一生的性心理发展划分为五个阶段：

1. 口欲期(oral stage)

口欲期指 0～1 岁婴儿期，原始欲力的满足，主要靠口腔部位的吸吮、咀嚼、吞咽等活动来获得满足，婴儿的快乐也多来自于口腔活动。如果这一时期口腔活动受到限制，可能会对将来的生活带来不良影响。成人中所谓的"口腔性格者"，可能就是口欲期发展不顺利所致。在行为上表现为贪吃、酗酒、吸烟、咬指甲等，甚至在性格上悲观、依赖、洁癖者，都被认为是口腔性格的特征。

2. 肛欲期(anal stage)

肛欲期指 1～3 岁的幼儿期，原始欲力的满足，主要靠排泄大小便时所产生的刺激快感获得满足。这一时期也是对幼儿进行卫生习惯训练的关键时期。如果管制过严，也可能会对将来的生活带来不良影响。成人中有所谓的"肛门性格者"，可能就是肛欲期发展不顺利所致，在行为上表现为冷酷、顽固、刚愎、吝啬等。

3. 性蕾期(phallic stage)

性蕾期指 3～6 岁的儿童期，原始欲力的满足，主要靠性器官的部位获得。此时儿童已能够分别两性，并且以父母中的异性作为自己"性爱"的对象。于是，男孩以自己父亲为竞争对手而恋爱自己的母亲，即恋母情结。同理，女孩以自己的母亲为竞争对手而恋爱自己的父亲，即恋父情结。男孩的欲望指向母亲时总是无意识地与父亲争夺爱，敌视父亲、害怕父亲，随后放弃恋母情结，转而与父亲同化。女孩的性心理发展也大致经过恋父情结，放弃恋父情结，与母亲同化的过程。这一时期的儿童有时会通过玩弄自己尚未发育的生殖器(阴茎或阴蒂)，以获得满足。但这只是心理上的性爱，无成人的性意识和性交愿望，也无成人的性生理反应。这一时期超我开始发展，也是人生发展的重要阶段。

4. 潜伏期(latency period)

潜伏期指 7 岁到青春期。7 岁以后的儿童兴趣扩大，由自己的身体和父母感情转向外部环境。因此，原始的欲力呈现出潜伏状态。这一时期的男女儿童之间，在情感上比以前疏远，团体活动多呈男女分离的趋势。

5. 生殖期(genital stage)

生殖期的开始时间，男孩一般在 13 岁左右，女孩一般在 12 岁左右。此时，个体的性器官成熟，生理上和心理上所显示的特征，两性差异开始显著。自此以后，性的需求转向相似年龄的异性，开始有了两性生活的理想，婚姻家庭的意识。至此，性心理的发展趋于成熟。

弗洛伊德认为人的性心理发展的前三个阶段对于塑造一个正常成年人的人格有着极为重要的意义。成人出现的心理活动的异常都可以追溯到儿童这三个时期受到的创伤性经历和压抑的情结。

(四) 释梦理论

弗洛伊德认为梦是通向潜意识的一条捷径。通过梦的分析，可发现神经症患者被压抑的欲望，并且梦的分析也可作为治疗神经症的一种方法。弗洛伊德是一个心理决定论者，他认为人类的心理活动有着严格的因果关系，没有一件事是偶然的，梦也不例外，绝不是偶然形成的联想，而是欲望的满足。梦与潜意识有着一种密切的关系。在睡眠时，超我的管制放松警惕，潜意识的欲望会以一种伪装的方式绕过抵抗，闯入意识形成可被人感知到的梦，可见梦是对清醒时被压抑到潜意识中的欲望的一种委婉表达。释梦则是去挖掘、寻求梦中隐匿的意义，借助对梦的分析、解释就可以窥见人的心理，发现其潜意识中的欲望和冲突，并可以用来治疗疾病。

阅读链接 1-12　【知识拓展】

梦的材料——梦中记忆

构成梦的内容的所有材料在某种程度上都来源于体验，在梦中被再现或者被记起，然而，梦的内容与现实之间的联系并非很容易被辨识，这种联系需要仔细寻找，并且大量的梦例可能长期得不到认识。

弗洛伊德在其《梦的解析》一书中，引用了一些这样的梦例。德尔贝夫在一个梦中，看到他家的院子被白雪覆盖，发现两条小蜥蜴被坦在雪中，已经处于半僵状态。作为一个动物爱好者，他把它们捡起来，给它们加温，并将它们送回穴居的石墙小洞中。他给它们喂一些长在墙上的小蕨类植物叶子，这些叶子是蜥蜴非常喜欢吃的东西。在梦中，他得知这种植物学名叫 Asplenium Ruta Muralis。德尔贝夫在清醒时，对于植物的拉丁文名称知之甚少，对于 Asplenium 更是一无所知。最令他惊奇的是，他证实了这种名称的蕨类确实存在，它的确切名称为 Asplenium Ruta Muraria，与梦中稍有出入。这不可能是个巧合，也让德尔贝夫一直困惑。16 年后，德尔贝夫拜访他的一位朋友时，在他家中看到了一本干花标本集，并在其中发现了梦中见到的 Asplenium，在该植物下方是德尔贝夫自己手写的拉丁文名字。自此，德尔贝夫的困惑也终于解开了。

梦具有在清醒状态下所不具备的更多的记忆力，即"记忆增强"的特征非常明显。许多人在梦中外语能力比清醒状态下要高出许多，即是最好的佐证。

弗洛伊德关于梦的理论，具有划时代的意义，但也存在不足之处。首先，他的释梦（dream interpretation）理论都是以精神病患者的梦的经验为基础，用它来解释一般人的梦境，难免有以偏概全的缺点；其次，他在解释隐性梦境以及梦的欲望满足功能时，总是将人的潜意识欲望解释为性欲的冲动，难免将梦的内容窄化，因而产生误导，忽略了梦的多元性的特征。

（五）心理防御机制理论

当本我的欲望与客观实际条件出现矛盾而造成潜意识的心理冲突时，个体会感到焦虑和痛苦，此时自我就会在不知不觉中以某种歪曲现实的方式调整冲突，既可以满足本我的欲望，又可以通过超我的监察，最终使个体摆脱烦恼、减轻痛苦。这便是弗洛伊德精神分析理论中的"心理防御机制（mental defense mechanism）"，又称"自我防御机制"。常见的心理防御机制主要包括以下几种：

（1）否认（deny）。否认是一种比较原始和简单的心理防御机制，指有意或无意地拒绝承认那些不愉快的现实以保护自我的心理防御机制。如有的人听到亲人突然死亡的消息，短期内否认有此事以减免突如其来的精神打击。

（2）潜抑（repression）。潜抑是指个体把社会道德规范所不能接受，具有威胁性的冲动、欲望、情感体验等抑制在潜意识中，使个体不再因之而产生焦虑、痛苦，这是一种不自觉的主动遗忘和抑制。潜抑是最基本的心理防御机制。

（3）投射（project）。投射是指个体将自己不能容忍的冲动、欲望转移到他人的身上，以免除自责的痛苦。这是自我为了逃避超我的责难，又要满足自我的需要，将自己的欲望投射到别人身上从而得到一种解脱的心理机制。

阅读链接 1-13　【知识拓展】

投射效应

投射效应是指将自己的特点归因到其他人身上的倾向，以己度人。"以小人之心度君子之腹"就是一种典型的投射效应。当别人的行为与我们不同时，我们习惯用自己的标准去衡量别人，认为别人的行为违反常规。

心理学家罗斯通过实验研究投射效应。在 80 名参加实验的大学生中征求意见，问他们是否愿意背着一块大牌子在校园里走动。结果，48 名大学生同意背牌子在校园内走动，并且认为大部分学生都会乐意背；而拒绝背牌子的学生则普遍认为，只有少数学生愿意背。由此可见，受试大学生均不自觉地将自己的态度投射到其他大学生身上。

投射效应主要发生于以下两种情况：① 对方的年龄、职业、社会地位、身份、性别等与自己相同；② 当人们发现自己有某些不好的特征的时候，为了寻求心理平衡，就会把自己所不能接受的性格特征投射到别人身上，认为别人也有这些恶习或观念。成语"五十步笑百步"就是这样的例子。这时候，投射效应起到了自我保护的作用。

（4）退化（retrogress）。退化是指当人受到挫折无法应付时，放弃习惯化的成熟应对方式，转而使用较幼稚的方式来满足自己的欲望。如某些性变态患者就是如此，成年人遇到性的欲望无法满足时就用幼年性欲的方式来表达，例如在异性面前暴露自己的生殖器等。

（5）转移（displacement）。转移是指个体因限于理智或社会的制约，将对某一对象的情绪、欲望或态度，在潜意识中转移到另一个可替代的对象上。心理医生与来访者之间发生的"移情"现象，以及迁怒于"替罪羊"的行为，都属于转移机制。

（6）转化（conversion）。转化是指将精神上的痛苦、焦虑转化为躯体症状表现出来，从而避开了心理焦虑和痛苦。如歇斯底里患者的内心焦虑或心理冲突往往以躯体化的症状表现出来，如瘫痪、失音、抽搐、晕厥、痉挛性斜颈等。

（7）抵消（undoing）。抵消是指以象征性的行为来抵消已往发生的痛苦事件，如强迫症患者固定的仪式动作常是用来抵消无意识中乱伦感情和其它痛苦体验。

（8）补偿（compensate）。补偿是指个体利用某种方法来弥补其生理或心理上的缺陷，从而掩盖自己的自卑感和不安感。所谓"失之东隅，收之桑榆"就是这种作用。

（9）合理化（rationalization）。合理化，又称为文饰作用，是指个体遭受挫折时用各种理由为自己辩解，将面临的窘境加以文饰，以隐瞒自己的真实动机，从而为自己解脱的一种心理防御机制。所谓酸葡萄心理和甜柠檬心理就是合理化最常见的形式，是人们最常用的心理防御机制。

阅读链接 1-14　【知识拓展】

"酸葡萄"心理和"甜柠檬"心理

"酸葡萄"心理是指自己努力去做而得不到的东西就将其说成是"酸"的，是不好的，这种方法可以缓解我们的一些压力。比如：别人有一样好东西，我没有，我很想要，但实际上我不可能得到。这时不妨利用"酸葡萄"心理，在心中努力找到那样东西不好的地方，说那样东西的"坏话"，克服自己不合理的需求。

"甜柠檬"心理就是认为自己的柠檬就是甜的，"甜柠檬"是指自己所有而摆脱不掉的东西就是好的，要学会接纳自己。每个人都有自己的优点，都有自己的优势，每个人也都有自己的特点，千万不要轻易说自己这不好，那不如人，不妨试试"甜柠檬"心理学会接纳自己，逐渐增强自信。

（10）隔离（isolation）。隔离是指将痛苦的事实或情感分隔于意识之外，以免引起精神上的不愉快。例如，一个受迫害的人，平静地诉说受害经历，而忘掉了与之有关的痛苦体验。

（11）反向（reverse）。反向行为是指由于社会道德或行为规范的制约，将潜意识中某些不能直接表达的欲望和冲动，以完全相反的方式表达出来。如一个具有性冲动的人，则可表现为反对任何异性间的接触。

（12）升华（sublimation）。升华是指被压抑的不符合社会规范的原始冲动或欲望用符合社会要求的建设性方式表达出来的一种心理防御机制，如用跳舞、绘画、文学等形式来替代性本能冲动的发泄。升华是成熟的、有效的心理防御机制。

（13）幽默（humor）。幽默是指以幽默的语言或行为来应付紧张的情境或表达潜意识的欲望。通过幽默来表达攻击性或性欲望，可以不必担心自我或超我的抵制。在人类的幽默中关于性爱、死亡、淘汰、攻击等话题中包含着大量的受压抑的思想。幽默是一种积极、成熟的防御机制。

心理防御机制是自我的一种防卫功能，人类在正常和病态情况下都在不自觉地运用。运用得当可减轻痛苦，帮助度过心理难关，摆脱焦虑，防止精神崩溃，矛盾与冲突也会迎刃而解；运用过度则会使焦虑、抑郁等情绪更加严重，甚至出现变态心理。

精神分析理论是最早的系统解释人类心理及行为的心理学体系。作为现代心理学的奠基石之一，精神分析理论不仅应用于神经症和精神病患者的心理治疗，而且对于整个社会文化领域都有着巨大、深远的影响。该理论认为正常或异常行为的心理过程基本一致，导致心理障碍的病因正是潜意识的爆发结果或者自我防御机制的失败。但是弗洛伊德的理论也有明显的不足，如过分强调生物本能的作用，强调早期性本能的压抑是人格发展不健全和心理疾病的主要原因，对成年以后的人格发展没有足够的重视。还有其理论主要建立在观察的基础上，在解释人的健康与疾病的心理机制上只依靠逻辑推断，缺乏科学实验依据。

二、行为学习理论

行为学习理论又称"刺激－反应"理论，是 20 世纪 20 年代由美国心理学家约翰·华生（John Broadus Watson，1878—1958）在苏联生理学家伊凡·彼德罗维奇·巴甫洛夫（Ivan Petrovich Pavlov，1849—1936）经典条件反射理论的基础上创立的。行为主义（behaviorism）心理学的"行为"实际上泛指个体一切内在与外在的各种运动形式，包括一切本能活动和社会活动、一切外部活动和心理活动。学习是指经验和行为的获得、发展和变化过程，是刺激与反应之间建立的一种前所未有的关系的过程。行为学习理论认为，人的正常和病态行为包括外显行为及其伴随的心身反应型式，都可通过学习过程而形成。因此，学习是支配人的行为和影响身心健康的一个重要因素。通过对行为学习各环节的干预，可以用于矫正问题行为，进而治疗和预防疾病。此部分主要介绍与护理心理学关系较大的三种行为学习理论：巴甫洛夫的经典条件反射理论，斯金纳的操作性条件反射理论和班杜拉的社会观察学习理论。

（一）经典条件反射理论

经典条件反射理论是 20 世纪初巴甫洛夫在研究消化的生理过程中通过实验发现而创立的。在实验中，巴甫洛夫用食物作用于狗的口腔，狗将产生唾液分泌的反应，此时食物称为非条件刺激，食物引起唾液分泌的反射过程称为非条件反射。如果使食物（非条件刺激）与铃声（与唾液分泌无关的中性刺激）总是同时出现，经过一段时间后，铃声就会成为食物的信号，转化为条件刺激，表现为对狗只给铃声不给食物，就可以引起唾液分泌。铃声引起唾液分泌的反射过程就是条件反射。可见，条件反射是在非条件反射的基础上通过学习而获得的，二者之间由大脑皮质建立的暂时神经联系来实现。某一中性刺激（铃声）反复与非条件刺激（食物）相结合后，最终成为条件刺激，引起原本只有非条件刺激才能引起的行为反应（唾液分泌），这就是经典条件反射的基本内容。

（二）操作性条件反射理论

操作性条件反射理论由美国心理学家伯尔赫斯·斯金纳（Burrhus Frederic Skinner，1904—1990）所创立。斯金纳用自制的"斯金纳箱"解释操作性条件反射的建立过程，在实验箱内有一个特殊装置，按压一次杠杆就会出现一些食物，实验时在箱内放一只处于饥饿状态的老鼠，老鼠在箱内乱窜时，偶尔按压了一次杠杆而获得了食物，逐渐地，老鼠"学会"了按压杠杆来获取食物，并且按压杠杆的次数逐步增加，即形成了操作性条件反射。按压杠杆原本是老鼠的一种无刺激而产生的自发行为，通过按压杠杆得到食物后，食物又作为该行为的"强化物"强化按压杠杆这一行为，这一过程被斯金纳称之为强化训练。在实验中，行为结果可以是愉快、轻松的，也可以是痛苦、被动的（如将食物换成电击）；这些刺激既可以从无到有逐渐增强，也可以从有到无逐渐减弱。

斯金纳认为，操作性条件反射的特点是：强化刺激既不与反应同时发生，也不先于反应，而是随着反应之后发生。操作条件反射与经典条件反射的主要区别在于：前者是一个"反应－强化"过程，而后者则是一个"刺激－反应"过程。操作性条件反射重视行为的结果对行为本身的作用。任何与个人需要相联系的刺激，只要反复出现在某一行为之后，都可能对这种行为产生影响。斯金纳把动物的学习行为推广到人类的学习行为上，他认为虽然人类学习行为的性质比动物复杂得多，但也要通过操作性条件反射。人类的许多正常或异常的行为反应，包括各种习惯或症状，也可以由于操作条件反射机制而形成或改变。人的一切行为几乎都是操作性强化的结果，人们也可通过强化作用去改变别人的行为反应，这就是各种行为治疗的理论基础。

（三）社会观察学习理论

社会观察学习理论由美国心理学家阿尔伯特·班杜拉（Albert Bandura，1925—）提出，是个体如何在现实生活情景中学习，从而形成和发展个体的个性特点和才能的理论。班杜拉认为，环境刺激并不是决定人的行为的唯一变量，学习还可来自于观察及模仿。通过对具体模型的行为活动的观察和模仿，可以使人学会一种新的行为类型。观察和模仿学习普遍地存在于不同年龄和不同文化背景的学习者中，是人类间接经验学习的一种重要形式。班杜拉把观察和模仿学习分为以下四个阶段：

（1）注意阶段：被观察者的特征引起学习者的注意（可以是有意识的，也可以是无意识的），学习者通过反复观察后，接受其中的特征信息，成为学习的依据。其中那些与观察者自身相似或者被认为是优秀的、热门的和有力的榜样比较容易引起观察者注意；有依赖性的、自身概念低的或焦虑的观察者更容易产生模仿行为。

（2）记忆阶段：将被观察者的特征性行为有意无意地记住，成为日后自己行为的模型。

（3）行为阶段：将保存于记忆中的被观察者的特征性行为转换为自己的行为过程。其中，自我效能感是影响学习者行为的一个重要因素，所谓自我效能感，就是指一个人相信自己能成功地执行某一特定行为的自我感觉。如果学习者不相信自己能掌握一个任务，就不能继续做这个任务。

（4）定型阶段：当模仿的行为得到外部或自我的不断强化之后，该行为相对稳定，并保持一定的形态。在观察和模仿学习中，强化非常重要，除了直接强化外，班杜拉还提出了另外两种强化：替代性强化和自我强化。替代性强化是指观察者因看到榜样受强化而受到的强化；而自我强化是指学习者根据自己设立的标准，通过自我反省、自我奖惩等形式来调节自己的行为。自我奖励属于正强化，自我惩罚属于负强化。

人们的大量行为都是通过观察和模仿而习得的，人的不良行为也常常是通过这一途径形成的。例如，儿童看到电视中的暴力恐怖镜头，会以此为"模型"，模仿片中角色的行为，使自己变得富有攻击性。所以，社会提供良好的榜样是改善人的行为的有效手段。总之，社会观察学习理论认为，人类行为主要是通过直接或间接观察他人的行为及其后果，然后再进行模仿而获得，这是在社会实践中不知不觉被人们接受的一种更为高级的学习形式。

行为主义学派的各种理论虽不尽相同，但都认为一切行为都是学习的结果，包括正常行为、变态行为及其心身反应模式。根据学习的基本规律，可以解释、预测和控制个体行为的获得、维持或消退。依据各种行为理论建立的行为治疗方法，已成为目前国内外心理治疗的重要方法。但是行为理论也有其局限性，行为理论学派进行的各类条件反射的实验对象都是动物，所依据的行为心理学原理没有考虑动物和人类学习的本质区别，其实验结果不能全面解释人类的复杂行为，也忽略了人的认识作用。

三、认知理论

认知理论（cognitive theory）是 20 世纪 50 年代在美国兴起的一种心理学理论。与其它心理学理论不同，该理论并不是由某位心理学家独创，而是由许多心理学者的共同努力逐渐发展起来的。认知理论反对行为主义只重视研究外部的行为而忽视意识的作用，认为人的认知活动在其心理或行为问题的发生、发展和转归方面起着非常重要的作用，把纠正和改变不良认知作为理论研究和实践工作的重点。认知理论中与护理心理学密切相关的是艾利斯的 ABC 理论和贝克认知理论。

（一）艾利斯的 ABC 理论

ABC 理论是 20 世纪 50 年代由美国临床心理学家阿尔伯特·艾利斯（Albert Ellis，1913—2007）所创立。该理论认为，人的情绪不是由某一诱发事件引起，而是由经历了这一事件的人对其的解释和评价所引起。在 ABC 理论中，A 指与情感有关的诱发事件（activating events）；B 指人对此所形成的信念（beliefs），包括理性或非理性的信念；C 指个人对诱发事件所产生的情绪与行为的反应（consequences）。人们通常认为，诱发事件 A 直接引起反应 C，ABC 理论则指出，诱发事件 A 只是引起情绪及行为反应的间接原因，而人们对诱发事件所持的信念、看法和解释才是引起人的情绪及行为反应的直接原因。也就是说，由于所持的信念不同，同样的一件事情发生在不同的两个人身上会导致截然不同的两种情绪反应。

正是人们对事物的看法、想法决定了人的情绪及行为反应。在这些看法和想法背后，有着人们对一类事物的不同信念。例如，在沙漠里迷路的两个人只剩下半壶水，一个人想：沙漠这么大，我只剩下半壶水，肯定要命丧沙漠了。另一个人则想：太好了，竟然还有半壶水。这样一来，前者可能觉得绝望，甚至轻易地放弃；而后者可能充满了信心，最终走出了沙漠。这两个人的信念，前者在 ABC 理论中称之为不合理信念，而后者则被称之为合理的信念。合理信念会引起人们对事物适当、适度的情绪和行为反应。当人们坚持某些不合理的信念，长期处于不良情绪状态之中时，最终将导致情绪障碍的产生。艾利斯将常见的不合理信念概括为：① 倾向于畸形的思维（如强迫思维）；② 倾向于易受暗示影响；③ 倾向于过度概括化，以偏概全；④ 倾向于要求尽善尽美；⑤ 倾向于对他人过分要求；⑥ 倾向于追求绝对化、肯定化；⑦ 倾向于夸大负性事件的危害性；⑧ 倾向于自暴自弃；⑨ 倾向于自我贬低；⑩ 倾向于过分关注自身机体的变化。

艾利斯的 ABC 理论后来又进一步发展，增加了 D 和 E 两个部分，D 指治疗（disputing），E 指最后达到的效果（effects）。可以运用 D 来影响 B，使认知的偏差得到纠正，对异常行为的转归起着重要的影响作用，这也是对 ABC 理论的重要补充。

（二）贝克认知理论

美国著名的认知治疗学家艾伦·贝克（Aaron Temkin Beck，1921—）提出的认知理论认为，人们的行为和情感在很大程度上由对事物的认知所影响和决定，也就是说，个体的思想决定了他的内心体验和反应。例如，如果人们认为环境中有危险，依据以前得到的经验便会感到紧张并想逃避。贝克指出，心理障碍的产生正是通过了认知的加工，在歪曲或错误的思维影响下促成，而不是激发事件或有害刺激的直接后果。这些歪曲和错误的思维主要包括：① 主观臆测；② 夸大与贬低；③ 牵连个人；④ 极端化思考；⑤ 选择性断章取义；⑥ 过渡引申；⑦ 乱贴标签。

阅读链接 1 - 15　【知识拓展】

标签效应

心理学认为，标签具有定性导向的作用，无论是"好"是"坏"，它对一个人的"个性意识的自我认同"都有强烈的影响作用。给一个人"贴标签"的结果，往往是使其向"标签"所喻示的方向发展。

心理学家克劳特在 1973 年做了如下实验。他要求一群参加实验者为慈善事业做出捐献，然后根据他们是否有捐献，标上"慈善的"或"不慈善的"。另一组被试者则没有用标签法。后来再次要求这些人做捐献时，标签就促使他们以第一次的行为方式行动，即被标签为"慈善的"人，比那些没有被标签过的人捐得要多，而没有捐钱并被标签为"不慈善的"人比没有标签的贡献要少。

但是，若贴的标签不是正面的、积极的，那么被贴标签的人就可能朝与所贴标签内容相反的方向行动。心理学家斯弟尔在 1976 年对此作了一项研究。他给人们打电话，说他们参加了（或没有参加）某个团体；同时讲一些对该团体不太体面的话。然后要求这些人帮助该团体建立一个饮食合作社。结果表明，消极的标签比积极的标签起了更大的效应，其原因大概是他们认为这种标签是太不公正的。因此，他们想主持公道，并乐于帮助该团体。

上述两项研究表明，标签效应存在，并影响着人们的印象管理。在学校教育中，教师应以此为戒，不可轻易地对学生做出评定，不要给学生乱贴标签，否则会影响师生的交往和印象的管理。

贝克还认为，错误思想总是自动出现，在不知不觉中习惯地进行，不易被认识到，不同的心理障碍有不同内容的认知歪曲。例如：焦虑症患者认为现实世界对自己存在各种威胁，过分夸大事物不利的一面，忽视有利因素。抑郁症患者认为自己事事都不如意，对未来不抱任何希望。在治疗这些病症中，运用贝克的认知理论对纠正患者不良的认知可以起到良好的作用。

认知理论为有关人类情绪和行为问题的产生提供了理论解释，指出个体的不良情绪和行为是不良认知和不良思维习惯的结果。不良认知是指歪曲的、不合理的、消极的信念或思想，往往会导致情绪障碍和适应不良。在该理论基础上形成的多种认知治疗，以及结合行为治疗方法的认知行为治疗模式，已成为现代最重要的心理干预方法之一。

第四节　成长与发展理论及应用

人的生命过程主要体现在人的成长和发展方面。人在每一个成长发展阶段都有不同的特点和需要解决的特殊问题。护理的服务对象涉及各年龄阶段的人，因此，护理人员通过了解生命过程中各个阶段的特点和特征，可以明确不同年龄阶段护理服务对象的基本需要，提供适合护理服务对象所处生命阶段的整体护理。

几个世纪以来，生物学家、社会学家、心理学家从不同角度对人的成长发展进行了深入研究，并提出了许多理论。这些理论各有其侧重点，学习不同的发展理论可以协助护理人员更清楚地认识人的发展全貌，从而为不同阶段的服务对象提供适合的整体护理，以促进服务对象身心的健康发展。

一、艾瑞克森的心理社会发展理论

米尔顿·艾瑞克森(Milton Erikson，1901—1980)是美国哈佛大学的精神分析医生，也是美国现代最有名望的精神分析理论家之一，师从弗洛伊德的女儿安娜·弗洛伊德。他根据自己的人生经历及多年从事心理治疗获得的经验，在弗洛伊德性心理发展理论的基础上，提出了解释整个生命历程的心理社会发展理论(Theory of Psychosocial Development)。

阅读链接 1 - 16　【知识拓展】

"现代催眠之父"

米尔顿·艾瑞克森(Milton Erickson，1901—1980)被喻为"现代催眠之父"，是医疗催眠、家庭治疗及短期策略心理治疗(brief strategic psychotherapy)的顶尖权威。他在潜意识操作的研究及实务成就极具开创性，被誉为至目前为止，世界上最伟大的沟通者。心理学学者尊称他为二十世纪的首席心理治疗师，许多人认为，若说弗洛伊德对心理治疗的贡献在于理论，而艾瑞克森的贡献则在于治疗实务，他所研发的治疗方法已在全球被广泛应用，并公认对许多高效的心理治疗法起着重大的影响，包括短期策略心理治疗、家庭系统治疗、策略性家庭治疗、方案焦点治疗及神经语言程式学等多项主流治疗系统。

(一) 理论的主要内容

艾瑞克森的理论既考虑到生物学的影响，也考虑到文化和社会的因素。他认为影响个人发展的主要因素是来自文化及社会环境而不是性心理。因此，个体为了适应社会的要求，会产生一系列冲突，而这些冲突统称为心理社会危机(psychosocial crisis)。危机是个体逐渐成熟的自我与社会之间的一种普遍存在的冲突。艾瑞克森的理论贯穿了整个生命过程，此过程由八个发展阶段组成，即婴儿期、幼儿期、学龄前期、学龄期、青春期、青年期、成年期和老年期。每个阶段都有一个发展的危机或中心任务必须解决。成功地解决每一阶段的危机，人格会顺利发展；如果危机不能解决，将会影响下一阶段的人格发展，危机将持续存在，相继累加，则可能出现人格缺陷或行为异常。

（1）婴儿期（infancy）（0～18个月）。这一时期发展的危机是信任对不信任（trust vs. mistrust）。

信任感是发展健全人格最初且最重要的因素，婴儿期的发展任务是与照顾者（父母）建立信任感。当婴儿出生后来到一个陌生的环境，必须依赖他人满足自己的需要。如果婴儿的各种需要能得到持续及有规律地满足，并得到爱抚和良好的照顾，则会产生基本的信任感，并发展出对外在环境的信任；反之，如果婴儿的需要得不到满足，缺乏爱抚和有规律的照顾，则会产生不信任感，表现为与人交往时焦虑不安、畏缩及疏远、对周围环境中的一切具有极强的不安全感，并将影响以后的人生发展。

对婴儿期的信任感发展有重要影响的人是母亲或母亲的代理人。母婴之间具有一种身体移情作用（physical empathy），即婴儿能敏感地感受到母亲的情绪状态，如果母亲焦虑不安，则婴儿会产生相应的情绪体验，这种母婴之间的早期互动也会影响婴儿基本信任感的产生，并影响婴儿基本人格的形成及完善。同时，艾瑞克森认为信任和不信任是相对的，应该让婴儿体验这两种经历，因为当婴儿有不信任体验时，才能识别信任的体验。重要的是信任的体验应当多于不信任，这一点同样适用于其他阶段。

婴儿期顺利发展的结果是建立信任感，表现为信赖他人、乐观、有安全感、愿意与他人交往以及对环境和将来有信心，形成有希望的品质（virtue of hope）；如果发展障碍，将出现对他人的不信任感、焦虑不安和退缩等人格特征。

（2）幼儿期（early childhood）（18个月～3岁）。这一时期发展的危机是自主对羞怯或疑虑（autonomy vs. shame or doubt）。

幼儿期的发展任务是适时地学到最低限度的自我照顾及自我控制的能力，获得自主性。此期儿童开始学习独立吃饭、穿衣及大小便等基本的自理活动，通过爬、走、跳等动作来探索外部世界，并开始察觉到自己的行为会影响到周围环境及他人，从而形成独立自主感。同时，由于缺乏社会规范，儿童喜欢以"我"或者"我的"表示自我中心的感觉，常用"不"表示自主性。此期如果儿童的自主行为受到过分的限制或否定，则会产生羞怯和疑虑，怀疑自己的能力，并停止各种尝试和努力。

对幼儿期的自主性发展有重要影响的人是父母。如果父母能在保证安全的情况下，让儿童主动完成自己的事情，如吃饭、穿衣等，并给予适时的支持和鼓励，可促使儿童自主性的建立。此外，父母应注意用温和、适当的方式训练儿童，促使其按社会规范约束自己的行动；反之，如果父母过分溺爱和过度保护孩子，或要求过分严厉和不切实际，对其自主行为进行否定、嘲笑、斥责和限制等，则会使儿童感到羞愧和疑虑。

幼儿期顺利发展的结果是产生自信和自主性，形成有意志的品质（virtue of will）；如果发展障碍，会出现缺乏自信、怀疑自己的能力、过度自我限制或顺从、任性以及反抗等人格特征。

（3）学龄前期（late childhood）（3～6岁）。这一时期发展的危机是主动性对内疚（initiative vs. guilt）。

学龄前期的发展任务是获得主动性，体验目标的实现。此期儿童的活动和语言能力增强，对周围世界充满好奇和探索的欲望，喜欢各种智力和体力活动，喜欢问问题，爱表现自己。此期游戏成为儿童生活的中心，通过游戏，儿童积极地探索世界，学习一定的社会规范，发明或尝试一些新活动和新语言，为自己设定目标和制定计划，并努力去实现目标。当儿童发现自己的某些愿望难以实现或违背了社会禁忌时，会因此产生内疚感或罪恶感。

对学龄前期的主动性发展有重要影响的人是家庭成员。如果父母对儿童的好奇和探索性活动给予理解、鼓励和正确引导，儿童的主动感就会得到增强。反之，如果父母任意指责儿童的独创性行为，嘲笑儿童的离奇想法或游戏，或刻意设计教育活动，要求儿童完成其力所不及的任务，会将儿童置于失败的压力之下，产生内疚感。艾瑞克森还认为，此期的家庭或幼儿园教育应以游戏为主，在游戏中发展儿童的感官，激发智力，培养社会适应能力。

学龄前期顺利发展的结果是能主动进取，有创造力，形成有目标的品质（virtue of purpose）。艾瑞克森认为，个人在社会中所能取得的成就，都与儿童在本阶段主动性发展的程度有关。如果发展障碍，会表现为缺乏自信、悲观、退缩、害怕做错以及无自我价值感等人格特征。

（4）学龄期（school age）（6～12 岁）。这一时期发展的危机是勤奋对自卑（industry vs. inferiority）。

学龄期的发展任务是获得勤奋感。此期儿童开始接受正规的学校教育，主要精力集中于学习文化知识和各种技能，学习与同伴合作、竞争和遵守规则。活动场所包括家庭、学校和社区等。学龄期是养成有规律的社会行为的最佳时期。此期儿童在学业上的成功体验会促进勤奋感的建立；反之，如果失败的体验多于成功，则会产生自卑感。

对学龄期的发展有重要影响的人是父母、老师、同学等。如果儿童在学业上的成功得到家长、老师、同学的鼓励和赞赏，会强化其勤奋感，形成勤奋进取的性格，敢于面对困难及挑战，并为以后继续追求成功打下基础；但如果儿童的努力和成绩得不到赞赏，或无法胜任父母或老师所指定的任务，遭受挫折和指责，会导致自卑感的产生。

学龄期顺利发展的结果是学会与他人竞争、合作、守规则，形成有能力的品质（virtue of competence）。艾瑞克森认为，人对学习、工作的态度和习惯都可追溯到本阶段勤奋感的发展；如果发展障碍，儿童会出现自卑、缺乏自信等人格特征。

（5）青春期（adolescence）（12～18 岁）。这一时期发展的危机是自我认同对角色混乱（ego identity vs. role confusion）。

青春期的主要发展任务是建立自我认同感。自我认同（ego identity）是人格上自我一致的感觉，青少年需要从周围世界中明确自己的社会角色，选择人生的目标。青少年经常在思考"我是谁"，"我将来向哪个方向发展"的问题。他们极为关注别人对自己的看法，并与自我概念相比较，一方面要适应自己必须承担的社会角色，如实现父母的期望，考上理想的大学，同时又想扮演自己喜欢的新潮形象。因此，青少年为追求个人价值观与社会观念的统一而困惑和奋斗，从而获得自我认同感。

对青春期的发展有重要影响的人是同龄伙伴及崇拜的偶像。此期顺利发展的结果是能接受自我，有明确的生活目标，并为设定的目标而努力，形成忠诚的品质（virtue of fidelity）；如果发展障碍，会产生认同危机（identity crisis），即个人在自我认同过程中，心理上产生的危机感，导致角色混乱，迷失生活目标，甚至出现堕落或反社会的行为。

在此期间，艾瑞克森提出了延缓期(delayed period)的概念，他认为这时的青年承续儿童期后，自觉没有能力承担持久的义务，感到要做出决断未免太多太快。因此，在做出最后决断以前要进入一种"暂停"的时期，千方百计地用以延缓义务的承担。虽然对认同寻求的拖延可能是痛苦的，但它能导致个人整合的一种更高级的形式和真正的社会创新。

（6）青年期(young adulthood)(18～35岁)。这一时期发展的危机是亲密对孤独(intimacy vs. isolation)。

青年期已经建立了自我认同感，形成了独立的自我意识、价值观念及人生目标，此期的主要发展任务是发展与他人的亲密关系，承担对他人的责任和义务，建立友谊、爱情和婚姻关系，从而建立亲密感。艾瑞克森认为真正的亲密感是指两个人都愿意共同分享和相互调节他们生活中的各个方面。只有在确立自己的认同感之后，才能在与别人的共享中忘却自我，否则很难达到真正的感情共鸣，会产生与同龄人、社会以及周围环境格格不入的孤独感。

对青年期的发展有重要影响的人是朋友和同龄的异性。此期需要选择固定的职业目标，选择伴侣和朋友，建立相互信任、相互理解以及分享内心感受的友谊或爱情关系。

青年期顺利发展的结果是有美满的感情生活、有亲密的人际关系、具有良好的协作精神，形成爱的品质(virtue of love)，并为一生的事业奠定稳固的基础。

（7）中年期(adulthood)(35～65岁)。这一时期发展的危机是创造对停滞(generativist vs. stagnation)。

中年期的主要发展任务是养育下一代，获得成就感。在前几期顺利发展的基础上，成年人建立了与他人的亲密关系，关注的重点扩展到整个家庭、工作、社会以及养育下一代，为社会创造物质和精神财富。同时，中年人知识和社会经验的积累日益增多，对问题的认识有一定的深度和广度，不再为表面现象所迷惑，遇事沉着冷静、脚踏实地、满怀信心地创造未来。

对中年期的发展有重要影响的人是配偶和同事。此期顺利发展的结果是用心培养下一代，热爱家庭，有创造性地努力工作并形成关心他人的品质(virtue of care)；如果此期发展障碍，或前几期的发展不顺利，则可能出现停滞不前的感觉，表现为过多关心自己、自我放纵和缺乏责任感。

（8）老年期(old age)(65岁以上)。这一时期发展的危机是完善对绝望(integrity vs. despair)。

老年期的主要发展任务是建立完善感。此期机体各个器官逐渐老化，功能下降，部分老年人体力和健康状况不佳，如果再丧失了配偶和朋友，容易出现抑郁、悲观以及失落等情绪。因此，老年人除了要面对生理和周围环境的变化外，还要与内心的不良情绪作斗争，积极面对现实，调整自己的生活和心态。此期，老年人开始回顾一生，评价自己的人生是否有价值，会对自己没能力实现的理想感到缺憾，对自己所犯的错误感到内疚。与此同时，尽管存在不可避免的错误或遗憾，老年人也在努力去寻找一种完善感和满足感，进一步发挥潜能，以弥补自己的缺憾，使生命更有意义，使晚年生活更丰富多彩。

老年期发展顺利的结果是对自己的人生产生完美无憾的感觉，表现为乐观、满足和心平气和地安享晚年，形成有智慧的品质(virtue of wisdom)；如果发展障碍，则会感到痛苦与绝望。

阅读链接 1 - 17 【知识拓展】

艾瑞克森心理治疗的成就

艾瑞克森对心理治疗的了解冠乎群伦，中国著名的心理专家郝滨先生在其著作《催眠与心理压力释放》中称米尔顿·艾瑞克森是最富于创造性和灵活性的心理治疗大师。他是一位实用主义者，沉迷于人类的韧性和无限的潜能。他探索人如何能改变。他不是一个试图去描绘人为什么是他们当前面貌的理论家。艾瑞克森独特的天分不仅在于他可以辨识出功能失常或造成当事人的问题的根源，他非凡的能力还展现在找出阻碍患者复原的因素；他会拟出介入的方式，快速地移除这些障碍。

艾瑞克森是现代医疗催眠之父，在发展新的催眠诱导方式与应用上有非凡的创见。他是五本催眠书籍的共同作者，发表了超过一百三十篇的专业文献，其中大部分是关于催眠治疗。

（二）艾瑞克森的心理社会发展理论在护理中的应用

心理社会发展理论重视环境、社会因素对个体心理发展的影响，有助于护理人员了解生命全过程的心理社会发展规律，识别不同阶段所面临的发展危机及其发展的结果，更好地理解不同年龄阶段的人格和行为特点，从而采取不同的护理方式，帮助患者顺利解决各发展阶段的危机。

（1）婴儿期及时满足婴儿的各种需求，以促进信任感的形成。除满足其食物和卫生等生理需要，还应提供安全感和爱抚，如经常抱起和抚摸婴儿，与之轻柔地交谈。患儿住院时应有父母或熟悉的人在场陪伴，住院环境应尽可能富有儿童情趣，减少对婴儿来说陌生的物品出现。同时应减轻父母的焦虑，鼓励和指导父母参与护理婴儿的活动，促进母婴的情感联结。

（2）幼儿期鼓励儿童进行力所能及的自理活动，如吃饭、穿衣及大小便等，为其提供自己做决定的机会，并对其能力表示赞赏。如果治疗或护理过程需要约束患儿，应向其做出适当解释，并给予抚慰，尽量缩短约束时间。

（3）学龄前期鼓励和表扬儿童有益的主动行为，重视游戏的重要性。为住院患儿提供游戏的机会，包括允许儿童使用无伤害性的玩具或医疗用具做游戏。如用听诊器、叩诊锤等给布娃娃检查身体，通过画画以表达心情，接受儿童的合理要求，倾听其感受，并耐心回答他们提出的问题。

（4）学龄期帮助患儿在住院期间继续完成学习任务，将业余爱好带到医院，并尽快适应医院的限制性环境。在治疗或护理过程前后可允许儿童帮助准备或整理物品，如静脉输液后，可教会患儿正确按压注射部位，使其体验到成就感。

（5）青春期多创造机会让其参与讨论所关心的问题，谈论自己的感受，并在其做某些决定时给予支持和赞赏。帮助青少年保持良好的自身形象，并尊重其隐私，尽可能安排青少年与同年龄组的病友一起娱乐和交流。

（6）青年期帮助患者保持与亲友的联系，为处于恋爱时期的人提供尽可能多的相处机会，以避免因疾病和住院造成的孤独感。护士还应作为咨询者，帮助患者设定较为现实的生活目标。

（7）中年期成年人生活负担较重，在家庭和工作中承担着多种角色，是家庭重要的物质和精神支柱，其健康状况的好坏对家庭的影响较大，因此在护理中要充分调动社会环境因素，如患者的亲属朋友、同事和病友等，共同关心支持患者，帮其调整和尽快适应患病后的角色，并对其个人成就给予适当赞扬。

（8）老年期耐心倾听老人对往事的叙说，对其既往的成就给予肯定，帮助老年患者发掘潜能，鼓励其参加所喜爱的活动，多与他人交往。同时，及时发现患者的抑郁、悲观情绪，采取相应的预防措施，避免发生意外。

二、皮亚杰的认知发展理论

让·皮亚杰（Jean Piaget，1896—1980）是当代著名的发展心理学家、认知学派创始人。他通过长期对儿童思维发展的观察和研究，提出了认知发展理论（theory of cognitive development）。

阅读链接 1-18　【知识拓展】

儿童心理学家让·皮亚杰

让·皮亚杰（Jean Piaget，1896—1980），瑞士人，是近代最有名的儿童心理学家。他的认知发展理论成为了这个学科的典范。皮亚杰早年接受生物学的训练，大学时期学习哲学。但他在大学读书时就已经有了对心理学的兴趣，曾涉猎心理学早期发展的各个学派，如病理心理学、弗洛伊德和荣格的精神分析学说。从 1929 年到 1975 年，皮亚杰在日内瓦大学担任心理学教授。皮亚杰对心理学最重要的贡献，是他把弗洛伊德的那种随意、缺乏系统性的临床观察，变得更加科学化和系统化，使日后临床心理学有长足的发展。

（一）理论的主要内容

皮亚杰将儿童心理或思维发展分为四个主要阶段，每个阶段都是对前一个阶段的完善，并为后一个阶段打下基础。发展阶段不是阶梯式，而是有一定程度的交叉和重叠。各个阶段的发展与年龄有一定关系，可提前或推迟，但先后顺序不变，并且每个人通过各个阶段的速度有所不同。

（1）感觉运动期（sensor motor stage）（0～2 岁）。感觉运动期的婴幼儿凭借身体的动作及感觉去认识其周围的世界，这是认知发展的第一阶段。其思考方式为手触为真（hands-on），只有他能直接用手接触到及感受到的物体，才是存在的。婴幼儿无法用符号或影像来取代不在视线范围内的物体。因此，认知发展只能局限在其所接触感应到的经验范围之内。

这一时期分为 6 个亚阶段，主要特征是能区分自我及周围的环境，将事物具体化，对空间有一定的概念，具有简单的思维能力，知道动作与结果之间的联系，并开始协调感觉、知觉及动作间的活动，形成客体永恒(object permanence)的概念。

• 反射练习阶段(use of reflexes)(0～1月)。这一阶段新生儿以先天的条件反射活动来适应环境，反复练习使之更为巩固并且扩展。例如，吸吮奶头是一种先天的条件反射，新生儿不断地重复吸吮，此动作越来越熟练并扩展到吸吮手指。对于该阶段的新生儿，物体从眼前消失也意味着在思维中不存在了。

• 初级循环反应阶段(primary circular reaction)(1～4月)。这一阶段婴儿不断练习吸吮、抓握等原始动作，开始协调来自不同感官的动作方式，并整合个别动作形成新的动作，如将物体抓握后开始吸吮。

• 二级循环反应阶段(secondary circular reaction)(4～8月)。这一阶段为有目的的动作逐步形成时期。在此阶段，婴儿的手眼不断协调，对动作的结果发生兴趣，于是为了得到结果或目的而不断重复动作，形成循环反应，即"手段"与"目的"开始分化。但婴儿看见物体消失后，不会去寻找。

• 二级图式协调阶段(coordination of secondary schemata)(8～12月)。这一阶段婴儿可以通过协调两个或更多的动作以达到目的，动作具有明显的目的性，并形成了物体永恒的概念，会采取行动寻找在自己视野范围消失了的物品。此阶段是感知运动期智力发展的一个质的飞跃阶段。

• 三级循环反应阶段(tertiary circular reaction)(12～18月)。这一阶段幼儿会根据情景，有意调节和改变自己的行为，并观察这些改变带来的结果，通过主动尝试和探索，了解事物和解决问题。

• 表象思维开始阶段(inventions of new means)(18～24月)。这一阶段幼儿具有心理表征的能力，能将外在的事物内化形成内化的思维过程，在解决问题时，一般先通过思考和简单的计划再开始行动，逐步理解并形成了时间、空间和因果关系等概念。此阶段是感觉运动性思维向表征性思维过渡的时期。

阅读链接 1-19 【知识拓展】

皮亚杰的故事

　　1907年，皮亚杰在公园发现一只患有白化症的小麻雀，经过仔细观察，小小年纪的皮亚杰随即写了一篇关于白化症麻雀的文章，并寄给纳沙特尔自然科学史杂志《冷杉树》刊登出来。文中皮亚杰细致的观察与详细的分析，不仅令人惊叹，也让他如愿以偿得到了一份他向往已久的好工作——纳沙特尔自然博物馆的馆长因此邀请皮亚杰一同搜集标本，并聘请他共同参与研究软体动物。

　　随后，皮亚杰发表了一系列和软体动物有关的论文，并对正统门德尔的进化论提出质疑；这些富有挑战性的文字，在欧洲动物学界引起了很大的反响。然而，更令人意外的是，人们想不到这样一位知名的生物学家，居然只是一个十几岁的中学生而已！

　　1915年，皮亚杰获得纳沙特尔大学生物学学士学位，之后三年，他还攻读了哲学、科学的课程；1918年，当时年仅22岁的皮亚杰，即以一篇关于研究软体动物的论文，获得了纳沙特尔大学自然科学博士学位。

（2）前运思期（preoperational stage）（2～7 岁）。此阶段的儿童思维有两个特点：

① 思维的象征性（symbol）。儿童凭借这些活动进行延迟性模仿、象征性的活动或游戏。所谓延迟性模仿，指儿童在观看了他人的行为后，可以将此行为模仿再现的能力。正是这种能力，使儿童能将其所接受的各种表象信息以心理符号的形式储存，并迅速积累大量的象征性素材，从而促进儿童的象征性思维的发展。

② 思维的直觉性（intuition）。4～7 岁的儿童开始从表象思维向运演思维过渡，而直觉会导致初步的逻辑性出现。思维常具有一些概念性的特征并伴有类推的方式，具有一定的原始推理能力，但思维具有片面性。

同时，这一时期的儿童思维以自我为中心（egocentrism），即不能将自我与外部很好地区别，总是站在自己的角度去认识及适应外部世界。这种以自我为中心的思维方式体现在该阶段儿童的认知、言语、情感及社会发展等诸多方面。此期能用语言及符号表达时间、地点及人物。但感知局限，思考方式固定，注意力集中于所见的单一事物上。

此阶段的儿童认为动植物及其他物体都与自己一样，具有人的属性及生命，即所谓的泛灵论或物体人格化；他们对成人硬性制定的规则，采取服从的态度，认为梦是从外部来的，其他人也能看见；能将事物依次连接起来，但缺乏正确的逻辑判断及推论能力。此阶段又可以分为以下两个时期。

• 概念形成前期（preconception phase）（2～4 岁）。这一时期由于语言和象征性思维的发展，幼儿越来越多地利用象征的图式在头脑里进行思维，例如，进行各种象征性游戏，把玩偶当作小朋友，把木棍当作步枪等，但无法表达物体或人物间的逻辑关系。

• 直觉思维期（intuitive thought phase）（4～7 岁）。这一时期个体逐渐形成时间、地点、人物的概念，开始进行简单的数学运算；能了解事物的因果关系，具有一定的原始推理能力，但对因果关系的推理往往不现实或错误。

（3）具体运思期（concrete operational stage）（7～11 岁）。这一时期儿童能进行心理运算，开始具有获取逻辑思维的能力，但逻辑思维建立在所接触到的具体事物上，仍不具备抽象思维的能力。其脱离了自我为中心的思维方式，开始考虑问题的多个方面：在与人相处时，能考虑到他人的需要；具备更复杂的时间和空间概念，能理解过去、现在和将来；发展了守恒的概念，即物体的形状虽然改变了，但体积、数量等物理性质并没有变化；并能按物体的特性进行分类。

（4）形式运思期（formal operational stage ）（11 岁起）。这一时期个体的思维能力已发展到了成熟阶段；以后再增加的只是来自生活经验中增多的知识，而不会再提升其思维方式，开始思考真理、公正、道德等抽象问题；在解决问题时预先制定计划，运用科学的论据思考不同的解决方法，并推断预期结果。皮亚杰认为此期最早可以在 11～12 岁达到，但有些人可能要到青少年期才可达到，甚至某些人一生也无法达到。

皮亚杰认为感觉运动期开始了思维的萌芽，前运思期形成了象征及表象思维，具体运思期能够进行初步的逻辑思维，形式运思期发展出抽象的逻辑思维，经过上述四个阶段的发展过程后，个体的智力水平基本趋于成熟。

阅读链接 1 – 20 【知识拓展】

日内瓦学派及其研究方法

皮亚杰和同事英海尔德(Inhelder)、辛克莱(Sinclair)、伦堡希(Lambercier)、荷明斯卡(Szemiska)等人组成以他为代表的"日内瓦学派"。该学派采用的研究方法称为临床法或临床叙述的技术(clinical descriptive technique)。该方法的核心在于从皮亚杰的结构整体理论出发，从整体研究观察儿童。在实验中强调实验的自然性质，让儿童自由谈话，叙述活动的过程。为了避免儿童的谈话偏离主题，主试可作必要的提问，并详细记录，以便分析和判断。在研究儿童的数、空间、几何等概念时，一般采用谈话和作业相结合的方法。皮亚杰反对单纯的观察法，认为单纯观察不提问题，难于正确了解儿童。在实验对象方面，皮亚杰早期的研究主要以自己的三个孩子作为受试对象。由于取样过少，缺乏代表性，受到同行指责。此后皮亚杰增加受试对象数量，1958 年出版的《从儿童期到青年期逻辑思维的成长》一书中，受试对象达 1500 人；1969 年出版的《知觉的机制》一书中运用大量实验取样和统计资料。他用数理逻辑为工具，引进了数理逻辑概念，着重对儿童认识发展作质的分析，企图从儿童认识的结构和发展中来揭露认识过程的智力机制。

（二）皮亚杰的认知发展理论在护理中的应用

皮亚杰的认知发展理论有助于护理人员了解不同发展阶段儿童的思维和行为特点，采取他们能够接受的语言和沟通方式，使他们自觉配合以及参与各项护理活动；并能够制定有针对性的、适合其认知水平的健康教育；提供相应发展阶段的有益刺激，促进智力的发展；预防由于各种不良环境而错过教育时机，导致智力发展障碍。

（1）在感觉运动期护士应提供各种感觉和运动性刺激促进婴儿智力发展，如通过轻柔的抚摸增加触觉刺激，在新生儿床头悬挂彩色气球或变换房间色调增加视觉刺激，用轻柔悦耳的语言增加听觉刺激，并提供各种易于操纵的玩具和简单的游戏等。应注意不要让婴儿触及危险物品，如药品、过小的玩具等，以防误入口中；进行静脉输液等治疗时注意固定好，以免婴儿因抓握动作造成伤害。

（2）在前运思期护士应意识到此期幼儿以自我为中心的思维特点，尽量从幼儿的角度和需求出发进行护理活动。通过游戏、玩具等方式与幼儿沟通，如通过画画让其表达自己的感受等。同时可通过制定适当的规则，要求幼儿服从病房的规定及配合治疗与护理。

（3）在具体运思期护士与儿童沟通时，可采用图片、模型及简短的文字说明等方式，避免应用抽象的词语解释有关的治疗和护理过程，并提供适当机会让儿童进行选择，如输液时可让其选择输哪一侧肢体。

（4）在形式运思期护理青少年时，可对治疗和护理过程做更详尽的解释，列出接纳和不接纳的后果，鼓励青少年自己做出合理的选择。尊重青少年的隐私，对其一些天真的想法不要嘲笑或否定。

每个人在自己的生命过程中都会经历一定的成长发展阶段，但受各种内外环境因素的影响，每个人成长发展阶段的速度及表现各不相同。成长发展的相关理论从生理、心理、认知和道德等方面剖析了人的成长发展规律，学习这些理论有助于护士了解生命过程中不同阶段的发展特点，从而为个体提供整体性护理，以促进个体身心的健康成长与发展。

第五节　压力与适应理论及应用

面对纷繁复杂、竞争激烈的现代社会，每个人都会经历各种各样的压力，每个人也都会采用不同的适应方式。如何更快地适应现代社会，如何更好地促进服务对象身心健康，是每一个护理人员需要思考的问题。学习有关压力的理论及知识，可以使护士进一步认识压力并积极应对生活、学习、工作中的压力，明确学习目的，掌握扎实的专业知识，培养过硬的专业技能，做好职业规划，以便将来从事护理工作时，能够全面评估自身及服务对象的压力，采取恰当的措施减轻压力，提高身心适应能力并促进身心健康。

尽管从人类文明的开始人们就对压力有一定的认识，但有关压力的生理学及社会心理学研究是从 19 世纪中期以后才开始的。特别是从席尔在 1950 年提出压力学说以来，压力作为人类全面认识健康与疾病关系的一个重要概念，已成为医学、社会学、心理学、护理学等学科的研究重点，并出现了许多与压力有关的理论及学说，这些学说对指导护理实践具有重要的意义。

一、席尔的压力与适应学说

汉斯·席尔（Hans Selye，1907—1982）是加拿大著名的生理心理学家。他于 1926 年读医学院二年级时即开始了对压力的研究，并根据对人及动物的大量研究，提出了"压力与适应学说"，1950 年出版了第一本专著《压力》。因其压力理论对压力研究产生了重要影响，席尔被称为"压力理论之父"。

（一）压力与适应学说的基本概念

（1）席尔认为，压力源是引起全身系统反应的各种刺激，个体对压力源的认知评价分为两种：积极压力（eustress）和消极压力（distress），对压力的认知评价不同可以引起不同的反应。

（2）压力反应是指机体在受到各种内外环境因素刺激时所出现的紧张性、非特异性的反应。这种反应包括一般适应综合征和局部适应综合征。

（3）全身适应综合征又称一般适应综合征（general adaptation syndrome，GAS），是个体对压力源的全身性、紧张性、非特异性的反应。

（4）局部适应综合征（local adaptation syndrome，LAS）是机体在出现全身反应的同时所出现的某一器官或区域内的反应。

（二）适应反应的过程

个体的这种面对压力源刺激的全身性、非特异性反应涉及身体的各个系统，主要是神经及内分泌系统，其中下丘脑、垂体及肾上腺在压力反应中起重要作用（见图 1-4）。

```
                    ┌──────────┐
                    │  压力源  │
                    └────┬─────┘
                    ┌────┴─────┐
                    │  下丘脑  │
                    └────┬─────┘
                    ┌────┴─────┐
                    │   垂体   │
                    └──────────┘
       ┌──────────────┐        ┌──────────────┐
       │ 促肾上腺皮质 │        │ 交感神经系统 │
       │ 激素(ACTH)  │        │              │
       └──────┬───────┘        └──────┬───────┘
       ┌──────┴───────┐        ┌──────┴───────┐
       │ 肾上腺皮质   │        │ 肾上腺髓质   │
       └──────┬───────┘        └──────┬───────┘
       ┌──────┴───────┐        ┌──────┴───────┐
       │ 糖皮质激素↑  │        │ 肾上腺素↑    │
       │ 盐皮质激素↑  │        │ 去甲肾上腺素↑│
       └──────┬───────┘        └──────┬───────┘
```

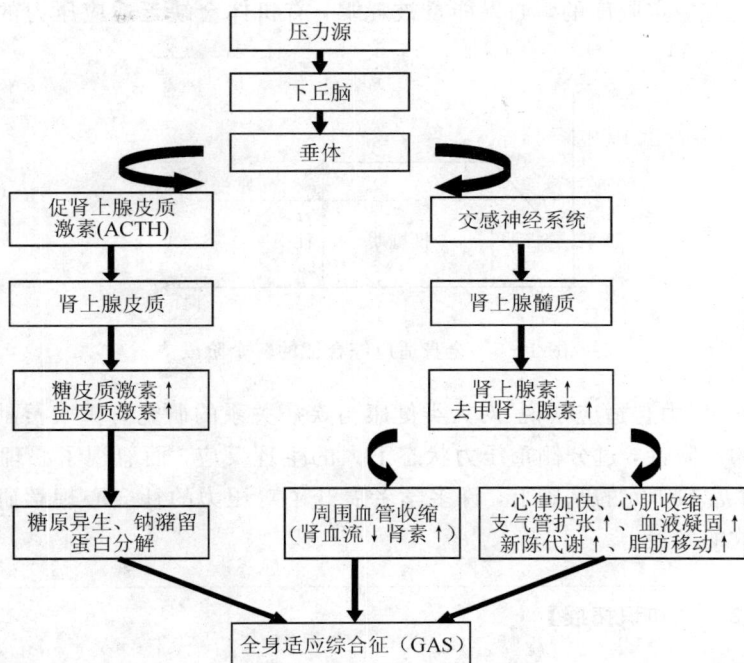

图 1-4　压力反应的神经内分泌途径

身体的压力反应按照一定的阶段性过程进行，分为以下三期。

（1）警告期（alarm stage）。这一时期个体觉察到威胁，激活交感神经系统而引起的搏斗或逃跑的警戒反应。在压力源出现后很短的时间内，机体会产生一系列自我保护性调节反应，主要以动员各种生理及心理防御机能以应对压力源为特点，其目的是唤起体内的防御能力以维护内在稳态。在生理方面主要通过内分泌激素的作用使身体有足够能量抵御压力源，生理反应几乎涉及身体的各个器官，持续的时间从几分钟到数小时；在心理方面主要通过促进个体的心智活动而增加认知的警戒性。如果该阶段防御有效，则机体会恢复正常活动，大多数短期的压力源都会在这个阶段得到解决，使机体恢复正常。如果个体持续地暴露于有害刺激之下，在产生警告反应之后，就转入第二个反应阶段。

（2）抵抗期（resistance stage）。这一时期以副交感神经兴奋及人体对压力源的适应为特征。如果个体不能有效控制外界刺激的作用，压力源持续存在，就需要动员各种身心力量去对抗，人体与压力源就处于抗衡的阶段。警告期所产生的各种反应如心率加快、血压升高等在此期均趋于正常，受伤的组织开始修复。如果压力源的强度过大，人体的抵抗能力无法克服压力源，则会进入第三个反应阶段。

（3）耗竭期（exhaustion stage）。这一时期如果压力源的强度较大，持续时间较长，或出现了新的压力源，个体在适应过程中进一步耗尽了能量，不能代偿性地应对压力源，抵抗能力已经达到极限，随之迅速崩溃。此时，容易出现各种身心疾病或严重功能障碍，导致全身衰竭，最终可能会面临死亡。

席尔认为，适应的程度与人的应对能力、压力源的强度及持续时间有关。有机体所储存的适应能量是有一定限度的，如果能量被耗竭，有机体会缺乏适应压力的能力，最终结果是死亡（见图 1-5）。

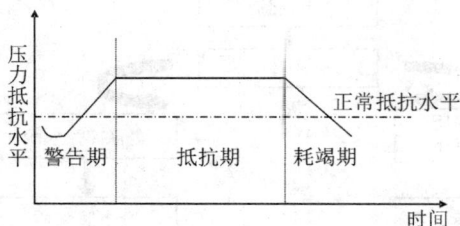

图 1-5　全身适应综合征的三个阶段

虽然席尔的"压力与适应学说"对人类健康与疾病关系的研究有重大贡献，但由于当时生物医学模式的局限性，过分侧重压力状态下人的生理反应，而忽视了心理及其他方面的反应。因此，在席尔研究的基础上，许多学者展开了对压力的社会心理学研究，促进了有关压力心理模式的发展。

阅读链接 1-21　【知识拓展】

达尔文的"适者生存"

达尔文的"适者生存"理论认为，只有最能适应环境的生物才能生存。法国科学家最近利用壁虎进行了一项有趣的"长跑比赛"实验，部分验证了"适者生存"理论。

法国国家科研中心科学家加利亚尔等人在出版的英国《自然》杂志发表论文，他们为 400 个刚出生的小壁虎举办了一场特殊的"长跑比赛"，以区分它们的体质。这些小壁虎必须在一个环形的跑道内不断跑圈，直至跑不动。科学家最后根据成绩将它们分成三组，冠军组的小壁虎平均能跑 500 秒，多数普通组的小壁虎平均成绩是 350 秒，还有 16 只小壁虎平均只跑了 50 秒，属于最差组。

科学家发现，一个月后，最差组的小壁虎由于体质太弱，陆续死亡，这与"适者生存"的理论相吻合。科学家还发现，如果环境更适宜、食物更充足，一些普通组的小壁虎后来也可以跑出冠军组的成绩。

加利亚尔说："通过一年的观察，我们认为和基因与体质强的壁虎有差别的普通组的壁虎仍然可以很好地生存，条件是周围环境要比较适合它们的生长，这一条件使它们可以弥补与体质强者的生存能力差距。"

二、拉扎勒斯的压力与应对模式

理查德·拉扎勒斯（Richard Stanley Lazarus，1922—2002）是美国杰出的心理学家，现代压力理论的代表人物之一。他从 20 世纪 60 年代开始对压力进行了心理认知方面的研究，提出了压力与应对（stress and coping）模式，于 1989 年获美国心理学会颁发的杰出科学贡献奖。

阅读链接 1－22　【知识拓展】

理查德·拉扎勒斯

理查德·拉扎勒斯(Richard Stanley Lazarus，1922—2002)，美国心理学家，美国现代应激理论的代表人物之一，对情绪和适应作了大量的研究。拉扎勒斯 1922 年出生于美国纽约市，1942 年毕业于纽约城市大学，第二次世界大战期间于 1943 年应征入伍，在美国军队服役三年半。1947 年在匹兹堡大学获得哲学博士学位，后执教于约翰·霍普金斯大学和克拉克大学，并在克拉克大学担任临床训练主任。1957 年起，供职于加利福尼亚大学柏克莱分校，1991 年退休后任名誉教授。2002 年逝世于美国加利福尼亚州核桃溪市(Walnut Creek)。

（一）压力的概念

拉扎勒斯认为压力是个体与环境相互作用的产物，如果个体认为内外环境刺激超过自身的应对能力及应对资源时，就会产生压力。因此，压力是由于内外需求与机体应对资源的不匹配破坏了个体的内稳态所致。

（二）压力与应对学说的中心思想

压力源作用于个体后，能否产生压力，主要取决于两个重要的心理学过程，即认知评价和应对过程(见图 1－6)。

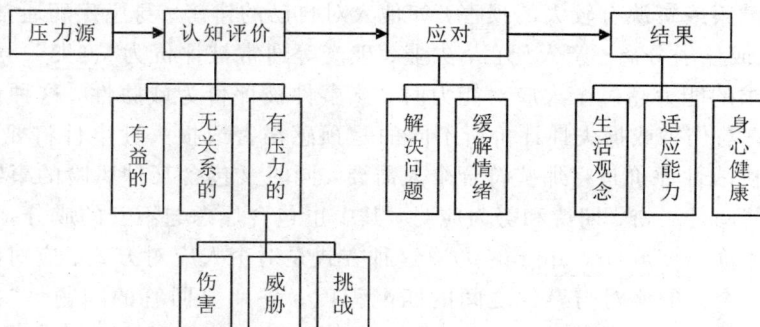

图 1－6　拉扎勒斯压力与适应模式图

1. 认知评价(cognitive appraisal)

拉扎勒斯认为，认知评价是指个体觉察到情境对自身是否有影响的认知过程，包括对压力源的确定及思考以及对自身应对能力的评价，主要心理活动有感知、思考、推理及决策等。认知评价包含三种方式：初级评价、次级评价和重新评价(见图 1－7)。

（1）初级评价(primary appraisal)。这种方式是指个体确认刺激事件与自己是否有利害关系及这种关系的程度。初级评价所要回答的问题是"我是否遇到了麻烦"。初级评价结果有三种：与个体无关的、有益的和有压力的。

生活中所遇到的一些事件可能与个人无关，它对个体的生活及健康不会构成任何威

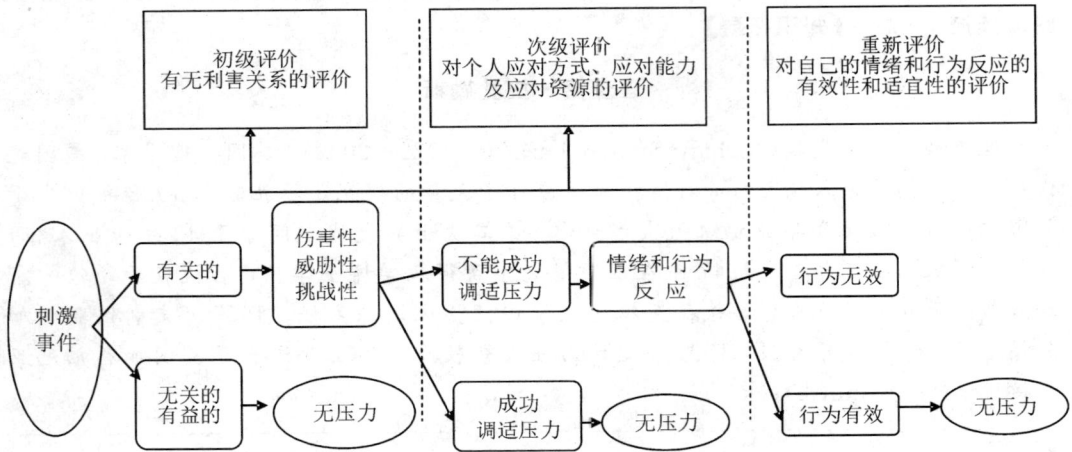

图 1-7　拉扎勒斯的三级认知评价

胁，如你听到一个人在马路上大叫，发现他在叫另外一个人，这件事与你无关。一些事件可能对个人有益，说明这些事件是良性或正性的，至少是中性的，一般不要求很高的应对技巧。当人感到环境中的事件对身体或心理会有伤害时，便出现了压力反应。当一个事件被评价为有压力时，可能有三种情况，即伤害或损失性、威胁性、挑战性。值得注意的是，不同的人对同一事件可以引起不同评价，即可被一些人视为伤害性的，又可被另一些人视为威胁性或挑战性的。

伤害或损失性评价的性质一般与真实或预期的损伤或丧失有关，这种损伤或丧失一般对个人的身心健康或资源有较大的损害，如他人对自己的诽谤、身患疾病通常被评价为"伤害"，而与配偶或孩子分离、亲人死亡、失业、破产等通常被评价为"丧失"。威胁性评价指某一情景所要求的能力超过个人应对能力时，该事件被评价为威胁性，这种评价的感情基调是消极的，它与伤害或损失性评价所不同的是预感伤害或损失性事件将要发生，而事实上没有发生。挑战性评价是将那些符合个人需要，同时又包含某种风险的事物评价为冒险性的，其感情基调是兴奋、期待和努力应对，其中也包含焦虑与不安的成分。

（2）次级评价（secondary appraisal）。这种方式是对个人应对方式、应对能力及应对资源的评价，判定个人的应对与事件之间的匹配程度。它所要回答的问题是"在这种情况下我应该做什么"。次级评价可以改变初级评价的结果，如果相信自己能成功适应压力，压力就会减轻。

次级评价后会产生相应的情绪反应，如伤害或损失性评价会出现愤怒、悲伤、害怕、恐惧、惭愧、嫉妒等负性情绪；威胁性评价会产生焦虑性反应；挑战性评价会出现希望、信心十足等正性情绪。

（3）重新评价（reappraisal）。重新评价是指个体对自己的情绪和行为反应的有效性和适宜性的评价，实际上是一种反馈性行为。如果重新评价结果表明行为无效或不适宜，人们就会调整自己对刺激事件的次级评价甚至初级评价，并相应地调整自己的情绪和行为反应；如评价结果为有利的，会出现高兴、骄傲、满足和幸福等正性情绪。重新评价不一定会减轻压力，有时也会加重压力。因此，拉扎勒斯指出："有效化解压力的关键在于对压力的积极评价。"

2.应对(coping)

拉扎勒斯认为,应对是应用认知或行为的方法努力处理环境与人内部之间关系的需求,解决二者之间的冲突,包括评价压力的意义、控制或改变压力的环境、解决或消除问题、缓解由于压力而出现的情绪反应。应对的方式包括采取积极行动、回避、任其自然、寻求信息及帮助、应用心理防御机制等。应对资源包括健康及良好的机能状态、个人的生活态度、解决问题的能力及判断能力、信仰及价值观、社会支持系统以及物质财富等。应对的功能有两种:解决问题或缓解情绪。应对的结果会影响个人的人生态度及价值观、各种社会能力及身心健康等。

阅读链接 1 - 23 【知识拓展】

目标分解助你成功

火箭飞向月球需要一定的速度和重量。科学家们经过精密的计算得出结论:火箭的自重至少要达到 100 万吨,如此笨重的庞然大物无论如何也无法飞上天空的。因此,在很长一段时间里,科学界都一致认定火箭根本不可能被送上太空。直到有人提出"分级火箭"的思想,科学家才豁然开朗。将火箭分成若干级,当第一级将其他级送出大气层时便自行脱落以减轻重量,这样,火箭的其他部分就能轻松地进入太空了。分级火箭的设计思想启示我们学会把目标分解开来,化整为零,变成一个个容易实现的小目标,然后将其各个击破,这不失为一个实现终极目标的有效方法。

在人生中要有效地运用"目标分解法"需遵循以下基本原则:

(1)不求快:"求快"会造成对自己的压力,欲速则不达。

(2)不求多:"求多"会让自己无力承担,丧失累积的勇气。

(3)不中断:一旦中断,会影响累积的效果和意志,功亏一篑。

三、霍姆斯和拉赫的生活事件与疾病关系学说

1967 年,美国精神病学家托马斯・霍姆斯(Thomas Holmes)和理查德・拉赫(Richard Rahe)开始对压力进行定量研究,他们将生活中对人的情绪产生不同影响的事件称为生活事件(life events),提出了生活事件与疾病关系的学说。研究的过程中他们发现,生活事件需要生理和心理双方面都适应压力。个体在适应生活事件时,需要消耗较多的能量以维持机体内部的恒定状态。如果个体在短期内经历较多的生活事件,引起了机体的剧烈变化,机体本身就会因过度消耗而容易导致疾病。

霍姆斯和拉赫将人类的主要生活事件归纳为 43 种,用生活变化单位(life change unit,LCU)来表示每一生活事件对人影响的严重程度,编制了社会再适应评分量表(social readjustment rating scale,SRRS),具体内容见表 1-1。

表 1 - 1　社会再适应评分量表

生活事件	生活变化单位 （LCU）	生活事件	生活变化单位 （LCU）
1.丧偶	100	23.子女离家	29
2.离婚	73	24.姻亲间的不愉快	29
3.夫妻分居	65	25.个人的突出成就	28
4.入狱	63	26.配偶开始上班或失业	26
5.家庭成员死亡	63	27.开始上学或终止学业	26
6.受伤或患病	53	28.生活条件的变化	25
7.结婚	50	29.个人习惯的改变	24
8.被解雇	47	30.与上司发生矛盾	23
9.复婚	45	31.工作时数及条件变化	20
10.退休	45	32.搬家	20
11.家庭成员患病	44	33.转学	20
12.怀孕	40	34.娱乐方式的改变	19
13.性生活问题	39	35.宗教活动的改变	19
14.家庭添员	39	36.社交活动的改变	18
15.调换工作岗位	39	37.借贷一万元以下	17
16.经济情况的改变	39	38.睡眠习惯的改变	16
17.好友死亡	37	39.家人团聚次数的改变	15
18.工作性质的改变	36	40.饮食习惯改变	15
19.夫妻不和睦	35	41.休假	13
20.借贷一万元以上	31	42.圣诞节	12
21.丧失抵押品的赎取权	30	43.轻度违法事件	11
22.职别变动	29		

　　SRRS 于 1976 年发表后，主要用于收集个体在近一年内经历的生活事件数目，用量化方式评估其生活变化的程度，以推断个体罹病的概率。霍姆斯和拉赫通过对美国 5000 多人的调查发现，LCU 与疾病发生密切相关。若人们一年内的 LCU 不足 150 分，提示下一年基本健康；若 LCU 为 150～300 分，提示次年有 50% 的几率可能患病；若 LCU 累积超过 300 分，提示次年患病的可能性为 70%。与生活事件明显相关的疾病有心肌梗死、猝死、脑卒中、运动损伤、结核病、工伤事故、白血病、糖尿病等。

　　霍姆斯强调，使用此表时要注意事件发生与起病相距的时间以及事件对人影响的性质。SRRS 中包含有良性的、期望的事件，如结婚、休假等，但也有不期望的事件，如死亡、监禁等。霍姆斯认为，不管是期望还是不期望的事件都与疾病发生有关，评定的重点在于生活事件本身对当事人情绪变化的影响。

但霍姆斯和拉赫的研究忽视了个体差异的影响，因为生活事件只是环境中的诱发因素，个体是否真正出现心理问题，还取决于个体对同一生活事件的不同认知评价。

四、危机学说

压力是在生活各个方面都能感受到的一种身心反应，而危机不同，它属于生活中的偶发事件，需要人们正确处理，否则将影响身心健康。

（一）危机的概念

危机（crisis）一词来源于拉丁语"krisis"及"krinein"，意为转折点、分开或决定。中文"危机"一词含有危险及机遇两层意思。危机在社会生物领域的研究及应用从 20 世纪 60 年代开始。危机研究专家杰拉德·卡普兰（Gerald Caplan）认为，危机是一个人重要的生活目标遇到障碍，利用常规解决问题的方法无法解决时，所引起的日常生活的混乱甚至瓦解。

（二）危机的原因及特征

1. 危机的原因

人生的许多生活事件如果破坏了日常生活的规律，则会产生危机。个人的生活危机是由重大的生活变化或生活事件而引起的，如遇到家人突遭不幸、严重的意外事故、突然失业或遭受其他的打击等。按照危机的起源，可以将危机的原因分为以下两类：

（1）发展性危机（developmental crisis）。发展性危机是成长各个阶段所面临的困难，一般是可以预测的，如学龄期儿童的入学危机、青春期的心理认同危机、成年期的结婚危机、老年期的退休危机等。

（2）情境性危机（situational crisis）。情境性危机是指不可预测的突发事件所造成的困境，如家人突遭不幸、配偶行为不轨、突然的婚姻破裂、严重的意外事故、突然失业而出现经济困难等。

2. 危机的特征

危机具有以下四种特征：

（1）普遍性。生活危机贯穿于全人类的生活中，任何民族、宗教、文化或社会阶层的人都会存在生活危机。生活危机一定有主观能感受到的诱发事件存在。

（2）时限性。一般危机持续时间多为 4～6 周，结果是危机解决，或出现恶性循环。

（3）循环性。危机具有恶性循环的特征，即当一个危机事件发生后，接着会引发一系列的危机事件。

（4）综合性。处于危机状态的人一般会出现身心综合性反应，如出汗、颤抖、恐慌等，严重者会出现人格解体或社会功能受损。

（三）危机过程

危机是个体的一种紧急压力反应。当危机发生数小时或数天后，个体会出现思维混乱，日常生活秩序混乱，忧郁、害怕、焦虑、紧张等直接的心理情绪反应，并进入"面对或逃避"的准备状态。结果是危机解决或出现更加严重的混乱。危机过程主要包括以下阶段：

（1）当危机事件严重影响了人的内在平衡时，人会尝试使用各种解决危机的方法。在此阶段会产生焦虑及紧张感。适当的焦虑可以引导个体采取行动，以解决问题。

（2）当尝试解决问题的各种方法都不能成功解决问题时，危机情境中的个体会出现混乱，进入不平衡状态，焦虑感增加。

（3）当紧张焦虑感进一步增加时，个体会动员所有的内外资源，企图重新恢复自我平衡。在此阶段，个体会从各种角度来考虑问题，也许会放弃原来的目标。

（4）如果危机仍没有解决，也无法逃避，心理压力会更大，焦虑会更明显，正常的生活秩序完全被破坏，甚至会产生严重的身心障碍及精神崩溃现象。

（四）危机对人的影响

面临危机，人们多会将它与"危险"联系起来，但危机除了破坏原有的平衡外，也预示着机会或转机。在危机的关键时刻，如果处理得当，不仅可以转危为安，而且人会由于经历了特殊的危机事件而更加成熟，学习到更多的处理危机的技巧，在危机的应对中得到进一步成长，取得更好的平衡与和谐状态，各种社会适应能力及心理会变得更加成熟与健康。相反，如果危机处理不当，不能圆满解决危机问题，不能达到自我解脱并走出困境，致使无法恢复原来的身心平衡，甚至会出现人格障碍，创造力下降，对生活失去信心，直至产生自杀倾向。危机会对个体产生什么样的结果，取决于个体应对及处理危机的能力与技巧、周围的影响因素等。

压力是人一生中无法避免的现象，压力不仅是心理学研究的一个重要概念，而且是影响身心健康的一个重要因素。压力对个体具有积极和消极的双重作用，只有正确认识压力，积极采取有效的应对策略，才能维持机体的恒定状态以适应压力，促进身心健康。在护理工作中，存在着大量的压力源，既影响患者的康复及身心健康，也会影响护士的身心健康及护理工作质量。因此，在护理工作中，护士应灵活运用压力理论知识，在做好患者压力管理的同时，也要做好自身的压力管理，以缓解或消除患者的压力及自己的工作压力，避免发生工作疲惫感，不断提高护理服务质量。

第二章　护理工作中的沟通交流

(ↄ) 识记

（1）人际沟通的基本要素和基本方式。

（2）非语言沟通中四种沟通距离。

(ↄ) 理解

（1）护理工作中促进有效沟通的技巧。

（2）人际沟通各层次的特点、语言性沟通和非语言性沟通的特点。

（3）护理工作中常见的沟通错误。

(ↄ) 应用

能根据临床实际情境和患者情况，运用恰当的沟通技巧与患者进行交流、采集病史、解决患者护理问题，并与同学相互评价。

沟通是社会生活中人际交往的主要形式和方法，人们运用语言符号或非语言符号进行沟通，以达到传递信息、交换意见、表达思想及情感，建立各种人际关系，满足自身精神及物质需要的目的。在护理工作中，护士需要与患者及其他相关的人员进行有效的沟通，以建立各种工作关系，获得患者全面而准确的健康信息，并以此为依据，为患者制定个体化的护理计划，帮助解决患者的健康问题，满足患者生理、社会心理、精神文化等多方面的需要，使患者尽早获得最佳的健康状态。因此，沟通是护理实践中的重要内容，也是发展良好护患关系的重要护理技巧。

第一节　人际沟通概述

沟通（communication）作为一个社会心理学名词，有狭义及广义之分。狭义的沟通指以信息符号为媒介，人与人之间所进行的信息、思想及感情的交流。广义的沟通是指人类整个社会的沟通，不仅包含信息、情感及思想的沟通，同时也包含相互作用于个体的全部社会行为，以及采用各种大众传播媒体所进行的沟通。本书所指的沟通为人际沟通（interpersonal communication），是人与人之间借助语言和非语言行为，进行彼此间传递信息、思想及感情的过程。

人际沟通是运用语言符号系统或非语言符号系统进行信息传递的过程，即通过信息转换将信息从意义信息转化为不同形态的符号化信息，再从符号化信息转变为意义信息，使接收者理解，最终完成信息传递。

一、人际沟通的基本要素

　　人际沟通是由多个要素组成的、动态的和多维的复杂过程。各构成要素及相互间的关系见图 2－1。

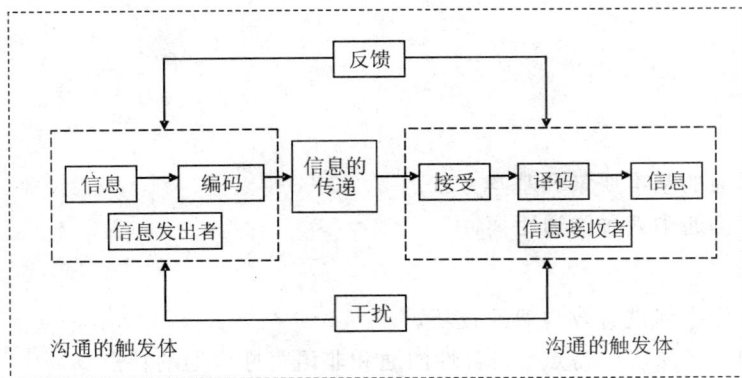

图 2－1　人际沟通的基本要素

　　（1）沟通的触发体（referent）。沟通的触发体指能触发个体进行沟通的所有刺激或理由，包括各种生理、心理、精神或物质环境等因素，有时又称信息背景。一个信息的产生，常会有一个信息背景，包括信息发出者过去的经历、对目前环境的感受、对信息发出后产生的后果的预测等。在人类生活中，各种感知、情绪、观点、信息、物体以及其他线索均可成为沟通的触发体，刺激个体产生沟通的需要，从而开始相应的沟通过程。

　　（2）信息发出者和信息接收者（sender and receiver）。信息发出者又称为信源，是将信息编码并传递的人。信息发出者在发出信息前需确定信息的含义，然后通过对信息的编码完整而准确地发出信息。把观点和情感转换成符号并将其组成信息的认知过程称为编码（encoder），即将要传达的信息变成适当的语言或非语言的信息符号。信息编码的方式受信息发出者个人的生活背景、教育程度、价值观、抽象推理能力等因素的影响。

　　信息接收者是接收信息以及将信息解码的人，信息接收者理解及感受信息发出者所发出信息的过程称为译码（decoder）。译码是对编码的语言或非语言信息符号翻译的过程，即理解他人传递的观点和感情。由于信息的传递受到信息发出者背景因素的影响，因此，在译码时，信息接收者需要将接收到的信息与信息发出者的背景资料相联系，以准确地理解信息。此外，信息接收者受其教育程度、抽象推论能力、价值观、生活背景的影响，对信息可能有不同的理解及诠释。

　　信息接收者译码的准确性，在很大程度上取决于沟通双方在知识、经历以及社会文化背景方面的相似度。如果译码后的信息含义与信息发出者表达的意义一致，则沟通有效。反之，如果信息接收者错误地解释了信息发出者传递的信息，将会导致无效的沟通。

　　（3）信息（message）。信息是指信息发出者传达的思想、观点、意见、感情、态度和指令等。信息具有一定的内容及意义，可能还带有背景因素的色彩及信息发出者的风格。信息通过一定的符号（如面部表情，语言等）来表示，这些符号又按一定的规则（如语法规则）组织，这种有组织并能表达一定内容意义的符号称为代码。符号和代码都是信息的载体。

没有信息及其载体，沟通便不会发生。

（4）传递途径（channel）。传递途径也称信道，是指信息由一个人传递到另一个人所通过的渠道，是通过视觉、听觉、嗅觉、味觉、触觉传递和接收信息的手段或媒介。沟通的途径要适合于传递的信息，应有助于使信息发出者表达的信息更清晰。在人际交往中，信息往往通过多种渠道传递，信息发出者在传递信息时使用的沟通途径越多，人们越容易正确地理解信息的内容。美国医学专家罗杰斯（Rogers）1986 年的研究表明：单纯听过的内容能记住 5%；看到的内容能记住 30%；讨论过的内容能记住 50%；亲自做过的事情能记住 75%；教给别人做的事情能记住 90%。

（5）反馈（feedback）。反馈是由信息接收者返回到信息发出者的过程。反馈有利于了解信息是否准确地传递给信息接收者，以及信息的意义是否被准确地理解。因此，在沟通过程中，信息发出者应时刻注意寻求信息接收者的反馈，以确认自己发出的信息是否被信息接收者准确地接收。反馈可以通过语言方式，也可以通过非语言方式进行，或者兼有二者。

（6）人际变量（interpersonal variables）。人际变量是影响信息发出者和信息接收者双方的因素，包括感知、教育和生长发育水平、社会文化、价值观和信念、情绪、性别、角色和关系以及身体健康状况等。如同样的信息内容，向两个不同的个体发送，很可能出现不同的解释。

（7）环境（environment）。环境是信息发出者与信息接收者相互作用的场所。为了获得有效的沟通，沟通的环境应该满足参与者对物理或情感上舒适及安全的需求。噪音、温度过高或过低、使人分心的事物存在以及缺乏隐私的空间，都可能产生混淆、紧张和不适。因此，舒适的环境可以为有效的沟通创造良好的条件。

二、人际沟通的层次

根据人际交往中交往双方的信任程度、参与程度及个人希望与他人分享感觉的程度的不同，可以将沟通分为以下几个层次：

（1）一般性沟通（cliche conversation）。这是沟通的最低层次。沟通的双方仅涉及一些表面性的、肤浅的、社会应酬性话题，如问候类的话语或谈论天气等，不涉及个人的问题。此层次的沟通适用于初次交往的双方，因为属于一般性的交谈，所以双方有一定的安全感。一般该水平的沟通在一定的社会文化范围内约定俗成，不需要进行过多的思考，也能避免话不投机的尴尬局面。如果双方有意建立良好的人际关系，则需要运用一定的沟通技巧，尽快结束这种表面意义上的沟通，与对方建立信任关系，促进人际沟通向更深的层次发展。

（2）事务性沟通（fact reporting）。事务性沟通是指沟通的双方仅简单地陈述沟通当时的事实，目的是将信息准确地传递给对方。沟通过程中不掺杂个人的意见及感情，也不涉及私人关系。

（3）分享性沟通（shared personal idea and judgment）。此水平的沟通除了传递信息，还分享个人的观点和判断。该层次的沟通需要建立在一定的信任基础之上，沟通者希望表达自己的观点和判断，并与对方分享，以达到相互理解的目的。

（4）情感性沟通（shared feeling）。该层次沟通的双方除了分享对某一问题的观点和判断外，还会表达及分享彼此的感觉、情感及愿望。通常在交往时间长、信任程度高的人之间才会进入该层次的沟通。

（5）共鸣性沟通（peak communication）。这是沟通的最高层次，指沟通的双方达到了一种短暂的、高度一致的感觉。在这一沟通层次，有时沟通的双方不需要任何语言就能完全理解对方的体验和感受，也能理解双方希望表达的含义。不是所有的人际沟通都能达到这一层次，只有非常相知的人才能进行共鸣性沟通。

在人际沟通过程中，沟通的各种层次均可出现，在不同的情景中，与不同的对象沟通时，应针对沟通的内容选择适合的沟通层次。

三、人际沟通的基本方式

按照沟通的方式不同可以将人际沟通分为语言性及非语言性沟通。

（一）语言性沟通（verbal communication）

1. 语言性沟通的概念

使用语言、文字或符号进行的沟通称为语言性沟通。语言是把思想组织成为有意义的符号工具及手段。只有当信息发出者与信息接收者清楚地理解了信息的内容，语言才有效。

2. 语言性沟通的类型

（1）书面语言：以文字及符号为传递信息工具的交流载体，即写出的字，如报告、信件、文件、书本、报纸等。书面沟通不受时空限制，传播范围广，具有标准性及权威性，并便于保存，以便查阅或核实。

（2）口头语言：以语言为传递信息的工具，即说出的话，包括交谈、演讲、汇报、电话、讨论等形式。口头语言具备信息传递快速、反馈及时、灵活性强、适应面广以及可信度较高等优点。口头语言沟通是所有沟通形式中最直接的方式。

（3）类语言：指伴随沟通所产生的声音，包括音质、音域及音调的控制、嘴型的控制，发音的清浊、节奏、共鸣、语速、语调、语气等的使用。类语言可以影响沟通过程中人的兴趣及注意力，同时，不同的类语言可以表达不同的情感及态度。

3. 语言性沟通的技巧

（1）合适的词语（vocabulary）。如果信息接收者不理解信息发出者所发出信息的涵义，则沟通无效。在社会生活中，如果参与沟通的一方在传递信息时使用对方不了解的专业术语或地方性用词，将影响信息的接收及理解。因此，在对信息进行编码时，应选择对方易于理解的词语来表达。

（2）合适的语速（pacing）。使用语言沟通时，如果能以适当的速度表达信息的内容，将更容易获得沟通的成功。交谈时应选择可以清晰阐明信息内容的速度。快速的谈话、尴尬的停顿或者缓慢的并且过于审慎的交谈可能会传递非故意的信息。如长时间的停顿以及迅速地转变话题可能会使对方形成一种印象：说话者隐瞒了事实。但是，当要强调某个内容时，就可以使用停顿，以便给对方一定的时间去消化和理解。

人们可以在说话前认真思考选择合适的语速；可以从聆听者的非语言表现寻找提示混

淆或误解的线索调整语速；可以直接询问聆听者传递信息的速度是否太快或太慢，以确定所用的语速是否恰当。

（3）合适的语调和声调（intonation and tone）。说话者的语调和声调可以影响信息的涵义，从而影响沟通的效果。即使是一个简单的问题或陈述，凭借语调就可以表达热情、关心、愤怒、牵挂或漠不关心等情绪。甚至同样的内容，如果采用不同的语调和声调，沟通的效果也可能截然不同。

情绪可以直接影响说话的语调和声调。因此，在与他人沟通时，应注意自己的语调和声调，避免发送一些本不想传递的信息。同时，要注意及时调整自己的情绪，避免由于情绪不佳而影响说话的语调和声调，对他人造成不应有的心理伤害。

（4）语言的清晰和简洁（clarity and brevity）。清晰及简洁的语言有助于信息接收者在短时间内准确地理解所传递的信息。语言的清晰可以通过下列方法做到：说话时适当放慢语速、发音清晰、举一些有助于理解的例子。此外，重复信息的重要部分也可以保证语言的清晰。语言的简洁可以通过使用简单、直接地表达观点的语句和词语来实现。

（5）适时使用幽默（humor）。幽默是一种才华，幽默引人发笑又意味深长，它以善意的微笑代替抱怨，使人与人的关系变得缓和。研究显示：微笑刺激机体儿茶酚胺的产生，从而可以提高健康的感觉，提高对疼痛的耐受性，减轻焦虑，使呼吸道通畅，增强新陈代谢等。

幽默可以促使沟通者双方更加开放以及真诚地沟通。然而，在某些情景下则不适合使用幽默。例如，有人因亲人的离世或严重的健康问题而情绪沮丧，此时使用幽默的方式沟通可能传递一种信息：说话者没有认识到情况的严重性，体现出对他人不关心及感情迟钝。

（6）时间的选择及话题的相关性（timing and relevance）。时间的选择在沟通中十分重要。即使是一个清楚的信息，如果时间选择不当也可能阻碍有效沟通。例如，选择一个人正要休息时与其交谈，可能因对方的心不在焉，对沟通效果造成负面的影响。因此，必须恰当地选择与他人交流的时间。通常，与他人相互作用的最佳时间是对方表现出对沟通感兴趣的时候。

此外，如果信息与目前的情境具有相关性或重要性，沟通将会更有效。例如，一个人正在为长期失眠而烦恼，此时，选择科学睡眠的话题就比经济形势的话题更贴切。

（二）非语言性沟通（non – verbal communication）

1. 非语言性沟通的概念

非语言性沟通是指沟通双方不使用词语，而是通过身体语言传递信息的沟通形式，它是伴随着语言沟通而存在的一些非语言表达方式，包括面部表情、目光、手势、身体姿势、气味、着装、沉默以及空间、时间和对物体的使用等。

美国心理学家艾伯特·梅拉比安（Albert Mehrabian）曾经提出过一个公式：信息的全部表达＝7％的语调＋38％的声音＋55％的表情。说明语言在沟通中只起方向性及规定性的作用，而非语言才能较准确地反映出人的思想及感情。

2. 非语言性沟通的特点

（1）多渠道（multiple channels）。非语言信息可以通过多种途径进行传递和接收，包括反应时间、声音、环境及身体的姿势等。

（2）多功能（multiple functions）。非语言沟通对语言沟通具有多种作用：

① 补强作用（complementing）。非语言沟通具有补充和强化语言信息的作用。例如，当人们说"是"的同时，"点个头"；当人们报告好消息时，"面带微笑"从而增强语言信息的效力。

② 重复作用（repeating）。例如，当人们说"请安静"之后，又"将食指放在嘴唇上示意"，这就等于把刚才所说的话又说了一遍。

③ 替代作用（substituting）。有时候，人们可以一言不发，做个手势就把想要表达的信息传递出去。例如，"翘大拇指"表示了不起；用"食指与拇指圈成一个圆，其它三指伸直"表示 OK。

④ 驳斥作用（contradicting）。当语言信息与非语言信息不一致时，人们会比较相信非语言信息，也就是说，非语言信息对语言信息有驳斥作用。例如：一边说话一边"眨眼睛"，表示说的话很可能不真实。

⑤ 调整作用（regulating）。沟通过程中，我们也常常利用非语言信息来掌握和控制语言信息。例如，当两个人在交谈时，如果其中一个人匆匆地看了一眼手表，实际上是向对方传递了一个信息：我们之间的交谈该停止了。

（3）无意识性（unconscious）。尽管有时非语言行为可以根据目的而有意识地去选择，但是大多数情况下非语言行为具有无意识性。一些并不传递有意义信息的习惯性手势以及与潜在情绪相关的非语言表现都能说明非语言沟通的无意识性。

阅读链接 2-1 【知识拓展】

发现身体语言的秘密

著名的精神分析学家西格蒙德·弗洛伊德（Sigmund Freud）曾发现：有个患者在绘声绘色地讲述她的婚姻生活是多么幸福时，却下意识地将订婚戒指在手指上滑上滑下，于是根据她的身体语言耐心询问，患者终于讲出了自己生活中的苦闷和种种的不如意。很显然，行为暴露了这个患者无声的身体语言与有声语言之间的矛盾。心理学家认为身体语言的产生源于大脑，当一个人的大脑进行某种思维活动时，大脑会支配身体的各个部位发出各种细微信号，这是人们无法控制而且也难以意识到的。因此，身体语言大都发自内心深处，极难压抑和掩盖。

（4）真实性（genuineness）。很多沟通专家认为，非语言行为比语言行为更真实。著名的精神分析学家弗洛伊德说："没有人能保守秘密，如果他的嘴保持沉默，他的手尖却在喋喋不休地说着，他浑身的每一个毛孔都渗出对他的背叛。"

非语言行为具有无意识性，它不像语言沟通中词语的选择，可以有意识地控制，因此非语言行为通常是一个人真实感情更准确的流露和表达。在语言和非语言的信息出现不一致的情形下，即当语言和非语言行为传递不同甚至相矛盾的信息时候，可能非语言行为更能准确地传递出说话者的真实情感。例如，当一个人说："一切都很好"时，他的双唇却紧闭，并且紧握双手，根据这些线索，可推测出他的语言信息并非完全准确。

（5）情绪表现（emotional expression）。非语言沟通是人们表达情绪的一种手段。肢体语言、语调和语言配合起来使用常常可以强调或扩大所选词语的涵义。实际上，在某些情况下，人们意识到自己的感情或在想要把它们表达出来之前，身体语言已经暴露出他/她的情绪。

（6）多种涵义（multiple meanings）。包括两个方面：① 对同一种非语言行为，不同的人可能有不同的解释，例如："沉默"可能是一个人表示气愤的方式，而对另一个人可能是表示没兴趣或感到窘困；② 同一种非语言行为，对同一个人在不同的情境下其涵义也不相同，例如：当一个人不高兴时，可能皱眉；但当他注意力特别集中时，也可能皱眉。

（7）文化的差异性（culture variability）。非语言行为因文化背景的不同而存在差异。在跨文化沟通中，通过非语言行为可了解一种文化的价值体系和取向，而且个体的行为举止都蕴涵在某一文化的非语言表现形式中。因此，一切非语言行为都要结合一定的文化背景去理解，否则以个体自身的文化标准去解释来自于另一种文化的个体所展示的非语言行为就可能导致误解。

3. 非语言性沟通的表现形式

（1）环境安排：环境的安排及选择体现出信息发出者对沟通的重视程度。环境包括物理环境及人文环境。物理环境包括建筑结构、空间的布置、光线、噪音的控制等。人文环境包括是否需要有他人在场，环境是否符合沟通者的社会文化背景，能否满足隐私的需求等。

（2）空间距离及空间位置：美国心理学家罗伯特·索默（Robert Sommer）认为，每个人都有一个心理上的个体空间，这种空间像一个无形的"气泡"，是个人为自己所划分出的心理领地，一旦领地被他人触犯或占领，就会产生非常不舒服的感觉。而人们在社会交往过程中，会注意对方及自己的心理领地，也就是注意与对方的空间距离。美国人类学家爱德华·霍尔（Edward Hall）将人类沟通中的距离分为以下四种：

① 亲密距离（intimate distance）。这是人际沟通中最小的间隔或无间隔的距离，一般为 15 厘米左右。彼此可以肌肤相触，甚至可以感受到对方的体温、气味和气息。这种距离一般在社交场合较为少见，主要在极亲密的人之间或护士进行某些技术操作时应用，适用于传达非常秘密的信息及亲密的感情或进行治疗，所用的语调为低声细语。如果不存在非常亲密关系的人在沟通中进入该空间距离，会引起反感及冲突。

② 个人距离（personal distance）。这是人们可以友好沟通的距离，一般为 50 厘米左右，一般熟人及朋友可以进入该空间距离进行沟通，适用于以低语调传达个人的或秘密的信息。个人距离是护患间交谈的最佳距离。在个人距离下，护患双方都会感到舒服，因为在帮助关系中个人距离既可以提供一定程度的亲近感，又不会使患者感觉到过分亲密而带来紧张。

③ 社会距离（social distance）。这是一种社交性的或礼节性的较为正式的关系，一般距离为 1.2～3.7 米。这种距离往往为双方庄重的交往创造条件。处于社会距离的人一般说话响亮而自然，使用正常声音。适用于传达非个人的信息，交谈的内容较为公开而正式。

④ 公众距离（public distance）。这是一种大众性、群体性的沟通方式，一般距离为 3.7 米以上，用于发表演讲或讲课，声音超出正常范围，需要使用扩音设备。

个体的空间范围有一定的伸缩性，不同的人，不同的环境条件下，个体空间距离的变化很大，它主要取决于双方的文化背景、亲密程度、了解程度、社会地位及性别差异等。同时，在沟通中也应注意，个体在人际沟通中所选择的空间位置，会以无声的语言表达其社会地位、心理感受、态度、人际关系、希望承担的角色及义务等。与他人沟通时要有意识地控制、调节彼此之间的距离，根据对方的年龄、性别、人格特征、文化教养以及与对方所处的沟通层次，选择合适的人际距离。

（3）仪表：包括一个人的修饰及着装等，可以向他人显示其社会地位、身体健康状况、婚姻状况、职业、文化、自我概念及宗教信仰等信息。当两个人见面时，一个人的外表首先会被对方关注。仪表可以影响沟通双方对彼此的感知、第一印象及接受程度。

（4）面部表情：通过面部肌肉的协调运动来表达情感状态或对信息的反应。面部表情是非语言沟通中最丰富的表达，人类的面部表情主要可以分为以下八类：兴奋、喜欢、惊讶、痛苦、恐惧、羞辱、厌恶、愤怒等。面部表情是一种共同的语言，精神学家发现，来自不同国家、不同文化背景的人，面部表情所表达的感受和态度是相似的。面部表情所传递的信息可以是对真实情感的展现，可以与真实的情感相矛盾，也可以是对真实情感的掩饰。如法国作家罗曼·罗兰（Romain Rolland）曾说："面部表情是多少世纪培养成功的语言，比嘴里讲得更复杂千百倍。"提供清晰的反馈可以减少由于信息及表达的冲突所产生的混淆现象。当面部表情不能展示清楚时，可以通过语言性反馈来寻求说话者的意图所在。

（5）目光的接触：目光通常发出的是希望交流的信号，是人际间最传神的非语言表现，主要用于表达感情、控制及建立沟通者之间的关系。在沟通过程中，可以通过目光的接触，表示尊重对方以及希望听对方讲述。缺乏目光的接触，则表示焦虑、厌倦、有戒心、缺乏自信或其他信息。同时，目光接触的水平影响沟通交流的结果，最理想的情况是双方面对面，眼睛在同一水平上。

（6）身体的姿势：包括手势及其他的身体姿势，体现了一个人沟通时特定的态度及当时所包含的特定意义，可以反映出态度、情绪、自我概念和健康状况。如身体前倾或朝向某人可以表示关注。手势可以用来强调或澄清语言信息。有时，手势和其他非语言行为结合起来可以替代语言信息。

（7）触摸：这是人际沟通时最亲密的动作。触摸可以传递关心、牵挂、体贴、理解、安慰、支持等情感。美国皮肤接触科研中心的专家通过对人体的皮肤接触进行研究，得出触摸与心理护理密切相关，皮肤刺激通过神经末梢传导可作用于机体，可减轻因焦虑和紧张等引起的疼痛，产生良好的心理和精神安慰。但是，触摸是一种非常个体化的行为，对不同的人具有不同的含义。触摸受性别、年龄、文化及社会因素的影响，它是一种容易被误解的非语言表达方式。因此，在运用触摸时，应注意对方的文化及社会背景，清楚自己触摸的意义，有选择地、谨慎地使用。

四、促进有效沟通的技巧

促进有效沟通的技巧有很多，本书仅选择常见的、对护理实践作用大的沟通技巧来阐述。

（一）倾听的技巧

1. 倾听的定义

倾听（listening）是信息接收者集中注意力将信息发出者所传递的所有信息（包括语言和

非语言信息)进行分类、整理、评价以及证实，以使信息接收者能够较好地了解信息发出者所说话语的真正涵义。即信息接收者不仅听信息发出者说什么，还应根据他所表现的非语言行为来正确解释他所说的话。

2. 倾听的重要性

倾听对于沟通的双方来说至关重要，当一个人想把自己的观点、意见、思想和情感与他人分享时，对方能够以一个良好倾听者的角色出现，会促使沟通的顺利进行，有助于增进彼此的了解，加深情感，进而建立良好的人际关系。因此，可以将倾听的重要性概括为以下几点：

(1) 倾听可以获取更多重要的信息；

(2) 倾听可以避免产生误会；

(3) 倾听可以激发对方的谈话欲望；

(4) 倾听可以发现说服对方的关键；

(5) 倾听可以获得友谊和信任。

3. 倾听的原则

倾听有以下六大原则：

(1) 专心听对方说话——耳到(聆听)；

(2) 仔细观察对方的身体语言——眼到(观察)；

(3) 思考对方说话内容——脑到(思考)；

(4) 以同情心感受对方的立场——心到(感受)；

(5) 正确响应，以问题探寻对方的意图——口到(询问)；

(6) 将对方说话的内容记录下来——手到(记录)。

4. 倾听的层次

倾听有以下五个层次：

(1) 忽视地听(充耳不闻)；

(2) 假装地听(左耳进，右耳出)；

(3) 有选择地听(字词和内容)；

(4) 全神贯注地听(主动听取，积极回应，适时鼓励)；

(5) 用心聆听(全心全意)。

5. 倾听的技巧

为了做到有效的倾听，可以运用下列技巧：

(1) 参与(attending)：指集中注意力，不受其他声音以及视野内其他事物的干扰，努力听清他人所说的话和看清他人所展示的非语言行为，即参与就是完全地注意对方，具体要求包括：① 准备花时间与之交谈；② 保持适当的距离；③ 保持放松、舒适的姿势；④ 保持目光的接触；⑤ 避免分散注意力的动作，如看表；⑥ 给予及时的反馈和适当的鼓励。

(2) 核实(perception checking)：指接收和给予反馈的方法，即核对个人的感觉。核实的内容包括：① 仔细聆听；② 观察非语言行为；③ 试着去了解其含义；④ 直接询问以证实理解的内容与对方想要表达的含义是否一致。

核实的方法有四种：① 复述：把对方的话重复说一遍，但不能加任何判断；② 改述：

将对方的话用自己的语言重新叙述，不但要保持原意，且要突出重点；③ 澄清：将对方一些模糊的、不完整或不明确的叙述弄清楚；④ 总结：用简单、概括的方式将对方的话再叙述一遍。核实时，应注意留有一定的停顿时间，以便让对方修改或确认。

（3）反映（reflecting）：指将对方所表达的语言和非语言信息展示出来，以便对方能够重新评价他所传递的信息的准确性。对方在沟通中出现停顿时，可以重述其谈话中的最后一个词或句子以使对方确信被聆听，从而鼓励对方继续展开叙述。

（二）同理他人的技巧

1. 同理的定义

同理（empathy）是指侦察和确认他人的情绪状态，并给予适当的反应。也就是说，同理是设身处地，以对方的立场去体会其心境的心理历程。20 世纪 20 年代美国心理学家铁钦纳（Titchener）首度使用"同理心"一词，用以形容理解他人主观经验的能力。铁钦纳认为同理心源自身体上模仿他人的痛苦，从而引发相同的痛苦感受。由此，同理与同情得以区别，因为同情（sympathy）指能认知别人的痛苦，而引起恻隐之心，并无感同身受之意。

2. 同理的层次

同理他人有以下四个层次：

（1）很少从他人的角度思考问题，做事情很少考虑到他人的感受，沟通时讲客套话，无法引起对方的共鸣；不愿倾听。

（2）能够从他人的角度思考问题，做事情会考虑到他人的感受；与人沟通比较真诚，愿意将自己的部分想法表露出来；学会倾听。

（3）能够站在对方的角度思考问题，想对方之所想；能够使人感到被理解被包容，不知不觉地将内心的想法、感受说出来；能够用心倾听。

（4）将心比心，设身处地地去感受和体谅他人；有敏锐的洞察力与心理分析能力，能从他人的表情、语气判断其情绪；态度真诚，说到听者想听，听到说者想说。

3. 同理他人的过程

同理他人可分为两个阶段：

（1）侦察和确认阶段。这是同理的第一个阶段，是指识别和确认他人的感受。同理的这一阶段强调的是知觉技巧，要求能够根据对方的语言和非语言线索来确认其情绪状态。

（2）适当的反应阶段。这个阶段强调适当的反应。适当的反应需要运用良好的沟通技巧让对方知道：① 了解对方所发生的事情；② 了解对方的心理感受；③ 愿意听对方继续讲下去；④ 愿意给予对方安慰和帮助。

同理他人技巧的使用会让对方觉得，你虽然不是他（她），但是，你懂他（她）的心，了解他（她）的意思，知道他（她）的感受。当一个人具有同理心时，会让与其沟通的人有一种真正被理解的感觉。

（三）自我暴露的技巧

1. 自我暴露的定义

自我暴露（self‐disclosure）是指个体在自愿的情形下，将纯属个人的、重要的、真实的内心所隐藏的一切向他人吐露的历程。在人际关系中，自我暴露是必要的历程，是人与人之间感情建立、发展的重要途径之一。通过自我暴露，向对方传递信任，展现与对方更深入交往的诚意。自我暴露的时机、程度、真实性随沟通内容、场合及对象的不同而有一定的差异。自我暴露的过程通常渐进而缓慢，但是，随着自我暴露的增多，人际关系也更趋亲密、稳固。

2. 周哈里窗(Johari Window)

周哈里窗的概念由美国心理学家乔瑟夫·勒夫(Joseph Luft)和哈里·英格拉姆哈(Harry Ingram)在 20 世纪 50 年代提出，并以二者名字合并命名，用来探讨自我暴露与人际关系间的关联。如图 2-2 所示，一个人的自我可以分割成四扇窗，分别称为开放的自我、盲目的自我、隐藏的自我和未知的自我。

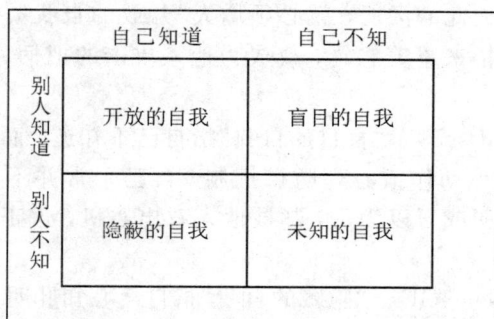

图 2-2　周哈里窗

（1）**开放的自我**(open self)。"开放的自我"即自己知道，他人也知道的部分。有一些外表的特征，大家一目了然，例如：性别、身高、长相等，都属于开放的自我。另外，有一些个人资料，经过自我介绍，他人也会有所认识，例如：过去的经历、现在的心情、未来的计划等，也属于开放的自我的范畴。

每个人的"开放的自我"会因时、因地、因对象而改变。例如，对于好朋友，"开放的自我"会增大；对于陌生人，"开放的自我"会缩小。"开放的自我"的大小即表示自我暴露的程度。从图 2-3 和图 2-4 中，我们可以看出，整个自我的大小不变，但是，四扇窗里的自我则互为消长。只要其中一个有所增减，就会牵动其他的自我随之变化。

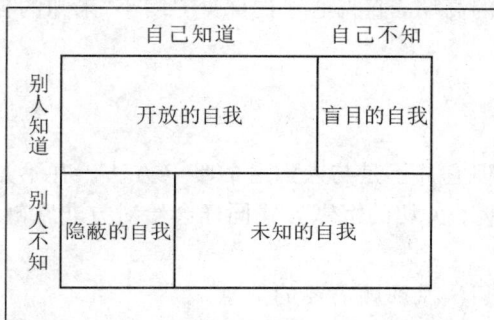

图 2-3　开放的自我增大

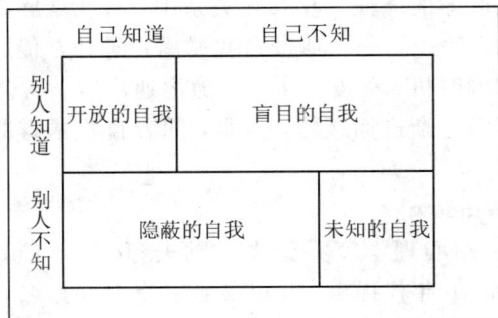

图 2－4　盲目的自我增大

有学者建议，要增进彼此的沟通，就必须增大"开放的自我"。但是也应注意，自我暴露并非毫无风险，它可能招来嬉笑怒骂，或成为他人攻击的把柄。因此，表露之际仍需做智慧的判断。

（2）盲目的自我（blind self）。"盲目的自我"指自己不知道，而他人知道的部分。例如，每个人都有一些口头禅、小动作或心理防御机制，自己平常并不自觉，他人却看在眼里。又如，有时候人们自作聪明或自以为是，却被他人看出心机，这正是所谓的"当局者迷，旁观者清"。

（3）隐藏的自我（hidden self）。"隐藏的自我"指自己心知肚明，他人却被蒙在鼓里的部分，包括一些人们想表露却尚未表露的态度。例如，不喜欢某种食物的味道。也包括人们刻意抑制以及隐瞒的动机、想法或已经发生的事实，例如伤心的往事。

（4）未知的自我（unknown self）。"未知的自我"指的是自己不知道，他人也不知道的部分。可以说，这是自我尚未开发的一片处女地。例如，某些歌星在尚未成名前，并没有认识到自身的歌唱才能，直到某天初试啼声，才一鸣惊人。

这部分也等同于弗洛伊德所谓的潜意识状态，潜藏着许多连自己都不知道的欲望、痛苦、罪恶感等不为意识层面所接受的东西，是发展人际关系的深层障碍。

3. 自我暴露的意义

通过自我暴露，"开放的自我"会增大，"隐藏的自我"会缩小，因而增进彼此的了解；通过自我暴露，也能引发别人的反馈，因而缩小"盲目的自我"，加深对自我的了解；通过自我暴露，更能拆除内心筑起的高墙，直捣心灵的深处，缩小"未知的自我"，发挥潜能，绽放人性的光辉。

（四）沉默的技巧

语言技巧固然重要，但它并不是与人沟通的唯一方法。并不是在沟通的整个过程中都必须说话，实际上，以温暖、关切的沉默方式同样会给对方非常舒适的感觉。

1. 使用沉默的意义

（1）给对方时间考虑想法及回顾需要的信息。

（2）使对方感到被用心聆听。

（3）有时间组织深入的问题及记录资料。

（4）有时间观察对方的非语言行为。

（5）当对方受到打击时（例如哭泣），保持沉默并陪伴左右，提供情感支持。

2. 沉默传递的信息

沉默可以传递下列信息：

（1）可能表示很舒服，对目前的一切感到满意，没有交谈的需求。

（2）可能想表明有能力应对所有的事情而不需要帮助。

（3）可能在探究情感，此时交谈可能会干扰思路。在这种情况下，对方真正想说"我需要时间想一想"。

（4）可能担心害怕，用沉默作为一种对所受到威胁的逃避。

3. 使用沉默的要求

应学会使用沉默的技巧，能适应沉默的气氛。甚至可以通过叙述下面的话而允许对方保持安静状态："如果您不想说话，您可以不必说。不过，我非常愿意能待在这里陪陪您。"

4. 打破沉默的方法

沉默是一种重要的沟通方式，然而双方不能一直保持沉默，在适当的时候，需要打破沉默。可以通过下列问话来适时打破沉默：

（1）"您是不是还想说什么？（停一下）如果没有的话，我想我们可以讨论其它的问题了。"

（2）"您是否可以告诉我您现在正在想些什么？"

（3）"您看起来很安静，您是否可以告诉我这个问题对您所造成的困扰？"

（4）当对方在话说到一半的时候，突然停下来时，可以说："还有呢？"或"后来呢？"或重复其前面所说的最后一句话来帮助对方继续说下去。

第二节 人际沟通与护理

沟通是护理实践中的重要内容，有其特殊的工作含义。护患沟通是发展及维系护患关系的基础及必要手段，而一定的护患关系总是体现在护患的沟通中。护士只有运用良好的沟通技巧，才能获得患者的信任，从而全面地收集与患者相关的信息，并以此为依据，为患者制定个体化的护理计划，以满足患者生理、心理、精神文化等多方面的需要，促进患者早日康复。

一、护患沟通的概念

护患沟通（nurse‐patient communication）是指护士与患者之间的信息交流的过程。所交流的内容是与患者的护理及康复直接或间接相关的信息，同时也包括双方的思想、感情、愿望及要求等多方面的沟通。

二、常用的护患沟通技巧

（一）治疗性会谈的技巧

1. 治疗性会谈的概念

治疗性会谈（therapeutic communication）是护患双方围绕与患者健康有关的内容进行

的有目的性的、高度专业化的相互沟通过程。它是护理程序的基本组成部分，是收集患者健康资料的重要方法。治疗性会谈要求护士对会谈的时间、地点、目的、内容、及形式进行认真的组织、安排及计划，并实施好计划，最后评价会谈的效果。

2. 治疗性会谈的过程

（1）准备会谈阶段。治疗性会谈是一种有目的、有目标的交谈，为了使会谈成功，护士在每次交谈前都应该进行细致周到的准备工作。准备工作包括：① 全面了解患者的有关情况：阅读患者的病历以了解患者现在和过去的病史，必要时可以向其他健康服务人员询问有关患者的健康情况；② 明确会谈的目标；③ 选择合适的会谈时间：根据患者的病情以及入院时间选择会谈时间，通常选择护患双方均感到方便的时间进行交谈。此外，应根据会谈的目的计划会谈时间的长短；④ 根据设定的目标确定具体的会谈内容，并列出提纲，使会谈能紧扣主题；⑤ 准备好会谈环境：首先，保证安静，减少环境内可能使患者注意力分散的因素，如关掉收音机和电视机；其次，要为患者提供环境上的"隐私性"，如关上门或挡好床头屏风，可能的话最好要求其他人暂时离开会谈的地方；最后，会谈期间应避免进行治疗和护理活动，同时也要谢绝会客；⑥ 提前通知患者会谈时间，并使患者在良好的身心条件下会谈；⑦ 护士的自身准备：护士在会谈前要做好身体上和心理上的准备，护士应仪表端庄，态度和蔼可亲，言谈得体，让患者产生信任感。

（2）开始会谈阶段。与患者会谈开始时，护士需要做到：① 有礼貌地称呼患者，使患者有平等、被尊重的感觉；② 主动介绍自己，告诉患者自己的姓名及职责范围，获得患者的信任；③ 向患者介绍会谈的目的、会谈所需要的大概时间；④ 营造一个无拘束的会谈气氛；⑤ 帮助患者采取适当的姿势。

（3）正式会谈阶段：在相互熟悉之后护士需要做到：① 根据会谈的目标及内容，应用会谈技巧，提出问题；② 以特定的会谈方法向患者提供帮助；③ 观察患者的各种非语言表现；④ 可以应用沉默、集中注意力、倾听等沟通技巧以加强会谈的效果。

（4）结束会谈阶段：一般会谈结束时护士需要做到：① 让患者有心理准备，如对患者说"今天的谈话只有 5 分钟时间了"等；② 尽量不要再提出新问题；③ 简要总结会谈的内容；④ 询问患者有没有补充，这样可以弥补护士没有想到的内容；⑤ 对患者表示感谢，并安排患者休息；⑥ 必要时预约下次会谈。

阅读链接 2 - 2 【知识拓展】

Calgary - Cambridge 指南

Suzanne M Kurtz 博士是加拿大卡尔加里大学（University of Calgary）教育与医学系的沟通学教授，Jonathan Silverman 博士是剑桥大学（University of Cambridge）临床医学系临床副主任、临床学院沟通研究主任。1996 年，Kurtz 与 Silverman 联合完成了Calgary - Cambridge 指南，试图以具体、简明的方式回答医患沟通中的技巧问题。指南主要包括七个方面的内容：开始会谈；采集信息；提供接诊咨询的结构；建立关系；解释和计划；结束会谈；病情解释和诊疗计划的选择。

3. 治疗性会谈的注意事项

护士在会谈时需要注意以下几个方面：① 对患者有同情心、责任感，关心患者；② 尊重患者的人格，对患者称呼得当，语言措辞得体；③ 尊重事实，实事求是；④ 善于体谅患者；⑤ 会谈时注意紧扣主题；⑥ 尽量避免使用专业词汇；⑦ 应用人际沟通技巧；⑧ 注意患者的非语言表现；⑨ 注意会谈内容的保密；⑩ 仔细做好会谈记录。

（二）日常护患沟通技巧

沟通技巧在护理实践中应用非常广泛，在对患者的评估、咨询、健康教育、护理实施、护理评价等几乎所有的护理环节中都需要护士应用沟通技巧，因此护患沟通贯穿日常护理工作的每个部分。日常护理中，护士应注意以下几个方面的沟通技巧：

（1）设身处地为患者着想。患病及住院后患者及家属面临巨大的压力，特别当患者病情比较严重时，那是一种恐怖的经历。患者会有一系列的心理及行为表现，如情绪易激动，对周围的一切很敏感，也常从护士的言语、行为及面部表情等方面来猜测自己的病情及预后。因此，护士良好的、支持性的、明确的沟通技巧可以帮助患者度过这段痛苦的时间。如果护士能理解患者的感受，会减轻患者的恐惧及焦虑。反之，如护士对患者漠不关心，会使患者产生不信任感，甚至敌意。

（2）尊重患者的人格，维护患者的权利。在日常护理中，应该将患者看成一个具有完整生理、心理、社会需要的综合体，认同患者的需要。在与患者沟通的过程中，注意维护其自尊及人格，平等地对待每一位患者，对患者说话时语气要温和、诚恳，并尽量鼓励患者说出自己的想法以及参与护理计划的制定，对患者提出的问题切忌使用审问的语气，避免不耐烦地打断患者或粗暴地训斥患者，尊重患者的知情权。

（3）对患者的需要及时做出反应。在一般情况下，护患沟通传递了当时特定环境下的需要及信息。护士一定要对患者所表现的语言或非语言信息及时做出反应。这样不仅可以及时地处理患者的问题，满足患者的需要，而且能让患者感受到关心、温暖及重视，促进护患关系。

（4）及时向患者提供有关健康的信息。护士应在护理实践中，随时利用各种机会，向患者提供健康信息及健康教育。如患者即将面临痛苦的检查或治疗，可能出现焦虑、恐惧及不安的感觉，护士应仔细观察患者的表现，及时给予指导、安慰，讲解注意事项。一些长期住院、伤残、失去工作或生活能力的患者，容易情绪低落，甚至可能产生轻生的念头，并经常出现如角色强化、角色缺如等角色障碍。护士应经常与此类患者沟通，及时了解患者的感情及心理变化，并应用相应的社会心理学理论为患者提供护理，帮助他们尽快康复，尽量做到生活自理，达到新的心理平衡，尽量使患者在有残障的情况下也能保持良好的生活质量。

（5）对患者所提供的信息保密。有时为了治疗及护理的需要，患者需要将一些有关个人的隐私告诉护士。护士在任何条件下，都要保证对患者的隐私保密。因为某些特殊的原因要将患者的隐私告诉其他人时，也要征得患者的同意。如果患者的隐私对康复没有影响或帮助，绝不应向其他人扩散或泄露患者的秘密。

（三）特殊情况下的沟通技巧

在临床护理工作中，会遇到各种各样的患者，每个患者所患的疾病不同，个人的经历、文化背景、宗教信仰等也有一定的差异，患者患病后的表现千差万别，即使患有相同疾病的不同个体，患病后也有不同的表现。有些患者会出现一些特殊的反应，需要护士应用沟通技巧，灵活应对。

1. 愤怒的患者

护士有时会面对一些愤怒的患者，他们要求苛刻，稍有不满就会发脾气，愤怒地指责他人，有时会无端地仇视周围的人，甚至会出现一些过激行为，如拒绝治疗护理，大声喊叫，拔掉输液管或破坏治疗护理仪器，不断地指使护士立刻为他提供各种检查及护理等。面对这种患者，护士可能会失去耐心，或被患者的过激言辞或行为激怒，或者刻意回避。一般患者愤怒都有一定的原因，多数情况下不是患者无端地指责护士或其它医务人员，而是患者知道自己患了某种严重的疾病，感受到了身心的痛苦，过激地发泄自己的情绪。此时护士沟通的重点是对患者的愤怒做出正面的回应，视患者的愤怒、生气为一种正常的反应，不要对患者采取任何攻击性或指责性行为，尽量为患者提供发泄机会，让患者表达及发泄自己的不良情绪。应用倾听技巧了解患者的感受及愤怒的原因，对患者遇到的困难或问题及时做出理解性的反应，减轻患者的愤怒情绪，使患者的身心恢复平衡。

2. 要求过高的患者

此类患者对别人要求很高，抱怨周围的一切人或事。护士应该理解患者的行为，一般过分要求的患者可能认为自己患病后没有得到别人足够的重视，从而以苛求的方法来唤起别人的重视，特别是长期住院的患者。此时护士应多与患者沟通，允许患者抱怨，对患者的合理要求及时做出回应。有时可应用幽默或非语言的沟通技巧让患者感受到护士的关心及重视。对一些无理要求或抱怨的患者，如果没有特殊的原因，护士在对患者表示理解的同时，可对患者的不合理要求进行一定的限制。

3. 不合作的患者

此类患者表现为不遵守医院的各项规章制度，不愿与医务人员配合，不服从治疗等。由于患者不合作，护患之间可能会产生矛盾，有时会使护士感到沮丧。此时，护士应该主动与患者沟通，了解患者不合作的原因，使患者更好地面对现实，积极地配合治疗与护理。

4. 悲哀的患者

当患者患了绝症，意识到可能会失去自己所热爱的生活、工作、家庭、地位或宝贵的生命时，会产生巨大的失落感，出现沮丧、哀伤等悲哀反应。患者可能愿意自己独处或希望有一个自己信任及喜欢的人留在身边。护士可以鼓励患者及时表达自己的悲哀，允许患者独处。应用沟通中的鼓励发泄、倾听、同理心、沉默等技巧对患者表示理解、关心及支持，尽可能地陪伴患者，使患者顺利平复悲伤的心情，恢复平静。

5. 抑郁的患者

此类患者一般是因为被诊断为绝症或其他一些难以接受的情况而出现抑郁反应。患者的行为表现为漫不经心，注意力不集中，说话慢、反应慢。护士在与患者沟通时，应尽量表示体贴及关怀，以亲切、和蔼的态度，简短地向患者提问。及时对患者的需要做出回应，使患者感受到温暖。

6. 病情严重的患者

当患者病情严重或处于危重状态时,护士与患者沟通时应尽量缩短时间,避免加重患者的病情。对意识障碍的患者,护士可以重复同一句话,以同样的语调反复与患者交谈,以观察患者的反应。对昏迷的患者可以根据具体情况适当增加刺激,如触摸患者,与患者交谈,以观察患者是否有反应。

7. 感知觉障碍的患者

有听力或视力等感知觉障碍的患者,护士与患者的沟通可能会出现一些困难或障碍。因此,护士应学会与此类患者的沟通。如对听力障碍的患者,护士可以应用非语言的沟通技巧如面部表情、手势,或应用书面语言、图片等与患者沟通。对视力障碍的患者,护士可以用触摸的方式让患者感受到关心,在接近或离开患者时要及时告知,不要使用患者不能感知的非语言沟通。

三、护理工作中常见的沟通错误

在护患沟通过程中,不当的沟通技巧会导致信息传递受阻,甚至产生信息被完全扭曲或沟通无效等现象,从而影响或破坏护患关系。因此,护士应尽量避免以下不良的沟通方法:

1. 突然改变话题

这是在沟通中容易出现的错误。在护患沟通中,护士可能以直接改变主题的方式打断患者或通过对患者谈话中的非重要信息做出反应以转移谈话的重点,这样做的结果会阻碍患者说出有意义的信息。

2. 虚假的或不恰当的保证

这是指在没有明确的事实支持的情况下向患者做出保证,目的是使患者"振作起来"。在临床护理工作中,常常会遇到这样的情况:当患者表示对病情、治疗或护理害怕或焦虑时,护士为了使患者高兴,会说出一些肤浅的宽心话,给患者以虚假的保证。这种保证不仅是无效的,因为它显露出你对患者的问题不重视以及只能做出浅表层次的反应,因而没有专业的沟通效果。

3. 主观判断或说教

如"你不应该这么想",这种类型的反应通常有一种"说教的腔调",并且向患者传递一种信息:患者不应该有这种感觉,以及患者的想法和观点是不适当的或是错误的。患者可能感到护士根本就不理解自己,患者可能不会再做任何尝试去与护士讨论她所担心的问题,这样,护士也只能把自己与患者的沟通局限在比较低的层次上。

4. 快速下结论或提供解决问题的方法

一般情况下,患者很少在谈话之初就说出自己的重点,如果护士快速下结论或者提供解决问题的方法就很容易导致护士仅仅对患者所表达问题的其中一个部分做出反应,而这一部分可能不重要或者没有意义。实际上,对大多数人来说,只需要一个发泄内心痛苦的"倾听者",并不一定需要一个提供解决方法的"建议者"。

5. 调查式或过度提问

这是指对患者持续提问,对其不愿讨论的话题也要寻求答案。这会使患者感到被利用或不被尊重，而对护士产生抵触情绪。因此，护士应该及时注意患者的反应，在患者感到不适时及时停止互动，避免对患者采用调查式的提问，如"告诉我你妈妈去世以后，你是如何看待她的"等。

6. 表示不赞成

心理学家伯尔赫斯·斯金纳(Burrhus Frederic Skinner)经由动物实验证明，因良好行为而受到奖赏的动物，其学习速度更快，学习效果也较佳；因不正确的行为而受处罚的动物，则不论学习速度或学习效果都比较差。后来的研究显示，这个原则用在人的身上也有同样的结果。另一位心理学家汉斯·席尔(Hans Hill)曾说："更多的证据显示，人都害怕受他人指责。"

在护理工作中一些表示不赞成的非语言性行为，如皱眉、叹息与语言性的不赞成会阻碍护患之间的沟通。另一方面，护士不应该责备患者并不意味着对患者错误的行为表示赞同，而是在患者讲话时，护士应该只是倾听而不采取任何行动或有任何评论。在谈话的尾声，护士可以表示希望看到患者行为上的改变。

7. 言行不一致

护士的语言及非语言信息表达不一致，会使患者产生误解，或从护士的表现来猜测自己的病情，而产生护患沟通障碍。

四、培养护士的沟通交流技巧

良好的沟通交流技巧是护士的一种基本技巧及能力，需要得到管理阶层及护士自身的重视，时刻注意并加以培养：

（一）管理阶层加强对护士沟通能力的培训

1. 培养护士的职业化态度

一个人的态度决定其行为，同理，护士是否具备良好的职业化态度决定其为患者服务的质量，以及能否切实执行以患者的利益为重，患者的利益高于一切的宗旨。管理阶层注重培养护士良好的职业化态度，不仅是护患沟通任务完成的前提，而且是整个护患沟通的核心要素。

2. 沟通知识及技巧的培训

扎实的沟通理论知识是培养沟通能力的前提，能够熟练地运用沟通技巧是提高沟通能力的必要条件。管理阶层可以通过定期举办护理中的沟通技巧学习班或进行相关的训练，帮助护士掌握丰富的沟通理论知识以及锻炼沟通技巧。

阅读链接 2-3　【知识拓展】

人际交往的"三 A"原则

人人在交往中都希望自己具有重要性，渴望被肯定。美国当代著名人际关系专家莱斯·布吉林经过多年研究，提出受人欢迎的人际交往"三 A"原则。"三 A"的第一个 A

是 Acceptance，即接受、认可，要有一颗包容的心。"己所不欲，勿施于人"，切不可把自己对他人的接受当作砝码与他人讨价还价，不在有条件的前提下接受他人，接受一旦变成了交易，就失去了对他人的尊重；第二个 A 是 Approval，就是赞美他人，赞美具有极大的魔力，在协调人际关系上，简直可以视同生命的阳光和空气。要善于挖掘他人的优点，而且越具体越好，时常表露出羡慕对方的神情，使其更具自尊心；第三个 A 是 Appreciation，就是要学会感激、重视他人，人们都希望他人能够重视自己的价值。因此，无论事情大小，只要对方尽力了就应表达谢意。

　　"三 A"原则是建立在"满足他人需求"的宗旨之上。布吉林认为一个人如果能够满足他人需求，那么，她就是个受欢迎的人。

3. 将沟通能力纳入护理质量考核内容

为提高护士对自身沟通能力的重视程度，规范护患间的沟通行为，管理阶层可将沟通能力纳入护理质量考核内容，制定科学的、易于实施的考核标准，定期评估护士的沟通能力，帮助护士了解自身的不足，为进一步的改进和提高提供依据。

（二）护士自身注重沟通能力的培养

（1）提高业务技术水平，增加患者的信任感。

博专兼备的护理知识以及娴熟的护理技术水平是取得患者信任的基础，因此，护士应加强对自身业务素质的培养。在满足患者对护理需求的前提下，进一步满足患者对沟通的需求。

（2）提高沟通水平，满足患者的沟通需要。

在积极参加医院组织的沟通能力培训班的同时，也应主动自学沟通的相关知识及技能，并在护理实践中不断地对沟通能力加以磨炼，以满足不同疾病患者在任何情景下对沟通的需求。

沟通是一个复杂的、不断发展的过程，它需要具备一定的技巧。和其他的技巧一样，沟通技巧也不能瞬间掌握并且运用自如。从笨嘴拙舌到口若悬河，唯一的途径就是不断地练习，有意识地、不断地实践和评价。作为一名护士，只有掌握了沟通的原则并能灵活地、恰如其分地运用沟通技巧，才能与患者建立起良好的护患关系，最终达到为患者提供优质的、适应个体需要的身心整体护理，使患者达到理想的健康状态。

第三章　护理美学与礼仪

▼**学习目标**

((·))　识记

（1）美的特征。

（2）护士礼仪的内涵。

（3）护理服务中应遵循的礼仪原则。

((·))　理解

（1）美学对护理专业的影响。

（2）礼仪学习的方法。

（3）礼仪在护理服务中的重要性。

（4）护士仪表的具体内容和要求。

（5）社交礼仪的内涵。

((·))　应用

运用本章所学，自觉培养良好的审美与礼仪并将其应用于护理工作实际中。

在护理学向纵深发展的今天，蕴含在护理学科中美的形式和内涵正不断地被揭示和展现，20 世纪 80 年代末，国内护理界的诸多同仁陆续对其进行了探索性的研究，20 世纪 90 年代中期，许多护理院校逐步开设护理美学课程。目前，护理美学的理论已应用于指导临床，而围绕护理美的实践与创造也在临床护理与管理中得以重视和关注。

第一节　概　　述

一、美学

美学（aesthetics）最早从属于哲学，后发展为一门独立的学科。《牛津英文指南》一书中这样解释："美学是哲学的一个分支，它关注的是美和趣味的理解，以及对艺术、文学和风格的鉴赏。它要回答的问题是美或丑内在于所考察的对象之中呢？还是在欣赏者的眼里？在其他一些事物中，美学也力图分析讨论这些问题时所使用的概念和论点，考察心灵的审美状态，评价作为审美陈述的那些对象"。用一句简要的话来表述，即："美学就是研究人与现实之间审美关系的一门科学"。从历史意义而言，美学在人类生存与发展的过程中，扮演与塑造了民族文化精神的重要角色；从现实意义考证，美学对现代社会起到了反思现代性和催化感性的作用，人们将美学理念进一步渗透到环境、产品、科技成果和日常生活之中，因此，从某种意义上说，美学不仅是一门学科、一种知识，同时也融合着民族文化、社会文化、专业文化、历史发展和人文环境对美的需求，且闪烁着一种人类美好生存的智慧之光。

阅读链接 3 - 1 【知识拓展】

世界各国的"美"

美的定义是什么？这个看似简单的问题其实并不简单，长期以来一直是美学研究中的一个重大疑难问题。中文有"美"字，印度梵文有"lavanya"，阿拉伯文有"jamil"，古希腊文有"Kallos"，古罗马有"pulchrum"。现代欧洲国家的"美的"一词，很多都与古代希腊罗马的字源相关，从意大利语和西班牙语的"bello"，法语的"beau"，英语的"beauty"，德语的"schon"，波兰语的"piekny"，可以看出，早期的各文化都有"美"字，都有艺术。

二、什么是美

美(beauty)是哲学家努力要发现的一种特质。古希腊哲学家柏拉图(Plato)提出了"什么是美"的命题，至今仍是美学界在深入探究的课题。在自然界与人类社会中，优美的风景、动人的音乐、宏伟的建筑、高尚的行为等现象会使人产生美感。美的事物千差万别，丰富多彩，但它们却有一个共同的性质——美。有一种定义称："美是事物的一种特质，它使人的感官和理智感到快乐和愉悦"。人们在探究什么是美的过程中，一些古典哲学家发现希腊人对美是依照以下方式来加以理解的：① 美是超凡卓越的；② 美超越了一切尺度和特征，和无限相关；③ 美与一切事物有关；④ 美被认为和诸神、自然、人以及人的作品(艺术品)相关；⑤ 美涉及到特定的事物、形状、色彩、声音、思想、习俗、性格和法律；⑥ 美和善和卓越不可分离(引自《布鲁斯伯里人类思想指南》布鲁斯伯里出版公司，1993 年版)。新近有一观点认为"美是一种文化的共识"，这一观点简明且深邃，它涉及外延宽泛、内涵丰富的文化，试想人们如果能够从文化的层面，特别是从传统中的优秀文化，发展中的先进文化去认识世界和认识事物的话，就能从各个角度去回答柏拉图"什么是美"的历史命题了。

阅读链接 3 - 2 【知识拓展】

中外哲人论"美"

最早发现和表述自然美的人当属中国的庄子。庄子言："天地有大美而不言。"孟子说："充实之谓美。"荀子说："不全不粹不足以谓美。"《诗·关雎序》说："美，谓服饰之盛也。"(美字的盛装说)。《说文》说："美，甘也。从羊大。"(美字的美味说)。

柏拉图(Plato)说："好的东西就是美的东西。"海森堡(Heisenberg)说："美是真理的光辉，是自由的可能形式。"尼采(Nietzsche)说："艺术比真理更有价值。"康德(Kant)说："崇高使人感动，优美使人迷恋。"塞尚(Cezanne)说："艺术之美基本上存在于我们的眼睛里。"温克尔曼（Winckelmann）说："美是自然界的伟大奥秘之一，我们可以看到和感受到它的作用，可是每提供一个关于美的本质的清楚而明白的一般概念，都是一个尚未被发现的真理。"

三、美的特征

（一）形象性

形象性是美最基本的属性。所谓形象性，是指人们要认识对象的美，必须以形象的直接方式去感知对象。美的事物和现象都是具体可感的形象。形象离不开色彩、线条、形体、声音等感性形式，形象还包括美的躯体、美的声音、美的形态、美的行为等。它作用于人的感官，影响人的思想感情，给人以审美感受。但并不是任何形象都是美的，丑也是有形象的。护理所追求的形象是内容和形式的统一，情感与技术相容的专业的正面形象。

（二）感染性

感染性是美最显著的特征。美诉诸人的情感，能引起人们喜爱、激动和心旷神怡，使人在精神上得到愉悦和满足。如：人们观赏画展、阅读优秀作品、听音乐会时在精神上获得愉悦和满足，再如，人们听英模报告、参观革命纪念馆，或目睹见义勇为现场时会因为受其感染而产生敬仰、崇尚、爱慕之情。

（三）社会功利性

社会功利性是美的内在属性。美是人类社会和历史发展的必然结果，美的社会功利是指美的事物具有某种直接或间接对人类有益的、实用价值的特征。美的社会功利性是隐藏于美的形象之后，为审美者所难以直接察觉的。因此，从表面上看，美是超功利的。美的社会功利性包括：

① 物质功利。即实用功利，美最初就产生于实用功利。在原始社会表现得极为明显，人们认为凡是有用的，有益于人类生存的就是美。

② 精神功利。随着人类社会的发展和生产力水平的提高，美逐渐摆脱了实用观念的束缚，随着各种艺术的出现，人们更多地追求精神上的愉悦和享受，美的品位越高，它的审美价值也就越高，因此，美的社会功利性主要表现在陶冶人的精神方面，丰富人们的精神生活，培养人们的高尚品格。

阅读链接 3-3 【知识拓展】

人体的黄金分割点

人体的身体结构有 18 个黄金分割点，例如：脐：头顶与脚底的黄金分割点；喉结：头顶与脐的黄金分割点；眉间：发缘与颌下的黄金分割点；膝盖：脐与脚底的黄金分割点；肘关节：肩关节与中指指尖的黄金分割点。

成年人体水分占体重的 0.618；静脉及毛细血管血量占总血量的 0.618；一次最大呼气量占肺部总气量的 0.618；舒张压是收缩压的 0.618；睡眠是活动的 0.618；小肠是消化道总长度的 0.618；DNA 双螺旋结构宽是长的 0.618。

第二节　护理工作中的美学

中国护理学者对什么是护理美学给出了这样的解释，认为"护理美学（nursing aesthetics）是研究护理领域中美的现象和审美规律的一门新兴的学科"。它以美学基本原理为指导，借鉴人文、社会科学等诸多学科的理论、方法和研究成果，从人、环境、健康、护理的角度出发，探究护理美的现象、护理审美的发生、发展及一般规律。从护理学发展的历程看，虽然护理美学的专业研究还是稚嫩的，但护理专业学科中的美却早已蕴含其中，并随着历史的发展与人们审美意识的提高，护理中的美不断被挖掘并体现出护理专业的时代魅力。近年来，我们尝试著从三个维度阐释护理美，认为护理美是护理理论、内容、技术、科研以及护理活动中所呈现出来一切美的总和。护理美可以概括为：一是护理本质与内涵的理性美，体现在护理理念的人文关怀与服务，对人的生命、尊严、权力的尊重与维护；二是护理学理论体系与结构中的科学美，体现在科学构想的思维框架与科学理论的系统性、整体性、严谨性、规范性及多元文化；三是护理实践中展现出的感性美和创造美，而这些美则浓缩在护理工作者的言、行、技、形等综合素质方面。另外，有关对护理人体美的认识，也值得护理教育工作者重视与思考，从护理审美层面看，护理美学应以"健康"的概念去研究护理人体美。人体美是健康最直接的体现，并贯穿于人生命周期的始终，其内涵十分丰富，主要包括两部分：一是护理美学研究如何运用现代科学技术与条件，根据对称、均衡、和谐、节奏、完整、主从层次、多样统一的原则，去维护和拓展人体结构和形象所体现的形式美，而且还应更深层次地从护理本质的角度去研究和展现人体美；二是研究适合护理群体和个体如何维护人体美的观念与思想、途径与方法，以保证护理工作者在自身健康的基础上全力营造服务对象的人体美。

我们在探讨护理美的发展历程时，可遵循历史唯物主义的观点从护理学与社会发展的历史轨迹中去寻觅、发掘和追随其丰富的内涵，以加深对护理美本质的认识。

一、"护理美"根植于护理的本质中

"护理美"蕴含着深远的历史渊源。自人类社会诞生以来就有了护理活动，在将同情与关爱无私地奉献给人类的护理活动中体现了护理最朴实的美，甚至在承受著社会偏见的同时仍然执著地遵循"博爱"、"牺牲"、"服务"的精神信念，充分体现了护理专业始终保持的宽容美和人道主义精神。从哲学的角度探讨护理美的本质，那就是"对人的生命、尊严、权利的尊重和服务"。

二、"护理美"孕育和呈现在护理学创立与发展的历程中

19 世纪中叶，弗罗伦斯南丁格尔（Florence Nightingale）创立了护理学。在西方美学思

想的影响与熏陶下,她将美学理念渗透到护理理论与护理实践之中,主要体现在:

(1)护理观念中的艺术理念,南丁格尔视护理为"艺术"的理念非常深刻和具有哲理性,她指出"人是各种各样的,存在社会、职业、地位、民族、信仰、生活习惯、文化程度的不同,所患疾病与病情也不同。因此,要使千差万别的人都达到治疗和康复所需要的状态,本身就是一项最精细的艺术"。这一护理观念中的艺术理念深深地影响着一个多世纪以来从事护理事业的人们。

(2)护理环境的美感效应,南丁格尔强调医院建筑空间应高大、宽敞;病房应安静、整洁,保持空气新鲜,提倡用"变化、色彩、鲜花、小动物等方式来转移患者对疾病的注意力",这些都源于她理念中的护理美感,并将其应用到护理环境中产生美感效应,从而优化护理环境,我们从历史保存的图片资料证实了南丁格尔这些论点与实践。

(3)护理行为产生的美感效果,南丁格尔强调"护理工作的对象不是冷冰冰的石块、木片和纸张,而是有热血和生命的人类"。"护士必须区别护理患者与护理疾病之间的差别,着眼于整体的艺术"。她还指出:"充满爱心地照顾,是医疗中最重要的一环,应力谋护理之改良与患者之舒适。"南丁格尔把护理升华为"艺术"的超前思想,以及对护理美的实践,无疑对后来护理美学的形成与发展有着重要的影响,为护理美学学科的建立奠定了一定的基础。

目前,美的理念已逐步渗透到护理领域的方方面面,如护士个体的行为美,护士群体的专业形象美等,使护理已成为社会美的组成部分,在为人类健康服务中体现了重要的社会价值。护理已成为一门科学与艺术相结合的专业学科。作为美的产物,在现代社会的进程中,护理美学将得到进一步的发展,护理领域将更充分地体现出其艺术的魅力。

三、"护理美"拓展在美学研究各领域中

20世纪80年代以来,审美活动不仅引起自然科学甚至社会科学的关注与兴趣,诸多相近学科纷纷向美学渗透,呈现出当代美学繁荣发展的趋势,并涌现出许多美学的分支学科,如工艺美学、商业美学、审美心理学、医学美学、护理美学等,这些分支学科之间在发展的过程中又相互影响和渗透,美学及现代多学科的研究成果为护理美学学科的形成提供了可借鉴的科学理论与成功经验。如心理学研究成果为研究护理审美提供了新的科学论点和论据;伦理学、逻辑学的研究成果为护理美的现象及其审美规律的研究提供了科学的理论和方法;工艺美学创新出造型美观、性能安全、功能人性化的新型护理产品与用具,为护理审美创造提供了科学思维与不断创新的有形产品。美学领域的繁荣与扩展,促进和推动了护理美的应用、发展与完善。

四、"护理美"在为人类健康服务的过程中

从古至今,当人类健康受到威胁时,护理工作者始终默默地肩负着生命卫士的角色。例如,2003年波及世界的"非典型肺炎"、2008年汶川地震等威胁人类生命与健康的挑战中,中国大陆以及香港、台湾地区和世界一些国家的护理人员以大无畏的牺牲精神勇敢地战斗在抗击"非典"和地震灾区的最前线,他们克服前所未有的困难,以高尚的护理职业道德、精湛的护理技术、深切的护理关怀为患者赢得新生。以叶欣、王晶以及以"最美的护

士"等为代表的优秀护理工作者，虽然为人类的健康牺牲了宝贵的生命，但她们的作为展现了护理专业崇高的思想内涵与博大的人文精神，证实了护理对人类健康的价值所在，得到社会广泛的赞美与崇敬，以实际行动树立了护理专业美的形象，充实和丰富了社会美的内容，是护理美在为人类健康的服务中最典型的事例。

阅读链接 3 - 4　【知识拓展】

护理理念

　　理念又称为哲理(philosophy)，起源于希腊文的 philia(爱)及 sophia(智慧)，两者结合可译为爱智慧。《韦氏字典》(1949 年)对哲理的解释为"一门科学，主要探究事实、现实原则、人性的本质及行为"。

　　护理理念就是人们对护理所持的一种信念和价值观。1989 年莱迪(Leddy)和佩伯(Papper)将护理理念定义为：专业护理在智力及情意上的努力结果。护理理念的形成和演进，亦受时代、政治、社会、文化、经济的变迁等因素的影响，大致分为四个阶段：

　　苦行僧主义：1850—1920 年左右，护理专业的主流理念。强调牺牲奉献、不求回报，自我否定，追求精神上的升华。

　　浪漫主义：1890 年起浪漫主义逐渐成为护理理念的主流。强调服从，效忠医师及培育自己的母校，听命权威，无自主性。

　　实用主义：第二次世界大战期间，大批伤员需要救护，护理人员短缺，迫于实际需要，护理人员不能完全依赖医师，必须自己承担责任，实用主义成为护理理念的主流。强调行动、策略或观念的实际应用的结果是否有效，认为真理就是行得通的办法。

　　具有人文色彩的存在主义：现代护理理念的主流。强调人是一个独特的、完整的个体，也是独一无二的、有个体差异的综合体。每个人均有思想、有自由选择的能力，应给予尊重。提供护理时应注意其个性，对人的照顾从最优先、最重要的角度考虑。

第三节　护 理 礼 仪

一、礼仪的含义

　　礼仪(etiquette)具有广义和狭义之分。广义的礼仪是指人们在社会交往中，表示尊重、敬意和重视的一整套社会规范及基本道德准则，是一个人的外在表现和行为规则的总和。故广义的礼仪涉及的领域大到国家的尊严，小至人们的衣食住行、言谈举止，它适用于一切领域。狭义的礼仪是指在历史进程中形成的传统的、风俗的、专门的规定及行为规范。狭义的礼仪适用范围较窄，一般表现为完成某种行为所使用的一成不变的具有象征性质的仪式。它通常只用于国际交往、重大节日以及个人生活的某些特定场合。

　　礼仪本身又可分为两个方面，一是礼，二是仪。礼是内容，仪是形式；礼是根本和关键，而仪则是表达这一根本的外在形式，两者完美的结合才是真正意义上的礼仪。礼仪与人类文明和社会进步相辅相成，文明是人类本质的核心，礼仪是人类文明的外观，人类的文明程度越高其礼仪规范就越完备。就个人而言，礼仪是文明素养的具体体现。

护理工作的服务性决定了护理人员应具备丰厚的礼仪素养，将语言礼仪、仪表礼仪、举止礼仪、交往礼仪等素养自然地、自觉地融入贯穿在护理工作的全过程，形成系统的护理专业礼仪文化内涵，塑造现代文明的护理专业形象。

阅读链接 3 - 5 【知识拓展】

礼仪的内涵

礼仪包括的基本概念有：礼貌、礼节、仪表、仪式。

礼貌（courteous）是在人际交往中通过语言、动作等表现出的尊重和友好的品质及行为。礼貌在待人接物的过程中体现出一个人的品质和文明修养。

礼节（courtesy）是人们在社交场合中表示尊重、问候、祝颂、致意、哀悼等惯用的规则和形式，礼节是礼貌在语言、行为、仪态等方面的具体体现，是一个人尊重他人的内在品质的外化。

仪表（appearance）是人的外表，如容貌、服饰、姿态等。

仪式（ceremony）是在一定场合举行的，有专门程序规范的活动。如颁奖仪式、开幕仪式、签字仪式等。

二、护理服务的语言修养

现代护理的发展使我们愈来愈认识到语言在护理工作中的重要性。在日常护理活动中，护士与患者接触的时间最多，对患者的影响最大，其文雅、和气、谦虚、关心、同情的语言常常可起到药物所不能起到的作用。患者可以从护士谈话的内容、表情等方面感受喜悦或厌恶、满意或恐惧等不同体验。护理人员必须重视语言的学习和修养，注意自己的言谈举止，掌握好沟通技巧，把良好的愿望、诚恳的关心和美好的心灵通过语言表达传递给患者。护士应具备的基本语言礼仪修养包括以下几个方面。

（一）主动问候与询问

主动问候与询问是护士语言礼仪和修养的第一步，是患者、家属在陌生环境中的特别需求，如果临床护理服务中，护士每天、每次在与人（患者、家属等）相遇或接触时，都能在第一时间主动向患者问候或询问，必将赢得患者的满足和赞誉。但遗憾的是，目前仍有护理人员尚未形成主动问候与询问的职业习惯，缺乏这方面的修养。

（二）富有情感

语言是人的主观意志、思想、感情及情绪的直接反应。在社会交往中，感情流露最典型的就是语言交往。同样一句话，说得平稳和缓还是急促，是柔声细语还是粗喉大嗓，是商量还是命令的语气，是满面春风还是冷若冰霜，其效具迥然不同。亲切、和气、面带微笑、语言柔和、声音悦耳等，都会使人在心理上感到平衡，感情上得到安慰，可避免许多矛盾和冲突，还会产生"你敬我一尺，我敬你一丈"的良好效果，也是处理好人际关系的重要起点。护理服务中应避免硬性语言，多使用软性语言。我们通常把"规劝"、"协商"、"关心"、"尊重"等意思的语言称为软性语言；而把含有"责怪"、"命令"、"禁止"、"警告"等强制成分的语言称为硬性语言。软性语言可以使语气变得轻缓、柔和，使人容易接受，同时也会使自己在工作、生活中愉快、舒心。护理语言常常被看成是护士情感的外在表现，在与患者交往中使用体贴、同情、和蔼、可亲、礼貌、文明等软性语言，如您好、谢谢、请、对不起、劳驾、打搅了、别客气等等，都能令人感到亲切、融洽、无拘束，并用"行吗？""可以吗？""我能为您做什么吗？""需要我帮忙吗？"等商量性语言结尾，更能融洽护患关系，使患者增强战胜疾病的信心，缓解或消除因疾病所带来的烦恼。如果语言生硬粗暴，感情淡漠生冷，如以床号代称呼，或用命令的语言强加于人，会使患者反感，不予以良好的配合，或者造成心理上的压力负担，严重者引起病情恶化。总之，护士的语言如能以情感为纽带，就可达到与服务对象沟通的理想效果。

（三）遵循语言道德

在护理活动中，护士说话要遵守护理道德规范。尊重和保护患者的权利，面对患者提出的种种要求，须耐心解释，以诚相待，尊重患者的自尊心，为患者保守秘密，并做到说话适度，有分寸、举止端庄、稳重。既使患者感到亲切、温暖，又要保持一定的严肃性，要使人感到说话的人端庄大方，在温柔的语气中又维护自身的尊严。在与患者交往中还要防止以恩人自居或接受馈赠，这样会引起患者反感，失去患者的信任。交谈中切忌信口开河，也切不可议论他人隐私或个人生活琐事，以免引起不必要的矛盾和纠纷。人常说"语言是品德的标志"。在社会交往中，人与人之间是平等、互利、相互服务的关系。无论在家庭中，还是在公共场所，还是在朋友、师生之间，都要注意不同程度的语言修饰，不同场合、不同对象应使用不同的语言。一般而言，晚辈对长辈的语言，要体现出爱戴之心；长辈对晚辈的语言，要反映出关心以及爱抚之情；朋友之间的语言要体现出平等、真挚、坦诚之意。

（四）正确运用体态语

体态语言是运用眼神、面部表情、手势、身体动作来辅助有声语言，准确以及恰当地表情达意的一种无声语言。国外心理学家研究指出：感情的全部表达＝7％言词＋38％声音＋55％动作语言，可见无声语言的作用是不能被低估的。护士接触患者最广泛、最深入，如能在护理活动中学会和准确运用体态语言，并注意其中的礼仪要求，往往会起到事半功倍的效果，并能很有效地传递护士对患者的关心。

语言是心灵的体现，具有美好心灵的护士，在与患者打交道时往往会选择最美好的语言来表达自己的思想情感。美好的语言会在患者心中激起美好的情感，起到药物所起不到的作用。所以，护士不仅必须具有丰富的医学护理知识和高超的护理技能，还应学习一些社会学、心理学、美学及交往艺术、语言技巧等方面的知识，以开阔视野、扩充知识面和陶冶情操。同时在实践中加强锻炼，提高表达能力，恰到好处地运用美好的语言。

三、护理服务的举止礼仪

举止在护患交流中，起着重要作用。护士的举止行为是护士职业道德的反映，是护士工作环境的要求，是服务对象的希望，更是护士素质修养的体现。

（一）挺拔的站姿

站姿是人的最基本的姿势，其他一切姿势，如坐、卧、行无不以站姿为基础。站姿的优美在于挺胸、收腹、梗颈。正确的站姿是：两脚跟靠拢，双脚呈"V"字型，腰要挺直，颈脖伸直，颌微向下，眼睛平视，嘴微闭，面带笑容，两臂自然下垂或双手交握在腹前。这是一种静态美，既体现了稳重、自然、落落大方，又显示了朝气勃勃、充满自信。练习正确站姿的方法：身体背墙面站好，使后脑、肩、腰、臀部及足跟均能与墙壁紧密接触，假如无法接触，则需慢慢训练。还可利用顶书本的方法来练习，为使书本不掉下来，你自然会把颈部挺直，下巴内收，上身挺直。而不好的站姿则表现为：弯腰驼背，耸肩缩脖，双手叉腰，双臂交叉抱在胸前，背手、抄手或懒洋洋地依墙、依桌、依病床而站。这些都是不美或不礼貌的，也会破坏护士在他人心目中的形象，且有失庄重。

（二）端正的坐姿

美的坐姿应给人一种端庄、稳重之感。它既体现体态美，又体现行为美。坐姿以标准坐姿为基准，可演变出后点式、侧点式、曲直式、交叉式、重叠式等多种美的坐姿姿态。正确的标准坐姿：上身端正挺直，两肩稍后展，双腿并拢，两脚并列或前后稍稍分开，双臂屈曲，双手自然地放在双膝上或双手相交于小腹前，下身与上身呈直角。标准坐姿犹如"坐如钟"的表述，体现出一种气质和修养，给人以稳重、大方、文雅之美感。不雅的坐姿则表现为：含胸驼背，耷拉肩膀，上身斜扭、上臂架在椅背上，半躺半坐，翘二郎腿，两腿叉开、仰面朝天，双腿抖动，随意脱鞋；在伏案书写时弯胸曲背或趴在桌面上等等，破坏了个人形体的自然美，给人不雅、粗俗、轻挑或懒散放肆等没有修养之感。坐姿练习应把握如下要点：

（1）入座时先扶平衣裙。一般从左边入座，站立时也是站在椅子的左边。

（2）落起时动作轻稳，从容自如，不宜猛坐猛起而发出声响。

（3）不论何种坐姿，都切忌两膝分开，两脚呈外八字或内八字型，这一点对女性尤为不雅。

（4）椅子如有两扶手时，尽量不要把手平放在椅子扶手上，显示出老气横秋的样子。

（三）平稳的行姿

人的行走是一种动态过程，其姿势极为重要。行走姿势不同，给人的感觉也不同，正确而富有魅力的行走姿势给人鲜明快活的感觉。"行如风"是说人行走时，如风行水上，有一种轻快的自然美。正确的行姿：昂首挺胸、收腹、眼平视，肩放松、身要正，双肩自然下垂，两臂前后摆动自如协调，步伐中速略快，显示出端庄、轻盈、自然、矫健，给人一种充满活力、充满安全的感觉。不雅的行姿表现为：身体左摇右晃、左顾右盼、反背双手、勾肩搭背，八字步、罗圈腿、俯首驼背、弓腰腆肚或者边走路边嬉闹等都会给人以松散、拖沓甚至庸俗等不舒服的感觉。

练习优美的行姿应注意以下几点：

（1）起步时，身体重心可稍向前，有利于挺胸、收腹、梗颈。此时的感觉是身体的重心落在脚掌前部。脚尖向着正前方，脚跟先落地，脚掌紧跟落地。

（2）行走时，两臂前后自然摆动。前摆时不甩小臂，后摆时不甩手腕。

（3）行走时保证身体重心不偏不倚，切忌左右摇摆或摇头晃肩。

（4）行走时不要低头后仰，更不要扭动臀部。

（5）行走时要用腰部的力量，它能使背部挺直，动作也干净利落。如果行走时腰部松懈，会有吃重的感觉，拖着脚走路更显得难看。

优雅的行姿口诀："以胸领动肩轴摆，提髋提膝小腿迈，跟落掌接趾推送，双眼平视背放松。"

（四）优雅的蹲姿

需要拾起地上的东西、系鞋带、帮助患者腿部康复等，需要利用蹲和屈膝动作。无论是全蹲、半蹲，手要尽量贴近腰身。用右手拾起物品时，要走到物品旁边，右脚向前跨出半步或后退半步，两膝尽量并拢，然后屈膝蹲下，这样便弥补了蹲姿的不雅。大弯腰，把臀部高高翘起的做法不但易致腰部劳损，姿态也不雅观。蹲姿练习可借鉴的口诀：蹲起直、双膝并、略侧身、肘靠腰。

四、护理服务的仪表礼仪

仪表（appearance）是指人的外表，一般包括服饰、容貌、神态、姿态和风度。也可以说一个人的外在形象就是仪表。护理人员优美的仪表可表现在体格匀称、衣着素雅、面部常带微笑，谈吐彬彬有礼，作风谦虚而不拘谨。护士的着装是护士仪表的一部分，护理服饰美是指护士工作时的衣着应以整洁、庄重、大方、得体、衣裙长短及松紧适度、方便工作为原则，并与工作环境和谐一致。

（一）颜色

以往，护士的工作服都是白色的，以代表护理工作的崇高、纯洁、至高无上，故有"白衣天使"之称。随着生物医学模式转向生物—心理—社会医学模式，人们开始重视生物以外的因素。护士工作服的颜色也发生了变革，由单一的白色发展为浅蓝、淡绿、粉红或五颜六色的小花面料制作的工作衣；还有的仍以白色为基调，而在衣领、袖边、衣襟、腰带、口袋等处加浅蓝色、淡绿色以衬托。这些色彩有宜人性和愉悦性，同时也是形式美法则在护士工作服饰上的具体运用。蓝色能给人宁静感，使患者感到舒适宜人，适用于老年病房及普通病房护士穿着；粉红色则给人以温馨、柔和与亲切之感，还有利于儿童的智力发育，适用于产科和儿科病区的护士穿着，儿科病区的护士还可以穿着五颜六色的小花面料制作的工作衣或围裙，以调整儿童入院后产生的恐惧、陌生心理，使孩子们感到就像幼儿园、就像自己的家，和妈妈穿的衣服一样；绿色除了具有宁静的感觉以外，还富有萌芽和生机的寓意，故多用于手术室工作人员的着装，一方面可使患者感到安宁与希望，另一方面也可使工作人员的眼睛从手术血染的视野移开时得以恢复和休息。

阅读链接 3-6　【知识拓展】

靳羽西的"平衡原则"

靳羽西的研究提出了一个平衡的原则，认为平衡好我们脸部皮肤的色调、头发颜色、黑色的眼睛之间的对比关系，可以使这种对比关系显出漂亮的色彩。针对亚洲人的黄皮肤与颜色如何搭配，使人看上去更漂亮，她提出了以下一些建议：① 浓艳、充满活力、全"纯"的颜色；② 像黑、白那样对比强烈的颜色；③ 各种冰色（冰色是指一种颜色中最淡、最冷的色调，如在白色中稍加一点粉红，就成了冰粉色）；④ 深的中性色；⑤ 闪闪发光、单色的布料及丝、缎、有金属小圆片、天鹅绒、丝平针织物那样的光彩的布料；⑥ 不要混合的颜色，颜色应该是清晰、浓艳的。靳羽西还设计了适合亚洲人的色彩系统，包括服装色彩、口红、唇线笔、眼影和高光色、胭脂、指甲油六部分，为亚洲女性提供了一份很好的色彩配比方案。

（二）工作帽与发式

燕帽是国际通用的护士工作帽，它给人以素雅简洁之感，具有明显的护士职业特征。燕帽上有的附有深蓝、黑色、红色等条状标记，通常是代表护理管理者的职务，一般来说一条为护士长、两条为科护士长、三条为护理部主任。目前国内医院对此尚无统一规定，故燕帽上的条状标记在颜色、部位、标记方式上都不尽一致。护士工作时戴燕帽应保持洁静无皱折，高低适中。戴燕帽时的发式要求前发不遮眉、后发不过衣领，长发者应盘起，两侧头发不宜掩耳。无论长短发都要梳理整齐、清洁无味、发饰素雅，与护士的整体装束统一和谐，反映出护士端庄、典雅的气质。在手术室、传染科和层流病房工作的护士则需戴圆顶帽，戴圆顶帽时要求将头发全部塞入帽内，以达到头发不污染环境和不被环境污染的双重保护作用。

（三）工作服饰

护士的工作衣、裙应以完全能遮盖住自己的衣着为原则，因为工作衣、裙在保护自己的衣服不被暴露在外的同时还要给人整体、统一的美感。工作服的松紧要适宜，工作裙的长度应盖住膝关节，不可以将自己的内衣袖口、裙边露在工作服外面。工作服须定期清洗更换，洗后应烫平，穿着时应无破损、无缺扣、无污渍。工作时不宜佩戴戒指，也不佩戴过大的耳饰、过长的项链，以免妨碍工作，避免患者产生不良看法。另外，护士工作时还应注意不要使用浓烈的香水，以减少对患者的不良刺激和避免某些患者发生过敏反应。

阅读链接 3-7　【知识拓展】

服装与"TPO"的原则

TPO 原则系 1963 年由日本男用时装协会首次提出，现为公认的着装协调的国际标准。T（time）指时间，通常也用来表示日期、季节等，在不同的时间、不同的日期（如节假日等)应着不同的服饰。例如有人冬天戴太阳镜、有人穿着西服去郊游,从季节和休息时间而言就显得不协调。P(place)指地点、场所。无论是在工作、社交乃至家庭生活中,场所不同所着的服饰就要有所选择。例如,去参加朋友的婚礼,穿着黑色的衣服就与喜庆的事件场所不相符,但穿着太艳也会让人感到与新娘喧宾夺主。O(objective)指目的,也有人视为目标、对象(object)。例如在涉外交往中,穿着旗袍就有展示中华民族悠久、古典的服饰美的意义。另外,在云南、广西、贵州等多民族地区举行经贸洽谈会的仪式上,一定会有许多穿着民族服装的礼仪人员或工作人员,用服饰这一特殊的信息语言来展示民族服饰文化,吸引参会者,而不一定会去穿统一的制服。总之,"TPO"的原则是强调穿着的服装应与时间、地点、场合以及身份相符合。

(四) 工作鞋

护士的工作鞋应选择鞋面稍长、质地较软、走路无声的平跟或坡跟的布鞋或皮鞋。

五、护理服务的社交礼仪

社交礼仪是一门非常古老而又年轻的学问。说其古老,人们共知;谓之年轻,在于它不断推陈出新,与时代同步,与世界接轨。现在的时代可以说是"人无礼则不生,事无礼则不成,国无礼则不宁"的时代,所以学习社交礼仪,可帮助树立和维护个人形象,建立良好的人际关系,促进事业发展。

社交礼仪的养成是一个极其复杂的过程,受到民族、心理、传统文化、社会舆论及个体的认知水平等各种因素的制约,整个过程相当多变,没有也不可能有固定的、一成不变的形式,社交礼仪的教育应因人而异,多管齐下。以下途径可以借鉴:一是优化礼仪的教育形式。许多行之有效的礼仪教育的具体形式是在实践中摸索创造出来的。如护理美学与礼仪课程的开设与培训,公众活动中的礼仪小姐、礼仪先生竞赛活动,开办礼仪学校、形象设计公司等,都是随着社会文明进步而推陈出新的社交礼仪教育形式。然而,教育家庭是社交礼仪养成的一个十分重要的环境。父母在养育孩子的过程中表现出良好的礼仪习惯,如怎样待客交友,怎样礼貌称呼,如何谦让等行为方式都会对孩子起到潜移默化的教育引导作用,使儿童从小养成良好的礼仪习惯。二是优化社会环境。社会是一个"大课堂",良好的社会环境如园林化的城市建设、安全有序的交通、文明礼貌的语言等这些本身就是对人的一种潜在的、形象化的礼仪教育,其效果要比在教室直接进行学习灌输要好得多。因此,社会环境的优化有利于人们良好礼仪修养的养成。我们要在生活实践中不断学习,充实完善,而更重要的是在工作、生活实践中保持做得好的,修正做得不够的,发现怎样做更好,成为一个有风度、有品德、有修养的现代人。

第四章　护理伦理与法律

▶学习目标

((•)) 识记

（1）道德的概念与构成要素。

（2）法律的作用与分类。

（3）护士执业考试与注册的规定。

（4）医疗事故的分级及处理程序。

((•)) 理解

（1）护理道德的基本原则。

（2）护理道德的基本范畴与护理道德规范。

（3）护理实践中护士的法律责任。

((•)) 应用

能运用本章所学，分析、判断护理实践中的伦理与法律问题。

护理工作是以人为工作对象，以公众的健康为中心的特殊职业，具有一定的特殊性及复杂性。在护理工作中，许多护理操作是护理人员一个人在场的情况下实施的，而且有时是在服务对象不清醒的特殊环境中进行的。许多护理行为的实施全凭护理人员的道德良知、信念以及法律意识来驱使。护理行为的优劣关系到了护理质量的高低。护理质量的提高是我国卫生事业的要求，它需要护理人员以护理伦理道德为依据，以法律规范为准绳，约束自己的行为。

第一节　伦理与法律概述

伦理与法律同属规范科学范畴，共同担负着调节人际关系、维护社会正常秩序的使命。伦理是一种自律性规范，而法律则是属于他律性规范。从历史的发展来看，先有习俗，然后才有伦理，最后才由伦理分离出法律。在社会生活中，伦理和法律相互支持、相互补充、密切联系、缺一不可。

一、伦理

伦理（ethics）系指人群关系应有的行为法则，是一种有关辨别对或错的行为素养，它涵盖道德层面，也是一种自律性道德。

（一）伦理的起源

"伦理"一词在汉语中出现较早。"伦"本意是"辈"、"类"、"比"的意思，以后转意为"区别"、"秩序"，后指人与人之间的关系。"理"的本意是"治玉"，后引申为条理、道理等，指道理与规则。"伦理"一词即为处理人与人之间关系的道理和原则。现代汉语中，"伦理"一词除有处理人与人之间的关系的准则外，还包含了道德理论的意思。

在西方文化中，英语伦理（ethics）一词源自希腊语"ethos"，专指一个民族特有的风俗、习惯，后演变为"性格"、"品质"、"德性"等意思。其含义与道德相近，皆有习俗、品性之意。

（二）道德

1. 道德的概念

道德（moral）是由经济基础决定的一种社会意识形态，是人类特有的精神生活。它是指以善恶评价的方式调整人与人之间以及个人与社会之间关系的行为原则和规范的总和，依靠人们的内心信念、传统习惯和社会舆论来维持。道德反映着社会和人类发展的要求，反映着特定阶级的利益。道德的内容、特征、发展和演变都受经济关系的制约，具有人类精神的一般特征。因此，道德是在一定的社会经济基础之上产生的一种社会意识形态。

道德的核心词是"关系"和"要求（规范）"。人在社会中生存，就会产生各种人与人之间或人与社会之间的关系，就可能存在利益冲突。因此，社会需要公正地分配利益，即对每个人都有一定的约束，要求每个人遵守一定的规则，尊重他人的权力和利益，这样才能使每个人享受最大的自由。这不是个人所能决定的，而是社会的意志，是社会稳定、和谐和发展的条件。

在日常生活中，人们常常用"道德高尚"或"不讲道德"等对一个人品质的好坏、精神境界的高低、或对某种行为的好坏或善恶进行评价。由此可见，道德是以荣辱、是非、正义和非正义、诚实和虚伪等道德观念来评价他人和衡量自己的行为，以此来调节人们之间的关系。

2. 道德的三要素

道德是由道德意识、道德关系和道德活动三个要素构成的相互联系、相互制约的有机整体。

（1）道德意识。道德意识是对一定社会道德的主观认识和抽象理解，是在道德活动中具有善恶价值取向的各种心理过程和观念。它由道德规范意识和道德思想意识两个因素构成。前者是一定民族、阶级、社会团体乃至整个人类的某种群体的道德意识，是指导和评价个体行为的善恶标准，包括道德原则、规范和范畴。它贯彻到社会生活的各个领域，表现为政治道德、职业道德、社会生活准则等。后者是指个体在社会生活中对社会道德的认识水平，以及通过道德实践后所达到的道德境界，包括道德观念、道德感情、道德信念、道德意志、道德理想和一定的道德理论体系等，是个体进行行为选择的内在机制。

（2）道德关系。道德关系是指在一定社会或阶级的道德意识、道德原则和规范支配下形成的，以某种特有的活动方式而存在的特殊的相对稳定的社会关系体系。它的形成不以个别人的意志为转移，是社会中稳定联系的关系中的一个侧面。道德关系可分为个人与社会整体、个人与个人、社会整体与社会整体之间的三类关系。

（3）道德活动。道德活动是指人们依据一定的道德观念、道德原则和规范所进行的各种具有善恶意义的个体行动和群体实践，主要包括道德行为选择、道德评价、道德教育和道德修养等形式。

在道德的三个要素中，道德意识是道德关系形成的思想前提，又是道德活动的支配力量；道德关系是道德意识的现实表现，它以道德活动为载体，制约着人们的道德活动；道德活动是道德意识形成的现实基础，又是道德关系得以表现、保持、变化和更新的重要条件。道德原则是这三个要素构成的整体核心。它是道德意识的灵魂，是道德关系的支撑点，也是道德活动的指导方针。

3. 道德的社会作用

道德通过指导和规范人们的行为，调节人们之间的关系，对社会的经济、政治、文化等领域发生重大的能动作用，主要表现为道德的调节、教育及认识职能。

（1）调节职能。这是道德的最主要的职能，指通过评价、劝阻和示范等手段纠正人们不道德的行为，促使人们从现有的行为转变为应有的行为，起到调节人们之间关系的作用。其目标是使个人与他人、社会的关系更加和谐及完善。其调节的范围可以深入到社会的各个方面。

（2）教育职能。教育职能指道德能够通过评价、激励等方式，造成社会舆论，形成社会风尚，树立道德榜样，塑造理想人格，培养人们的道德观念、情感和行为，从而提高人们的道德境界。其目标是使受教育者成为道德高尚的人。道德的调节职能的发挥有赖于道德的教育职能。

（3）认识职能。认识职能指通过道德判断、道德标准、道德理想等特有的形式使人们认识到个人同他人、社会的利益关系，显示现实社会的生命力和历史趋势，展望和预测现实社会的发展以及未来，指出现实世界的价值关系取向，为人们提供行为选择的认知能力和智力支撑。道德的认识职能始终是服从于道德的调节职能的。

道德作用的基本方式在于评价道德行为的价值，它以道德原则和规范为标准，以行为的动机和效果为依据，以善恶概念表述行为的价值。在具体生活实践中，个人对道德原则和规范的认识选择行为，需要借助道德教育与社会舆论的手段，通过舆论和榜样的力量，培养个人的道德思想和对道德原则、规范的认识，提高人们的自尊心和义务感，从而逐渐形成个人的道德信念、道德习惯和道德风格。在道德作用的过程中，道德规范只有在为人们真心诚意地接受，并转换为个人的情感、意志和信念时，才能得到实施。

（三）伦理与道德的关系

伦理与道德二者关系密切。人们常认为"伦理"与"道德"两词是同义词，都指社会道德现象。但从严密的科学角度来讲，两者是有区别的。道德侧重于道德实践，指人们之间的实际道德关系，包括道德规范、行为等。而伦理侧重于道德理学，是道德现象的抽象概括。因此，国内外把研究道德的科学一般都称为伦理学。

二、法律

法律是由国家立法机关制定的行为规范的准则。它对调节及保障人们的社会生活、家庭生活、经济生活等都具有极其重要的意义。因此人们必须学法、懂法，以便更好地知法、守法，运用法律来保护自己的合法权益。

（一）法律的概念

法律（law）指国家制定或认可并由国家强制力保证执行的具有普遍约束力的行为规范。法律有狭义及广义之分，狭义的法律专指由特定的国家立法机关制定的规范性文件；广义上的法律指法律规范的总和，泛指享有立法权的国家机关制定或认可的、以权利和义务为主要内容的、由国家强制力保证实施的行为规则。广义上的法律除了国家立法机关制定的规范性文件之外，还包括国家行政机关制定的行政法规、地方权力机关制定的地方性法规等。

（二）法律的构成要素

法律的基本构成要素包括法律规则、法律原则与法律概念。法律规则又称为法律规范，是规定法律上的权利、义务的标准及准则，或是赋予某种事实状态以法律意义的指示及规定。它是构成法律的主要成分。法律原则是法律的基础性真理、原理，或是为其他法律要素提供基础和本源的综合性原理或出发点。法律概念是对各种有关法律的事物、状态、行为进行概括而形成的术语。它具有明确的定义和适用范围，是一种专门化、职业化的概念体系。

（三）法律的特征

法律的基本特征是法律与其他社会规范的重要区别之所在。法律的主要特征表现在以下几个方面：

1. 法律的国家意志性

法律是阶级统治和社会管理的手段，以国家意志的形式表现出来。法律是在政治、经济和文化方面占统治地位的阶级的意志体现，是统治阶级进行阶级统治的工具。统治阶级通过国家机关的立法活动，制定或认可法律，将其意志上升为国家意志，从而使法律具有国家的权威性。

2. 法律的国家强制性

法律是由国家强制力保证实施的，具有国家强制性。社会成员在法律的强制下遵从法律，实际上是慑于法的国家强制性的压力。由于法律具有国家强制性，一些违法行为才会被遏制或受到法律的制裁。离开国家强制力，单纯的法律规范本身是无能为力的，社会整体化的守法和执法也就不可能发生。

3. 法律的普遍约束力

法律在其制定或认可者权力管辖的范围内具有普遍约束力。任何组织或个人都不能违反法律，违法都应该承担相应的责任，包括受到法律制裁与处罚。即使是那些在法律上享有"特权"的组织和个人，也只能在法律的范围内享有法定的"特权"。任何超越法律的特权行为都为法律本身所反对。

4. 法律的明确公开性

法律都应该是明确且公开的。明确指法律的规定应该清楚明白且无歧义，便于人们遵守和执行。公开指法律应该为公众所知悉或能够知悉。这使法律具有了社会规范的意义，能够使人们普遍遵守、进行行为的评价及对自我行为的调整。另外，法律的公开明确也有利于司法的公开和公正。

5. 法律的权利义务性

法律都是以权利和义务作为内容。法律通过设定人们的权利和义务，告诉人们可以做什么，必须做什么，以及不能做什么，从而对人们提供具体的行为准则。这种行为准则比道德、宗教的规范更为严格、特殊。

（四）法律的作用

法律作为具有国家强制力和普遍约束力的行为规范，具有警示、指引、评价、预测、教育和强制等规范作用。

1. 警示作用

人们通过法律可以知道国家的发展目标、价值取向以及政策导向；可以知道什么是国家赞成的以及什么是国家反对的。它为影响人们的意志、是非观念及价值观提供了前提。

2. 指引作用

法律通过规定人们的权力义务以及违反法律应承担的责任来调整人们的行为。法律通过授予人们权力，给人们提供一个选择的机会，以鼓励人们从事法律允许的行为；通过规定法律义务，要求人们作出或抑制一定的行为，以防止人们作出违反法律的事情。

3. 评价作用

法律作为一种行为规范，是判断、衡量人们的行为合法与否的标准与尺度。这种评价作用与道德、宗教、习俗的评价作用的不同之处在于它具有比较突出的客观性及普遍的有效性。

4. 预测作用

根据法律的规定，人们可以预先估计到他们的行为将产生什么样的法律后果。

5. 教育作用

法律的实施会对人们的认识和行为产生重要的影响。法律的教育作用主要表现在两方面：首先，通过对违法犯罪行为的制裁可以教育违法者本人，也可以震慑和警示企图违法犯罪的人。其次，通过对合法行为的保护，可以给人们起到示范和鼓励的作用。

6. 强制作用

法律是以国家强制力作为后盾的，要求人们普遍遵守。它对任何违法犯罪行为都会进行制裁和惩罚，例如，对犯罪行为依照刑法处以管制等刑罚；对民事违法行为处以赔偿损失等。

（五）法律的分类

从不同的角度，根据不同的标准，法律可以分为若干不同的种类。

1. 成文法和不成文法

根据法律的创制方式和发展形式，法律可分为成文法和不成文法。成文法是指有权制定法律的国家机关，依照法定程序所制定的具有条文形式的法律文件，即规范性文件。因其为国家机关制定的，所以又称为制定法。不成文法是指国家机关认可的、不具有条文形式的习惯，因此又称为习惯法。因其不经国家机关制定，所以又称为非制定法。

2. 根本法和普通法

根据法律的内容、效力和制定程序，法律可分为根本法和普通法。根本法即宪法，它规定了国家制度和社会制度的根本原则，具有最高的法律效力，是普通法的立法依据。普通法泛指宪法以外的所有法律，它根据宪法确认的原则就某个或某些方面的问题作出具体规定，其效力低于宪法。

3. 实体法和程序法

根据法律规定的内容，法律可分为实体法和程序法。实体法是从实际内容上规定主体的权利和义务的法律，包括民法、刑法等。程序法是为了实体权利和义务的实现而制定的关于程序方面的法律，包括刑事诉讼法、民事诉讼法、行政诉讼法等。

4. 一般法和特别法

根据法律的空间、时间或对人的效力范围，法律可分为一般法和特别法。一般法是在一国领域内对全体居民和所有的社会组织普遍适用，且在它被废除前始终有效的法律，如民法、刑法。特别法是在一国的特定地域内，或只对特定的主体，或在特定的时期内有效的法律。

5. 国际法和国内法

根据法律的主体、调整对象和渊源，法律可分为国际法和国内法。国际法的主体主要是国家，调整对象主要是国家之间的相互关系，其渊源主要是国际条约和各国公认的国际惯例。国内法的主体主要是该国的公民和社会组织，调整对象是一国之内的社会关系，其渊源主要是制定国立法机关颁布的规范性文件。

6. 公法和私法

根据法律运用的目的，法律可分为公法和私法。凡以保护公共利益为目的的法律为公法；以保护私人利益为目的的法律为私法。目前公法与私法出现了融合的趋势。这种分类方法主要在资产阶级法律中得到广泛应用，对我国的法律体系也有一定的参考价值。

此外，法律还有其他的分类方法，如根据法律的调节手段不同，分为民事法、行政法和刑事法；根据法律所调节的社会关系不同，分为经济法、劳动法、教育法和卫生法等。在不同类型的法律中，民事法、刑事法及卫生法与护理实践关系密切。

（六）法律的几个基本范畴

1. 权利、义务、权力

权利、义务、权力是法律的核心范畴。权利是正当化的利益；义务是法律关系主体承担的责任，表现为必须依法作出某种行为或抑制某种行为；权力是合法确认和改变人际关系或处理他人财产或人身的支配力。

权利与义务二者是不可分的，权利处于主导地位。权利是目的，义务是手段；权利是义务存在的依据和意义；义务的设定在于保障人们的权利，同时必须以合法性和合理性为限度。权利与权力二者中，权利是本源的，权力是派生的。权力以权利为目的，权利是权力的界限。

2. 法律关系

法律关系是在法律规范调整社会关系人们行为的过程中所形成的，以权利、义务、权力为内容的特殊的社会关系。法律关系由主体、内容、客体所构成。法律关系主体是法律关系的参加者，即法律关系中权利、义务、权力的享有者和承担者。能够参与法律关系的主体包括公民、机构、组织和国家。法律关系内容是特定法律主体之间的权利义务关系以及权利和权力的关系。法律关系客体是法律关系主体之间权利、义务、权力所指向的对象，是将法律关系主体间的权利、义务、权力联系在一起的客观基础。没有客体为中介，就不可能形成法律关系。法律客体主要包括物质、人身、非物质财富及行为。法律关系的形成、变更和消灭需要具备一定的条件，其中最主要的就是法律规范和法律事实。法律事实包括法律事件和法律行为。

3. 法律行为

行为是法律调整的直接对象，是法律实现其价值功能的着眼点和立足点。法律行为是人们所实施的能够发生法律效力、产生一定法律效果的行为。这种行为可以是作为或不作为，作为是指积极行为，不作为指消极行为或抑止一定行为。法律行为可为分为合法行为与违法行为。

4. 法律责任

法律责任在广义上是指任何组织和个人都有遵守法律、依法行使法律所赋予的权利、履行法律所规定的义务，自觉维护法律尊严的义务和责任。狭义上是指由特定的法律事实所引起的对损害予以赔偿、补偿或接受惩罚的特殊义务，即违法者对违法行为或违约行为所应承担的法律后果。通常所说的法律责任是狭义的法律责任。法律责任的构成要素主要有责任主体、违法行为、损害结果、因果关系以及主观心态。法律责任必须和违法行为联系，如果没有违法，则不承担法律后果。法律责任由国家授权的机关依法追究，其他组织和个人无权行使此项职权。

5. 法律制裁

法律制裁包括刑事制裁、民事制裁、行政制裁及违宪制裁。刑事制裁指法院对于违反刑法的犯罪者所应承担的刑事责任而实施的刑罚。民事制裁指法院通过民事审判活动，依照民事法律规范，对违法的当事人依其应负的民事责任给予的强制性措施，包括停止侵害、消除危险、返还财产、修理更换、赔偿损失、支付违约金、恢复名誉、赔礼道歉等。行政制裁指国家行政机关对有关单位或个人因违反行政法规，依其所应承担的行政法律责任而实施的强制性措施，可分为行政处分、行政处罚和劳动教养。违宪制裁指依据宪法的规定，对违宪行为实施的一种强制性措施。其主要形式包括两种：通过事后审查，宣布同宪法相抵触的法律、行政法规、决定或命令、地方法规无效；罢免违宪失职的主要国家领导人。

阅读链接 4－1 【知识拓展】

民事责任、行政责任与刑事责任区别

1.法律依据和适应对象不同

民事责任是由民事法律规范规定或由当事人约定的，主要适用于违反民事义务的人；而刑事责任和行政责任主要适用于触犯刑律构成犯罪和违反行政法规的人。

2.目的和性质不同

民事责任的目的主要是对已经造成的权利损害和财产损失给予救济，使其恢复到未受损害的状态，表现出某种补偿性和恢复性；刑事责任和行政责任的目的则主要是通过对犯罪和行政违法行为人的惩戒和处罚，来达到一般预防的目的，表现出某种惩罚性和教育性。

3.责任方式即制裁措施不同

民事责任以财产责任形式为主，而刑事责任主要采取对犯罪分子的限制或剥夺权利的刑罚方式，行政责任主要采取对违反行政法规的人以拘禁或罚款等行政处罚或警告、记过等行政处分。

4.构成条件不同

民事责任以行为人有民事义务、并违反义务造成损害结果的事实为条件；而刑事责任和行政责任主要注重于其行为是否构成犯罪或违法以及主观上是否有故意或过失。

第二节　护理伦理

护理伦理学是研究护理道德的科学，主要研究护理道德的产生、发展和变化规律，以及护理人员在为服务对象、社会提供服务的过程中应遵循的道德原则和规范。护理伦理学运用一般伦理学原则和道德原则来指导护理实践、协调护理领域中的人际关系、分析和解决护理实践中的伦理问题。

一、护理道德的概念

护理道德是一种职业道德，是护理人员执业过程中应遵循的，根据护理工作的特殊性，以善恶为标准，用以调节护理人员与其他人员及社会之间关系的行为规范和道德意识的总和。它是在护理实践中逐渐形成的。

二、护理道德的意义和作用

护理工作是为了人类的健康、生命的延续服务的，护理人员的工作范围也由医院扩大到全社会。这不仅需要护理人员具备系统的护理知识，掌握精湛的护理技术，还需要具有崇高的护理道德情操。护理道德关系到了护理质量，也关系到了人类文明和社会的发展。其作用主要体现在以下几个方面。

（一）护理道德能够促进护理人员自身的修养

护理人员的自身修养包括政治素质、科学素质、心理素质和道德素质等方面。其中道德素质的完善是其他素质完善的基础和必要条件，而其他素质的完善又会促进良好道德素质的形成。护理工作者应该提高对护理道德的认识，在理解其本质的基础上，逐渐形成良好的护理道德。这不能仅仅停留在文明礼貌和服务态度上，更是要刻苦钻研，努力提高护理职业素质。

（二）护理道德有利于提高医院的工作质量

医院工作是一个整体，护理人员在其中占据了重要的位置。一个患者由入院到出院的各项处置都离不开护理人员的执行或配合。护理人员忠于职守，有高度的责任心和同情心，就会自觉严格执行医嘱和操作规程，使护理工作及时、准确，避免差错事故，使服务对象减轻痛苦、维持和促进健康。护理工作在医院整体工作中的作用和地位要求护理人员不仅要具备渊博的学识、精湛的技术，还要求护理人员具有高尚的道德。这样才能提高护理工作质量，促进医院工作质量的提高。

（三）护理道德有利于医院的管理

医院内的许多科室及部门的护理人员都承担着一定的管理工作。护理人员一方面要负责科室内部的环境，另一方面要负责物资、器械、药品、设备等的管理，还要负责每位患者的诊疗安排。这些都是保证医疗护理服务实施的物质基础。只有护理人员具有良好的护理道德，自觉地维护各项管理制度，积极地参与管理，才能使医院内的各项管理井井有条。

（四）护理道德能够促进护理学科的发展

护理学科的发展是大批优秀护理工作者的共同努力奋斗的结果。高尚的护理道德是护理人员勇攀护理科学高峰、忠实履行社会义务的内在动力。它能够促使护理人员树立起全心全意为服务对象谋健康、谋幸福的思想，促使他们忘我地献身于医疗卫生事业，献身于护理学科，从而推动护理学的发展。

（五）护理道德有利于促进社会主义精神文明建设

护理服务的对象是人，护理人员的言行都会引起服务对象的心理反应，进而影响护理人员与服务对象之间的关系。良好的护理道德能够促进护患之间的交流与信任，使服务对象处于最佳的心理状态。同时也可以使服务对象的家属受到感染和获得启迪，并传递到家庭、集体和社会，促进社会的精神文明建设和社会的安定团结。

三、护理道德的基本原则

护理道德的基本原则是指导护理的准则，是护士进行护理行为选择的主要依据。它主要包括无害（nonmaleficence）、有利（beneficence）、尊重（respect）、公正（justice）四个原则。

（一）无害原则

"无害"即不伤害，是指在采取医护措施时，应尽可能避免对患者造成心理、生理、精神等方面的伤害，更不能人为地造成伤害。简单地说，就是不要做有害于服务对象身心的事。"伤害"指的是造成本可以避免的损伤，不包括在一些诊疗护理过程中的一些不可避免的损伤，如手术的创伤、药物的不良反应等。另外，无害也包括不能将他人置于可能受伤害的危险情境中。

无害原则是以珍惜人的生命，尊重人的生命价值为前提的。因此，在护理工作中，护理人员应该做到不发生有意的伤害和造成不必要的经济损失。在工作中要仁慈、和蔼，决不可讽刺、挖苦、嘲笑，甚至责骂服务对象，否则就可能造成他们心理上的伤害。同时，在采取护理措施时，应根据具体情况对可能出现的损伤作出科学预测，采取防范措施，尽力使不可避免的损伤和经济负担减少到最低限度。

（二）有利原则

"有利"强调一切为服务对象的利益着想、避免或消除对服务对象的伤害，努力使服务对象多受益。另外，有利原则坚持公益论的原则，指在处理利益关系时，应坚持个体利益和群体利益兼顾，以群体利益为重；当前利益和长远利益兼顾，以长远利益为重；局部利益和整体利益兼顾，以整体利益为重。

在临床实践中，护理人员应该从维护服务对象的利益出发，尽量使其受益。一切诊疗护理措施必须以医学科学为依据，恰如其分地选择医护手段。在选择和实施的过程中，必须全面考虑及权衡给服务对象带来的利害得失，选择对服务对象受益最大、损伤最小、效果最佳的方案；对于得失不明的方案应谨慎使用。同时，要正确处理利益关系，把服务对象的利益放在首位，要首先考虑服务对象的健康和生命安危，想其所想，急其所急，做其所需。同时也应注意个人利益应服从集体、社会的整体利益，做到个人利益和社会利益的统一。

（三）尊重原则

"尊重"是指维护人的尊严，礼貌待人，不损害他人人格，以及维护和尊重每个人的权利。护理人员只有尊重服务对象的人格和权利，才能赢得他们的信赖和尊重，才能建立起密切的、相互配合的关系。在临床工作中，尊重原则主要体现在以下几点：

（1）尊重服务对象的人格、自主权或决定。

每个人都有自身的价值及人格尊严，都应受到护理人员的尊重。尊重服务对象的自主权，就是让其不受外界干扰、自由选择自己的决定及行动。自由决定指根据自己的价值观念，不受任何条件的制约、在掌握了充分的信息及资料后，有目的地做出决定。而自由行动则是在自由决定的基础上所采取的行动。因为服务对象最终要承担一切诊疗措施的结果。因此，作为一个有自主意识和行为能力的人，他们有权了解整个诊疗过程及各种诊疗护理手段，经过认真思考后作出选择。但当临床上由于客观环境的制约，导致一些人自主能力减弱或丧失自主能力时，如昏迷、严重智障者、婴幼儿等，不但不应该授予自主权，反而需要加以保护、监督与协助。

（2）得到服务对象的知情同意。

知情同意是指服务对象或家属在获得足够的信息，包括病情、诊疗过程、预后等相关信息，并完全了解的情况下，自愿地同意或接受某些诊疗护理措施。知情同意必须符合三个条件：一是服务对象必须对所接受的诊断、治疗或护理完全知情，了解其原因、方法、优缺点，以及可能出现的反应或副作用等；二是必须建立在完全自愿的基础上，没有任何他人的干预、暗示、诱导、欺骗或强迫；三是服务对象或家属是在完全清楚、有能力做出判断及决定的情况下同意的。同意是以知情为前提，以自主为条件的。只有在服务对象处于自由选择的地位、有同意的合法权利，对所作决定有充分的理解力和充分知识时，其知情才被认可。

（3）保守服务对象的秘密和隐私。

服务对象的秘密和隐私指在医护人员采集病史、体格检查及诊疗护理过程中所获得的有关其家庭生活、个人隐私、生理特征、不名誉疾病（如性病、艾滋病、精神病、生理缺陷等）、不良诊断和预后。服务对象由于健康需要，不得不将上述个人隐私和秘密让医护人员知道。医护人员有义务为其保守秘密。

（四）公正原则

"公正"（justice）就是在处理服务对象之间、服务对象与社会之间的利益关系时，要做到公平正直、合情合理。公正包括两方面内容，一是平等待人，二是公平合理分配卫生资源。公正的实质是平等，对服务对象一视同仁，不论他们的种族、肤色、年龄、职业、社会地位、经济状况、文化水平有何不同，不能厚此薄彼。医疗资源的公正合理分配首先是宏观分配方面的公正，指国家在全部资金或资源中按照合理比例分配给医疗卫生保健事业，以及在医疗卫生保健事业内部合理地分配到各个地区和各个部门。其次要做到微观方面的公正，指医护人员、医院和其他机构公正地做到确定哪些人可以获得以及可以获得多少卫生资源。要确定分配的优先顺序首先要依据医学标准，如服务对象的年龄、成功的可能性及预期的寿命等，应符合生命质量不断优化和提高的需要。其次要参照社会价值标准，如服务对象对社会的贡献等。

四、护理道德的范畴

护理道德的范畴指在护理实践中最普遍的道德现象、关系的概括和反映，是反映护理活动中最基本、最普遍的道德现象的基本概念。它受护理基本原则的制约，也是护理原则的具体化和必要补充。护理道德的基本范畴主要有权利、义务、情感、良心、审慎、保密、荣誉、幸福等。

（一）权利与义务

1. 权利

护理道德中的权利是指服务对象对医疗卫生事业享有的权力和利益，以及护理人员在护理工作中应有的权力和利益。其中服务对象的权利包括享有基本的医疗权、自主权或自我决定权、知情同意权、保密和隐私权以及监督权。护理人员则享有进行医学检查，对疾病作出诊断的权利；有在医疗护理工作中的自主权；有依法进行检查监督权；有自身的人格尊严、人身安全不受侵犯的权利。护士权利的实质是维护、保证服务对象医护权利和健康权利的实现。

2. 义务

义务是个人对他人、社会及集体应履行的道德责任和使命，其实质是一种客观的外在使命、职责和任务。在一定的社会环境中，个人为了维护其生存条件，就需要满足社会对个人提出的客观要求，并按规定为社会尽义务。因此，义务的内容直接反映了一定阶级、社会对人们行为的要求。

道德义务指人们在一定的内心信念和道德责任感的支配下，自觉履行对他人、对社会应尽的责任。护理道德中的义务，是指护理人员自觉地履行防病治病、救死扶伤，维护人们健康的道德责任。护理道德责任主要是为人们的健康负责，包括保持健康、预防疾病、恢复健康、减轻痛苦及临终过程中达到平静地死亡。护士在自觉履行道德义务中，自身道德境界也会得到不断的完善和升华。

（二）情感与良心

1. 情感

情感是人对周围客观事物所产生的内心体验的自然流露，是人们对客观事物和周围环境的一种感觉及所持态度的反映。这种体验于内的为感情，如爱、恨、亲、疏；表现于外的为表情，如喜、怒、哀、乐；体现于实践中的状态为情绪，如兴奋、激动、平静等。道德情感则是根据社会道德行为准则和规范评价自己或别人的言行所产生的心理反映，是个人道德意识的外在表现。

护理道德情感是护士根据一定的护理道德准则，在处理护患关系，评价护理行为时所产生的一种情绪体验。护理人员的道德情感，是对护理事业、对人们的健康所持的态度以及与其相联系的各种情感，这种情感产生于护理实践活动中，并在护理活动中发挥作用。护理人员在护理活动中应具有的道德情感包括同情感、责任感和事业感。这三种情感是层层递进的关系，是个体对自身控制能力的加强。只有具备了这三种情感，护理人员才能够努力做好护理工作，刻苦学习，奋发图强，勇于承担重任，为护理事业作出贡献。

2. 良心

良心是人们在履行对他人，对社会的义务过程中形成的对道德责任的自觉认识和自我评价能力，是一种内在的、被人们自觉意识到并隐藏于内心深处的使命和责任感。它不是外界强加给个人的，而是个人逐步形成的具有自觉性的内心活动，是人们对自己道德要求的集中表现。

护理道德良心是护理人员在护理服务中，对自己的职业行为负有的道德责任感和自我评价能力，是一定的护理道德观念、情感、意志和信念在个人意识中的统一。护理道德良心能够使护理人员表现出强烈的道德责任感，而且能使护理人员在行为选择和评价中起到重要作用。一个护理道德良心高尚的人，在任何情况下都会自觉履行自己的职责，选择最有利于服务对象的护理措施，及时调节、控制及评价自己的行为。决不做任何有损于服务对象的事情。

（三）审慎与保密

1. 审慎

审慎是周密谨慎的意思。护理道德的审慎是指护士在进行医疗护理行为之前的详尽周密思考以及行为过程中的小心谨慎。它是护士对服务对象和社会履行义务的高度责任心和事业心的具体体现，是每个护士不可缺少的道德修养。审慎的内容包括思想审慎、语言审慎和行为审慎。思想上的审慎通过语言和行为表现出来。语言的审慎要求护理人员在与服务对象交谈时应选用礼貌性、安慰性、鼓励性、解释性语言，切忌用冷言恶语刺激服务对象，影响其情绪。行为的审慎指在护理人员为服务对象进行各种诊疗护理措施过程中，都应全面、综合分析其病情、相关的各种因素以及变化情况，选择最佳的方案，实施细致周密的操作，达到最好的效果。护理工作非常琐碎，需要护理人员在护理过程中的各个环节做到审慎。这样才能帮助护理人员防止差错事故的发生。

2. 保密

护理道德的保密是指护士要保守服务对象的秘密和隐私，以及对其采取保护性措施。护理人员应保守的秘密包括三个方面：一是为服务对象保守个人的秘密，包括个人隐私、生理缺陷及不名誉疾病等。患者的隐私并不是患者愿意告诉医护人员的，而是因为治疗和护理的原因，为了生命健康这一更大的利益，而不得已放弃的。这种放弃的重要前提就是医护人员值得信任，会为服务对象保守秘密。二是对服务对象保守不宜透露给服务对象的医疗信息，如不良诊断（如恶性肿瘤）、预后（如病情危重）等。在服务对象没有心理准备时告诉其不良诊断或预后的信息会给他们带来严重的心理创伤。因此对于那些对病情毫无猜疑、心理承受力差的患者应注意保密；若患者有一定的思想准备，则应采取适当的方式告知患者。三是保守与国家利益密切相关的医疗工作秘密和医学科研工作秘密。

（四）荣誉与幸福

1. 荣誉

荣誉是指人们履行了社会义务，并对社会做出一定贡献之后，其行为的道德价值所受到的社会肯定与褒奖。荣誉包含两层含义：一是人们或社会对某种行为所给予的赞扬性客观评价；二是指个人对自己行为的社会价值的自我意识，是个人由于履行社会义务而产生的个人道德情感的满足与意向。这两个方面相互联系，相互影响。护理道德范畴的荣誉建立在维护服务对象健康利益基础上。只有立足于对服务对象的高度负责，努力为其服务，才能获得荣誉和奖赏。另外，由于护理工作是一个团体性工作，所以护理人员的荣誉是集体荣誉和个人荣誉的统一，对护理人员的行为有激励和评价的作用。

2. 幸福

幸福是人的主观感受，是感受和理解到实现了自己的理想和目的而引起的精神上的满足。幸福的关键在于人的志向和认识的目的。幸福生活包括是物质生活和精神生活两部分，精神生活高于物质生活的满足，幸福是物质生活与精神生活的统一。幸福是个人幸福和集体幸福的统一。集体幸福是个人幸福的基础，个人幸福是集体幸福的体现。幸福是创造和享受的统一。人们只有在改造世界的实践中才能体验到自身力量得以发挥的欢乐，才能体会到幸福感。

护理幸福是指在为服务对象健康服务的过程中，以自己辛勤劳动，实现从事护理事业的人生价值而感受的精神满足。它包括了对本职工作的喜爱、对荣誉的享受以及对自身价值、工作意义的体验。

五、护理道德规范

护理道德规范是在护理实践中的道德行为与道德关系的普遍规律的反映，是在基本原则指导下的具体行为准则，也是培养护理人员道德的具体标准。

（一）热爱本职，献身护理事业

热爱护理工作，树立牢固的职业自豪感和荣誉感，是护士积极进取、做好护理工作的动力源泉，是护士应有的首要的道德品质。护理工作是整个医疗卫生工作的重要组成部分。与医疗相比，护理工作的分工与侧重点不同，但最终目的都是为了恢复、维持、促进服务对象的健康。护理工作是高尚的、纯洁的、光荣的职业，值得广大护理工作者去热爱，这也要求护理人员树立牢固的事业心，不断进取，献身于护理事业。

（二）尊重关心服务对象

1. 尊重服务对象

这是建立良好的护患关系的前提与基础，也是护士最基本的道德品质。从尊重生命的角度讲，每个人都有被尊重的权利，人与人之间的关系是平等的，都应受到同等的尊重。对每一个人都要一视同仁，平等对待，尊重他们的人格、权利和生命价值。

2. 同情体贴服务对象

同情就是对服务对象的痛苦、不幸在思想感情上发生共鸣，急其所急，想其所想。在服务对象需要护理帮助时，护理人员应该理解、体贴，尽量满足他们的生理及心理上的需求，接触他们精神上的负担，使他们树立起战胜疾病的勇气。

3. 语言文明谨慎

语言是人们交流思想、情感的重要手段。俗话说："良言一句三冬暖，恶语伤人六月寒"。刺激、生硬的言语会引起服务对象不良的心理反应，易导致病情恶化、痛苦加剧或病程拖延，因此是应该避免的。护理人员对服务对象的语言应该是亲切、文明的。护理人员应注意运用安慰性、鼓励性语言，以起到辅助性治疗的目的。另外，在与服务对象的沟通中，护理人员应注意语言的科学性，注意保密性原则，谨慎言语，不要随便泄露服务对象的秘密，以免对服务对象造成不必要的伤害。

4. 举止端庄大方

在护理工作中，服务对象往往根据医护人员的言谈举止来体验和判断医护人员对他们的态度和感情。护理人员的一举一动都会影响护患之间、护士之间、医护之间，以及护士与社会各类人员之间的关系，进而会影响护士自身形象和医院形象。因此，护理人员应注意衣着整洁、精神饱满、表情和蔼、举止端庄文雅、稳重大方；在工作中操作规范；对于紧急情况的处理应沉着冷静、有条不紊。这样会使服务对象感受到尊重、安全和信任，以利于恢复及促进服务对象的健康。

5. 维护服务对象的利益与安全

护理工作是为服务对象提供护理和保护，因此，护理人员应尽量维护服务对象的利益与安全。首先需要维护服务对象的合法利益，其次应防止服务对象出现意外损伤等情况，确保其安全。

（三）工作审慎无误，技术精益求精

1. 认真负责，任劳任怨

护理工作直接关系到人的健康与生命，要求护理人员具有高度的责任感，将患者的安危放在首位。护理工作的任何疏忽大意都可能损害患者的身心健康，甚则危及患者的生命。因此，护理人员在工作中要具有审慎的工作态度和严谨的科学作风，认真负责，一丝不苟，仔细周密，严格执行各种规章制度的操作规程，严防任何差错事故的发生。

护理人员是医疗卫生工作中与患者接触时间最多、最长的人，最容易也最早发现患者病情的变化。因此，护理人员应时刻关注患者病情的变化，善于发现问题，正确判断，及时、有效地处理问题，使患者早日康复。

另外，护理工作繁杂、琐碎，需要满足患者的各种需要。为了更多地帮助服务对象，护理人员就需要不计个人得失，不辞劳苦，不怕脏累，不厌其烦地做好各项工作。

2. 勤奋学习，积极进取

精通的业务、精湛的技术是护士应具有的基本素质。熟练掌握护理业务知识和各项护理操作技能，做到精益求精，是护理工作所必需的。现代科学技术日新月异，护理知识和技术也迅猛发展。这些使护理工作的内容和范围不断扩大，对护理人员的知识和能力要求也较之前提高。要胜任这些护理业务工作，就需要护士不断学习，扩充知识量，优化和完善现有知识结构，掌握新的护理技能，从而适应护理科学的发展与进步。

3. 互尊互助，团结协作

在医院工作中，护理部门和其他科室既有分工又有协作，相互间联系紧密，互不替代。在医疗护理服务中，医护人员共同努力和密切协作才能有益于服务对象的治疗、预防和康复。要更好地为服务对象服务，就需要护理人员处理好医护、护技、护患之间的关系，树立整体观念，顾全大局，相互理解，相互尊重，相互支持，团结协作。同时，为了防止差错、事故的发生，护士和其他医务人员之间还应该互相制约，互相监督，及时提醒。

4. 廉洁奉公，遵纪守法

护理人员应全心全意地服务于服务对象。在护理工作中，护理人员应廉洁奉公，不能乘人之危利用职务之便谋求个人的私利。在防治疾病和护理的过程中，如发现损害患者利益和安全的非道德行为、严重的失职行为和不法行为，护理人员应提高警惕，挺身而出予以制止，维护服务对象的合法权益。注意充当患者的代言人及保护人，主持公道，并坚决抵制有损于服务对象合法权益的事。

第三节 护理法律

在护理人员对服务对象实施护理的过程中，无时不在与服务对象的权益打交道，因此存在着许多现实的和潜在的法律问题。护理人员应学习法律相关基本知识，以确保护理行为符合法律规范的要求，避免医疗纠纷的发生。应用法律等规范手段对各种护理活动进行调整和规范，不仅是法制建设的需要，而且是护理专业自身发展的需要。

一、医疗卫生法规

医疗卫生法规是由国家制定或认可的，并由国家强制力保证实施的关于医疗卫生方面的法律规范的总和，是我国法律体系的一个重要组成部分。其宗旨是调整和保护人体健康活动中形成的各种社会关系。它通过对人们在医疗活动中各种权利与义务的规定、调整和确认，以保护和发展各种良好的医疗法律关系和科学的医疗卫生秩序。

医疗事故法是医政法规的一部分。它使我国对医疗事故的处理走上了规范化、法制化的轨道，对于保障患者和医疗人员的合法权益，维护医疗秩序，保障医疗安全具有重要意义。

1. 医疗事故的定义及构成要素

医疗事故指医疗机构及其医务人员在医疗活动中，违反医疗卫生管理法律、行政法规、部门规章和诊疗护理规范、常规，造成患者人身损害的事故。

医疗事故的主体必须是取得合法资格的医疗机构或医务人员；医疗事故是在医疗过程中发生的，是由医务人员的过失造成的；构成医疗事故的行为必须是违法的，且造成了法定的不良后果，行为与后果之间必须有直接联系。

临床工作中，以下一些情况不属于医疗事故：

（1）紧急情况下为抢救垂危患者生命而采取紧急医学措施造成不良后果；

（2）在医疗活动中由于患者病情异常或患者体质特殊而发生不良后果；

（3）在现有医学科学技术条件下，发生无法预料或不能防范的不良后果；

（4）无过错输血感染造成不良后果；

（5）因病方原因延误治疗导致不良后果；

（6）因不可抗拒的力量造成不良后果。

2. 医疗事故的分级

为了科学划分医疗事故等级，正确处理医疗事故争议，我国根据《医疗事故处理条例》，制定了医疗事故分级标准。根据患者受损害的程度，医疗事故可分为四个等级。

（1）一级医疗事故：造成患者死亡、重度残疾，可分为甲、乙两等。

（2）二级医疗事故：造成患者中度残疾、器官组织损伤或严重功能障碍，可分为甲、乙、丙、丁四等。

（3）三级医疗事故：造成患者轻度残疾、器官组织损伤或一般功能障碍，可分为甲、乙、丙、丁、戊五等。

（4）四级医疗事故：造成患者明显人身损害的其他后果。

3. 医疗事故的处理

当发生或发现医疗事故时，医疗机构应对其正确处理。

（1）医疗事故的报告。医务人员在医疗活动中发现医疗事故、或可能引起医疗事故的医疗过失行为及发生医疗事故争议时，应逐级报告。医疗机构的专（兼）职管理人员接到报告后，应立即进行调查、核实，并将有关情况如实向机构负责人报告，同时向患者通报、解释。发生重大医疗事故，如导致患者死亡或可能为二级以上的医疗事故等，医疗机构应当在12小时以内向所在地卫生行政部门报告。

（2）医疗事故的技术鉴定。发生医疗事故的双方当事人协商解决医疗事故争议，需进行医疗事故技术鉴定时，应共同书面委托医疗机构所在地负责医疗事故技术鉴定工作的医学会进行医疗事故技术鉴定。鉴定由负责组织医疗事故鉴定工作的医学会组织专家鉴定组进行。鉴定组专家依照相应法律法规，运用医学科学原理和专业知识，独立进行医疗事故技术鉴定。

在鉴定过程中，需要根据所提供证据进行评判。在一般的诉讼中，应该由诉讼当事人对其主张的事实提供证据，即原告应当证明其提出的诉讼请求所根据的事实，被告对答辩所依据的事实有举证责任。但是在医疗事故的鉴定中，考虑到举证的难易程度以及对弱者的保护，需要举证倒置。举证倒置就是指当事人提出的主张，由对方当事人否定其主张而承担的一种举证分配形式。根据最高人民法院《关于民事诉讼证据的若干规定》第四条：因医疗行为引起的侵权诉讼，由医疗机构就医疗行为与损害结果之间不存在因果关系及不存在医疗过错承担举证责任，即属于举证倒置。在医疗行为与损害结果的因果关系中，医疗机构及其医务人员要通过举证来证明自己无医疗过错。

（3）医疗事故的解决。医疗事故的解决方式有三种，包括协商处理、卫生行政部门处理和法院诉讼。医疗事故的民事争议可以由医患双方平等、自愿、协商解决，这种方式较常用。若双方不愿协商或协商不成，可以向卫生行政部门提出调解申请。调解时，应遵循双方自愿原则进行。若双方协商不成或调解不成，可以直接向人民法院提起民事诉讼。诉讼是解决医疗事故赔偿等民事责任争议的最终途径。

（4）医疗事故的赔偿与处罚。医疗事故的赔偿，应当考虑医疗事故等级、医疗过失行为在医疗事故损害后果中的责任程度、医疗事故损害后果与患者原有疾病状况之间的关系。赔偿费用实行一次性结算，由承担医疗事故责任的医疗机构支付。卫生行政部门可根据医疗事故的等级和情节给予发生医疗事故的医疗机构警告；情节严重者，限期停业整顿或吊销执业许可证；对于负有责任的医务人员依法给予处分或追究刑事责任。

4. 医疗事故中医疗过失行为责任程度

医疗过失行为责任依其程度可分为完全责任、主要责任、次要责任和轻微责任。完全责任指医疗事故损害后果完全由医疗过失行为造成；主要责任指医疗事故损害后果主要由医疗过失行为造成，其他因素起次要作用；次要责任指医疗事故损害后果主要由其他因素造成，医疗过失行为起次要作用；轻微责任指医疗事故损害后果绝大部分由其他因素造成，医疗过失行为起轻微作用。

二、护理法

护理工作必须在法律规范的范围内开展，这就要求护理行为必须有法可依，而且护理人员必须学法、守法和用法。护理法是由国家制定或认可，并以国家强制力保证实施，旨在维护公民健康，涉及护理职业活动、护理人员管理的法律法规的总和。

（一）护理法的种类

护理法规基本上可以分为以下几类：

（1）由国家主管部门通过立法机构制定的法律法令。这类护理法可以是国家卫生法的一部分，也可以是根据国家卫生基本法制定的护理专业法。

（2）根据卫生法，由政府和地方主管部门制定的法规。这类护理法包括各种与护理相关的法规条款。对违法的护理行为，公众有权依据这些条款追究护理人员的法律责任。

（3）专业团体的规范标准，即由政府授权护理专业团体如中华护理学会，根据法律所制定的各种护理标准及操作规范和护理实践的规定、章程、条例等。它清楚地向公众表达了护士在法律上能做什么，不能做什么，各种操作应该如何去做，其规范要求是什么等。

（4）工作机构的有关要求、政策及制度。

各级医疗机构一般都有针对护理工作的详细而具体的规章制度，包括护理工作规范要求和护理标准手册。护士应熟知自己工作单位的要求、政策及制度，并严格按照护理标准实施护理。

以上各类护理法中，专业团体的规范要求、工作机构的有关政策及制度不具有正规的法律权威，但这些条款是保证护士及公众合法权益的依据之一，具有一定的法律效应。

（二）护理法的基本内容

护理法的基本内容包括总纲、护理教育、护理人员注册、护理服务四个部分。

（1）总纲，主要阐明护理法的法律地位、护理立法的根本目标、护理立法程序、护理工作宗旨等内容。

（2）护理教育部分，包括护理教育种类、专业设置、审批程序、办学标准、护生入学条件、学习考试程序等一整套与护理教育有关的内容。

（3）护理人员注册部分，包括有关护理人员注册种类、机构、注册程序、授予资格等详细规定。

（4）护理服务部分，包括护理人员的分类、职责范围、权利义务、管理系统、各专业工作规范等，也包括对违反规定人员的处理程序和标准等。

（三）护理工作的法律依据

每个护理人员都应准确地了解其职责的法律范围，熟知各项护理工作的原理及效果，并应明确哪些工作自己可以独立执行，哪些工作必须在医生的指导下进行，以防止产生法律纠纷。护理工作中的法律依据包括以下几个方面。

1. 执业考试与执业注册制度

取得执业证书，进行执业注册是护士从事护理工作的前提。该制度的目的是加强护士管理，提高护理质量，保障医疗和护理安全，保护护士的合法权益。护士执业考试合格即取得护士执业的基本资格，之后必须经过注册才能成为法律意义上的护士，履行护士的义务，并享有护士的权利。如果没有执业证书，就对患者进行护理，造成患者严重损害者，应承担一定的法律责任，同时雇主也要承担相应的法律责任。

2. 护理质量标准

护理质量标准清楚地限定了护士职责的法律范围，明确了护士在进行护理时的法律标准。护理质量标准一般来源于各类护理法规。护理人员必须明确自己的法律责任。如果护士在执业过程中违反医疗护理规章制度及技术规范，则由卫生行政部门视情节予以警告、责令改正、中止注册直至取消注册。若护士没有严格执行质量标准，其行为造成患者严重人身损害，构成医疗事故，则要根据情节的轻重而受到法律的制裁。

三、护理工作中的法律问题

随着法律意识的提高，人们更加注重保护自身的权益。每个护理人员都应该更加熟知国家法律，以便自觉地遵纪守法，保护公众及自身的合法权益，维护法律尊严。

（一）护理人员的法律责任

护理人员在执业中必须遵守职业道德和医疗护理工作的规章制度及技术规范，正确执行医嘱，观察患者的身心状态，对患者进行科学的护理。同时，在实践工作中，护士有承担预防保健工作、宣传防病治病知识、进行康复指导、开展健康教育、提供卫生咨询的义务。护理人员依法履行职责的权利受法律保护。

1. 处理及执行医嘱

医嘱是护士对患者实施评估及治疗的法律依据。在处理医嘱时，护士要用负责的态度和专业知识对医嘱仔细核查，确信无误后，准确及时地执行医嘱。随意篡改医嘱或无故不执行医嘱均属违法行为。在执行医嘱时，护士应熟知各项医疗护理常规、各种药物的作用、副作用及使用方法等。若对医嘱有疑问，护士应向医生询问以证实医嘱的准确性；若发现医嘱有明显的错误，护士有权拒绝执行；若护士向医生指出了医嘱中的错误后，医生仍执意要求护士执行医嘱，护士应报告护士长或上级主管部门。如果护士对明知有误的医嘱不提出质疑，或由于疏忽大意忽视了医嘱中的错误，因此造成的严重后果，护士与医生共同承担法律责任。

为了保护患者和自己，护士在执行医嘱时还应注意：① 患者病情发生变化时，护士应及时通知医生，并根据自己的专业知识及临床经验判断是否应暂停医嘱；② 患者对医嘱提出疑问时，护士应核实医嘱的准确性；③ 慎重对待口头医嘱。一般不执行口头或电话医嘱。在急诊等特殊情况下，必须执行口头医嘱时，护士应向医生重复一遍医嘱，确信无误后方可执行。在执行完医嘱后，应尽快记录医嘱的时间、内容、当时患者的情况等，并让医生及时补上书面医嘱；④ 慎重对待"必要时"等形式的医嘱。

2. 实施护理操作

在护理工作中，护理人员可能独立完成操作，也可能委派他人实施。独立完成护理活动时，应明确自己的职责范围及工作规范。若超出自己职能范围或没有遵照规范要求进行护理，而对患者造成了伤害，护士负有不可推卸的法律责任。委派别人实施护理时，委派者应做到心中有数，须明确被委托人有胜任此项工作的资格、能力及知识。否则，由此产生的后果，委派者负有不可推卸的责任。

3. 临床护理记录

在医疗纠纷案件中实行举证倒置，医疗机构需要承担一定的举证责任。因此，如何保全和提供证据，防范可能出现的医疗纠纷也是护士必须面对的问题。在出现医疗纠纷时，病案将作为原始记录成为法律部门进行技术鉴定、司法鉴定、判断是非、分清责任的法律依据，临床护理记录也是判断纠纷性质的重要依据。因此，在记录时应做到及时、准确、无误、完整。各种护理记录的书写应该工整、清晰，在书写过程中出现错字，应用双划线划在错字上，不能采用刮、粘、涂等方法掩盖或去除原来的字迹。若抢救急危患者未能及时书写病历的，应在抢救结束后 6 小时内及时补记，并就此情况加以说明。任何丢失、隐匿、篡改、添删、伪造或销毁原始记录的行为，都是非法的。

4. 毒麻药品及物品管理

麻醉药品主要指杜冷丁、吗啡等药物。临床上限用于术后、晚期癌症及一些危重患者的对症治疗。这类药物应由专人锁于专柜内负责保管。护士只能凭专用医嘱领取及应用这些药物。手术室及一些病房为及时用药可能常备有这类药物。若护士私自将以上药物窃取、盗卖或自己使用，则会构成贩毒、吸毒罪。因此，医院及管理者应对这类药物加强管理，并对护士进行法制教育，使护士不要以身试法。

此外，护理人员在工作中还接触各种医疗用品和设备，负责保管、使用病房的物品，或保管患者的一些物品。若护士利用职务之便，将这些物品据为己有，情节严重者，可被起诉犯有盗窃公共财产罪。

5. 患者入院与出院

护士接收患者入院的唯一标准是病情的需要。当护士接待急需抢救的危重患者时，应以高度的责任心，全力以赴地创造各种抢救条件，配合医生及其他医务人员对患者实施救治。若护理人员拒绝、不积极参与抢救或工作拖沓导致患者致残或死亡，就可能被起诉，以渎职罪论处。

多数患者病情好转或痊愈后会根据医生的建议出院，护士应严格按照医院的规章制度办事。也有少数患者拒绝继续治疗而自动要求出院，护士应做耐心的说服工作。若患者或其法定的监护人执意要求出院，则应该让患者或其法定监护人在自动出院一栏上签字，同时做好护理记录。对于未付清住院费用而想擅自离院的患者，护士应配合院方，合法扣留患者，同时向司法部门汇报，请司法部门协同处理。

（二）护生的法律责任

护生在进入临床实习前，应该完全明确自己的法定职责范围，并严格依照学校及医院的要求和专业团体的规范操作制度进行护理工作。只有在专业教师或执业护士的严密监督或指导下，护生才能对患者实施护理。否则，护生擅自行事并造成患者的损害时，应为自己的行为承担法律责任。

带教护士对护生负有指导和监督的责任。由于给护生指派的工作超出其能力范围，而发生护理差错或事故，带教护士应负主要的法律责任，护生自己负相关的法律责任，其所在的医院也应负相应的法律责任。

（三）患者死亡的相关法律问题

1. 患者遗嘱的处理

当护士被作为患者死前遗嘱的见证人时，必须明确以下程序：应有 2～3 个见证人参与；见证人必须听到或看到，并记录患者遗嘱的内容；见证人应当场签名，证实遗嘱是该患者的；遗嘱应该有公证机关的公证。另外，护士在作见证人时应注意到患者的遗嘱是在其完全清醒、有良好的判断及决策能力的情况下所立的；并应该对患者当时的身心情况等加以及时、详细准确地记录，以防以后发生争端时，对其法律价值做出合理公正的判断。如果护士本人是遗嘱的受惠者，应在患者立遗嘱时回避，且不能作为见证人，否则会产生法律及道德上的争端。

2. 患者尸体处理及有关文件记录的书写

患者死亡后，护士应填写有关卡片，作好详细准确的记录，特别是患者的死亡时间，并依常规做好尸体料理。若患者生前同意尸检或捐献自己的遗体或组织器官，应有患者或家属签字的书面文件。若患者在紧急情况下住院，且死亡时身旁无亲友，则其遗物应在至少有两人在场的情况下加以清点、记录，并交病房负责人妥善保管。

3. 安乐死

目前，世界上仅有少数国家的法律允许实施安乐死。在我国，安乐死的问题还缺乏全国性立法条件，法律并没有对安乐死做出明确规定。根据法理学的逻辑分析，实施安乐死的行为符合"故意杀人罪"。我国现行《刑法》第 232 条以概括性的条款规定了故意杀人罪，认为只要不是依法剥夺他人生命权利的行为，均构成故意杀人罪，安乐死也不例外。因此，在国家未颁布安乐死法规的情况下，不论有无医嘱，护士均不能对患者实施安乐死。

阅读链接 4 - 2 【案例分享】

中国首例安乐死案件

1987 年 6 月，陕西省第三印染厂职工王明成之母夏素文因"肝硬化腹水、肝肾脑病"在汉中市传染病医院住院。在住院期间病情加重，痛苦万分，多次昏迷。王明成得知母亲治愈无望后，为了让母亲少受痛苦，请求医院予以"安乐死"，未得到院方允许。他随后找到主管医生蒲某，要求施用某种药物，让其母亲无痛苦地死亡，再次遭到拒绝。但在他再三要求并表示愿意签字承担责任后，蒲某给夏素文开了 100 mg 氯丙嗪（冬眠灵）。夏素文在 2 次接受总量为 175 mg 氯丙嗪后 14 小时死亡。王明成与蒲某被检察机关以故意杀人罪提起公诉，经高法审议后无罪释放。17 年后，胃癌晚期的王明成不堪病痛折磨，提出为自己实施"安乐死"被拒绝，在病榻上挣扎了 2 个月之后逝世。

（四）护理行为相关的法律问题

1. 侵权与犯罪

侵权指侵害了国家、集体、或者侵害了他人的财产及人身权利，包括生命权、隐私权、名誉权、知识产权等，而给他方造成损失的行为。由于护理行为具有一定的侵袭性，操作者的行为失误极易导致患者生命、健康受到损害。虽然这些行为不能构成受刑法惩处的特征，但已构成侵权。因此，护理工作中会有潜在的侵权行为发生，护理人员应在工作中约束自己的行为，尽职尽责地为患者服务。侵权行为可通过民事方式，如调解、赔礼、赔物及赔款等方式来解决。另外，在护理工作中有一些情况不属于侵权，如为了检查治疗需要，对患者实施隔离或限制患者的饮食或活动范围。这种情况容易被误认为侵权，护士必须耐心细致地向患者解释工作。

阅读链接 4-3 【知识拓展】

侵权行为的概念

侵权行为的概念有狭义和广义两种观点：狭义的侵权行为以过错为核心确立，也就是说，侵权行为是一种行为人实施的过错行为。广义的侵权行为认为侵权行为是产生责任的根据，但侵权行为不仅仅指因行为人过错而导致的侵权行为，还包括基于法律的规定而产生的责任。从广义上来理解，侵权行为不仅包括过错行为责任，还包括行为人依据公平原则产生的责任和无过错责任，这种责任也是法律制度规定所产生的。我国《民法通则》第 106 条第 2 款、第 3 款规定："公民、法人由于过错侵害国家、集体的财产，侵害他人财产、人身的，应当承担民事责任。没有过错，但法律规定应当承担民事责任的，应当承担民事责任。"从该规定来看，既包括了因过错产生的责任，也包括了非过错责任。可见我国《民法通则》采纳了广义的侵权行为概念。

犯罪是危害社会，触犯国家刑律，应当受到法律惩处的行为。犯罪可根据行为人主观心理状态的不同而分为故意犯罪和过失犯罪。故意犯罪是明知自己的行为会造成危害社会的结果，并且希望或放任这种结果发生，因而构成犯罪。过失犯罪是应当预见自己的行为可能发生危害社会的结果，因疏忽大意而没有预见、或已经预见而轻信能够避免，以致发生不良后果而构成犯罪。例如注射青霉素的过敏反应可导致死亡，护士必须在注射前给患者做皮试。如果护士过于自信而没有给患者做皮试，导致患者的死亡，则属犯罪。犯罪行为的处理既有民事、也有刑事的方式。

侵权行为可能不构成犯罪，但犯罪必然有对被害人合法权益的严重侵害。有时在同一护理活动中，侵权行为与犯罪可能同时存在，区分两者的关键是对护理行为的目的及结果的准确鉴定。

2. 疏忽大意与玩忽职守罪

疏忽大意的过失是指行为人应当预见自己的行为可能发生危害社会的后果，但因疏忽大意而没有预见，以致发生危害社会的后果。玩忽职守罪指国家工作人员违反工作纪律、规章制度、擅离职守、不尽义务，严重不负责任，以致公共财产、国家和公众利益遭受重大损失的行为。护理人员如在工作中不专心细致就可能发生差错过失，若这种过失给患者带来的损失和痛苦并不严重，未构成法律上的损害，则属于失职，不构成犯罪；但若因护士疏忽大意而使患者残废或死亡，即犯有玩忽职守罪及医疗事故罪。合格的护士应具备良好的素质，要承担与护士相适应的注意义务、预见义务和危险回避义务的职责。避免疏忽大意发生的关键是加强责任心，培养良好的职业道德，提高专业水平。

3. 收礼与受贿

受贿罪是指国家工作人员利用职务上的便利，为行贿人谋取私利，而非法索取、接受其财物或不正当利益的行为。构成受贿罪必须具有两个特征，一是行为人必须是国家工作人员，二是行为人利用职务上的便利，为行贿人谋取利益，而有非法索取、接受其财务或不正当利益的行为。护理人员应提倡奉献精神，不能借工作之便谋取额外报酬。若护士主动暗示并向患者索要红包则犯了受贿、索贿罪。但若患者在病愈后，出于对护士优良服务的感激之情而赠送一些纪念物品，不属于贿赂范畴。

四、护理工作中法律问题的防范

因为护理工作关系到公众的健康，不能等到出现法律问题以后再进行解决，而是应该防患于未然。护理工作中法律问题的防范应该注意加强护理人员的法律意识，让护理人员依法护理，同时开展护理职业保险。

（一）加强法制观念

在临床工作中，护理人员必须做到懂法、知法、守法，明确自己在工作中的法律责任，充分认识到护理行为时刻都受到法律的制约，任何对患者合法权益的损害，都要承担相应的法律责任。这就要求护理人员需要不断学习法律知识，掌握护理相关法律的知识及内容，明确法律与护理工作的关系，不断强化法制观念，从而更好地保护护患双方的合法权益。

（二）依法护理

在强化法制观念的基础上，护理人员应该将掌握的法律知识应用到护理实践中去，依法从事护理服务工作，准确履行护理人员职责。

1. 加强护理管理

医院护理主管部门应加强职业资格审核，尽可能合理编制人员，同时加强对护理人员法律意识的培训。管理者应按国务院卫生主管部门规定的配备标准合理配置护理人员，在杜绝无证上岗的同时减少护理人员超负荷工作状态，使护理人员全身心投入到工作中去，将安全隐患最大限度地消除。同时，可收集整理相关法律知识，汇编成册，采取多种形式，培训护理人员学习相关法律。培训过程中应把管理者列为重点学法对象，以点带面辐射到医院管理的各个层面。

2. 尊重服务对象的合法权益

在护理工作中应尊重服务对象的各种权利，包括隐私权、知情同意权、选择权等。护理人员在做任何操作时都必须履行告知义务,在服务对象同意的情况下进行。若服务对象不接受则应尊重其意见,同时在病历中以文字的形式记录下来。

阅读链接 4 - 4 【知识拓展】

患者权利法的起源及发展

患者权利运动始于 1789 年法国大革命时期。随着经济的发展和社会的进步,人们的权利意识逐步增强。1963 年,英国成立了患者协会,积极维护患者权利。1972 年,美国医院协会制定了《患者权利法案》,规定患者有 12 个方面的权益,后来增加到 19 条。1974 年,美国卫生、教育、福利部颁发了《患者权利法》。1978 年 7 月,新西兰制定了《患者权利与义务守则》。1981 年,世界医学会在葡萄牙召开第 34 届大会,通过了《患者权利宣言》。此后,许多国家纷纷通过专门立法来保护患者权利。

我国有许多法律、法规体现了对患者权利的保护,如《中华人民共和国宪法》、《中华人民共和国消费者权益保护法》、《中华人民共和国医务人员医德规范及实施办法》等,但尚缺少一部专门的患者权利法。

---

3. 规范护理行为

护士在工作中应严格执行专业团体及工作单位的护理操作规程及质量标准要求,依法执业,持证上岗。在工作过程中不断学习,以掌握最新的护理操作规程及质量标准,保证患者安全。对医嘱有疑问及时提出和报告,遇到疑难问题及时请教汇报,不擅自处理,以防止法律纠纷的发生。另外,在工作中应控制关键环节,随时纠正工作中的不足,避免和杜绝护理缺陷及差错发生。

4. 促进信息沟通

护理人员应经常与服务对象、医生、其他护理人员及有关医务人员互相沟通。这样才能建立起良好的护患、医护关系,并及时准确地交流与护理有关的情况及资料。在交流过程中可及时澄清一些模糊不清的问题,确保患者的安全,获得服务对象的理解与支持,减少法律纠纷的产生。

5. 做好护理记录

全面、准确的护理记录在保护患者和医务人员切身利益的同时,也给解决医疗纠纷提供依据。护士应及时、全面、真实、客观、准确地作好各项护理记录。每一次护理行为都可能成为一个证据,医疗事故的举证责任倒置也要求护理人员作好客观、翔实的护理记录,使护理人员能够用确凿的证据为自己辩解。

(三) 职业保险

职业保险指从业者定期向保险公司交纳保险费,一旦其在职业保险范围内发生责任事故,则由保险公司承担对受损害者的赔偿。如果护士参加职业保险,保险公司即在规定的范围内为护士提供法定代理人,在败诉后代护士向受害人支付赔偿金,可减轻护士的经济损失。职业保险是护士保护自己从业及切身利益的重要措施之一。它虽然不能完全消除护士在护理纠纷或事故中的责任，但在一定程度上可以帮助护士减轻事故对护士所造成的负担。目前世界上大多数国家的护士都参加这种职业责任保险，但我国医疗卫生界目前尚未开始相关的工作。

法律是强化护理管理，使护理专业走向法制化、规范化、科学化发展的重要保证。护士除了应该具有高度的责任心、优良的服务态度、过硬的技术水平、敏锐的观察力和应急处理能力外，还应熟知国家的法律条文，主观上强化法律意识，认识到护理工作中特殊的法律问题，以法律为依据，严格要求自己，以减少和杜绝护理医疗纠纷的发生，维护服务对象及自身的正当权益。

第二部分

教育技能篇

第五章　职业护理教育概述

▼**学习目标**

识记

（1）正确陈述职业护理教育教师的特点。

（2）正确陈述职业护理教育学生的特点。

理解

（1）举例说明不同类型职业护理教育的人才培养目标。

（2）理解职业护理教育的管理体系。

（3）举例说明职业护理教育的现状及发展趋势。

应用

（1）为不同类型职业护理教育的学生制定合理的课程设置计划。

（2）为不同类型职业护理教育的学制定合理的临床实践教学计划。

职业护理教育（vocational nursing education）是职业教育的一种形式，也是职业技术教育的重要组成部分。职业护理教育作为国内护理教育的唯一形式，以其周期短、适应性强、见效快等优势及特点，为各级医院、基层医疗单位培养了大批实用型护理人才，在国内护理事业的发展中发挥了重要作用。

阅读链接 5 - 1　【开卷有益】

德国人的职业教育

德国的青年中，只有 30% 的适龄青年上大学，而且在大学时期一般要淘汰近三成。因此，德国学生从初中毕业后，就开始分流：一部分有志于上大学的学生进入普通高中再学习 4 年，一直读到 13 年级，直接升入大学学习。另外一部分有志于技工等工作的学生，则进入职业学校，再读 3 年后就业。

这部分在职业学校就读的学生入学后，要签订两份合同：第一份是与学校签的培训合同，有效期 3 年。合同规定经过 3 年的培训，学生应达到什么水平；第二份合同是德国学生同政府签订的合同，终身有效。这份合同是这些技校学生给政府的承诺，保证遵守职业道德，而德国政府则尽力为这些毕业生提供就业的机会。国家也会在 1 年或者 2 年之后，根据个人的工作情况，看是否有违反职业道德，看是否取消这份合同。如果工作优秀，没有违犯职业道德，则会在续签的合同中说明，如果有违反也会在合同中说明，如果严重，则会取消这份合同。和国家签订合同，从德国的职业教育建立之初就一直存在。在德国要进入一家企业工作，和国家签订的这份合同是必不可少的，而良好的合同记录则是升职、加薪的必备条件。

第一节　现代职业护理教育师生特点

职业护理的教师与学生是职业护理教育活动中两个重要的因素，职业护理教育过程主要是师生相互作用的过程。在此过程中，学生是学习的主体，教师通过与学生的交流与沟通，有目的、有计划地引导学生朝着教育目标所要求的方向发展。因此，研究职业护理教师与学生的特点是提高职业护理教育质量的关键。

一、职业护理教育教师的特点

教师是接受一定的社会委托，向学生传授知识和技能，发展学生的智力和体力，以对学生身心施加影响为主要职责的人。职业护理教育中，教师是教育活动的直接组织者和实施者。在整个教学过程中，教师不仅在传授专业知识上起主导作用，同时对学生道德品质的培养、人生价值观及生活观念的形成具有深刻的影响。职业护理专业教师的素养、职业角色意识、所具备的教学能力等，都制约着其主导作用的发挥。

> **阅读链接 5 - 2　【寓言与感悟】**
>
> **用"唤醒术"回归教育的本意**
>
> 苏格拉底的父亲是一位著名的石雕师傅。在苏格拉底很小的时候，有一次他父亲正在雕刻一只石狮子，小苏格拉底观察了好一阵子，突然问父亲："怎样才能成为一个好的雕刻师呢？""看！"父亲说，"以这只狮子来说吧，我并不是在雕刻这只石狮子，我是在唤醒它！""唤醒？""狮子本来就沉睡在石块中，我只是将他从石头监牢里解救出来而已。"多么富有启发意义的话！苏格拉底本人不就是一个伟大的心灵雕刻师吗？他利用"产婆术"将那个时代人们的心灵一次又一次从蒙昧状态中唤醒。我们的学生，特别是我们认为成绩差的学生就是石块里面沉睡的狮子，我们应该唤醒学生心灵深处的天赋理性和内生性力量，让学生从蒙昧中醒来。
>
> 感悟：教师是心灵的雕刻师，在教育过程中要从人的生命深处唤起学生沉睡的自我意识、生命意识，促使学生价值观、生命观、创造力的觉醒，以实现自我生命意义的自由自觉的建构。唤醒，是一位教师的教育智慧所在！

（一）职业护理教师的劳动特点

职业护理教师劳动的对象及最终产品是为社会健康服务的护理专业人才。正是由于这种劳动的特殊性，决定了其劳动特点。

1. 复杂性

职业护理教师劳动的复杂性主要体现在以下方面：

（1）教学环境的复杂性。教学环境的复杂性主要体现在护理专业教学不仅需要在课堂进行，而且需要在各种实践基地如医院、社区、家庭等各种不同的环境中进行。

（2）教学内容的复杂性。教师劳动是一种综合性脑力劳动，教师需要将抽象、烦琐、复杂的知识转化为具体、有序、简明的知识。护理专业的教学不仅需要教师具有高水平的理论知识，而且具有娴熟的实践技能，以保证教学内容理论与实践的统一。

（3）教学对象的复杂性。影响学生成长的因素是多种多样的。除学校、教师、班级环境等因素，还有各种社会环境因素。学生具有不同的社会背景，年龄不同，个性各异，带着各种社会影响及动机来到学校，要求教师根据每个学生的特点将社会需要和知识准则转化为每个学生的认识及自觉行动。

2. 创造性

教师劳动是一个创造性地培养人才的过程，其本质不是模仿而是创新。教学过程没有固定不变的程式或方法，也没有可以共用的现成模式。教师在教学中需要激发学生的主观能动性，在教学上不断创新。教师在护理教学中的创造性体现在护理实践的各个方面，如实习、示教、引导学生体验护理、进行社会调查等，都需要教师将人的思维与客观事物联系起来，创造性地培养学生独立获取知识的能力。

3. 示范性

教师的示范性表现在教师时刻用自己的言行影响学生。在教师引导学生认识周围世界的时候，自己也作为世界的一个重要组成部分出现在学生面前，参与到学生的认识过程中。教师的思想、行为、对待事物的态度、甚至风度仪表都是学生最直观的榜样。在职业护理教学过程中，教师授课及护理操作的每一个细节，都会对学生产生示范作用。因此，教师的示范作用是一种无声而强有力的教育力量，不仅对学生起到潜移默化的作用，而且也直接证明教师言传身教内容的真实性与可行性。

4. 个体性与集体性相结合

教师从传授知识到对学生进行思想品德等教育活动，都是通过个人劳动单独完成的。即使学校组织集体备课、观摩教学等活动，都需要在个人独立钻研及思考的基础上进行，因此，具有个体性的特点。但从教育成果来看，则是教师集体智慧的结晶。一名学生的进步与成才，是许多教师集体劳动的成果。因此，教师的劳动是个体与集体相结合的劳动方式，这种特点要求教师在提高个人素质的基础上，加强集体观念和合作精神，共同完成培养护理专业人才的重任。

5. 长期性

专业人才成长的长期性决定了职业护理教师劳动的长期性。教师的劳动要经过一个漫长的周期才能体现效果。在职业护理教学过程中，教师教育质量的高低只有在学生毕业走上工作岗位后才能得到检验。因此，教师需按照教育的特点、根据社会发展的需要和趋势以及学生成长的身心特点进行专业教育。

（二）职业护理教师的角色特点

角色（role）是社会心理学中的一个专业术语，是指一个人在多层面、多方位人际关系中的身份和地位，是一个人在某种特定场合下的义务、权利和行为准则。所有的角色都不是由个人决定的，而是社会所赋予的。每个社会角色都代表着一套有关行为的社会标准；每个人在社会中的一切行为都与各自特定的角色相联系。社会要求每个人必须履行自己的角色功能，否则就会出现异常。

美国教育学家雷道及华特保瑞将教师角色归纳为以下十种：① 社会代表；② 知识的源泉；③ 裁判者或审查者；④ 辅导者；⑤ 学生行为的侦察者；⑥ 认同的对象；⑦ 父母的替身；⑧ 团体领导者；⑨ 朋友；⑩ 将情感发泄的对象。根据国内外教育学家对教师角色的阐述，将职业护理教师角色归纳为以下几个方面：

（1）护理知识的传递者。要求教师具有合理的知识结构及一定数量的文化知识，掌握精湛的教学艺术，对学生进行学习方法的指导，使学生学会学习，善于学习，发展学生的思维及创造能力。

（2）学生灵魂的塑造者。要求教师善于分析情况，经常观察、了解和分析每个学生的特点，根据学生的个体特点及差异因材施教，并注意引导学生进行自我教育，将集体教育与个体教育有机结合起来，使教学科学化、艺术化。

（3）学生心理保健者。要求教师具备基本的生理和心理卫生知识，对学生进行恰当的生活及学习指导，在教学过程中注意爱护学生、尊重学生，对学生所表现出的不良心理及时纠正，防止学生产生不健康的心理。

（4）学习者及学者。教师作为学生知识的导航者，必须具有精深的专业知识修养及广博的跨学科知识，并注意不断更新和完善自己的知识结构，将教学中的探索与经验教训进行总结，上升为理论，成为教育专家。

（5）人际关系的协调者。教师必须学会与学生建立民主、平等、和谐、融洽的师生关系，平等对待每一位学生。协调好教师、临床人员、家长、学生、社会等多方面的关系，建立群体和谐的人际关系。

（6）教学的领导及管理者。要求教师在建立各种教学规章制度、维护正常的教学秩序中发挥主要作用。建立教师的威信，将尊重学生与严格要求相结合，指导和鼓励学生参与各种教学活动。

二、职业护理教育学生的特点

职业护理学生是学习活动的主体，是教学过程的能动参与者。教师的教学对象是学生，只有了解学生的身心发展特征及规律，才能根据学生的特点因材施教。

（一）科学学生观的特点

所谓科学的学生观，是指对学生本质属性及其特点的看法。不同的学生观会产生不同的教学理论，衍生不同的教育方式。科学学生观的特点包含以下方面：

1. 学生的主体性

教育影响只有在得到学生主体意识的选择及支持后，才能对其知识、能力、个性品质、身体等各方面的发展起到真正的促进作用。

（1）对教育影响的选择性。学生对教师教育的影响并不是无条件接受，而是根据自己的主观意识进行选择的，要求教师最大限度地适应学生的学习需要。

　　（2）学生的独特性。学生现有的学习水平、学习目标与追求、制约学习的心理特征等都具有独特的个体性，要求教师尽可能做到因材施教。

　　（3）学生的主动性。学生学习具有一定的自觉性，要求教学尽可能建立在学生的自觉性、主动性及自我追求的基础上。

　　（4）学生的创新性。学生学习的方法、思路及对问题的认识并不一定完全按照教科书或教师预定的轨道进行，往往表现出一定的创新性。教师在教学中应允许并鼓励这种创新性，并将它看作学生创造力发展的结果及必要的表现形式。

2. 学生的发展性

　　学生是处于一定发展阶段的人，其身心发展具有可塑性。这就要求教师用发展的眼光看待学生，从学生身心发展的实际出发，使教学方法及内容适应其身心发展的规律，为学生提供良好的身心发展条件和机会。

阅读链接 5 - 3 【知识拓展】

现代学生观

　　学生观是指教育者对学生的本质属性及其在教育过程中所处位置和作用的看法。它支配着教育行为，决定着教育者的工作态度和工作方式。传统学生观把学生视为被动的客体，是教育者管辖的对象，是装知识的容器；而现代学生观则认为学生是具有独立人格的、发展中的、有着完整生命表现形态的生命个体，是学习的主人，是正在成长着的人，教育的目的就是育人。

　　首先，学生是人。学生是独立存在的、具有主体性的活生生的人。学生不是任何人可以随意支配的附属品，他们和成人一样具有独立的人格尊严、丰富的情感和独特的个性，其生命具有完整性。他们是具有主体性、独立人格、创造力以及独特个性的人。

　　其次，学生是富有潜力的发展中的人。一方面，学生具有巨大的发展潜能尚待开发，其身心发育还不够完善，需要教育者科学、合理地开发与发掘；另一方面，学生又是已具有一定能力并享有一定权利的主体，他们享有一定的权利并具备行使这种权利的能力，成人不仅不能剥夺或者代替他们行使其权利，相反，要给予应有的尊重和适当的保护。

　　最后，学生是独特的人。不是"小大人"。一方面，学生时代是人生命历程中最富生命活力，生命色彩最为丰富斑斓，生命成长最为迅速，最为重要的时段，不能简单地将其定义为"成人期"的准备，相反，必须肯定其作为人完整生命历程的重要组成部分所具有的价值；另一方面，学生具有生动、独特的、成长价值不同于成人的生活和内在世界，教育者应理解并尊重学生独特的精神生活、内在感受以及不同于成人的观察、思考和解决问题的方式，肯定充盈着纯真情趣、智慧、和谐和生命活力的学生世界的价值。

　　要改变学生的命运，教育者必须"发现学生"，把学生真正地当"学生"，用一种全新的学生观来支撑教育。只有树立全新的学生观，才能全身心地去热爱学生、理解学生、尊重学生，为有悠久人文文化历史的中华民族培养出一批批能自立于世界民族之林的人。

3. 学生的潜能性

研究表明，每个人都具有大量未被开发的潜能，教育需要将这些潜能有效地转化为个人能够运用自如的能力。学生的潜能特点包括：① 丰富性：学生具有丰富的聪明才智，需要教师去发掘；② 隐藏性：人的潜能大部分在日常的生活状态不易发现；③ 差异性：每个人都具有一定的潜能，但潜能的领域、能级及表现时间因人而异；④ 开发性：人的潜能可以通过教育的训练而得到开发。

4. 学生的整体性

学生是整体的人。教育作为一种培养人的专门活动，需要实现学生德、智、体、美等全面发展，而不是某个方面的片面发展。

（二）学生的移情体验特点

学生的移情体验是教育中一个非常有价值的问题。研究显示，学生的移情体验主要表现在以下几个方面：

（1）对教师的移情体验。学生自然的向师心理，使他们对教师的爱护及关心有细致入微的感受，而对教师的热爱之情便油然而生，并会通过一定的行为方式表现出来。

（2）对学科的移情体验。学生对所学的学科一般会产生浓厚的兴趣及情感，甚至成为"学科迷"或"专业迷"。学生对学科移情的体验对丰富其精神世界、充实其学习生活都有重要的意义。在护理教育过程中，教师必须根据学生对学科的移情体验特征进行专业思想教育。

（3）对学习的移情体验。学习的成功可以使学生对学习活动本身产生移情体验，凡是与学习活动或学习成绩有关的事情，都能唤起学生积极的情感。如果学生对自己的学习活动有了移情体验，就不会将学习作为一种负担，而将学习视为自己的需要及乐趣。

（4）对人生的移情体验。学生在教师的指导下不断完善自己的性格及修养，对未来充满信心，对专业的选择及个人的前途充满希望，以积极创造的态度迎接未来的生活。对未来人生的这种移情体验，会使学生更加珍惜眼前的学习机会，更加刻苦地学习专业知识及本领，为未来更好地实现自己的人生价值奠定基础。

阅读链接 5 - 4　【知识拓展】

移情体验

所谓移情体验是指这样一种富有感情的体验现象；并非仅仅是稍瞬即逝的兴奋之感，而是指借助感受，改变或者确认自己对他人的认识，改变自身的看法及处世态度等。总之，移情体验是改变或者重新认识自己对世界的认识，从而迸发实现自我意志、自觉和决心的力量之体验。

（三）学生集体教育的特点

教学是一种社会活动。学生是生活在集体中的人，在集体中学习有助于产生共生效应及平行影响。因此，根据在教育过程中学生集体教育的特点，可以最大限度地利用各种教育机会，发挥各种教育效能。

1. 同伴交往

学生的同伴关系是年龄相同或相近的学生之间产生的一种共同活动或相互协作的关系。在同伴关系中，由于学生的生理及心理发展状态处于相同或相似的水平，相互之间有平等、互惠、信任的关系，很容易产生思想的共振或情感的共鸣。这种特点可以应用在教育过程中，鼓励学生之间正常的同伴交往，发展学生的人际交往能力及合作精神。

2. 分组教学

由于学生的年龄、知识、能力等各方面都存在一定程度的差异，教学中可以采用分组合作学习的方法。合作学习可以使学生在小组中从事学习活动，以最大程度地促进自己及同小组同学的学习。在小组合作学习过程中，学生能够互勉、互助、互爱，促进学生的学习及健康人格的形成。

阅读链接 5 - 5　【知识拓展】

集体教育原则

集体教育原则是前苏联卓越的教育理论家、教育实践家和教育艺术家安东·谢苗诺维奇·马卡连柯提出的。该原则内容为"在集体中，通过集体，为了集体"。"在集体中"意即说集体是教育的基础，对学生的教育（包括对个别学生的教育），应该在集体中进行，如果离开集体很难收到良好的教育效果。"通过集体"意即集体是教育的手段，老师不是单枪匹马地凭个人的力量去教育学生，而是凭借集体这一教育手段去教育影响学生。"为了集体"意即集体不仅仅是教育的手段，也是教育的目的和对象。为此，教育个人时，也应当使整个集体受到教育。

集体教育效果是通过"平行影响"产生的，其实质在于要求教师通过集体来影响人，要求经常地从个人转向集体或从集体转向个人。这种方法有一个优点，即教师在教育学生时，不要使学生总感觉自己是被教育的对象，而导致厌恶之感，甚至使师生之间的正常关系发生疏远和破坏；而应让学生体验自己是教育的主体，以便提高他们的自尊心和自信心。

马卡连柯介绍过这样一个案例：

有一天，队员彼特连柯上班迟到了。马卡连柯得知了这件事情后，不是和某些老师一样，把学生立刻找来，申斥一顿或给以适当的惩罚，而是把彼特连柯所属分队的队长叫了来，对队长说："你的队里有人上班迟到。""是的，彼特连柯迟到了。"队长答。"以后不要再有这样的情形。""是，以后不会有了。"

可是彼特连柯第二次又迟到了，马卡连柯仍然不把他本人找来，而是把全分队集合起来，并责备他们说："你们分队里的彼特连柯第二次迟到了。"

马卡连柯责备了全分队，分队集体答应保证以后不会再有这样的情形。散会后，分队立刻教育彼特连柯，并对他说："你上班迟到，这就等于说我们全分队都迟到了。"该分队以后就把彼特连柯当作分队的一个成员，当作整个集体的一分子而向他提出了许多严格的要求，而彼特连柯也在集体的影响下，逐渐克服了迟到的习惯。

　　上面这个案例准确地诠释了"在集体中，通过集体，为了集体"这一教育原则。显然马卡连柯对彼特连柯的教育是"在集体中"进行的，这时彼特连柯所在的分队成了教育的手段，体现了"通过集体"这一教育理念。彼特连柯迟到事件不仅教育了他本人，而且使整个分队都受到了很好的集体主义教育，全体成员的集体荣誉感和责任感得到了一定程度的强化。马卡连柯强调集体教育，但不否定必要的个别教育。

3. 班级教学

　　目前的教学形式要求教师面向学生的班级进行教学，学生的大部分学习活动是在班级进行的。因此，学生的班级不仅是教学的客体及对象，而且是学生个人学习的背景及条件之一。一个良好的班级，不仅可以作为一个影响源对其成员产生影响，而且可以成为一种自觉培养及塑造人的教育力量。教师应善于引导学生，帮助学生建立一个具有共同奋斗目标、坚强领导核心、严密组织纪律、正确集体舆论的班集体，使班集体具有团结友爱、勤奋好学的良好风气。

第二节　职业护理教育人才培养

　　教学计划是根据一定的教育目的和人才培养目标等特点制订的教学和教育工作的指导文件，决定着教学内容的方向和总的结构。本节主要从人才培养目标、课程设置、实践教学、考核等方面分别阐述不同学制职业护理教育的人才培养。

阅读链接 5 - 6 【经验与教训】

把一张纸折叠 51 次

　　设想一下，你手里有一张足够大的白纸。现在，你的任务是把它折叠 51 次。那么，它有多高？一个炭箱高？一层楼高？或一栋摩天大厦那么高？不是，差太多了，这个厚度超过了地球和太阳之间的间隔。

　　折叠 51 次的高度如此可怕，但假如仅仅是将 51 张白纸叠在一起呢？

　　这个对照让不少人觉得震撼。因为没有方向、缺少计划的人生，就像是将 51 张白纸简单叠在一起。昨天做做这个，明天做做那个，每次努力之间并没有一个接洽。这样一来，哪怕每个工作都做得非常杰出，它们对你的全部人生来说也不过是简单的叠加罢了。有些人毕生认定一个方向坚持做下去，最后到达了别人不可企及的高度。譬如，一个人的奋斗方向是英语，经过数十年努力，仅单词的记忆量就到达了十几万之多，在这一点上达到了个别人无法企及的高度。有些人的奋斗方向也很明确，譬如开公司做老板，这样，他们就需要具备多种技能：专业技巧、治理技能、沟通技巧、计划技巧等。他们可能会在一开始尝试做做这个，又尝试做做那个，但最后，开公司做老板的这个方向将以前的这些看似零碎的努力统统折到一起，这也是一种庞杂的人生折叠，而不是简单的叠加。

> 教训：看得见的力量比看不见的气力更有用。现在流行从看不见的处所寻找答案，譬如潜能开发，譬如胜利学，认为我们的人生要靠一些奇观才干得救。但是，通过计划应用好现有的才能远比发掘所谓的潜能更重要。

一、人才培养目标

（一）三年制职业护理教育的人才培养目标

通过 3 年学习，毕业生应具有以下专业知识、职业技能与服务态度，并能顺利通过国家执业护士资格考试。

（1）掌握本专业必需的人文社会科学、基础医学、临床医学和预防保健知识。

（2）掌握护理学的基本理论，具有以护理对象为中心实施整体护理的能力。

（3）能够运用专业知识对护理对象进行健康评估，具有分析和解决临床常见护理问题的综合能力。

（4）具有规范、熟练的基础护理和专科护理基本操作技能。

（5）具有对护理对象进行病情变化、心理反应和药物疗效的观察能力。

（6）具有对急、危、重症患者的应急处理和抢救配合能力。

（7）具有初步的病室和患者管理能力。

（8）具有运用卫生保健知识进行基本健康指导的能力。

（9）具有良好的职业道德、伦理意识、法律意识、医疗安全意识以及评判性思维能力、社会适应能力，有健康的体魄。

（10）具有良好的医疗服务文化品质、心理调节能力以及人际沟通与团队合作能力。

（11）具有熟练的计算机基本操作能力和一定的英语应用能力。

（12）具有初步获取专业领域新理念、新知识、新技术和新方法的能力。

（二）四年制职业护理教育的人才培养目标

（1）具有坚定正确的政治方向；有理想、有道德、有文化、有纪律；热爱护理学专业，具有和蔼、端庄的仪态，严谨、踏实的作风，良好的职业道德和为护理事业献身的精神，以高度的同情心和责任感，全心全意为人民的健康服务。

（2）具有整体护理所必需的专业基本知识和技能、人文社会科学知识、初级卫生保健知识以及基本医学知识；能初步分析和解决护理实践中的一般问题；毕业后能在各级医疗卫生机构从事护理工作。

（3）具有健康的体魄、良好的心理素质和卫生习惯。

（三）四年制涉外职业护理教育的人才培养目标

培养标准是以涉外护理岗位需求为标准，通过 4 年学习，护理学专业毕业生应具有的专业知识、职业技能和服务态度，能顺利通过国家执业护士资格考试，并为通过国际护士资格考试奠定基础。

（1）掌握本专业必需的人文社会科学、基础医学、临床医学和预防保健知识。

（2）掌握护理学的基本理论，具有以护理对象为中心，实施整体护理的能力。

（3）能够运用专业知识对护理对象进行健康评估，具有分析和解决临床常见护理问题的综合能力。

（4）具有较规范、较熟练的基础护理和专科护理基本操作技能。

（5）具有较好的英语听、说、读、写能力，初步具备运用护理学专业英语能力。

（6）具有对护理对象病情变化、心理反应和药物疗效的观察能力。

（7）具有对急、危、重症患者的初步应急处理能力和抢救配合能力。

（8）能够对个体、家庭、社区提供整体护理和预防保健服务，具有一定的健康教育和卫生保健指导能力。

（9）具有良好的职业道德、伦理意识、法律意识、医疗安全意识以及评判性思维能力、社会适应能力。

（10）具有良好的医疗服务文化品质、心理调节能力、健康的体魄以及人际沟通与团队合作能力。

（11）具有较熟练的计算机应用能力并通过相应等级考试。

（12）具有初步获取专业领域新理念、新知识、新技术和新方法的能力。

阅读链接 5 - 7 【知识拓展】

现代职业教育体系

现代职业教育体系是指适应经济发展方式转变和产业结构调整要求、体现终身教育理念、中等和高等职业教育协调发展，满足人民群众接受职业教育的需求，满足经济社会对技能人才需求的职业教育系统。

（1）适应需求，就是适应经济发展方式转变、现代产业体系建设和人的全面发展要求，遵循技能人才成长规律，实现各级各类职业教育的科学定位和布局。

（2）有机衔接，就是统筹协调中等、高等职业教育发展，以课程衔接体系为重点，促进培养目标、专业设置、教学资源、招生制度、评价机制、教师培养、行业指导、集团化办学等领域相衔接，切实增强人才培养的针对性、系统性和多样化。

（3）多元立交，就是推动职业教育与普通教育、继续教育相互沟通，实行全日制教育与非全日制教育并重，搭建职业教育人才成长"立交桥"。

由于地域和民族的不同，各省、自治区、直辖市对职业护理教育人才的需求不尽相同，城乡之间、各级各类医疗卫生机构之间、中外之间对职业护理教育人才的需求也有很大差别。因此，各职业院校在护理教育人才培养目标、选修课程的设置、学时数分配及毕业实习安排等方面存在着一定的差异。

二、课程设置

课程设置是教学计划的核心内容，是根据专业培养目标和业务培养要求而规定的课程门类，包括必修课和选修课，还包括课程的名称和学时的分配。符合护理学专业教学指导思想并富有专业特色的科学课程设置是培养优秀护理学专业人才的基础。

(一) 三年制职业护理教育的课程设置

1. 课程设置的类型

课程设置分为必修课程和选修课程两类。

(1) 必修课程:包括基础课程(文化基础课程和专业基础课程)和专业课程。基础课程包括德育、语文应用基础、英语、医用化学基础、数学应用基础、体育与健康、信息技术基础、解剖学基础、生理学基础、病理学基础、病原生物与免疫学基础和药物应用护理;专业课程包括护理学基础、健康评估、护理礼仪、人际沟通、内科护理、外科护理、妇产科护理、儿科护理、心理与精神护理、护理学专业技术实训、急救护理技术和社区护理。

(2) 选修课程:由基础课程、社科人文课程、专业相关课程三个拓展模块组成(表5-1)。由学校根据师资状况和护理学专业学生的需求从每个选修课模块中自主选取五门,共计十五门课作为选修课开设。

表 5-1　选修课程模块

拓展模块 1	拓展模块 2	拓展模块 3
数学	国情概要	护理文秘
物理应用基础	中国文化史概要	五官科护理
护理伦理学	中国简史	遗传与优生
计算机实用技术	民俗与风情	性健康教育
生物化学基础	演讲与口才	营养与膳食指导
家政与生活技术	人与自然	口腔材料应用
美育	中国地理	ICU 护理
医学文献检索	社会学基础	执业护士资格考试应试指南

2. 课程特点

该课程设置的课程名称和内容更具有职业护理教育的特点,课程名称多为"××基础"、"××应用"、"××护理"、"××技术"、"××技术实训"等。为突出护理学专业实践能力的培养,增设了《护理学专业技术实训》作为实践课程,使护理教学更贴近临床;还新开设了《护士执业资格考试应试指南》,使教学贴近市场,有利于护理学专业学生考取职业资格及就业。

3. 增设专业方向课程模块

根据护理学专业领域岗位分工的需要,增设三个护理学专业方向的课程模块,即临床护理方向(增设课程老年护理与中医护理)、重症监护方向(增设课程重症监护技术与重症监护仪器使用与维护)、口腔护理方向(增设课程口腔临床护理与口腔美容及预防保健)。按专业培养方向设置了不同的课程结构和毕业实习要求,使教学更具有针对性、实用性、规范性,有利于满足护理学专业学生的就业需求。

4. 学时分配

基础课程模块为 900 学时,专业课程模块为 918 学时,专业方向课程模块为 108 学时,选修课程模块为 270 学时，毕业实习模块为 1400 学时。总学时为 3596 学时，其中理论教学时数 1306 学时，实践教学时数 2290 学时，理论与实践教学学时数比例为 1:1.75。

（二）四年制职业护理教育的课程设置

四年制职业护理教育的课程设置分为必修课程和选修课程两类。总学时为 3930 学时，其中公共文化课程 1008 学时，人文社会科学课程 156 学时，医学基础课程 434 学时，专业课程 1090 学时，选修课程 150 学时，毕业实习 1092 学时（每周按 26 学时计算）。理论讲授与实践学时比例为 1:1.34。

为了体现"先预防保健，后疾病护理"、"先健康人群，后患病个体"的规律，课程排布以第四学期社区实践（2 周）为界线，分为前后两个阶段。第一阶段以培养护理学专业学生的卫生保健能力为主，并通过社区实践得到强化。此阶段中，卫生保健课程处于中心地位，其他课须结合卫生保健施教。第二阶段以培养护理学专业学生对患者实施整体护理的能力为主，同时继续渗透强化卫生保健能力，此阶段课程以护理学基础和临床各专科护理课程为中心，其他课程需结合整体护理施教。最后的毕业实习帮助和促进护理学专业学生全面达到人才培养目标。这种课程设计要求教师更注重课程之间的有机联系，以利于充分发挥课程结构的整体功能和优势。

四年制护理学专业教学计划的课程设置更加突出护理的专业特征和专业需要，更加注重护理学专业学生整体素质的提高，是在三年制护理教改基础上的新突破和新进展，而不是盲目的课时加减与分配。

（三）四年制涉外职业护理教育的课程设置

四年制涉外护理学专业的课程设置由公共基础课程模块、专业基础课程模块、专业课程模块、选修课程模块、毕业实习模块五个模块构成。课程目标与三年制护理学专业的要求保持一致，教学大纲中增设了教学活动参考，以利于护理教师的教学。

1. 课程设置的类型

课程设置分为必修课程和选修课程两类。

（1）必修课程：必修课程包括公共基础课程、专业基础课程和专业课程。公共基础课程按照教育部有关规定进行设置，增设英语国家概况，大幅增加公共英语的课时数达 792 学时；增加培养护理学专业学生人际交往、沟通交流能力的人文社科课程，并列入专业核心课程模块，以培养护理学专业学生适应能力及人际沟通与团队合作的能力。公共基础课程模块包括德育、语文应用基础、公共英语、医用化学基础、数学应用基础、体育与健康、英语国家概况和信息技术基础。专业基础课程模块包括解剖学基础、生理学基础、病原生物与免疫学基础、病理学基础和药物应用护理。专业课程模块包括人际沟通、护理礼仪、健康评估、心理与精神护理、社区护理、护理学基础、妇产科护理、内科护理、外科护理、护理英语、儿科护理、急救护理和护理学专业技术实训。

（2）选修课程：选修课程包括拓展模块 1（基础课程）、拓展模块 2（社科人文课程）和拓展模块 3（专业相关课程）（表 5-2）。由学校根据师资状况和护理学专业学生的需求从每个选修课程模块中各选取五门，共计十五门课作为选修课开设。

表 5 - 2　选修课程模块

拓展模块 1	拓展模块 2	拓展模块 3
数学	世界简史	护理文秘
物理应用基础	中国简史	中医护理
护理伦理学	世界地理	五官科护理
计算机实用技术	艺术欣赏	营养与膳食指导
生物化学基础	民俗与风情	康复护理
家政与生活技术	演讲与口才	老年护理
生物学基础	人与自然	家庭护理
医学文献检索	社会学基础	执业护士资格考试应试指南

2. 时间安排与学时分配

4 年学习时间中，安排校内教学时间为 3 年，每学期教学周均为 18 周。毕业实习时间为 40 周（10 个月），其中社会实践为 8 周。社会实践由学校自行安排，可用于实习，也可用于考试辅导、技能强化训练、就业能力训练等。每个教学周 5 天，每天教学时数 7 学时，每学时 40 分钟。

在学时分配方面，公共基础课程模块共计 1386 学时，专业基础课程模块共计 396 学时，专业课程模块共计 1188 学时，毕业实习模块 1400 学时，选修课程为 270 学时。四年总学时为 4640 学时，其中理论教学时数 2390 学时，实践教学时数 2250 学时，理论与实践教学学时比接近 1:1。

3. 课程设置特点

课程设置特点有五个方面：① 除公共英语，公共基础课程基本上与普通护理学专业课程设置保持统一；② 公共英语、专业英语分别设置于公共基础课程和专业课程模块，公共英语注重与初中英语知识的衔接和基本运用能力的拓展，专业英语体现护理岗位特色需求，在词汇和语法方面体现够用、适度的原则，满足涉外护理交往中的基本需要；③ 专业基础课程强调够用、适度的原则，其学时安排较普通护理学专业稍多，强调兼顾涉外护理岗位特点和需求，淡化了学科体系的完整性，进一步优化和衔接课程内容；④ 专业课程在把握国内职业护理教学内容主体的同时，重视涉外领域较为常见的相关疾病护理，学校一般都根据护理学专业学生不同的涉外趋向作进一步补充；⑤ 通过加强培养护理学专业学生不同文化背景下的人文关怀和法规意识、人际沟通能力等人文课程的开设，以利于培养护理学专业学生职业情感、适应能力、人际沟通与团队合作能力。

目前，护理伦理学、中医护理、护理管理与法规已列入国家护士执业资格考试新大纲的范围。由于国家大力发展社区卫生服务以及全球人口老龄化的加速，很多护理院校都将老年护理和康复护理课程列入必修课范围。同时，为帮助护理学专业毕业生顺利通过国家护士执业资格考试，实现"双证书"教育目标，满足护理学专业学生就业需求，大部分中等卫生职业学校都在 2009 年起对护理学专业学生开展了护士执业资格考试考前辅导。因此，执业护士资格考试应试指南实际上也已成为必修课。

三、临床实践教学

护理学专业的临床实践教学主要是指护理学基础、内科护理、外科护理、妇产科护理、儿科护理等临床专业课程的实践教学，在护理学专业教学中占有重要地位，是职业护理教育和临床护理实践之间的桥梁。由于各级各类医院的规模与条件差异很大（如综合性医院和专科医院、二级和三级甲等医院的科室设置均有较大差异），实习期间护理学专业学生轮转的科室和时间分配也有很大差异。

（一）三年制护理学专业临床实践教学

1.临床实践教学的目标要求

临床实践教学要求护理学专业学生具有整体护理理念，以护理对象为中心，采用护理程序工作方法，对临床常见疾病进行初步护理评估；具有正确、规范、熟练地进行基础护理和专科护理基本操作的能力；具有对临床常见疾病患者实施整体护理的能力；具有对临床常用药物的疗效与反应进行观察和处理的能力；初步掌握急、危、重症患者的急救原则和常用救治方法，熟悉抢救仪器及监护仪的使用常规，并能熟练操作；具有巡回和配合中、小型手术的能力，了解一般病室的布局和急诊室、手术室、产房、婴儿室、儿科病房、ICU病房和CCU病房的布局特点；具有对出入院患者进行一般卫生宣教和健康指导的能力；掌握护理文件的书写格式与规范要求，熟悉医疗档案的管理；掌握基本的护患沟通和交流技巧，在护理工作中学会与人和谐相处、友好合作；能初步运用预防保健知识向个体、家庭、社区提供保健服务，并能初步进行健康指导；熟悉医学相关的法律法规，具有保护个人和集体合法权益的法律意识。

2.临床实习时间分配

第二学期、第三学期、第四学期各安排1周教学见习。第五学期、第六学期毕业实习共40周，其中社会实践8周，一般用于医院及社区实习，也有的学校用于护士执业资格考试辅导、技能强化训练、就业能力训练等。根据护理学专业方向不同，具体安排如下：

（1）临床护理方向：在医院实习32周，其中内科实习8周，外科实习8周，妇产科实习4周，儿科实习4周，手术室实习2周，急诊室实习3周，精神科实习1周，社区实习2周。

（2）重症监护方向：在医院实习32周，其中内科实习4周，外科实习4周，妇产科实习4周，儿科实习4周，手术室实习4周，急诊室实习4周，重症监护病房实习8周。

（3）口腔护理方向：在医院实习32周，其中内科实习4周，外科实习4周，妇产科实习4周，儿科实习4周，手术室实习4周，急诊室实习4周，口腔科实习8周。

上述临床实习安排在具体实施过程中，在保证护理学专业人才培养标准和质量的前提下，各护理职业学校会根据学校和实习医院的实际情况进行适当调整。

3.临床实践教学实施

护理学专业的临床实践教学主要是由学校安排护理学专业学生在二级甲等以上医院进行毕业实习。《护士条例》中规定护理学专业学生报考国家护士执业资格考试的条件中，专业实践时间需达到 8 个月以上，但大部分学校按卫生部颁发教学计划的规定，安排护理学专业学生在医院毕业实习的时间都在 10 个月左右。实习期间，由实习医院安排一定资历和有临床带教经验(一般要具备中级以上职称)的护士采取"一对一"的师徒式带教方式，对实习护理学专业学生进行临床教学与实践指导，通过临床带教教师 10 个月的"传一帮一带"来加深护理学专业学生对临床专业课程理论知识的理解与记忆；护理学专业学生在临床带教教师指导下完成各种临床护理技能的操作来强化专业能力的训练，提高护理技能操作水平；并在护理和照顾患者的过程中领会护士应具备的职业情感和态度，最终形成作为一名"准护士"的综合职业能力，为护理学专业毕业生通过国家护士执业资格考试和毕业后走上护理工作岗位奠定基础。

毕业实习期间，每个科室实习结束时均对护理学专业学生进行出科理论和实践技能考试，实践技能考试按照卫生部制订的《护士岗位技能训练 50 项考评指导》并结合医院的实际情况进行。毕业考试课程为护理学基础、内科护理学和护理技能操作。此外，根据不同专业发展方向，临床护理方向增加外科护理，重症监护方向增加重症监护技术，口腔护理方向增加口腔临床护理为毕业考试课程。

（二）四年制护理学专业的临床实践教学

1. 临床实践教学的特点

四年制护理学专业的临床实践教学与三年制护理学专业的基本一致。不同之处在于，四年制护理学专业在实践性教学环节中增加了两次社区护理实习。第一次在第四学期开始（2 周），主要是让护理学专业学生熟悉社区环境，了解社区机构和保健网络的工作情况，同时深入社区家庭、学校等群体进行健康（或卫生）本地调查，帮助社区建立居民健康档案，并进行力所能及的健康教育。第二次社区实习在毕业实习期轮转安排（4 周），主要是针对有健康问题的家庭进行护理干预，服务对象包括生活在社区的离退休老人、孕产妇、婴幼儿、精神病患者及其他慢性病患者等。在临床带教教师的指导下，护理学专业学生可分组包干几个有健康问题的家庭，既可提供家庭护理服务，又可进行保健和康复指导。这样的社区护理实习能有效提高护理学专业学生分析问题、解决问题和独立工作的能力，有利于提高护理学专业学生的素质。

2. 临床实习时间安排

第四学期及第五学期的社区实习和教学实习，一般由学校根据具体情况采取课间或集中轮回实习两种形式安排。劳动教育 6 周，安排在第一学年、第二学年、第三学年完成，一般结合专业安排去医院参加护理劳动，或参加生产劳动和公益劳动。第四学年劳动教育结合毕业实习进行。毕业实习 42 周，一般安排在县级二级甲等以上医院进行，主要实习内科护理、外科护理、妇产科护理、儿科护理、其他临床科室及社区护理。但在具体实施过程中，护理职业学校会根据学校和实习医院的实际情况进行适当调整。

3. 临床实践教学的实施

四年制护理学专业与三年制护理学专业临床实践教学基本一致。不同之处是四年制护理学专业毕业考试科目除护理学基础、内科护理和外科护理，还增加了整体护理实践能力的综合考核，在毕业实习的最后 2 周完成。

（三）四年制涉外护理学专业的临床实践教学

1. 临床实践教学的特点

四年制涉外护理学专业的临床实践教学与三年制普通护理学专业基本一致，实践教学时数共计 2250 学时，占总课时数的 48.5%。实践技能的课程目标分"熟练掌握和学会"两个层次，两者的比例原则为 7:3。开设护理学专业技术实训课程，强化护理学专业学生临床岗位能力的训练，有利于护理学专业学生的就业。毕业实习一般安排在二级甲等以上医院，并安排一定时间在涉外病房进行临床护理实习，实习期间组织各种形式的外语运用能力的学习与训练。与三年制护理学专业相比，四年制涉外护理学专业要求学生在掌握护理专业知识和技能的同时，还要熟悉护理常用的英文表达方式，具有初步应用英语与患者及团队成员进行沟通的能力，学会用中英文完成各种护理文件。

2. 临床实习时间分配

第二～六学期各安排 1 周教学见习。第七学期、第八学期毕业实习时间 40 周，具体安排在医院及社区实习 32 周，其中内科实习 8 周，外科实习 8 周，妇产科实习 4 周，儿科实习 4 周，手术室实习 2 周，急诊科实习 3 周，精神科实习 1 周，社区实习 2 周。社会实践 8 周，安排在医院及社区实习，一般用于护理学专业学生护士资格考试辅导、技能强化训练、就业能力训练等。此安排在具体实施过程中，在保证人才培养标准和质量的前提下，各护理职业学校都会根据学校和实习医院的实际情况进行适当调整。

3. 临床实践教学的实施

四年制涉外护理学专业与三年制护理学专业临床实践教学的实施内容基本相同。不同之处是四年制涉外护理学专业毕业考试科目为英语、护理学基础、内科护理学、外科护理学及护理技能操作。

阅读链接 5-8 【知识拓展】

马斯洛的职业情感论

所谓职业情感，是指人们对自己所从事的职业所具有的稳定的态度和体验。职业情感分为两类：积极的职业情感与消极的职业情感。

以马斯洛的"需要层次论"作为工具，可以把职业情感分为三个层次。第一层次是职业认同感。马斯洛对职业情感论述的比较多，认为职业情感是一种"生理需要、安全需要"。一个人无论从事什么职业，首先能在社会上立足，能得到基本的生活保障，这是最基本的需要。第二层次是职业荣誉感。马斯洛认为，"尊重需要是指个人为求得稳定的地位，个人能力成就得到社会的承认和尊重"，这是个人满足了生存需要后的更高层次的社会性需要。人是社会关系的总和，人通过自己从事职业与社会发生关系，并通过社会对其从事职业的价值认定，来感受个体的生存价值。第三层次是职业敬业感。马斯洛认为，"自我实现需要包括个人成就和个人发展全部潜力的需要"，这是职业情感追求的最高境界。只有处于这种情感支配下的个体，才能时刻保持昂扬的精神状态，才能最大程度地发挥个体潜能，使自己的职业生涯更加完善。

第三节　职业护理教育管理

职业护理教育是职业教育的重要组成部分。全面推进素质教育，以服务为宗旨，以就业为导向，以改革创新为动力，按照"保证规模、调整结构、加强管理、提高质量"的基本要求，推动改革创新，强化内涵建设，着力提高职业护理教育的管理质量。

一、教学单位与组织管理

（一）教学单位

学校根据国家有关政策，结合自身发展实际，合理设置内部管理机构，并明确其职责。学校实行校长负责制，校长是学校教学工作的管理者。规模较大的学校设置若干专业部（系），实行校、部（系）二级管理。卫生学校教学单位机构设置一般分为校务办公室、教务科、学生科、综合科、教学部、教研室等。教学部包括文化医学基础部、护理教学部、实验教学部等，部分卫生学校还包括护士心理健康教育中心、计算机信息中心等。文化医学基础部一般设置公共基础教研室、医学基础教研室、外语教研室等；护理教学部一般设置基础护理教研室、内科护理教研室、外科护理教研室、妇产科护理教研室、儿科护理教研室等。

（二）组织管理

1. 教务科管理

教务科是教学管理工作的职能部门，是教学工作的指挥中心。教务科负责各专业培养目标的制定和完善，与各学科合作制订教学计划、教学大纲和各种教学文件，监督检查全校教学工作、教学质量，负责全校排课及教室调度，制订学校有关教学管理方面的规章制度，考务工作组织与管理，教材建设与管理，对护理教师的教学态度、教学质量、效果及学识水平进行全面考核，承担临床教学和教学基地管理工作。教务主任是学校教学工作的具体组织管理者，在校长的授权和领导下，负责学校教学力量的组织、调配、教学工作计划的拟订等，在教学管理系统中居中心地位。

2. 教研室管理

教研室是各科护理教师从事教研活动的最基本的组织形式，也是学校教学部门的最基层组织。教研室具有教学、科研、师资培训的职能。教研室的基本职能是侧重教学质量的管理，通过教育科研提高教师的素质，立足校内培训护理教师，为提高教育教学质量和办学效益服务。

3. 实验中心管理

实验中心主要负责实验教学管理和教研工作，对实验教学人员进行培养和考核，负责实验人员学期授课计划的审定；根据教学任务，提出实验教学设备和用品的购置计划并负责维修保养；完善实验室各项管理制度，保证实验教学正常运行。

二、护理教师管理

（一）护理教师的遴选

普通高等学校毕业生是护理职业学校文化课、专业课教师队伍的重要来源。各校从教育教学的实际需要出发，落实教育部"职业学校紧缺专业特聘兼职教师资助计划"，设立特聘护理教师岗位，多渠道从医院聘请在职或退休的具有丰富临床经验和带教经验的护理学专业技术人员，充实到教学一线，承担专业课或实习指导等教学任务，既保证了教学与临床的紧密结合，又为护理专职教师的临床进修提供了条件。

（二）护理教师聘任

随着国内职业学校数量及办学规模不断扩大，为改善学校的师资条件，促进学校发展，根据《中华人民共和国教师法》和国家关于事业单位人员聘用制度的有关规定，各校加强了教师聘任和聘后管理工作的力度。

目前，护理职业学校教师按照"按需设岗、公开招聘、平等竞争、择优聘任、严格考核、合同管理"的原则，学校与护理教师在平等自愿的基础上，签订聘用合同，实行聘任制，明确双方责任、权利和义务，确立双方受法律保护的契约关系。实行告诫制度，对聘任期内不能履行聘任合同的护理教师首先进行告诫，要求限期改正，告诫期满仍不能达到合同要求的予以解聘。中等护理职业学校的专业课教师和临床教师，根据岗位需要和本人具备的条件，经相应专业技术职务评审组织评审通过，可以兼任其他专业技术职务。凡在职业学校中从事教育教学工作的护理教师，必须具备相应的教师资格。

（三）护理教师评价与考核

护理教师评价与考核是学校管理的重要内容和手段，直接影响学校管理的质量。各校根据护理教师的岗位要求，制订科学、可行、有效的考核指标体系，积极探索社会、学校、学生家长等共同参与的评价、考核办法。坚持公开、客观、全面的原则对聘任教师进行评价和考核，把考核结果作为护理教师聘任、分配和奖惩的重要依据。

1. 护理教师评价

护理教师评价有两种方式，即形成性评价和终结性评价。形成性评价的职能是帮助师生把注意力集中到提高教学质量上；终结性评价的目的在于区分优劣、分等级或鉴定是否合格，为决策部门提供决策依据。护理教师评价的内容是多方面的，有教学质量评价、对护理学专业学生学习效果的评价、对教学内容的评价和对教学媒介的评价；评价方式有护理学专业学生评价、督导教师评价、同行评价、学校领导评价和自我评价。很多护理职业卫生学校积极探索护理教师评价方式，依据各自特点采用不同的评价方式。例如，广西护理职业学校以一个学期为考评周期，每位护理教师设置基础分为 100 分，在此基础上，从教学效果、护理学专业学生民意、教学督评、学习成长、敬业精神、师德表现六个考评指标对护理教师教学工作进行评价；根据护理教师在本学期中的工作业绩，按目标要求进行加分或减分，得出护理教师综合业绩分数，基本达到了全面评价护理教师业绩的目的。

2. 护理教师年终考核

各校根据人事局制定的事业单位年终考核标准开展"德、勤、绩、能"四个方面考核。部分护理职业学校根据具体情况实施差异性考核，以求相对公正。例如，一般护理教师根据年龄区分为老、中、青三个等级。对老护理教师侧重于"能"的考核，使他们能保持积极进取的工作心态，充分发挥余热；对中年骨干护理教师侧重于"教科研"考核，使其不断寻求变革与突破，提升护理教师队伍核心竞争力；对青年护理教师侧重于"德、能、勤"考核，督促其尽快熟悉教学规章、树立教师风范、适应岗位要求。另外，还可根据岗位差异按普通课、基础课、专业课分别考核，增加对教研室正、副主任领导能力的考核等。

3. 护理教师职业道德考核

各护理职业学校把教师职业道德作为护理教师工作考核、职务聘任、选派进修和评优奖励的重要依据。建立师德建设的督导检查制度和奖惩制度，加大督导检查力度，对于师德良好、以身作则、为人师表的护理教师予以宣传和表彰，特别是对那些品德高尚、能够成为社会道德风尚的楷模和典范的护理教师大力表彰，并给予重奖。对于违反职业道德规范的护理教师进行严肃处理，全面提升护理教师的职业道德水平。

（四）护理师资培养

教师队伍建设是学校工作的重要内容，也是学校的重要职责。护理职业学校将师资队伍建设作为学校建设的基本任务，依据教育部加强护理职业学校教师队伍建设的意见和学校发展规划，采取了多种有效的师资培养措施。

1. 注重新护理教师岗前培训

新护理教师上岗前必须参加不少于 120 学时的岗前培训，培训内容包括教育、经济、社会发展的新理念、课程开发和实施，新技术和新方法的培训。学校一般对新护理教师要求坐班一年，主要内容为听课、备课，老教师对新教师进行"传—帮—带"，让老教师的高尚品德和精湛教艺在新教师身上得以传承。

2. 提高护理学专业师资队伍的学历层次

中等卫生学校护理教师队伍中有相当一部分教师学历为中专或大专毕业。国家和学校出台相关政策，努力解决护理教师的学历达标问题。1989 年—1991 年卫生部在多所医科大学举办卫生学校教师大专起点的本科学历教育，学员通过全国统一考试后择优录取，学制两年。其中，中国医科大学和中山医科大学分别承办了护理师资本科班的学历教育，为全国中等卫生教育培养了一批本科学历的护理教师。近几年，各校按照教育部要求，选拔一批 40 岁以下、有本科以上学历的优秀中青年护理教师在职攻读硕士学位，提升专业课教师学历层次。

3. "双师型"护理教师培训

护理学专业课教师绝大多数是高等医学院校临床医学和护理学专业的毕业生，毕业后即走上讲台，加之教学任务繁重，导致缺乏相应的临床实践机会，教学内容和临床实际脱节现象严重。因此，应高度重视职业教育"双师型"护理教师队伍建设，加强在职专业护理教师的临床技能培训。一些学校的护理学专业课教师采用在临床工作的同时进行学校教学的方式，一些学校的护理教师则每年利用寒暑假到当地综合性医院从事临床工作，或安排护理教师进行为期一年的临床进修，迅速提高护理学专业课教师的临床实践技能，了解临床的需求，有针对性地调整教学内容，培养更能满足临床需要的护理人才。

4. 骨干护理教师国家级、省级专业培训

"十一五"期间，国家实施职业学校专业骨干教师培训工程，分为国家级和省级。2007年—2010年，教育部、财政部每年从经过国家级培训的护理教师中选拔250名成绩优异者赴国外学习考察1个月左右。其中部分护理教师赴德国考察学习40余天，重点学习国外先进的职业教育教学理念和专业教学法。

阅读链接 5 - 9 【知识拓展】

国外护理高等教育师资

（1）美国：不同层次、不同院校的护理教育对教师的学历水平要求不同，但最低学历要求均是硕士学历。在美国护理高职教育师资中，获得博士学位占 6.6%；本科及以上护理教育专任教师中，获得博士学位占 50%。2008 年 AACN（American Association of Colleges Nurse，美国高等护理教育学会）提出：在本科研究生层次级的教育中，专业课程教师必须是研究生学历及以上的学科教授专家，选修课可以是非护理专业教师，但必须有一定教学经验且符合最低学历要求。截至 2012 年，美国护理学院获得博士学位的教师比例为 45.15%，其中 28.4% 为护理学博士，16.7% 为其他相关学科博士。

（2）英国：在英国护理高等院校要求教师须拥有双学历，不仅包括护理专业研究生学历而且包括与本专业相关专业学历。专职教师须具有 10 年以上临床工作经验，每年还要有不少于 35 天的临床实践和学习；临床带教护士须是毕业 3 年的注册护士。硕士及博士研究生导师则必须教育有硕士、博士学位，是该领域的专家，有成功培养研究生经验。此外，所有教师均要求具备良好的沟通及交流技巧，能充分激发学生的学习积极性和发挥潜力。

（3）泰国：泰国护理院校中，本科或同等学力教师须具备 3 年及以上的护理相关专业的任教经历，获得护理学专业硕士或博士学位且有 2 年以上任教经历，若非护理专业学位，则需 5 年以上任教经验；护理专业课程任教教师中，博士、硕士、本科比例不能低于 3∶6∶1；护理基础课程的专职教师，硕士学位与学士学位教师比例不能低于 1∶2。

三、护理学生管理

职业护理学生管理工作是培养高质量技能型人才的保障，是护理职业教育工作的重要组成部分和学校管理工作的关键环节。职业护理教育的发展对护理专业学生管理工作提出了新的要求。国家教育行政部门及各省教育行政部门都针对专业学校制订了学籍管理规章制度，成为专业学校学生管理的指导性文件。

（一）护理学专业学生管理组织机构及职责

护理学专业学生管理工作是学校整体工作的重要组成部分，各校应设置专门机构，建立专、兼职学生管理队伍。一般而言，护理学专业学生管理组织机构可分为行政系统管理组织机构与党群系统管理组织机构。行政系统管理组织机构主要有主管学生工作的校长领导下的学生工作委员会、学生科、教务科、年级学生管理组、班级等；党群系统管理组织机构由党委、团委以及党委团委领导下的学生组织构成。学生科（团委）干部和班主任是学生管理的基本队伍，每个教职工是学生管理的成员。

（二）护理学专业学生管理内容

学生管理的内容主要包括思想政治教育、学风建设、生活管理、行为管理和常规管理。根据护理学专业学生管理的方式分为自我管理、班级管理和行政管理。

1. 思想教育管理

思想教育管理主要是组织护理学专业学生进行马列主义、毛泽东思想、邓小平理论、"三个代表"重要思想和科学发展观基本原理教育、医院改革形势任务教育、法制和法规教育、职业道德教育、特长教育等，通过教育使学生树立为专业现代化建设而奋斗的理想信念，养成自觉遵纪守法和努力学习的良好习惯。

2. 生活管理

生活管理包括伙食、住宿、卫生保健等方面内容，是护理学专业学生管理工作的重要内容之一。生活管理是为护理学专业学生提供优质生活服务、严格制度管理和生活养成教育的有机统一而设置的，对建立正常教学和生活秩序、培养护理学专业学生的优良品质和文明习惯以及实现培养目标具有不可忽视的作用。

3. 行为管理

行为管理是对日常行为进行指导、监督、检查及纠正的管理，通过护理学专业学生日常考勤和对其一切行为规范的考核，通常采取定量分析与定性评价相结合的方法，对护理学专业学生在校学习期间的思想品德及日常行为表现进行量化管理。操行评定结果可作为护理学专业学生能否毕业的依据之一。

4. 常规管理

常规管理是指经常性的规章制度管理，包括课堂常规、饭厅常规、宿舍常规、集会常规、图书阅览常规、实验操作常规、劳动常规以及师生之间、同学之间应有的礼貌要求。

阅读链接 5 - 10　【知识拓展】

国外大学生宿舍管理模式

在欧美等高等教育发达的国家，主要有四种宿舍管理模式：住宿学院制、生活区集中住宿模式、大学生服务中心模式以及校内学生集体宿舍和校外租房并存模式。

1. 住宿学院制

剑桥大学和耶鲁大学是住宿学院制。住宿学院是每一个住宿的学院就像一座小型的学校，里面设施齐全，设有起居室、餐厅、娱乐室、图书馆等，是学生生活、学习、交流的重要场所。在管理方面，由院长、学监、院士、生活顾问等管理人员组成管理团队，承担各自不同的管理职责，来共同管理学院。

2. 生活区集中住宿模式

巴黎大学是该模式的代表，人们称之为"国际大学城"，这个大学城坐落于巴黎市区南部与郊区交界处。各国在此处出资修建了各自的学生公寓，并由专业人员进行统一管理。

3. 大学生服务中心模式

德国大学生服务中心至今已经有近 90 年的历史，已成为现代化的大学生服务机构，为全德大学生提供公寓，并定期组织学生旅游，举办文化活动等。

4. 校内学生集体宿舍和校外租房并存模式

学校对宿舍管理相当重视，认为宿舍不但是睡觉的地方，还是教育的地方。在美国、捷克等国家，他们的校舍管理及设备均一流，都提供宿舍供学生居住，因宿舍供应有限，需要提前申请，并且不能满足每一个学生的需求。如果不能申请到宿舍，这些学生则采取在外面租房子居住。

5. 班级管理

班级管理是职业学校对护理学专业学生实施教育管理的重要形式。通过班主任和任课教师及全体学生的共同努力，重视发挥班委、团支部的作用，创建先进班集体，认真组织、开展班级检查和考核评比工作。

6. 行政管理

行政管理主要包括招生录取工作、学生学籍管理工作、助学金和奖学金发放工作、毕业生就业工作等。

（1）招生就业工作：近年来，随着卫生学校招生规模不断扩大，部分学校成立招生就业办公室，主要负责学校招生计划制订、组织实施招生宣传与咨询、录取与补录工作；负责完善实习管理工作制度，协调、指导、检查护理学专业学生实习工作；负责组织毕业生就业招聘；负责为护理学专业毕业生办理相关就业手续；负责组织应届护理学专业毕业生的升学服务等工作。

（2）学籍管理：学校依据不同时期教育部印发的学籍管理办法，加强护理学专业学生学籍管理工作。各省教育厅结合实际，制订了实施细则。各校严格执行规定要求，认真执行护理学专业学生入学注册、课堂教学、成绩考核、实习实训、学籍变动、纪律与考勤、奖励与处分以及毕业、结业等各项管理工作。

（三）护理学专业学生管理措施

1. 树立"以护理学专业学生为本"的服务观

各校积极转变教育管理观念，树立"以人为本、德育为首、全员参与"的管理理念和"以护理学专业学生为本"的服务意识，把尊重学生、关心学生、培养学生、激励学生、服务学生、围绕学生成长和成才，促进学生全面发展作为护理学专业学生管理工作的根本目标，彰显对人的关怀。一些学校改行政命令式的管理为引导激励式的管理，辅导员、班主任及管理部门的教职人员改变原有的行政命令式的、千人一律、无条件服从的管理方式，从人文关怀角度、从利于护理学专业学生成长、成人、成才以及关心护理学专业学生各个层面需要的角度出发,帮助护理学专业学生形成正确的人生观和价值观,引导护理学专业学生把自身的成长成才与学校的教育目标统一起来。

2.完善护理学专业学生管理模式

当今的职业学校的学生生活在开放的社会环境中,仅凭学校规范学生的思想和行为是远远不够的,传统、粗放式的管理模式已逐渐难以适应目前的状况。为此,护理职业学校学生管理工作已向全方位和开放型的模式发展。各校建立健全护理学专业学生工作的组织机构,形成以护理学专业学生工作职能部门和专职学生工作队伍为主体,全校各部门和全体教职工参与的全员管理的新格局。同时,充分调动社会、家庭、团组织、学生会、社团、社区及学生本人等各方面的力量,建立一个多层次、多侧面、全方位、立体化的育人网络。在校内构建和加强"校级—学生科—专业科(或教研组)—班主任"四级管理机构,各级管理机构职责分明,各负其责,团结协作,形成护理学专业学生教育管理的有机统一体。

3.实施家长联系制

卫生学校招收的护理学专业学生基本上是应届初中毕业生,这些学生年龄小、分数低、生活自理能力差、自制力弱。学生在校学习、生活情况如何,家长很关心。为此,很多学校在每学期结束后,向学生家长寄发成绩单和在校表现通知书,把学校的有关情况、学生在校的表现、学校对学生管理的有关制度和要求与家长进行交流,并征求家长的意见和建议。学校要求班主任建立学生家长联系卡,并记录班主任与学生家长联系的详细情况,使学生家长及时了解子女在校的情况,共同配合,做好护理学专业学生的教育管理工作。

4.心理健康教育

心理健康教育是护理职业学校学生思想道德教育工作的重要组成部分。根据护理学专业学生生理、心理特点和发展的特殊性,开展护理学专业学生心理和素质测试,及时掌握护理学专业学生的心理健康状况。根据护理学专业学生在成长、学习、生活和就业等方面的实际需要,以授课、讲座、咨询、辅导、援助等方式,经常对护理学专业学生进行心理辅导。部分学校结合中专生成长成才的需要,成立了护理学专业学生心理成长服务中心或心理咨询中心,通过心理健康教育,培养护理学专业学生良好的心理素质,促进护理学专业学生身心全面和谐发展。有的学校针对护理学专业学生在中考中经历的挫折而导致的失败感、不自信及迷茫感实施成功教育,通过教师帮助学生获得成功,学生尝试成功、争取成功、体验成功的情感体验,建立成功的信心。这些措施对护理学专业学生的文化课程学习和技能学习具有良好的促进作用。

四、教学过程及文件管理

(一)教学过程管理

教学过程管理是依据教学管理文件,对日常教学过程、教学秩序、考核评价、教材使用等进行控制和管理。教学过程管理是落实专业教学方案、保证教学秩序和教学质量的必要手段。

1.日常教学管理

日常教学管理主要包括教学工作计划的制订,校历、学期教学进程表、教学任务书及课程表的编排等。各护理职业学校根据国家教育主管部门发布的指导性教学文件，制订课程计划、编制课程标准、组织编写教科书等，通过校长、教导主任、教研室和全体护理教师的努力，将教学计划在学校教学活动中落实并不断完善。

2. 教学秩序管理

教学秩序管理是保证教学质量的重要手段，包括班级教室日志，调课、代课与停课，课堂教学管理以及实践教学管理。

（1）班级教室日志：班级教室日志是记录学生出勤情况、教师授课情况以及计算教师工作量的原始记录。任课护理教师每次要认真记录护理学专业学生缺勤情况，规范填写班级教室日志。教务管理部门定期检查各班级教室日志填写情况，统计有关数据并作好记录，学期末收回存档。

（2）调课、代课与停课：教学过程中严格执行教学进程表和课程表，确因特殊情况需要调整的，要到教务管理部门办理调课、代课或停课手续。

（3）课堂教学管理：包括课前、课中和课后管理。课前管理包括编制学期授课计划、编写教案、置备教具、制作课件、实验预试、技能实操准备等工作；课中管理重点为课堂教学秩序管理，教务管理部门检查护理教师上课情况，及时反馈信息，护理教师应遵守课堂教学常规，按教学进度上课，按时上下课，维护好课堂秩序；课后管理包括课后反思、辅导与答疑、批改作业等工作。

（4）实践教学管理：实践教学管理包括实验、实训、毕业实习等教学主要环节管理。① 开放实训管理：一是"全天候"的时间开放，护理学专业学生在课余时间按照安排进入实训中心训练；二是实验内容的开放，护理学专业学生可以针对自己薄弱的技能项目反复强化练习；三是仪器设备的开放，护理学专业学生可自己选用训练所需要的仪器设备，加强实训管理，开放练习中护理学专业学生自行准备、整理物品，同学之间互为患者，护理教师和护理学专业学生互动交流，达到实训效果，提高护理学专业学生的护理技能和管理意识；② 毕业实习管理：学校设置以分管校长负责，学校实训指导处、年级主任、班主任组成的管理机构，定期与校外实训基地联系沟通；定期组织护理教师到实习医院看望实习护生，召开护理学专业学生座谈会，走访护士长和临床带教教师，了解实习大纲的执行情况和护理学专业学生表现，每年进行1~2次毕业实习教学检查，并举办一次校外实训基地临床带教工作座谈会，以反馈和监督毕业实习质量。

3. 考务管理

考务管理是学校教学管理的重要环节。考务管理主要包括考核的组织与安排、考核命题的审核、试卷评阅与分析、护理学专业学生成绩的统计与评定等。教学计划规定开设的课程都必须进行考核，考核按课程性质分为考试和考查两类。

4. 教材管理

依据课程标准（教学大纲）选用教材，学校建立统一的教材选用、预订、采购、供应和发放的管理制度并执行。

（二）教学文件管理

教学文件管理指对各级政府颁发的教学文件和学校制订的教学文件的贯彻执行情况的

管理，分为指导性教学文件管理和实施性教学文件管理。

1. 指导性教学文件管理

指导性教学文件是各级教育行政部门统一制订和颁发的教学文件，是指导职业学校全面推进素质教育、深化专业教育教学改革和评价专业教育教学质量的基本依据。指导性教学文件包括教育部和各省市教委制订和颁发的相关文件。

2. 实施性教学文件管理

实施性教学文件是学校为落实指导性教学文件，根据学校的专业培养目标、课程设置、基本教学要求以及课堂教学实施而制订的教学文件，是保证和评价学校教育教学质量的重要依据。各校以指导性教学文件为依据，制订学校的专业教学实施方案（教学计划）、课程标准（教学大纲）、学期授课计划和教案以及相关的教学管理文件。各学校根据实际情况，对教学文件和主要教学资料制订管理规定。

阅读链接 5 - 11　【知识拓展】

美国中田纳西州立大学（Middle Tennessee State University）的教学管理特点

中田纳西州立大学教学管理执行的是以学术管理为主，学术管理与行政管理相互协作的运作模式，其过程突出体现了"管理就是服务，以学生为中心，服务于学生的学习和发展"的显著特点。

（1）专业设置灵活多样，满足学生个性化发展需要。为了满足社会和学生需求，中田纳西州立大学的专业不仅多样化，而且强调文理学科交叉渗透，培养宽口径、厚基础的复合型人才，以拓展学生的就业领域。

（2）课程内容广博且具弹性，重视培养学生的综合素质和职业适应性。中田纳西州立大学以帮助学生获得有用的知识和将来能适应社会发展、取得卓越的成就为目的，将课程体系分为四大模块：通识教育核心课程、专业必修课程、专业选修课程和任意选修课程，且每一模块都开设了可供选择的大量课程。学校要求学生在一、二年级必修通识教育核心课程（general education core），以便为三、四年级的专业课学习打下基础；根据专业培养目标，学校为各专业的学生列出专业课程模块或课程组合，要求学生必修或者限选；对于任意选修课，一般不作限制，学生可凭个人兴趣任意选修。

（3）学制设置灵活而有弹性，满足不同学生的学习规划。中田纳西州立大学每学年设春季、秋季和夏季三个学期，春季和秋季学期大约都是 18 周。在教学周期较短的夏季学期，会循环开设一些重修课程、热门课程或者职业培训课程，给学生提供更多的学习机会。中田纳西州立大学实行完全学分制，一般专业要求修完 120～130 个学分、GPA 达到 2.0 以上，就可以合格毕业，对学生的修业年限没有严格的限制。

（4）教育项目丰富多样，促进学生成长发展。为了提高学生的综合素质与能力，适应教育发展需要，提高人才培养质量，中田纳西州立大学设有多种教育项目，以满足不同层次、不同需求的学生群体的需要，如夏季读书项目（summer reading program）、荣誉生项目（honors program）、STEPMT 项目（由美国科学基金会资助、申请到的资金将被用于加强部分工科性基础学科的教学及本科生科研）等，为学生的成长成才提供了宽广的平台。

（5）构建完备的教学支持服务体系，帮助学生学习。以各种管理机构为载体，利用各种资源和组织，为教师的教学工作提供支持服务，为学生的学习活动提供全方位、优质高效的服务和保障，是中田纳西州立大学保证人才培养质量的关键。

（6）全方位提供信息化教学管理。为学生提供便利发达的校园网络信息技术已深入到中田纳西州立大学日常的教学管理中。该校信息化管理的几大平台分别是：招生系统，学籍与选课系统，奖助系统，教学服务系统，迎新系统，离校系统和图书馆管理系统。这些系统已发展到了信息传递双向化、交互化的程度。中田纳西州立大学的信息化教学管理，将许多传统的"有形管理"变为"无形管理"，管理模式由以控制为主转变为以服务为主，为师生的工作学习提供了便利，而且提升了学校的教学管理水平。

五、教学质量的控制及保障体系

教学管理的核心是教学质量的控制和保障。教学质量保障体系是以教学行政主体为关键，以护理教师广泛参与为基础，以外部教学质量监控和学校内部不断追求教学质量完善相结合的活动。

（一）教学质量控制

1. 教学目标质量控制

教学质量控制在于把好教学计划质量关。要使按照教学计划培养出来的人才符合培养目标的要求，具有现代水平的专业知识和智能结构，在课程开设、教学安排、课程结构、教学程序、教学时间、教学方法、教学手段等各个教学环节的设计上深思熟虑，做出科学、合理的决策和安排。

2. 教学过程质量控制

在整个教学过程中，护理教师一般通过课堂讲授、实验（实习）、指导答疑、成绩考核等各个教学环节来完成教学任务，实现护理学专业人才培养目标。所以，教学过程的质量控制，关键在于各个环节的质量控制，要严格要求、一丝不苟、按章办事、定期检查。

3. 辅助过程质量控制

辅助过程是指为教学过程服务的其他各个过程的总称，其中主要是教学物质供应系统和教学环境后勤管理系统。虽然辅助过程对教学质量的影响是间接的，但辅助过程中的任一环节一旦失调，就可转化为影响教学质量的主要矛盾。随着学校后勤服务社会化的进展和运用市场经济机制，逐步形成保证教学支持系统有效运转的辅助过程。

阅读链接 5-12 【故事与思考】

治标固本

魏文王问扁鹊曰："子昆弟三人其孰最善为医？"

扁鹊曰："长兄最善，中兄次之，扁鹊最为下。"

魏文侯曰："可得闻邪？"

扁鹊曰："长兄於病视神，未有形而除之，故名不出於家。中兄治病，其在毫毛，故名不出於闾。若扁鹊者，镵血脉，投毒药，副肌肤，闲而名出闻於诸侯。"

思考：教学质量管理如同就医看病，治标不能忘固本。

（二）教学质量保障体系

教学质量保障体系是全面控制教学质量的组织与程序系统渗透于教学活动的全过程，并在教学活动各个环节为教学质量提供全方位的保障服务。教学质量保障体系由学校、教务科、教研室三级构成。分管教学的校领导全面负责教学质量监控工作；教务科为教学质量监控管理部门，主要负责教学质量信息的收集、整理、反馈以及信息处理情况的监控；教研室为教学质量保证部门，主要负责信息的搜集、处理、解决及相关整改工作。

1. 校级教学质量监控

校级教学质量监控在整个学校教学质量监控中起主导作用，主要包括分管校长、教务科等相关机构及人员。

2. 教务科教学质量监控

教务科主要通过对专业设置、专业方向、培养目标、教学计划、教学大纲执行情况的检查、对护理教师授课计划执行情况的检查、听课、评课及对教研室教学质量的评估等环节加以控制，并对上述环节中所出现的问题进行分析、探讨，及时找出对策加以解决和修正。

3. 教研室教学质量监控

教研室在教学质量监控中起基础作用。教研室的主要职责是依据学校教学质量管理的目标和教学计划、教学大纲的要求，对任课护理教师和课程的各个教学环节进行教学质量监控，组织教研活动，研究教学改革，交流教学经验，反馈教学信息，并对护理学专业学生的学习活动进行辅导和管理。教研室对教学质量的监控主要内容有学期授课计划的执行情况、教学计划和教学大纲的制定修订、教材选用、教学观摩、作业批改等情况的日常检查、内部自评、各项信息反馈、期中教学检查和分析以及总结、问题的解决及跟踪落实、期末教学检查和分析以及总结、命题的信度和效度评价等。

4. 教学督导组

教学督导组由教学专家或教学管理专家组成，对学校整体教学工作进行调研，督促护理学专业学生积极主动地改进学习方法、提高学习效果。教学督导员经常深入教学一线，通过听课、参加实践教学环节，收集与反馈相关信息，随时向学校领导或有关部门和个人反馈教学工作中存在的问题，并就如何加强和改进教学工作与师资队伍建设以及提高护理学专业学生的创新意识和实践能力提出合理意见和建议，以促进教学质量的提高。

第四节　职业护理教育的现状与发展趋势

职业护理教育是国内护理教育的重要组成部分，肩负着为医疗卫生事业培养合格护理人才的艰巨任务。从新中国成立到 1983 年恢复高等护理教育的 30 多年中，职业护理教育为各级医疗卫生机构培养了大量护理技术人才，对保证护理服务质量、推动护理事业的发展做出了巨大贡献。改革开放以后，特别是进入 21 世纪以来，国内护理教育事业发展迅速，在国家一系列大力发展职业教育的政策支持下，职业护理教育也得到了较好的发展，尤其在师资队伍建设、实训基地建设、课程建设、教材建设以及教学改革等方面取得了长足的进步。本章以职业护理教育的发展为背景，重点阐述近十年来在人才培养、管理及课程等方面的改革，并致力于探讨其未来的发展之路。

一、职业护理教育的现状

1. 国外职业护理教育

（1）国外护理教育的起源：自从人类出现时起，就有了生、老、病、死的问题，人类为解除或减轻自身的疾病和痛苦而需要护理。然而，在早期阶段，护理与医疗在教育方面并无明显区别，有关护理人员的培训主要是由教会组织开展的。1576 年，法国天主教神父圣·文森保罗（St. Vincent De Paul）在巴黎成立慈善姊妹会，成员不一定是教会的神职人员，她们经过一定培训后，为病弱者提供护理服务。但这种护理教育与宗教及医学教育没有截然分开，且受教育者大多数是信徒。1798 年，美国席曼博士（Dr. Seaman）在纽约开办了一个有组织的护理课程，但并没有引起足够的重视。1836 年，德国牧师弗里德尔（Fliedner）为教会的女执事在凯塞威尔斯城（Kaiserswerth）设立了一个短期护士训练班。19 世纪中叶以前，世界各国没有正规的护理专业，医院也很少，医疗与护理没有明显区别。治疗与护理多由教会担任，由修女出于爱心及宗教意识对患者提供生活照料和精神安慰。因此，护理在当时没有科学的内容，也不必接受正规教育。

（2）近代正规护理教育的开始：人类历史上正规的护理教育是从南丁格尔时代开始的。1860 年，南丁格尔用获得的巨额奖金在英国伦敦圣多马医院开办了第一所护士学校，为正规护理教育奠定了基础。她对学员的入学标准、课程安排、实习及教学评估、教学管理等都作了明确的规定，其办学宗旨是将护理作为一门科学的职业，采用了全新的教育体制和教育模式来培养护士。对于学生的训练，除安排护理技术科学原理的讲授与实习，更注重精神纪律的培养，希望培养出具有正直品格、诚实善良、具有一定专业技术及能力的护理人员。圣多马护校的建立，开创了护理教育的新纪元，标志着护理从此成为一门科学的专业，其办学模式、课程设置及组织管理模式为欧亚大陆许多护士学校的建立奠定了基础，促进了护理教育的迅速发展。

阅读链接 5 - 13 【知识拓展】

南丁格尔誓言

　　于上帝及会众面前宣誓：终身纯洁，忠贞职守。勿为有损之事，勿取服或故用有害之药。尽力提高护理之标准，慎守患者家务及秘密。竭诚协助医生之诊治，务谋病者之福利。谨誓！

（3）现代护理教育的发展：现代护理教育的发展历程与各国经济、文化、教育、宗教、妇女地位及人民生活水平的发展有很大关系。护理教育的发展在世界各地很不平衡，总体来看，西方的护理教育发展较快。自1860年以后，欧美许多国家的南丁格尔式护士学校如雨后春笋般出现。例如，1901年美国约翰霍普金斯大学开设了专门的护理课程；1924年耶鲁大学首先成立护理学院，学生毕业后取得护理学士学位，并于1929年开设硕士学位；1964年加州大学旧金山分校开设了第一个护理学博士学位课程；1965年美国护士协会提出凡是专业护士都应该具有学士学位。其间，世界其他国家和地区也创建了许多护士学校及护理学院，使护理教育形成了多层次的教育体制。

2. 国内职业护理教育

自从有了人类社会，就逐渐出现了原始的医药护理活动。早期的医药和护理不分，护理实践与医药活动联系在一起；医护教育是通过上一代人将其积累的知识和经验通过口授传递给下一代，后来又通过医书传播医护知识。

（1）中国近代护理教育的发展：中国近代护理教育的发展主要是从鸦片战争以后开始的。鸦片战争后，各国的传教士涌入中国，除建立教堂及传教，还修建了一些医院和学校。当时的医院环境、护士服装、护理操作规程以及护士学校的教科书等都带有浓厚的西方色彩。

1835年，广东建立了第一所西医医院，两年后以短期训练班的方法培养护士。1884年，美国护士伊丽莎白·麦克尼奇（Elizabeth Mckechnie）在上海成立妇孺医院并开办现代护理培训工作。1887年，美国布恩医师（Dr. Boone）在上海成立护士训练班。1888年，美国艾拉·约翰逊（Ella Johnson）女士在福州成立了中国第一所护士学校，但由于当时的社会风气及历史条件的限制，该校第一班仅有粗识文字的男女学员各一名。1900年，汉口普爱医院正式设立护士学校。1895年和1905年，北京成立护士训练班及护士职业学校。1934年，教育部成立护士教育专门委员会，将护士教育定为高级护士职业教育，招收高中毕业生，学制为3～4年。北京协和医学院与燕京大学、金陵女子文理学院、东吴大学、岭南大学和齐鲁大学合办了协和高等护士专科学校，为国家培养了一批高水平的护理师资和护理人才。

（2）中国现代护理教育的发展：1950年，北京召开了全国第一届卫生工作会议，对护理专业教育进行了统一规划，将护理专业教育列为中等专业教育之一，并规定了护士学校的招生条件，成立了教材编写委员会，出版了21本中等护理专业教材，为国家培养了大批中等专业护士。

1952年，国内取消了高等护理教育，目的是为更快更好地培养护理人才，但导致了护理学校教师、护理人员、护理管理人员、护理科研人员青黄不接甚至后继无人的后果，严重阻碍了国内护理事业的发展，尤其是护理教育的发展。

1966年—1976年十年动乱期间，护理教育形成断层，全国几乎所有的护士学校均被停办、解散或被迁往边远地区，校舍及各种教学仪器设备遭到破坏，护理教育基本停滞。

1978年恢复高等院校招生，各医学院校纷纷创办护理大专教育。1983年，教育部与卫生部联合召开会议，决定在全国高等医学院校增设护理专业及专修科，恢复了高等护理教育。同年，天津医学院率先招收了首届学士学位的本科护理系学生。此后，全国其他院校相继成立护理系或护理学院。据不完全统计，目前中国有百余所院校设有护理系或护理学院。

　　1993 年，北京医科大学开始招收护理硕士研究生。1994 年，在美国中华医学基金会的资助下，西安医科大学与北京医科大学、协和医科大学、上海医科大学、中国医科大学、华西医科大学、湖南医科大学及泰国清迈大学联合举办护理研究生班，至今已为中国各护理院校培养了 84 名护理人才。目前，全国已有 10 多个护理硕士点。

阅读链接 5 - 14　【知识拓展】

中国首位南丁格尔奖获得者——王琇瑛

　　王琇瑛，1931 年毕业于燕京大学协和医学院高级护士学校，1935 年留学美国哥伦比亚大学进修公共卫生及护理教育，获硕士学位。1936 年回国，曾任协和医学院护士学校副教授。建国后，历任北京第三护校校长、北京第二医学院护理系主任、主任护师、中华全国护理学会副理事长及全国护理科普主任委员，主要从事护理教育工作。在抗美援朝期间，第一批到鸭绿港战地培训基地培训护士长，为提高我国护理教育水平及培养护理人才做出了贡献，是国内知名的护理学专家。

　　1983 年 5 月 12 日，红十字国际委员会公布第二十九次奖章颁发通告，授予中国优秀的护理工作者王琇瑛国际护士最高荣誉奖——南丁格尔奖章。这是新中国护理工作者首次荣获的最高荣誉。"患者无医，将陷于无望；患者无护，将陷于无助"。我国首位南丁格尔奖得主王琇瑛的这番话曾激励着一个又一个护理人员勤奋工作，不让患者陷入无助的境地。

　　1983 年 9 月，王琇瑛当选中华全国妇女联合会第五届全国委员会副主席。2000 年 9 月 4 日，王琇瑛在北京逝世，享年 92 岁。"国家不可一日无兵，亦不可一日无护士。护士的工作必须像田园中的水一样灌注到人们生活中的每个角落。"王琇瑛对护理工作的诠释正是她一生履行的诺言。

二、职业护理教育的发展趋势

　　护理是以人为主的专业，护理学是一个不断发展、不断创新的学科，特别是当前正处于一个成果与信息快速流通的时代。护理专业在社会文化、政治、经济及科技等因素的影响下不断发生变化，护理教育必须做出适当的调整以配合这种变化。

　　随着社会的进步、科技的发展，护理学的发展将更为迅速。生物—社会环境护理模式将全面主导护理实践，从而使护理工作模式发生一系列的转变，即以疾病为主导转变为以健康为主导，以单个患者为中心转变为以各种群体甚至全社会的人群为中心，以医院为基础转变为以社区为基础，以对疾病的治疗为重点转变为以预防保健为重点，以基本防治与身心健康为目标转变为以身心健全及其社会环境的和谐一致为目标，这就向护理教育提出了更高的要求。

　　职业护理教育的发展趋势主要体现在以下几个方面：

1. 教育理念的辩证统一

主要体现为发展高等护理教育与经济发展、医学及护理学的进步、社会医疗保健需求的同步增长，重视专业教育与素质教育的辩证统一，人文教育与科学教育的辩证统一，共性教育与个性教育的辩证统一，知识教育与创造教育的辩证统一，理论教育与实践教育的辩证统一。这种护理教育发展的辩证统一观念将成为护理教育的理论基础。

2. 培养模式的不断改革

人才培养模式的改革是护理教育现代化的关键，目的是培养知识面宽广、基础扎实、能力强、素质高的现代化护理人才。在教学组织中将更加注意知识、能力和素质的有机结合。根据社会需求，形成基础宽厚、知识结构合理、能力较强、具有较高综合素质的护理人才培养模式。护理教育的重点将是发展学生提出问题的能力、自学的能力、评论知识和护理文化的能力。

3. 多层次的培养体系

近年来，随着人口老龄化、疾病形态改变、家庭结构改变以及民众对医疗保健需求的增加，迫切需要大量大学层次、能独立在各种机构中工作的护理人员。护理教育将向高层次、多方位的方向发展，将形成以高等护理教育为教育主流，大专、本科、硕士、博士及博士后的护理教育将不断完善和提高。同时，护理教育体系中将更加重视各层次之间的衔接，其目标是强化学生的护理专业知识及临床技能，兼顾学生的未来发展及潜力的发挥，以培养符合社会需要的现代化护理人才。

4. 课程体系不断完善

现代医学模式对护理教育的课程设置也提出了新的要求，不仅注重医学基础知识，还应注重社会科学、人文科学、信息科学和行为科学方面的知识。发达国家的护理教育基本能体现现代护理模式的转变，并能在相应护理理论指导下设置课程，将整体观和系统论运用于护理模式之中。例如，70 年代早期产生了"以患者为中心"的课程设置模式；80 年代初，美国北卡罗来纳大学护校创立了"以健康问题为中心"的课程设置模式。

国内护理教育还没有完全从生物医学模式转向现代医学模式，课程设置也偏向生物医学，并且没有自己独特的理论体系。目前各院校不断进行课程改革，在专业课程中增加了人文科学、预防医学、健康教育等课程，并加强了人际沟通技巧的学习和训练，更好地突出了护理专业的特点。

未来的护理专业课程设置将体现以下特征：

（1）各护理院校将会选择富有专业特色的课程结构，应用传统与综合相结合的课程设置，以学科为中心，建立核心课程体系，采用学分制。

（2）加强学科交叉，设置各种综合课程及跨学科课程，以保证教学内容反映学科交叉、融合和发展的趋势。

（3）课程设置中将更体现对人的关注及整体护理，充分重视在护理课程设置中体现当前卫生保健的重点与护理实践的变化。

（4）课程内容将融进学科发展最新、最前沿的内容及知识，不仅在原有的课程中增加新的内容，而且将增加新型学科课程及综合课程，护理伦理学、社会学等将成为护理教育的重要内容。

5. 社区护理教育不断强化

在新的医学模式指导下，医药卫生机构的服务对象不仅包括患病的人，而且包括有潜在健康问题的人及健康人。服务场所不仅局限于医院，还包括社区、家庭、学校、工厂等。例如，为了适应社会对护理专业的需求，美国于 1965 年率先开展了开业护士教育项目（nursing practitioner），一般为 2 年的硕士教育或几个月的硕士后教育，然后通过统一执照考试获得执业资格。开业护士的职责是帮助社区不同年龄的个人及其家庭，为他们提供医疗护理信息，指导他们选择正确的生活方式。开业护士能够独立诊断和治疗常见病，在一定范围内具有处方权。

实践证明，开业护士提供的护理服务质量高、患者满意度高、花费低。国内目前也在大力发展社区工作，随着医疗制度改革的不断深入，社区卫生服务机构也将得到进一步发展。社区护理作为社区卫生服务的重要组成部分，将成为国内护理教育的发展方向，各高校也在加强社区护理的理论及实践教育，有望在不远的将来开设社区护理专业教育。

6. 教学方法及手段多样化

随着教育改革的不断深入以及科学技术的进步，护理教育的方法和手段也将向多样化、现代化方向发展，为学生提供更多的主动学习机会，培养具有自学能力、勇于创新的新型护理人才。减少课堂讲授时数，增加小组讨论、专题讲座和实际训练，激发学生的学习热情，使学生能在教师的帮助下积极主动探索，注重护理理论与护理实践相结合。

随着信息技术的迅猛发展，依托信息技术发展起来的现代教学手段，将逐渐在教学过程中发挥主导作用，如多媒体技术、网络技术、训练模拟技术、虚拟现实技术等。这些技术作为教学手段，促进教学方式向全时空、远距离、交互式、个性化、多媒体、大容量的方向发展。学校可通过电视网提供非临床课，开展座谈讨论、小组辩论、客座讲课、书面或口头测试，这将为更多的护理人员提供学习和深造的机会。

7. 学校教育的国际化及开放化

开放化和国际化是护理教育的发展趋势，培养新一代具有创新意识、独立个性和动手实践能力的人才是未来护理人才培养的重点。就国内而言，护理教育与社会生活的联系与融合日益成为教育的潮流。护理教育的开放性，不仅表现在办学过程中与社会实践、实习相结合，社会、医院参与培养过程；还体现在各种教育形式之间的沟通与联系，正规的学校教育可以进行实用性强、灵活多样的短期继续教育，也可以根据社会的需要，与有关的社会机构合作联合培养，以打开社会各界对护理教育的投入和参与的渠道，使护理教育机构能够向有志于学习护理的人敞开，实现教育—社会一体化。

8. 教育制度标准化、法制化

护理教育法制将进一步完善，在护理法中将对护理教育机构的种类、教学宗旨、专业设置、编制标准、审批程序、护生的入学资格、护士学校的课程设置、考试方法等做出具体的法律规定。有些国家还在护理法中对在职护士进行专科培训方式、学位授予资格、继续教育等若干问题都有明确的规定。例如，美国护理法规定合格护士的从业执照有效期仅为1 年，护士要更换新的执照，必须每年参加护士资格考试，或有参加继续教育的学分，以法律手段促进护士不断学习和更新知识，从而促进护理专业的整体发展。护理教育制度也不断向标准化方向发展，如美国高等护理教育学会在 1996 年制定了《美国高等护理专业教育标准》，并经过多次修订和完善，以规范护理教育。

阅读链接 5 - 15　【故事与思考】

所长无用

有个鲁国人擅长编草鞋，他妻子擅长织白绢。他想迁到越国去。友人对他说："你到越国去，一定会贫穷的。""为什么？""草鞋，是用来穿着走路的，但越国人习惯于赤足走路；白绢，是用来做帽子的，但越国人习惯于披头散发。凭着你的长处，到用不到你的地方去，这样，要使自己不贫穷，难道可能吗？"

思考：一个人要发挥其专长，就必须适应社会环境需要。如果脱离社会环境的需要，其专长也就失去了价值。因此，我们要根据社会的需要，决定自己的行动，更好地去发挥自己的专长。

第六章 职业护理教育课程设置与实施

▼学习目标

识记
（1）正确陈述常用的职业护理教学方法。
（2）正确陈述教学媒体的特点。
（3）正确描述教学媒体的选用原则。
（4）正确描述职业护理教育效果的评价方法。

理解
（1）举例说明常用的授课技巧。
（2）正确比较和区别不同教学方法的适用范围及优缺点。
（3）举例说明目前职业护理教育课程的改革趋势。

应用
根据教学需要，选用恰当的教学方法，并对学生学习和教师授课效果进行评价。

课程是学校教育的核心，是实现教育目的的手段。在以教师、学生和课程三者为要素的教学过程中，师生的双边活动是通过课程来实现的。课程的设置、改革和发展，既要反映时代的变化和对教育的要求，又要遵循教育自身发展特有的规律。合理的课程设置不仅有利于学生掌握知识，也对学生身心的发展起着决定性作用。在护理教育中，应加强对护理课程及其变化的研究，合理设置护理课程，不断提高护理教育质量。

阅读链接6-1 【开卷有益】

方法问题

一只蝎子掉进水里，拼命地挣扎想上岸来。这时，一个路人用一截小木棍伸向它，准备把它拨到岸边，再行施救。困境中的蝎子猛地受到木棍的外部打击，心中愤恨，抬起螯足向棍子蜇去，然后猛推，想远离攻击。路人再拨一次，蝎子就再反击一次。路人把小木棍浮在水中，正沉思良策，小木棍无意间漂到蝎子的螯足上，蝎子已经紧紧夹住，路人顺利地把蝎子拖到了岸边。教育就如同施救一样，很多时候，掌握正确的方法才是最重要的。

第一节 职业护理教学方法及媒体

在教学过程中，教学内容的阐述、智能活动和操作技能的训练是根据一定的教学目的、按照一定方式和程序的顺序进行的，不同的方式及不同方式的排列与组合构成不同的教学方法。教学媒体是帮助教师阐述教学内容的教学工具。在教学过程中，教师通过情感、语言、动作、教学工具、教学环境等教学方法和媒体的协同、配合以及运用，生动、具体、正确地表现教学内容，加深学生的理解和培养学生的能力。由于职业护理教学涉及自然科学、社会科学和人文科学等多学科知识的传授，使用的教学方法和教学媒体也很丰富。

一、职业护理教学方法

教学方法是师生为完成一定的教学任务而共同使用的具有某种特定秩序的教学活动，是师生相互作用的方式。教学方法是以教学目的为前提、教学原则为指导、教学内容为根据的教与学双边的互动活动，是开展教学活动的纽带和方式，是教与学方法的统一。由于教学活动的多形式和多层次性，教学方法也是多种多样的。目前，职业护理教学中常用的教学方法主要有课堂讲授法、小组教学法、示教法等。

阅读链接 6 - 2　【知识拓展】

教学方法的分类模式

教学方法是教学过程中教师与学生为实现教学目的和教学任务要求，在教学活动中所采取的行为方式的总称，包括教师教的方法（教授法）和学生学的方法（学习方法）两大方面，是教授方法与学习方法的统一。教授法必须依据学习法，否则便会因缺乏针对性和可行性而不能有效地达到预期的目的。但由于教师在教学过程中处于主导地位，所以在教法与学法中，教法处于主导地位。根据国内外教学的不同特点，教学方法包括以下分类模式：

1. 国外教学

（1）巴班斯基的教学方法分类：教学活动包括三种成分，即知识信息活动的组织、个人活动的调整、活动过程的随机检查。以此为依据，教学方法分为组织和自我组织学习认识活动的方法、激发学习和形成学习动机的方法、检查和自我检查教学效果的方法。

（2）拉斯卡的教学方法分类：依据为新行为主义的学习理论，即刺激-反应联结理论（教学方法—学习刺激—预期的学习结果）。依据在实现预期学习结果中的作用，学习刺激可分为 A、B、C、D 四种，据此相应地归类为四种基本的或普通的教学方法，即呈现方法、实践方法、发现方法和强化方法。

（3）维斯顿和格兰顿的教学方法分类：依据教师与学生交流的媒介和手段，把教学方法分为四大类，即教师中心的方法（主要包括讲授、提问、论证等方法）、相互作用的方法（包括全班讨论、小组讨论、同伴教学、小组设计等方法）、个体化的方法（如程序教学、单元教学、独立设计、计算机教学等）和实践的方法（包括现场和临床教学、实验室学习、角色扮演、模拟和游戏、练习等方法）。

2. 中国教学

（1）李秉德教授主编《教学论》中的教学方法分类：按照教学方法的外部形态，以及相对应的这种形态下学生认识活动的特点，教学方法分为五类，即以语言传递信息为主的方法(包括讲授法、谈话法、讨论法、读书指导法等)、以直接感知为主的方法(包括演示法、参观法等)、以实际训练为主的方法(包括练习法、实验法、实习作业法)、以欣赏活动为主的教学方法(如陶冶法)、以引导探究为主的方法(如发现法、探究法等)。

(2)黄甫全教授提出的层次构成分类模式:教学方法从具体到抽象由三个层次构成。① 原理性教学方法:解决教学规律、教学思想、新教学理论观念与学校教学实践直接的联系问题,是教学意识在教学实践中方法化的结果,如启发式、发现式、设计教学法、注入式方法等;② 技术性教学方法:向上可以接受原理性教学方法的指导,向下可以与不同学科的教学内容相结合构成操作性教学方法,在教学方法体系中发挥着中介性作用,如讲授法、谈话法、演示法、参观法、实验法、练习法、讨论法、读书指导法、实习作业法等;③ 操作性教学方法:指学校不同学科教学中具有特殊性的具体的方法,如语文课的分散识字法、外语课的听说法、美术课的写生法、音乐课的视唱法、劳动技术课的工序法等。

(一) 课堂讲授法

课堂讲授法(lecture)是教育界普遍应用的教学方法之一,是教师传授知识的重要手段。课堂讲授是教师通过语言媒介把知识系统地传授给学生的过程。学生在讲授过程中的主要行为是听和写,教师和学生间常通过提问、回答和肢体语言发生双向作用。在职业护理教学中课堂讲授法是最常用的教学方法之一,主要用于传授新知识,也用于巩固旧知识。

阅读链接6-3 【知识拓展】

讲授法的特点和方式

讲授法所具有的特点:① 讲授教学要根据一定的教学目的进行传授;② 讲授中,教师起主导作用,教师是教学的主要活动者;③ 讲授中,学生是知识信息的接受者;④ 口头语言,是传递知识的基本工具;⑤ 教师要对讲授的内容做合理的组织。

讲授法的方式:① 讲述,侧重在生动形象地描绘某些事物现象,叙述事件发生、发展的过程,使学生形成鲜明的表象和概念,并从情绪上得到感染,凡是叙述某一问题的历史情况,以及某一发明、发现的过程或人物传记材料时,常采用这种方法,在低年级,由于儿童思维的形象性、注意力不易持久集中,在各门学科的教学中,也多采用讲述的方法;② 讲解,主要是对一些较复杂的问题、概念、定理和原则等,进行较系统而严密的解释和论证,讲解在文、理科教学中都广泛应用,在理科教学中应用尤多,当演示和讲述,不足以说明事物内部结构或联系的时候,就需要进行讲解,在教学中,讲解和讲述经常是结合运用的;③ 讲演,教师就教材中的某一专题进行有理有据首尾连贯的论说,中间不插入或很少插入其他的活动。这种方法主要用于中学的高年级和高等学校。

课堂讲授的功能是对科学知识的再生产,并能促进学生智力发展和调动学生的情感和思维，因此，它与传统的"灌输式"教学不同。造成学生被动接受和学习的主要原因在于此方法的使用者，而不在于讲授本身。其原因有以下几方面：

（1）系统连贯的讲授，是教师对知识再加工后发生的，其本身蕴藏着一定的知识结构，再经过学生的思维加工，可形成和再塑学生的认识结构；

（2）语言讲授的逻辑性，能引导学生的思路，讲授中适时提问、设疑和解决问题，能激发学生思考，给学生以启迪，通过模仿、模拟教师的论证推理，能训练学生的思维方式；

（3）教师有思想、真情实感的讲授，能对学生产生较强的感染力，激发学生的学习动机，有助于他们采纳和形成学者的价值标准和技能技巧。

课堂讲授的过程及组织形式如下。

1. 授课计划

授课计划是对教学活动预先的具体安排，适用于各种形式的教学，尤其是课堂讲授法。只有经过认真充分的准备，才能使教学收到预期的效果，并能全面考虑课程中的重点和难点。一般要求在授课前准备好授课计划。

1）制定授课计划应考虑的因素

在制定授课计划之前，教师首先应考虑教授的内容适合采用哪种教授方法，并应全面考虑影响授课的各种因素。

（1）学生因素：学生的层次和经验不同，教学内容的准备和讲授方法也应不同。例如，对没有任何护理感性认识的学生，应详细讲解基础知识和技能，而对有一定感性认识的学生，则应多介绍一些新知识和新进展，并结合实际，多提问或鼓励学生提问，来帮助他们掌握所需的知识。

（2）授课内容：不同的内容决定不同的授课方法，如有关操作技能的教学，讲授就不是最主要的教学方法。不能把课堂的大部分时间花在讲授方面，而只需对运动技能的作用、准备工作、步骤及有关要求等作简要讲解，或提出问题让学生在练习操作时思考，将大部分时间留给学生演练。

（3）环境因素：讲授还受到环境因素的制约，如配合讲授的辅助设施或用品是否齐全，讲授场所的照明是否符合要求，是否安静等，都将影响讲授的效果。因此，在制定授课计划时，应考虑这些因素，以便做好充分准备。

（4）心理因素：在制定授课计划时，应充分考虑师生双方的心理因素对讲授的影响。从心理的角度出发，做到教学内容的逻辑性和有意义性；讲授顺序的安排应符合学习的基本规律；师生双方的活动要在讲授中不断改变，并采用多种方式刺激学生的思维，维持其注意力的高度集中；必要时或讲授结束时重复重要内容，帮助学生掌握重点，促进记忆。

2）授课计划的内容

授课计划内容主要有四个方面：① 计划首部：包括课程名称、讲授题目、学生来源及特点、讲授地点、讲授时间、教师、课程负责人；② 讲授目标：包括本次课的教学目的及学生的具体行为目标；③ 授课内容目录：包括内容简介、详细目录和小结；④ 教学活动计划表：包括学生的行为目标、教学内容、教学活动、所采用的教学手段、课堂教学评价的方式、备注等内容。

除授课计划，有些教师还使用备课笔记。备课笔记常用于提醒教师本人在讲课时要注意的一些细节问题，如对主要观点的详细阐述或解释，教师可采用"是什么"的说明式、"怎么样"的描述式，"为什么"的给出原因式等形式，在备课笔记上详细解释。教师也可将所选用的合适例证记录在备课笔记上，以便上课时使用。但教师在课前应将讲授计划和笔记上的内容融会贯通，避免将讲课变成照本宣科式地朗读笔记上的内容，以防讲授变得很乏味。

阅读链接 6－4　【故事与思考】

人生计划表

五官科病房里同时住进来两位患者，都是鼻子不舒服。在等待化验结果期间，甲说："如果是癌，就立即去旅行，首先要去的是拉萨。"乙表示同意。

化验结果出来了，甲得了鼻癌，乙得了鼻息肉。

甲列了一张告别人生的计划表就离开了医院，而乙住了下来。甲的计划是：去一趟拉萨和敦煌；从攀枝花坐船一直到长江口；到海南的三亚以椰子树为背景拍一张照片；在哈尔滨过一个冬天；从大连坐船到广西的北海；登上天安门城楼；读完莎士比亚的所有作品；力争听一次瞎子阿炳原版的《二泉映月》；成为北京大学的一名学生；要写一本书。在这张生命的清单后面，他写道：我的一生有很多梦想，有的实现了，有的由于种种原因，没有实现。现在上帝留给我的时间不多了，为了不遗憾地离开这个世界，我打算用生命的最后几年去实现我剩下的这 27 个梦。

当年，甲辞掉了公司的职务，去了拉萨和敦煌。第二年，又以惊人的毅力和韧性通过了成人考试，成为北京大学中文系的一名学生。这期间，他登上了天安门城楼，去了内蒙古大草原，还在一户牧民家里住了一个星期。现在，他正在实现他要出一本书的夙愿。

有一天，乙在报上看到甲写的一篇散文，就打电话去问候甲。甲说："我真的无法想象，要不是这场病，我的生命会是多么糟糕。是它提醒了我去做自己想做的事，去实现自己想去实现的梦想。现在我才体味到什么是真正的生活和人生。你生活得也挺好吧？"

乙没有回答。因为在医院时所说的一切，早因患的不是癌症而烟消云散了。

思考：每个人的生命都是短暂的，值得珍惜的，难道我们真的非要等到死亡之神来叩门时才会醒悟、才去珍惜吗？不，不！从现在这一刻开始，我们就应让生命的每一分钟都有价值！

2．讲授过程

讲授过程是教师将授课计划付之实践的过程。语言表达是讲授的主要传媒，常用的讲话方式有陈述事实、资料的定义和分类、提问和回答问题、解释、信息的比较和对比、材料的评估等。讲授过程通常由讲授前、讲授中和讲授后三部分组成。

（1）讲授前：在充分准备授课计划的基础上，讲授前教师的重点是增强讲授的自信心。

主要方法包括：① 反复熟悉讲授内容，做到临危不惧，如果是曾经讲授过的题材，再次讲授时也要花时间从头到尾熟悉，以保证记住所讲内容，也利于补充新资料；② 应明确自己课堂讲授的优点和弱点，并精心准备，有意识地扬长避短；③ 讲授前花时间进行试讲或预讲，有条件的教师可借助录像带或录音带为自己提供反馈意见，以便修正不足，直到满意为止；④ 进入教室前，确认自己的讲授资料是否完整，检查教学用具是否处在完好的备用状态。

（2）讲授中：讲授一般分导论、主体和结束三部分。导论部分是讲授的开始，是一堂课的开场白。教学中一个很有意义的开场白，能极大地提高学生的兴趣，激发学生的学习动机。开场白有多种形式，主要包括：① 概括性介绍本堂课的内容，以吸引学生的注意力；② 先询问学生以前是否接触相关主题，以便讲授内容更贴近学生；③ 向学生提出一个具有挑战性的问题，吸引学生的注意，调动学生的思维活动；④ 总结复习上一堂课的内容，引出本节课的题目，从而使知识上下连贯；⑤ 将讲授计划的顺序或提纲写在黑板上，有助于保证学生跟上讲授进度；⑥ 以举例的形式引出本堂课的主题，提高学生的学习兴趣，开场白的形式没有限制，但必须能引起学生的注意和兴趣。一般时间不应过长，最好在 2～3 分钟以内。

一般新教师最担心讲授的开始阶段，他们在面对众多学生时，害怕自己的知识不够用或忘记讲授的内容而感到紧张。即使是有多年教学实践的教师，有时同样会在开始阶段感到紧张。在讲课开始时适度的紧张会把教师的表现推向"高潮"，但过度紧张和焦虑则会影响讲授效果。因此，教师在讲课前应注意控制自己的情绪。

主体部分是讲授过程中的主要部分，是教师通过语言媒介详细阐述和展开主题的过程，是由一系列的讲解、有条理地提供知识和信息构成的。主体部分可分为以原理为中心和以问题为中心的讲解。

以原理为中心的讲解方法是先告诉学生要讲授的内容，再说明或解释这些内容。教师从陈述基本观点出发，再提供证明材料，包括解释、类比、例证、统计数据和证据等，最后总结各种证明，复述基本观点。以问题为中心的讲授方法是将学生从问题方引导到答案方，即解决问题。教师先陈述一些事实，以便提出对学生有意义的问题，然后把产生结论的证据和案例组合起来，以便学生发现解决问题的各种办法，最后评价各类解决方法，并选出最佳的解决方案。教师可根据具体需要自由选择主体部分的讲解方法，同时下工夫理清讲授思路，领会要领，然后用自己的语言清晰、生动地表达出来。

讲授中还应配合板书或媒体将教师精心提炼的内容如图表、文字、数字或数式等显示出来，以帮助学生理解重点或难点，增强注意力，同时也便于学生记笔记和进行复习。

讲授中教师还必须明确地把要表达的观点联系起来。例如，将已讲授过的概念同不熟悉但又需要掌握的材料联系起来；把普通规则与所描述的案例联系起来；把讲授过程中各个步骤或讲授的几个部分联系起来，形成知识的系统性和连贯性。

结束部分是讲授的收场。巧妙地结束讲课也是一种技能。教师应当安排一个理想的结束时机，而不是在授课时间快到时，突然询问大家有什么问题，然后马上结束讲授。结束时应有充足的时间对本节课的内容进行小结，以帮助学生抓住重点，也可针对重点内容提出问题，以便学生复习思考，还可采用某种形式的测验等方法进行小结。必要时将下节课的内容提前告诉学生，以便学生预习，也是结束讲课的方法之一。

讲授一般不要超时，因为超时讲述很难吸引学生的注意力，还会影响其他课程的进行。因此，教师要合理安排讲授时间，本堂课的重要内容应在讲授结束前讲解，并给自己留少量时间获取学生的反馈。

要使讲授达到预期的效果，教师必须注意语言和各种非语言行为的应用。语言的应用首先要求教师的讲课能让全体学生听清楚。这就要求教师：① 用普通话讲课，且发音要准确，特别是平时说方言的教师普通话的应用更为重要；② 把握好语言的速度，速度过快学生无法听清楚，也不利于学生理解和做笔记，速度过慢又会影响语言的连贯性，让学生感到乏味，适当而巧妙的停顿可作为调节速度的方法之一；③ 注意一些辅音的应用和通过音调、音量和语音节律的变化，使讲课声音清晰、抑扬顿挫，并用重音强调重点词句，有助于保持学生的兴趣；④ 观察学生对语言的反应，如面部表情吃惊、迷惑、惊讶等，以了解学生是否掌握教学内容。

教师的行为表现在讲授中也具有重要的作用。需要教师：① 为学生提供一个具有心理安全的教学气氛，要求教师做到和蔼可亲，幽默风趣，并对教学表现出浓厚的兴趣和热情，使学生能自由地讨论及提问；② 在讲授中配合肢体语言的应用，以帮助解释一些概念或原理，特别是那些与空间有关的概念；③ 通过肢体语言，表达自己对学生的观点、行为等的看法，如以微笑点头表示赞同学生的观点，与学生目光交流，表达相互的注意、兴趣和信心，但要注意目光交流的时间不宜超过 10 秒，否则将会引起学生的紧张不安；④ 具备诚实的品质，敢于承认自己在某一方面不懂，否则学生会发现教师在胡编乱造，影响教师的形象，对于不懂的问题，教师可告诉学生课后查阅相关资料，在下次讲授时再给学生讲解清楚，也可鼓励学生去翻阅有关书籍，与教师共同探讨该问题，但教师不能总在课堂上说不懂，否则会让学生怀疑其能力。

（3）讲授结束后：教师应进行自我评价，明确自己存在的优势及不足，并积极总结教学经验，以便在今后的讲授中扬长避短。有条件的教师可选择性地将某一次讲授用视听媒体记录下来，以帮助自己获取反馈，或请其他教师指出优缺点。同时也可采用课后与学生交流的方式及时获得学生对本次讲课的反馈。

阅读链接 6－5　【知识拓展】

讲授法的基本要求

（1）认真备课熟练掌握教材内容。

对讲授的知识要点、系统、结构、联系等做到胸有成竹、出口成章、熟能生巧，讲起来才精神饱满、充满信心，同时要注意学生反馈，调控教学活动的进行。

（2）教学语言要准确。

有严密的科学性和逻辑性；语言精练，没有非教学语言，用词简要；吐字清晰，音调适中，速度及轻重音适宜；语言生动、形象、有感染力，注意感情投入。

（3）充分贯彻启发式教学原则。

讲授的内容须是教材中的重点、难点和关键，使学生随着教师的讲解或讲述开动脑筋思考问题，讲中有导，讲中有练。学生主体作用表现突出，表现为愿学、愿想，才能使讲授法进行得生动活泼。

（4）讲授的内容宜具体形象。

对抽象的概念原理，要尽量结合其他方法，使之形象化，易于理解。对讲授的内容要精心组织，使之条理清楚、主次分明、重点突出。

（5）讲授过程中要结合板书与直观教具。

板书可提示教学要点，显示教学进程，使讲授内容形象化、具体化。直观教具如图片、图表、模型等，可边讲边演示，以加深学生对讲授内容的理解。

3. 讲授技巧

讲授要达到预期的效果，教师除注重自己的讲授，还应考虑学生的参与及保持学生的注意力，采取适当的教学方法鼓励学生紧随教师的思路，使学生全身心投入到课堂中，以提高讲授的效果。

1）保持学生注意力的技巧

根据人的心理特征，人的注意力一般只能保持 20 分钟左右，为了保持学生的注意力，教师可在整个讲授过程中，每隔 10～15 分钟用一些保持注意力的方法，如利用视觉教材，尤其是色彩鲜艳的幻灯片、图片等；花几分钟时间让相邻的几个学生以小组的形式，进行信息讨论；讲授过程中，适当地运用板书，增加教学的直观性；用 2～3 分钟时间，插入一些能说明论点的生活或工作实例；讲授的最后采用不完全填空的形式测试学生等方式，以保持学生的注意力。语速过快也可使学生的注意力下降，因此教师应注意有意识地训练讲授速度，形成个人的语言风格，使学生保持注意力。

2）课堂提问的技巧

提问是教师与学生进行课堂交流和提高讲授效果的一种常用方式，也是讲授中常用的技巧之一。课堂中的问题是能激起语言反应的任何疑问。

（1）问题的种类：课堂问题的分类方法多种多样，根据功能可以分为教育问题和管理问题。教育问题是指与学生教育结果直接相关的问题，如讲授内容、学生的情感和观点等；而管理问题则指组织和控制课堂环境的问题，常以请求的语气提出，如"请那位同学把窗户打开，好吗？"。

根据课堂问题的功能及人类的认知规律将课堂问题分为以下十类。① 回忆性问题：强调回忆知识信息而不是应用；② 命名性问题：对有关事物、概念等进行命名；③ 观察性问题：要求学生陈述所观察到的事物；④ 控制性问题：指控制课堂氛围或维持课堂良好教学环境的问题，包括部分课堂管理性问题；⑤ 假定性问题：不管正确与否，教师先认可某一观点或事件（实际上他脑子里已经有了正确答案），然后提出问题让学生发表意见；⑥ 推测或产生假说的问题：指可以使学生产生推测假设的情景；⑦ 推理性问题：要求学生阐述事件的原因或说明为什么会出现这种结果；⑧ 个人反应性问题：要求学生描述自己对某一事件或问题的感觉或感受；⑨ 鉴别性问题：区别事物相对立的方面或寻找赞成或反对的观点；⑩ 解决问题型问题：寻找解决问题的答案或某事件的结果。教师在讲授中，根据讲授的目的和内容，合理设置不同种类的问题以吸引学生，维持良好的课堂气氛。

（2）有效提问的技巧：课堂提问要有一定的目的性，为了有效提问，必须做到：

① 问题简明。组成问题的词句容易理解，难度适合学生的水平，问题应有层次，类型多样化，既有简单回忆的问题，又有其他层次水平的问题，尽量避免答案为"是"与"否"的问题。

② 注意提高提问的技巧。可事先准备好问题，写在授课计划上；教师应指出无论什么时候提问，都希望学生认真思考，然后由教师指定同学回答，这样做可以使每个学生都积极思考。

③ 对学生的回答做出积极的反应。教师要保持一定的敏感性，充分肯定正确的回答；部分正确的回答应先肯定，再请其他同学补充或纠正；当学生回答问题有困难时，可让其他学生先回答，或换一个难度较低的问题，如能正确回答，再增加问题的难度，每个问题回答后应注意对学生给予鼓励性的评价，以增加其信心。

3）保持课堂纪律的技巧

职业护理教育的对象基本上都是成年学生，他们成熟、自主并有一定的自我约束力，有自我教育的能动性。因此，一般情况下能较好地遵守课堂纪律。但是，由于各种因素的影响，也可能出现一些违反纪律的现象。较为常见的违纪行为是上课迟到或缺席。处理这类问题，教师最好不要当众处罚学生，否则可能使当事学生难堪，并会转移大家的注意力，也浪费课堂时间。应私下与当事学生交流，共同寻求解决问题的办法。

另一常见的违纪行为是学生在课堂上窃窃私语。解决这一问题的方法首先是要弄清学生窃窃私语的内容及原因，切忌在课堂上盲目指责学生，因为学生的大多数悄悄话并不是与课堂内容无关的闲聊，而是对教师的观点有不同的看法或一时不清楚、又没有机会表述自己的意思，就只好与周围同学讨论或询问。因此，教师应给学生在课堂上提问和发表意见的机会，以便学生表明观点或告诉教师自己未听懂的内容。对与课堂内容无关的私聊，可采用适当的语言提醒学生，或通过提问，吸引学生的注意力。对违反纪律的其他行为，如吃零食、编织或看其他课外书等，教师可根据具体情况做出适当处理。

阅读链接 6-6 【知识拓展】

课堂讲授的四字诀

讲好课要把握四个字，即"快、慢、透、多"。

"快"，即讲课触及重点要快，不要讲太多枝枝节节的东西。要把主要精力和时间放在重点上。一节课时间有限，因此接触重点要快。

"慢"，即讲解重点要慢，务必讲清。对重点内容的讲解，要一步一个脚印，不能马虎，不能求快，目的是要使学生懂得重点的内容，因此宁肯慢一点，就是在"慢"中求快，把重点内容化整为零，一口一口地吃掉它，消化它。

"透"，即理解重点要透。重点内容不仅要学生懂得，重要的是理解。这里说的理解，不是一般的理解，着重在"透"字上下工夫。什么叫"透"，就是教师要从不同角度，不同层次进行讲解，务使学生理解透，透了就能举一反三，总结出重点内容的内在规律，使书本上的知识转化为学生的能力。

"多"，即运用重点要多。重点内容虽然能理解，如不运用，学生还是掌握不牢固，所以要想尽一切办法，让学生多运用，在运用上多花工夫，教学效果更佳。在运用中分类总结、归纳出几种解题方法，找出其中规律，达到运用自如的境界，知识就转化为能力了。

讲课是为了把主要知识传授给学生，把握四个字，主要是突出重点，不平均用力，如果运用得法，讲课会取得很好的效果。

4. 课堂讲授的优缺点

1）课堂讲授的优点

（1）效率高：教师能同时与许多学生交流；

（2）介绍新知识：课堂讲授作为一种重要的护理教学手段，能弥补书本知识的不足，介绍最新的护理研究成果，也可综合众多信息资料，获得一个新的观点，还能通过可能的演示，清楚地解释问题和陈述现象，因此，也适合介绍书本上没有的新知识和新课题；

（3）学生学习的是教师整理过的知识：教学内容通过教师的系统化和整体化后，再传授给学生，便于学生理解，有助于帮助学生建立自己的知识框架；

（4）课堂讲授还能激发学生进一步学习的动机和潜能。

2）课堂讲授的缺点

（1）由于讲授时间长，未充分考虑学生的个人因素，学生的注意力可能逐渐减弱，影响效果；

（2）学生一般是被动接受知识，因此讲授过程中应该发挥学生的主观能动性；

（3）讲授面对大多数学生，不能照顾每个学生的需要，讲授的进度也难以适应每个学生；

（4）学生获得的是经教师加工后的"二手"资料，很难通过讲授获得"一手"资料。

阅读链接 6 - 7 【知识拓展】

讲授法

无论是讲述、讲解或讲演，一般要注意以下几点：

① 讲授内容具有科学性和思想性，观点与材料统一。

② 照应教材的全面性和系统性，同时抓住重点、难点和关键。语言要准确、清晰、简练、生动、通俗易懂，并符合学生的理解能力与接受水平。

③ 贯彻启发式教学精神并教给学生听讲的方法。

④ 根据教材内容和学生学习需要，与其他教学方法配合使用，并合理使用电化教学方法。

（二）示教法

护理教学的直观性决定了在职业护理教学中需要经常应用具有视觉刺激特点的示教法，来帮助学生理解和掌握各种护理技能，加强学生的实践技能及解决实际问题的能力。

1. 概述

示教法(demonstration)是教师借助展示实物或直观教具,以示范某种技能的操作过程或做实验等,对事实、概念、过程或程序进行形象化解释的教学方法。它是在教师亲自操作下进行的,有利于学生获得和巩固知识以及发展技能和观察力等的教学方法。示教法在职业护理教学中应用广泛,如护理教学中人体各器官的模型、动植物标本、人体解剖、护理技术操作的演示等。

2. 示教法的类型

示教法的种类很多,根据使用教具的类型可分为四类,即实物、标本、护理模型的示教,幻灯、录像、录音和教学电影等的示教,图片、图画、图表的示教,实验及实际操作的示教。根据教学要求则可分为两类,即单个或部分物体或现象的示教以及事物发展过程的示教。随着现代教学技术的发展,示教的类型和内容将不断增加和扩大,不受时间和空间的限制。示教法在护理教学中的作用也将更为突出。

3. 示教法的使用范围

示教的目的是告诉学生如何从事某项操作技能,并让学生了解某现象或事物发生的原因。前者要求学生能够准确重复教师示教的行为,后者主要是帮助学生理解某个概念、现象或原理。因此,示教法主要适用于运动技能和某些概念、原理的教学。

1) 操作技能的示教过程

操作技能(psychomotor skills)的示教包括示教前、示教中和示教后三个阶段。

示教前:① 提供一个有助于学习的环境,明确示教的目的和重要性;② 进行技能分析,即将整个技能划分为行为细节,并按正确的顺序排列,以便学生在学习技能时记住技能的细节及顺序;③ 评估学生的起点行为,提出具体要求;④ 做好示教前的各种准备,包括制定课堂计划,保证最佳的视觉效果和准备好所有的材料。

示教中:① 向学生陈述技能学习的目标或结果;② 解释技能的重要性,以刺激学生学习;③ 以正常速度演示技能的全过程;④ 将整个技能的分解动作按出现的先后顺序写在黑板上,列出演示过程的步骤;⑤ 按正确顺序,把每一部分慢慢演示一遍;⑥ 通过提问和观察非语言行为,获得反馈;⑦ 避免在示教中应用反例。

示教后:在条件允许的情况下,应给予充分的时间让学生练习。练习过程中给予指导,表扬鼓励练习效果好的学生,及时纠正不正确的操作,并注意创造一个友好的气氛,促进学生掌握技能。

随着现代教学媒体的发展,媒体示教在操作技能教学中的运用越来越广泛,如护理技术操作录像、VCD 等。教师在示教前,先让学生完整观看操作的全过程,再分段示教练习,然后再让学生完整观看示教和从头到尾进行练习,直到熟练掌握为止。在媒体示教过程中,教师要适时配合讲解,指导学生练习。

2) 概念或原理的示教

概念或原理(concept or principle)的示教与运动技能的示教不同,不要求学生重复教师的示教过程,而是通过观察示教过程,形成自己的概念或验证概念。获得概念或原理的方法有两种,一是推论法,即先提出概念或原理,再进行实例演示,然后举范例说明;二是归纳法,即先从一个实例的演示开始,让学生观察结果,解释发现的现象,然后归纳出概念或原理。

　　例如,在进行"渗透"(osmosis)这一医学概念的教学时,教师可通过示教一个简单的实验,帮助学生理解。用两个大玻璃杯,各装一片生土豆,加入清水后,在其中一个杯子里加一勺盐,放置几小时后,就可见到有盐的杯子中,土豆片起了皱折,未加盐的土豆片却保持原样。如果用推论法讲授"渗透",教师就要先讲解,给出一个明确的定义,再进行实验示教,让学生观察,举例帮助学生理解。如果用归纳法教学,则应先让学生观察演示实验,再让学生分组讨论,解释所观察到的现象,归纳出"渗透"的定义。

4. 示教的方法及技巧

　　1) 操作技能示教的方法和技巧

　　在进行操作技能的示教时,提倡把技能的具体操作顺序写在黑板上或用多媒体演示,供学生分析参考。根据示教的要求调整好教室的灯光亮度,选择好示教的具体位置,以保证每个学生都能看清每一行为细节的示教。这样做能使学生感觉舒适,将学生的注意力高度集中到示教过程中来。借助闭路电视或录像机等设施,从不同角度展示示教过程,也能有效地帮助学生观察到技能操作的全过程。

　　在示教开始时,教师应以正常速度熟练地将技能操作的全过程演示一遍,给学生一个整体印象,然后再放慢速度,将操作动作分解一步一步地示教,让学生练习。在整个示教过程中教师要注意学生的非语言反应,以获得反馈意见。在不违背技能操作基本原则的情况下,教师可将能达到同样目的的多种正确方法教给学生。

　　示教法仅能提供信息认知和产生影响,其最终目的是要让学生立即练习及掌握,应认真安排整个示教过程,做到轻松示教。在学生练习过程中,教师应提供语言指导,必要时需反复示教,以纠正学生的错误操作,直到正确为止。教学中应注意让每个学生都能真正掌握技能,而不是强调掌握技能的速度。

　　2) 概念或原理示教的技巧

　　概念或原理示教应选择典型的实物或教具。为了使示教达到预期的目标,教师应先做一遍,重点突出需要仔细观察的部分,尽量让学生运用各种感官去感知学习对象,然后让学生明确观察的目的和要求。无论采用推理法或是归纳法,都应要求学生做好相关知识的准备或复习,并在示教过程中,适当提问以启发学生的思维。

　　概念或原理的示教要适时,过早展示教具,会分散学生的注意力,削弱新鲜感,降低学习兴趣。过迟示教,会给学生一种"马后炮"的感觉。教具用完后,应及时收起。如果示教需要较长的时间,教师可提前开始实验,在需要示教时,说明提前的原因,再请学生观察示教现象。必要时在示教结束后将学生分成小组进行讨论,使学生获得对现象的解释或原理的理解。

阅读链接 6 - 8　【知识拓展】

教学技能

　　教学技能是指教师运用已有的教学理论知识,通过练习而形成的稳固、复杂的教学行为系统。它既包括在教学理论基础上,按照一定方式进行反复练习或由于模仿而形成的初级教学技能，也包括在教学理论基础上因多次练习而形成的、达到自动化水平的高级教学技能，即教学技巧。教学技能是教师必备的教育教学技巧，它对取得良好的教学效果和实现教学的创新，具有积极的作用。

5. 示教法的优缺点

示教法的优点在于有极强的直观性和真实感，能形象地解释所要教授的内容，使学生获得丰富的感性知识，加深学生对学习内容的印象和理解，帮助学生形成正确的概念，获得准确的技能。示教法还可将理论知识与实际实物、想象等联系起来，能有效激发学生的学习兴趣，集中学生的注意力，促进学生的积极思维，巩固所学的知识。

示教法的缺点在于单一的示教法在传授知识方面作用有限，必须配合教师的说明和讲解，引导学生边看、边想，否则就会流于形式，反而干扰教学任务的完成。

（三）小组教学法

与课堂讲授相比，小组教学能为教师及学生提供更多接触和交流的机会，是经验学习的主要途径之一。护理学的高度实践性决定了学生必须通过经验学习，特别是在专业课学习阶段更是如此。因此，小组教学法在职业护理教学中运用得十分广泛。

1. 概念及意义

小组（group）是有共同目标、相互依赖、存在共识和相互作用的社会团体。小组教学（small group teaching）是指由一位教师和一定数量的学生组成的集体中所进行的教学。小组教学的目的在于以学生为中心，调动个人和集体两方面的积极性，达到交流思想感情的目的。通过学生间面对面的相互交流，可以开阔学生的视野，扩大学生的知识面，锻炼学生的社会活动和协作能力。

在小组教学过程中，每个成员在小组中所处的位置不同，与组内其他成员相互作用的方式与程度也不同，对小组贡献的大小也存在差异。研究发现组内成员相互交流的方式有四种，即环式交流、链式交流、轮式交流和"Y"式交流。

小组教学向教师与学生提供了更多的交流机会，缩短了教师与学生、学生与学生之间的距离，能有效地提高教学效果。小组教学不仅能促进学生的理论学习，还有利于提高其社会技能，向学生提供了表现自己信心及能力的机会，并有利于培养学生的协作精神。

阅读链接 6 - 9 【知识拓展】

小组合作学习

小组合作学习是目前世界上许多国家普遍采用的一种富有创意的教学理论与方略。由于其实效显著，被人们誉为近十几年最重要和最成功的教学改革。各国的小组合作学习在其具体形式和名称上不甚一致，例如，欧美国家叫"合作学习"，在前苏联叫"合作教育引导式学习"。综合来看，小组合作学习就是以合作学习小组为基本形式，系统利用教学中动态因素之间的互动，促进学生的学习，以团体的成绩为评价标准，共同达到教学目标的教学活动。

2. 小组教学环境

1）小组教学的规模

成员的数量会影响小组成员面对面的相互作用。小组成员数可在 2～25 人之间，最理想的小组规模是 10～20 人。如果小组成员超过 25 人，相互作用难以发生，如果少于 10人，共同讨论的气氛无法形成，容易使学生失去讨论的兴趣。因此，应尽量根据教学要求及小组教学特点确定小组规模。

2）物理环境

在条件允许的情况下，可以专门布置一个单独的房间供小组讨论用，教师和学生面对面围坐在一起，让大家感到舒适、方便，并创造一种民主、平等的气氛，这样才有利于调动全体组员的积极性。有专家认为，小组教学时，没有课桌比有课桌好，因为没有课桌有助于形成相互联系的气氛。

常见的小组座位安排有四种形式，可根据教学的需要选用。"U"型座位有利于学生和教师间的信息沟通和传递，适合于教师引导学生进行课堂讨论；环行座位能使组员有平等的感觉，民主气氛浓，有利于调动组员的积极性；马靴型座位由多个"马蹄"形座位组成，适用于大组再分小组的教学要求。这种座位安排可保证每个学生在教学的全过程中都能直接面对教师的指导，也能使学生就各自的问题进行独立工作。"委员会"型座位适用于人数较少的小组讨论，有利于成员间进行非语言交流，扩大了交流面。但由于围桌而坐，座位的方位不同也就容易使成员显示出不同的角色和地位。因此，有时可根据成员的作用或相互间反应的需求适当变换。桌子形状不同，其功能也不一样。一般来说，长方形桌子的两端很自然地被视为"头"，坐在该位置上的人也常被视为领导，而圆桌则无明显的地位差别。

3）心理环境

小组教学成功的关键是小组成员之间建立信任感。小组成员接触时间的长短是建立信任感的重要因素。职业护理教育中，教师应首先给各小组一定时间发展成员间的人际关系，使之相互信任，以增强小组的凝聚力。

促进小组成员建立良好关系的常用方法是配对练习。配对练习旨在促进学生的相互作用。要求组员选择自己不熟悉的人配成对子，每个成员花 2 分钟时间做自我介绍，彼此相识，再要求他们找其他不相识的伙伴，相互了解。如法炮制，直到每个成员都相互认识为止。只有小组成员彼此熟悉、相互信任，才可鼓励学生各抒己见，将精力集中在学习上。

3. 小组教学中教师的角色及指导方式

1）小组教学中教师的角色

小组教学的组织形式决定了教师在小组中的角色功能。教师的角色可以是引导者、促进者、资源提供者及训练者等。教师作为引导者，主要指导学生进行小组活动，并采用不同的干预措施引导小组的教学活动。

教师作为促进者、资源提供者或小组训练者，主要作用是促使小组成员学习，或为小组成员学习提供信息、资源等，组织安排学生按预定的程序操作练习。一般教师让小组独立活动，但学生需要时随时能找到教师，得到指导。教师如选择参加，要注意自己参与的方式和技巧，多用商量的语气或以建议的形式提出自己的看法。

　　教师无论以什么样的角色出现在小组教学过程中，都应周密计划和组织小组教学。教师在小组讨论开始时，应强调所有成员应有所准备地参与小组工作，注意学生的参与倾向，鼓励和调动内向型学生的积极性，并给予适时的鼓励及帮助。

　　2）教师在小组教学中的指导方式

　　教师在小组教学中主要有四种指导方式。

　　（1）权威式（the authoritarian style）：在此方式中，学生的争论和讨论很少，教师以权威者的身份告诉学生讨论的内容并提出问题，检验学生是否理解其观点。

　　（2）苏格拉底式（the Socratic style）：这是一种教师提问、学生回答的传统教学方式。教师的提问不是随意的，而是以学生掌握的知识为基础，进行启发、诱导式的提问，问题解答有助于引出下一个问题。教师仅在学生不能回答时，才给予必要的信息提示。

阅读链接 6 - 10 【知识拓展】

苏格拉底式提问

　　苏格拉底式提问是指有条不紊、具有意义的对话。苏格拉底是希腊早期的哲学家及教师，他认为应以有组织、有条理的对话激发学生的逻辑思考，以验证各种观点。教师不应透露太多知识或信息，才能让学生透过对话思考探索，学生可借由这种"问答交流"有效掌握主题相关知识。

　　苏格拉底式提问技巧可有效探索深层的意涵，适用于各年级学生，对教师而言是很有帮助的教学策略，可用于教学单元或专题的不同阶段。教师可透过苏格拉底式提问促进学生独立思考，从而使学生成为学习的主体；同时也可激发学生的高阶思考能力，包括讨论、思辨、评量及分析技巧。

　　苏格拉底式提问技巧包括以下方面：

　　设计关键性问题，让对话具有意义，并可主导主体方向。

　　运用等待时间，为学生预留至少 30 秒的时间思考。

　　持续关注学生的反应。

　　问题应具有探究性。

　　可将讨论过的要点写下，以定期总结。

　　尽量多让不同的学生参与讨论。

　　让学生透过教师所提的问题领会所学的知识。

　　（3）启发式（the heuristic style）：这种方式适用于教师和学生都处于同一知识领域，并且参与小组的学生需要学习某一知识领域。启发式小组教学能激发学生寻求信息的责任感。

　　（4）协商式（the counseling style）：这种方式强调学生对所学知识的感受及与教师相互作用，目的在于通过反思问题和协商其他技术，帮助学生理解自己的行为。

4. 小组教学的类型

根据小组功能，小组教学可以分为以下几类：

（1）辅导小组（tutorial groups）：这是职业护理教学中运用最普遍的小组类型，可以是教师与学生一对一、一对三或四的控制讨论组。一对一辅导的目的在于促进个人进步和对学生某一方面给予指导；一对三或四辅导有时对学生自由发表个人意见有限制，但也可达到同样的目的。

（2）学术讨论组（seminar groups）：学术讨论组主要用于学术活动。一般由一组成员宣读学术论文，然后对该论文进行讨论。教师常被指定为小组领导，也可委任小组成员担任领导。在护理学的教学中，常用的方法是先由一名学生展示护理学某一领域的论文，其他成员针对论文展开讨论，目的是提高学生在某一方面的学术能力。

（3）控制讨论组（controlled - discussion groups）：教师是讨论的组织领导者，讨论的论点由教师提出，目的是进一步澄清课堂讲授中提出的观点。此方式能使教师反馈性地获得学生对课堂知识的理解程度。

（4）自由讨论组（free - discussion groups）：由小组自己控制讨论，确定题目和讨论方向。教师作为观察者和资源提供者参与小组活动。在护理教学中，通过这种方式能培养学生的责任心及独立性，同时通过学生自选题目可提高小组学习的动机。

（5）议题讨论组（subject - centered groups）：这种方法是以没有对错之分的问题为中心的小组教学。议题常没有一个完美结论，尚存争议。讨论的主题可以是"护理是一门专业吗？"等问题，通过讨论可以为学生公开表达及辩解自己的观点、信念和价值观提供机会。

（6）解决问题讨论组（problem - solving groups）：教师向学生提出需要解决的问题，并提供一些相关资料帮助学生找到解决问题的方法，目的是培养学生进行评判性思维及分析、解决问题的能力。

（7）联合学习组（syndicate groups）：适合于培养和训练已是管理者的学生。具体做法是向全班布置一个题目，将学生分组，每组从总题目中选择一个子题目进行两周或更多时间的学习准备，并定期与教师联系从而获得指导，同时汇报学习的进展情况。学习准备工作完成后，全班集中，分别由每个组报告学习情况和介绍他们的发现，最后由教师对这些发现进行分析、阐述及评价。

（8）课题组（project groups）：此教学组是为开展一项实验或研究而组成的单位，特点是学生参与课题计划和目标制定，并实施课题计划。教师精心选择与学生知识及兴趣相吻合的课题领域，并组织训练，针对学生的知识水平提出课题。课题组可由教师分配，也可由学生选择。课题选定后，教师应讲清课题组的目的，由学生独立完成课题计划的制定，教师适时配合指导。

（9）经验学习组（experimental learning groups）：其特点是运用经验技巧发展和培养学生不同领域的专长，如人际交流技巧、研究和提问技巧。学生集中进行特殊领域的技巧训练，包括自我认识、自我暴露、信任、有效地倾听和置疑等。

（10）协作学习组（synergogy groups）：其核心是应用协作观点，达到使学生共同完成某项任务的目的。教学协作组的主要目的是培养学生相互协作的能力。

（四）其他教学法

1. 角色扮演

1）角色扮演的概念及意义

角色扮演（role play）是运用表演和想象情境，启发及引导学生共同探讨情感、态度、价值、人际关系及解决问题的策略的一种教学方式。角色扮演要求学生描述、表演及讨论问题；其中一些学生充当角色扮演者，其他学生充当观察者，在扮演及观看过程中产生移情和认识。

角色扮演的实质是表演者及观察者都要参与一个真实的问题情景，通过角色扮演过程所提供的实例来探索学生的情感，洞察其态度及价值观，培养其解决问题的能力及组织活动的能力。

2）角色扮演的教学过程及策略

角色扮演能否达到预期的教学效果，主要取决于学生对相似现实情境的感性认识、表演的质量及表演后的讨论和分析。

角色扮演主要的教学过程及策略如下：

（1）提出问题阶段：此阶段的主要任务是为学生设计问题情境。问题情境必须针对一个特定问题，具有两难性，让学生在矛盾冲突中提高处理问题的能力；具有一定的戏剧性，以激发学生角色扮演的热情。设计问题的方法多种多样，如可以描述一个真实的故事，虚构一个情节，或借助电视、电影的片段等。

（2）挑选参与者：师生一起描述各种角色的特点，然后教师要求学生自愿报名扮演某一角色。教师根据需要将每个角色分派给适宜扮演的学生。

（3）场景设计：角色扮演者拟出剧情，简单设计场景，包括每个角色的行动路线及对话。教师根据需要向学生提出建议，如剧情的发生地点、需要哪些舞台布置、人物出场的顺序、有哪些主要的对话、主角的心理活动如何用行为表现出来等，使每个参与者在进入角色表演时有充分的准备。

（4）培训观察者：教师要向观察者分配观察任务，促进观察者的积极参与，以便在表演结束时进行讨论分析。

（5）表演：教师指导学生按剧本要求及事件发生的顺序扮演相应的角色，并观察角色扮演过程中扮演者与观察者之间的互动情况。

（6）讨论及评价：组织角色扮演者和观察角色扮演的学生进行讨论。讨论的最初阶段可以集中在对扮演角色的不同理解上，然后逐步深入到表演的结果及动机上。教师要帮助学生顺着角色扮演者的活动去思考，防止学生的思路纠缠于布景、动作不正规等细节问题。鼓励学生对各种角色产生与专业相关的价值认同感，分析各种角色的价值取向，讨论所遇到的各种问题的解决方法，必要时可重演，然后再组织讨论和评价。

（7）共同体验与概括：通过讨论和评价，学生能根据问题情境概括和总结角色扮演后的收获以及在实际生活中遇到此类问题的解决方法。

阅读链接 6-11　【知识拓展】

米德的角色扮演理论

米德通过对自我的研究发现，自我是通过学习、扮演其他人的角色发展起来的，是他人对自己看法的总和，是各种角色的总和，代表对占有一定社会地位的人所期望的行为。角色扮演是在与他人交往和实际社会生活中，一个人所表现出来的一系列特定行为。在不同场合，人们所扮演的角色是不同的，这就要求人们根据社会环境的变化，适当地调整自己所扮演的角色。每个人所扮演的角色是在人际互动中实现的。这就是米德的角色扮演理论。

---

2. 模拟及游戏

（1）模拟（simulation）：模拟是以简单的形式仿造某些真实的生活情境，使学生感受与真实情境相似的事件，以体验生活或工作。在护理教学中，常用各种模拟方法进行专业课的临床教学及训练。护理模拟教学时，教师常为学生提供一个模拟环境，并配置与实际生活相似或相同的仪器设备，使学生在模拟的环境中接受专业训练。如建立模拟病房，模拟ICU等，在模拟的情境中要求学生按实际情境进行处理，可使学生体会真实的生活情境，学习如何在现实情境中工作，有利于改善学生进入现实情境的焦虑情绪。

阅读链接 6-12　【知识拓展】

模拟教学法

模拟教学法是指在导师指导下，学生模拟扮演某一角色进行技能训练的一种教学方法。模拟教学能在很大程度上弥补客观条件的不足，为学生提供近似真实的训练环境，提高学生的职业技能。

模拟教学法被越来越多地应用于教育领域，从教育思想和教育理念方面分析，模拟教学法是源于行为导向教育思想的一种具体的教学方法。行为导向的教育思想，主要源于人们关于现实及未来社会对职业人才新要求的思考以及教育和学习概念的重新认识，更近一步延伸出行动学习、体验式学习等。

模拟教学法特有的互动性、趣味性、竞争性特点，能够最大限度地调动学生的学习兴趣，使学生在培训中处于高度兴奋状态，充分运用听、说、学、做、改等一系列学习手段，开启一切可以调动的感官功能，对所学内容形成深度记忆，并能够将学到的管理思路和方法在实际工作中很快实践与运用。在模拟教学中，学生得到的不再是空洞乏味的概念、理论，而是极其宝贵的实践经验和深层次的领会与感悟。

（2）游戏（gaming）：游戏不同于模拟和角色扮演，它有准确的规则，并带有竞争性质。教师在指出游戏的目标后，由学生自己完成游戏，游戏过程的顺利与否取决于学生的技能和机遇。游戏的参与可以是小组也可以是个人，其内容十分广泛。教育游戏属于娱乐性游戏，其目的是创造一种有趣的学习方法，使学生既学到知识技能，又得到娱乐放松。在解

剖、生理、护理程序和管理等专业课程的教学中，常用的游戏教学方法较多，如让学生排列有关胃肠组织的纸板或卡片等。目前电脑软件的开发应用，促进了这一技术的发展。

3. 远程教学

远程教学(distance education)是在现代通讯、计算机技术高速发展和学习需求日益增加的情况下发展起来的一种现代化教学方法。其基本特征是教师与学生身处不同的地方，通过现代计算机、通讯等技术与面对面交流的方式相结合，跨越距离障碍进行的教学方式。这种教学为无条件进入普通高校学习的成人或在职人员提供了接受高等教育或继续教育的机会。由于国内职业护理教育发展的特殊性，远程教学将在护理人员的继续教育中发挥越来越重要的作用。

1) 远程教学的技术手段

(1) 声音：传声教学工具包括电话、电话会议和短波收音机等相互作用的技术手段，以及单向交流的音响手段，如录音带和收音机等。

(2) 图像：图像教学工具包括静止图像手段，如幻灯；成品影视音像，如电影、录像带；现实活动图像与传声会议相结合的手段，即单向或双向图像与双向音响。

(3) 计算机：计算机在远程教学中的用途包括计算机辅助教学(CAI)；计算机管理教学(CMI)，即用计算机组织教学和记录保存学习者的情况等；计算机中介教育(CME)，即描述如何使用计算机促进教学，如电子邮件、传真、计算机现场会议、计算机网络的应用等。

(4) 印刷资料：印刷品是远程教学的基本组成部分，是其他形式讲授的基础。用于远程教学的印刷形式有多种多样，包括课本、学习指南、练习册、课程大纲和案例研究等。

实现远程教学高效率的关键在于以下几个方面：① 选择运用恰当的教学方式和技术手段；② 学生之间相互交流；③ 教师及时进行信息反馈，其中教学技术手段的作用尤为突出，如印刷资料以教材、学习指南、阅读材料、大纲、日程安排等形式为学生提供丰富的教学基本内容；相互作用的传声或传像会议，提供面对面或声对声的相互交流，这也是邀请外来讲演者和课程专家介入教学的一种高效低耗的好办法；计算机会议或电子邮件用于发信件，返回作业及与其他学生联系，也是学生相互交流的一种方式；事先制作的录像带可用于讲课或教授视觉性内容；传真可用于收发作业、发送紧急通知和提供及时反馈等。远程教学的教师要根据教学目标，精心选择适当的教学技术手段，以高效而又经济的教学方式，满足学生的学习需要。

2) 参与远程教学的人员

(1) 学生：满足学生的学习需求是有效远程教学的根本所在，也是检测远程教学工作结果的试金石。无论教育环境怎样，学生的基本角色是学习，但远程学生所面临的学习困难多，因为学生间互不接触，课外与教师直接交流的机会也很少。因此，在教学中要注意通过现代技术手段来跨越学生与教师或学生间的距离障碍。

(2) 教师：远程教学是否成功主要取决于教师。在远程教学中，教师必须面对一些特殊挑战，包括：① 在几乎没有第一手资料和非常有限或根本没有面对面接触的情况下，了解学生的个人特点和需要；② 改变教学风格，以适应众多差异较大的学生；③ 必须懂得使用传媒技术手段，并在应用传媒手段时排除干扰，将精力集中于教学工作；④ 既是课程内容的提供者，又是教学的促进者。

（3）教学促进人员：是处于教师与学生之间的当地教学辅导人员，在教师和学生之间起桥梁作用。因此，教学促进人员必须了解学员的需要和理解教师的期望，而且愿意为教师和学生服务，愿意按教师的指令进行工作，安置教学设备、组织学生学习讨论、收发作业、监考等，起到充当教师耳目的作用。

（4）教学辅助人员：负责处理远程教学的辅助后勤工作，包括学生注册、资料复制和分发、订购教材、处理版权问题、编排设施使用日程、编制成绩表、管理技术设备等。

（5）行政管理人员：主要负责计划远程教学方案及教务管理。他们常与教师、技术人员和服务人员紧密合作，保证远程教学与一般教学的宗旨一致，保证技术资源的有效利用，满足远程学生的教育需求。

远程教学是一种复杂有效的教学方式。在西方国家的大学里，一般都设有专门的远程教育学院或系部。国内现有 53 所大学开设远程教学，各护理院校也陆续开展各种形式的远程教学。

除本节介绍的教学方法，教育家们还提出了其他教学法。较著名的有美国布卢姆的"掌握学习法"、然伯屈的"设计教学法"、斯金纳的"程序教学法"、杜威的"解决问题教学法"，苏联巴班斯基的"最优化教学法"、苏霍姆林斯基的"思维发展教学法"等。教师应熟悉这些教学法，并在实际教学中根据学生的特点和教学需要灵活选用。

阅读链接 6 - 13　【知识拓展】

基于因特网的远程教学模式

基于因特网的远程教学模式主要有三种：

1. 传授式教学

在因特网上实现传授式教学分为同步讲授和异步讲授。

（1）同步讲授是指利用实时交互式远程教学系统进行的一种教学手段，实时交互式远程教学系统利用计算机网络、多媒体和虚拟现实技术，在因特网上模拟课堂教学，使处于远程的教师和学生通过实时的音频和视频，双向传递教学信息进行学习。这种模式要求较高的网络传输速率，并对硬件设备有一定的要求（摄像机、话筒等），因此，教与学双方的投资都较大，不适合于面向个人的远程教学。

（2）异步讲授是指利用因特网的 WWW 服务进行教学，教师事先将课程的内容编制成 HTML 文件，存放于 WEB 服务器上，学生通过因特网访问这些课程的信息，并通过 E - mail、BBS 等手段，与教师和学生进行交流，从而完成学习任务。这种方式投资较小，特别是对于学习的一方，只要具备上网的条件，就能学习。因此，这是一种适合面向个人的远程教学模式。

2. 探索式教学

探索式教学与传授式教学截然不同，没有事先准备好的课程内容，而是由教师确定一个探索的目标，要求学生解答，同时提供大量的与目标相关的信息资源供学生在解决问题时参考，在这里，因特网就是一个最好的全球信息库。另外，很重要的一点是，教师应负责对学生学习过程中的疑难问题提供帮助和指导。给学生的帮助并不是直接告诉他答案，而是给以适当的启发或提示，如与问题相关的网址列表。这种学习策略彻底改变了传统教学过程中学生被动接受的状态，而使学生处于积极主动的地位，因而能有效地激发学生的学习兴趣和创造性。实现这种策略的学习，并不需要复杂的技术和昂贵的设备，只要使用电子邮件或 BBS 讨论组便可，但是需要很好的组织、帮助和指导。

3. 协作式教学

协作式教学是指利用计算机网络，由二名或多名学生针对同一学习内容彼此交互和合作，以达到对教学内容比较深刻理解与掌握的过程。在基于 Internet 网络的协作学习过程中，基本的协作式策略有四种：竞争、协同、伙伴与角色扮演。

（1）竞争：是指两个或多个学生针对同一学习内容或学习情景，通过 Internet 进行竞争性学习，看谁能够首先达到教学目标的要求。由于学习者的竞争关系，学习者在学习过程中，会很自然地产生人类与生俱来的求胜本能，所以学习者在学习过程中会全神贯注，使学习效果比较显著。

（2）协同：是指多个学生共同完成某个学习任务，在共同完成任务的过程中，学习者发挥各自的认知特点，相互争论、相互帮助、相互提示或者是进行分工合作。学习者对学习内容的深刻理解和领悟就在这种和同伴紧密沟通与协调合作的过程中逐渐形成。

（3）角色扮演：每个人都有这样的经验，对某个问题给别人作了详细讲解之后，自己对该问题往往会有新的体会与理解。也就是说，在帮助别人学习的过程中，也能帮助自己学习。角色扮演协作策略就是让不同的学生分别扮演学习者和指导者的角色，学习者负责解答问题，而指导者则检查学习者在解题过程中是否有错误。当学习者在解题过程中遇到困难时，指导者帮助学习者解决疑难。

二、职业护理教学媒体

教学媒体（teaching media）又称教学手段，是师生在教学过程中互相传递信息的工具、媒体或设备。教学媒体是教学过程中不可缺少的基本要素之一，特别是随着现代电子技术的发展和学习需求的日益增长，教学媒体在传播知识信息方面的优势越来越突出。通过教学媒体，不仅可以实现形象生动、快捷、方便的教学，还可使学习者不必进入校园，在家中或办公室就可以完成学习任务，获得预期的学习结果。例如，电大课程的电视教学、大学的远程学历教学等，都是运用教学媒体来实现教育目的的。因此，教学媒体已经突破了其本身的作用范围，对教学理论和实践起着丰富、修正、改进和推进的作用。

（一）教学媒体的概念

媒体（media）指信息传播过程中，从信息源到接受者之间携带和传递信息的载体和物质工具。当今媒体已成为各种通讯工具、宣传工具、教育工具的总称，其形式有书本、图片、模型、电影、电视、录音、录像、计算机和各种软件等。

以传递教育信息为最终目的的媒体称为教学媒体。例如，专门用于教学，具有明确的教学目的、教学内容、教学对象的教学录音带、录像片、光盘就是教学媒体。在信息高度发展的今天，教师和书本不再是知识的唯一来源和载体，在有众多教学媒体的环境里，学生可设计自己的学习计划进行自主学习，教师和学生的关系也发生了很大的变化，现代教学媒体在教学中发挥着越来越重要的作用。

教学媒体种类繁多，根据是否运用现代科技成果分为传统教学媒体和现代教学媒体。传统教学媒体主要有教科书、黑板粉笔、实物标本模型、报刊图书资料、图表、照片和挂图等。现代教学媒体可根据其作用的感官分为视觉媒体、听觉媒体、视听媒体和综合媒体。视觉媒体有幻灯、投影等；听觉媒体有广播、录音、CD 等；视听媒体有电影、电视、录像、激光视盘（VCD、DVD）等；综合媒体有多媒体教室、语言实验室、计算机多媒体系统等。与传统教学媒体相比，现代教学媒体具有更好的记录、传递、存储和再现教学信息的功能。

（二）教学媒体的特点

1. 形声性

现代教学媒体不仅能传达语言、文字和静止图像，还能传送活动的图像，增强了信息的表达能力和教学的直观性，将教学内容具体形象地传递到学生的感官，以有效激发学生的学习兴趣，提高教学质量和效率。

2. 再现性

现代教学媒体再现的"事物"源于"事物"又高于"事物"，其表现力极其丰富。在教学中可根据实际需要，变换表现事物的虚实、快慢、大小、远近和零整，使教学内容不受时空限制，再现于课堂，如生物细胞和物体的显微结构，病理体征等，而且再现的现象清晰、重点突出、可见度大，引导师生在教与学的内容上向更广、更深的领域发展。

3. 先进性

现代教学媒体的设备功能齐全，能满足教学的各种需要，尤其是幻灯机、录音机、电视机、录像机、视盘机等日益小型化、自动化、遥控化，极大地方便了教学。随着高新技术的发展，教学媒体正在向综合化、现代化发展，多媒体计算机技术的推广运用就是这种技术发展的结果。

4. 高效性

现代教学媒体的高效性主要表现在教育信息的高效率传输，学生接受信息的效率高，知识记忆的效果好，这些也是现代教学媒体的优势所在。

5. 普遍适用性

现代教学媒体适用于各年龄阶段的多种教育，包括幼儿教育、普通教育、高等教育、成人教育、特殊教育、继续教育等。

阅读链接 6－14　【知识拓展】

教学媒体的发展阶段

教学媒体的发展经历了以下四个阶段：

（1）语言媒体阶段。人类最早使用的交流思想的传播媒体，具有简单性、快捷性、通俗性和反馈性。

（2）文字媒体阶段。此阶段引发了教育方式的第二次重大变革，是教育将文字书写与口头语言作为同等重要的教育工具。

（3）印刷媒体阶段。此阶段使得信息可以大量复制、储存和广泛流传，对人类社会保存文化、传播思想和发展教育起了重大作用，引发了教学方式和教学规模的又一次重大变革，产生了教育史上的第三次革命。

（4）电子媒体阶段。此阶段以电子技术新成果为主发展起来的新传播媒体——电化教育媒体，大大增进了人类信息传播能力和传播效率，使教育方式与规模产生了一个根本性的变革，形成了教育史上的第四次革命。

（三）试听教学媒体

1. 电视、录像系统

电视录像系统由电视机、录像机、摄像机、录像带以及激光影碟机和激光视盘等组成。

教育电视系统用于教育的电视系统统称教育电视系统，按其传输信息的方式可分为开路和闭路两种。前者又包括广播教育电视和卫星教育电视，是大范围、区域性的国家教育电视台及各级教育电视台，向全国或区域播送教育电视节目。后者又称为有线教育电视或电缆电视（CATV），是小范围、以自播节目为主的教育电视节目，如学校闭路电视系统。闭路教育电视工作稳定，不受外界环境的影响且容易控制，因此广泛用于学校。如课堂教学，教师在控制室讲课，用摄像机拍摄后，输送到各教室的电视机上，学生通过看电视上课。通过闭路电视系统的双向传输系统，还可实现学生与教师和学生与学生之间的交流，缩短了师生在时间、空间上的距离。

2. 录像/影像系统

录像/影像一般由录像机、摄像机、电视机、影碟机配套使用。录像/影像常把形象和声音记录在磁带或刻在光盘上，然后再输送到电视机显示。录像/影像可根据教学需要进行剪辑、复制、抹去重录等操作。录像/影像是一种综合性的教学媒体，既能表现图像、文字、图表、符号等视觉信息，还能表现语言、音乐和其他音响等听觉信息。其动态的画面能形象、生动、真实地再现客观事物。录像/影像还可通过开路或闭路电视系统传送到不同的教学点。在护理教学中，常用的录像/影像有各种护理技术操作过程、方法、步骤，疾病的发展过程，诊疗操作过程等。使用电视录像/影像具有清晰、可缩短操作演示的过程、节省教学时间等优点，且可重复使用，节省操作材料，有利于学生自学、复习和巩固。

3. 电视课件

电视课件是根据课程教学大纲和培养目标，用电视图像与声音呈现教学内容，并用电视录像技术进行记录、储存与重放的视听课件。电视课件是进行电视教学的关键，教师可使用现存的电视课件，也可根据教学需要自编电视课件。

电视课件按教学要求可分为系统课程的电视课件、专题电视课件和片段电视课件。按教学目的分为思想教育片、知识教学片和技能教学片。电视课件的编制是一项技术性和专业性很强的工作，需要专业教师、电视课件导演以及摄制工作组的摄像、美工、剪辑、设备技术人员的集体工作。编制过程可分为四个阶段，即稿本阶段、摄制准备阶段、摄制阶段和后期加工阶段。

（四）静片放映媒体

1. 幻灯（magic lantern）

幻灯机是利用光学原理的影像装置。幻灯机按软件的形式可分为单片式、卷片式和显微式幻灯机。目前在护理教学中，单片式幻灯机运用较多。

使用幻灯的优点：① 使用方便，操作简单；② 为丰富教学内容，提高教学效果，教师可根据教学内容自行制作幻灯片或请专业人员制作；③ 可以与录音机同步组合使用；④ 可代替挂图、图表，讲解方便，便于携带、保存；⑤ 有利于课程中疑难重点内容的教学，可将疑难重点分解，利用画面的变化及对比，指导学生认真观察逐一讲解，例如，心电图的教学就可将各类病理心电图制成幻灯，进行对比讲解；⑥ 临床上罕见的病例体征、压疮或难以表述的实物等，都可制成幻灯，供教学所用。

2. 投影（projection）

投影仪的基本原理与幻灯机相似，通过直接在胶片上书写或实物反射投影来展示教学内容。投影仪比幻灯机用途多，使用更灵活简便，对光线的要求也没有幻灯机严格。投影仪可代替黑板，教师可边书写边讲，为突出重点可用彩笔书写或标记。投影胶片也可事先做好，以便节省书写时间。投影还可做成多层复合胶片，以便随时接加和平面旋转。教师还可运用投影边修改边讲解学生的作业，并进行归纳总结，便于学生比较和反馈。另外，学生在进行教学讨论时，也可使用投影显示自己的主要观点。

投影课件的制作有静片制作法和活动投影片制作法。静片制作是单张胶片的制作，常用手工绘制、复印或打印制片。手工绘制是用笔直接在投影片上制作，使用的透明片包括玻璃纸、涤纶片和明胶片。复印是将书刊上的图文直接复印到透明胶片上，应选用0.03 mm、0.05 mm的透明片。打印法是利用计算机软件制作投影片，再用喷墨或激光打印机输出到 0.03 mm、0.05 mm 的投影胶片上。用这种方法制作投影片，字体规范，大小可任意设定，图形规则，颜色均匀，制作方法简便，而且素材广泛，可多套复制。这种方法在护理教学中被广泛应用。

（五）多媒体

1. 多媒体的概念

多媒体技术是指用计算机交互地综合处理文本、图形、图像、动画、音频和视频等多种信息，并使这些信息建立起逻辑连接。多媒体教学就是联合使用多种媒体辅助进行教学。

2. 多媒体技术的特征

（1）信息媒体的多样性：指计算机能综合、及时地处理多种形式的信息，如文本、图形、图像、动画、音频、视频等，使人与计算机的交互具有更广阔、更自由的空间。

（2）交互性：指用户可对多样化的计算机信息进行交互式操作，使用户能更有效地控制和使用信息。

（3）集成性：指以计算机为中心，综合处理多种信息媒体。信息媒体的集成包括信息的多渠道获取和合成，信息的统一组织和储存。经过处理，把孤立的、分散的、不同类别的素材集合在多媒体中，形成相对完整的内容以反映特定的主题。

3. 多媒体的应用

多媒体已广泛用于社会生活的各个领域，包括家庭、教育、电子出版、信息管理、通讯、商业等。

4. 多媒体系统的组成

(1) 多媒体硬件系统：目前最为普遍的多媒体硬件系统为基于 IBM PC 系列的多媒体个人计算机(MPC)和基于 Apple Macintosh 的系列计算机。

(2) 多媒体软件系统：软件系统是多媒体技术的灵魂，作用是能使用户方便而有效地组织和运用多媒体数据。多媒体的软件按其功能可分为：① 系统软件，是个人计算机的基本操作系统，如 Windows 系列软件；② 编辑软件，是用于采集、整理和编辑各种媒体数据的软件，如文字处理软件、声像处理软件等；③ 创作软件，是用于集成汇编多媒体素材、设置交互控制的程序，包括语言型创作软件如 Visual Basic，工具型合作软件如 Tool Book 等；④ 多媒体应用软件，是指应用上述软件编制出来的多媒体产品，用于教学的多媒体产品称多媒体教学教材或多媒体课件。

5. 多媒体教材(课件)

多媒体课件是借助于计算机和显示器或投影电视呈现的，具有多维、非线性和交互性特点。多维具体表现为媒体的多样性；非线性是指任何时间、任何位置都可以暂停、跳转和退出；交互性是指可以实现人机对话，受教育者通过试题的应答，了解其对课程的学习环境，或对技术的掌握情况，以判断是继续学习，还是采用其他辅助措施，然后再回到原来的测试位置。多媒体课件的形式丰富，目前常用的有助学型、助教型及综合型。这些形式使得多媒体课件具有辅助教学、辅助学习、网上答疑、在线讨论、提交作业等多种功能，这些功能现已广泛运用于远程教学中。

6. 多媒体教材的制作

多媒体教材的开发过程包括多媒体数据采集(即确定问题领域，剧本构思和设计)、素材准备、数据处理和编辑、编制程序形成应用程序四个步骤。各学科领域的专家主要负责多媒体数据采集和剧本构思，多媒体计算机软件工程师则按照剧本的构思组织素材和编制程序。剧情、编导、文字编辑、声音效果、音乐、美术、电视等制作则需其他专业艺术人员来完成。随着计算机知识的普及和推广，许多专业技术领域的专家也成了编辑、编程等多媒体技术能手，能完成多媒体教材的制作。

7. 计算机辅助教学

计算机辅助教学(computer assisted instruction，CAI)是一种新颖的教学方式，是以计算机为基本工具的教学。CAI 由多媒体计算机系统、多媒体软件系统、教师、学生和教学信息或多媒体教材等基本要素组成。教师的任务是设计教学软件，又称为 CAI 课件，学生则通过在计算机上运行课件进行学习。因此，在 CAI 状态下，整个教学过程是通过学生与计算机之间以交互式"人机对话"的方式进行的。在这个过程中，教师、计算机和学生之间通过各种教育、教学信息的传递、接受、反馈及控制等过程，实现较为优化的教学。

(1) CAI 的特点和功能：CAI 具有互交性与个别化教学、内容与形式的多样化、广泛的适用性、大容量和快速度、能模拟和可通信等特点。CAI 还有利于实现个别化教学；有利于大面积施教；能及时提供反馈和强化；能提供多种交互式的人机双向交流；能综合运用各种现代教学媒体。

（2）CAI教学的基本模式：计算机辅助教学模式是指利用计算机进行教学活动的交互方式，包括指导模式、操作练习模式和问题求解模式。

① 指导模式：是用计算机系统模拟教师授课的全过程。指导模式由授课、提问、评判三部分组成。其基本原理是把教学内容分成一系列的教学单元，按教学目标连接各单元，学生在教师的指导下自己组织学习。其指导模式的施教过程为显示教学内容目录→学生选择学习内容→显示内容摘要→计算机授课→小结提问→学生回答→评判。回答正确进入下一单元，否则转到补救分枝再学习。例如，先讲述一个概念，再通过提问检查学生是否理解这个概念，然后根据学生的理解程度，让学生分别进入不同的学习路径继续学习。

② 操作练习模式：是由计算机向学生逐个显示习题，要求学生联机回答。如学生回答正确，就进入下一个问题，否则给予适当的提示，再向学生显示同一问题让其回答。这种模式的目的不是向学生传授新知识，而是使学生通过大量的习题练习，达到巩固知识的目的，其教学过程为提问→回答→判断→再试或结束。

③ 问题求解模式：是一种智能型教学模式，引导学生与程序系统一起求解问题。解题过程中，学生用所学的知识，掌握求解问题的方法。这种模式主要用于培养学生设置模型、形成理论等较抽象的逻辑思维能力。

（六）教学媒体选用的原则

1. 根据媒体的教学功能进行选择

由于不同教学媒体的特性不同，在教学中表现出的功能也不同。教学媒体的功能主要有呈现刺激、引起注意、行为示范、提供刺激、指导思维、产生迁移、评定成绩和提供反馈。因此，教师应充分认识各类教学媒体，选择功能适当的教学媒体。

2. 根据教学目标进行选择

教学媒体的选择要有利于教学目标的实现。教学目标可分为学习真实信息，学习直观鉴别，学习原理、概念和规律，学习过程、程序，完成技能知觉运动动作，发展期望的态度、观点和动机。对于同一教学目标，不同教学媒体会产生不同的作用。这就要求教师充分了解教学媒体对实现目标的作用，在完成某个教学目标时，选择最能促进目标实现的教学媒体。

3. 根据教学媒体使用的成本进行选择

选择教学媒体不仅要视其功效，还要考虑使用成本。应从教学单位的经济条件出发，不应片面追求高档的教学设施。教师在选择教学媒体时应做到能用口头说明讲清楚的内容，可不用其他媒体；能用传统媒体解决的问题，可不用电教媒体；能用较低成本媒体阐述明白的教学内容，可不用成本较高的媒体。

第二节　职业护理教育课程改革与实践

职业护理教学改革是根据现代护理观对护理学专业人才的要求，体现医学模式的转变，以应用为主旨，以素质教育为中心，突出护理学专业的特点，强化专业培养目标，对课程设置进行了调整，在设置上淡化学科意识，强化整体观念，构建以能力为本的护理教学体系。

一、以"适度"、"够用"为原则

> **阅读链接 6 - 15　【故事与思考】**
>
> ### 猴子种葡萄
>
> 　　猴子很聪明，而且善于模仿人类的动作。猴子想学种葡萄，便走到葡萄园里。它见园丁正给葡萄苗浇水，就说："原来种葡萄需要水、这还不容易！我要给葡萄苗浇更多的水，让它结更多的葡萄！"于是，猴子把一棵葡萄秧子插进河里，葡萄秧被淹死。
>
> 　　猴子又来到葡萄园里，它看见园丁在给葡萄秧施肥料，就说："哦，原来葡萄需要肥料。我要给葡萄施更多的肥料，就能结更多的葡萄！"于是，它把葡萄秧栽在粪堆上，葡萄秧被烧死了。
>
> 　　猴子再次来到葡萄园里，这时已到了冬天，猴子看见园丁用稻草把葡萄秧包起来埋在地下，就说："哦，原来我的葡萄秧栽不活，是因为葡萄秧苗害怕寒冷。这次我定要着意保护，使它免受风霜！"次年春天，猴子种上一株葡萄秧，而且学着园丁对葡萄秧越冬的管理技术，用稻草把葡萄秧包得结结实实的埋在地下，不几天葡萄秧就闷死了。
>
> 　　众所周知，葡萄的正常生长是多种生存条件综合作用的结果。只有按时浇水，适时、适量施肥，越冬防寒措施跟上，葡萄秧才能枝繁叶茂苗壮生长。猴子虽然认识到水分、肥料乃葡萄秧生长之必需，却没能掌握合理灌溉、施肥技术，造成葡萄秧生长期间水分过剩、营养过旺，导致死亡。另外，葡萄秧越冬时，既要防寒保暖，以免冻死，又要保持通风通气。而猴子只知道防寒保暖，却不知道还需通风通气，导致将葡萄秧活活闷死。
>
> 　　思考：俗话说：物极必反。任何事物都必须保持其一定质的数量界限，虽然在一定界限内，量的变化不会改变事物的质，而一旦超出这个界限，量的变化就会引起质的变化。在自然现象和社会现象中，任何事物都有个"度"，只有使事物保持特定质的界限，才能不断促进事物发展。

　　文化课一般设置政治（或德育）、语文、体育、英语、数学、物理和化学课程，但学时数变化较大。1997 年后的教学计划增设了计算机应用基础课程。1978 版教学计划中，招生对象的主体是参加高考的高中毕业生，考虑到护理学专业学生的基础和当时的实际情况，没有设置数学和英语课程。1982 年版以后的教学计划再次设置了数学和英语课程。1978年—1997 年政治课程的主要内容为哲学、政治经济学和中共党史。2001 年以后将政治课改为德育课，主要内容为哲学、政治经济学、法律基础、职业道德与职业指导。2001 版教学计划增加了语文、英语、数学课程学时数；2004 版教学计划吸取了盲目增加文化课学时数的教训，压缩了语文、数学课程学时数；2007 版教学计划在 2004 年版的基础上，又压缩了数学、英语课程学时数,同时将计算机应用基础课程改称为信息技术基础,更好地体现了课程特色。物理、化学课程从单独开设到2001版、2004版教学计划合并为理化基础课,学时大大压缩;2007版教学计划考虑到各学校开设理化基础课程遇到困难,将理化基础分解为物理应用基础和医用化学基础两门课程,由物理和化学教师分别讲授,学时量有压缩,基本体现了"适度"、"够用"的原则。

二、减少医学基础课学时并增加人文学科课程比重

医学基础课程设置基本是生物医学模式的课程体系。1978版和1982版教学计划医学基础课程总学时分别为657学时和652学时,比国外大学本科护理学专业医学基础课学时数还多,而且课程内容偏多、偏难、偏深,护理学专业学生需要的心理学等社会人文知识明显不足。1997年版以后的教学计划中,传统的生物医学模式的课程得到精简和压缩,增加了社会人文方面的课程及学时数,体现了医学模式的转变对医学教育的影响。医学基础课程总学时数从1997年版的404学时减少到2001年版的346学时,再减少到2007年版的324学时。社会人文课程从护理心理学一门课程增加至心理学基础、护理伦理学、人际沟通和社会学基础四门课程,总学时数从38学时增加到156学时。医学基础课的课程数由1982年版的七门减少到2001年版的四门,2004年又综合为正常人体学概论和疾病基础概要两门课程,目的是为了淡化学科意识,解决各科内容偏多、偏难、偏深的问题,使护理教师能够整体把握各课程内容间的联系。由于对任课教师的知识结构和能力提出了更高要求,给实践教学带来太多的问题,2007版教学计划又将医学基础课恢复为七门。

三、增加专业课学时并体现职业教育特色

专业课的设置有两种模式,一种是按临床分科为主线的课程模式(2004年版以前的教学计划),另一种是以人的生命周期为主线的课程模式(2004年—2006年版)。按临床分科设置课程的优势是与临床接轨,护理学专业学生更易适应临床工作;缺点是缺乏人的生命周期的纵向联系,同时易造成各课程内容的重复和交叉。按人的生命周期设置课程,生命周期的纵向联系增强,减少了知识的重复,但与临床实际脱离。护理学专业学生学习专业课后,没有医院现行的临床分科概念,对学生的临床见习、毕业实习都有一定影响;护理教师的知识和能力结构也不适应这种课程设置方式,故2007版教学计划又恢复了临床分科的课程体系。

在增加毕业实习学时数、减少文化课和医学基础课学时数的背景下,专业课的学时数没有减少,维持在1000学时左右。专业课课程名称的变化体现了课程内容由临床医学知识向护理学科知识转变的理念,如最初的内科学及护理到内科护理学再到现在的内科护理。为适应医学模式的转变,专业课增加了心理与精神护理、护理礼仪、社区护理和急救护理技术等课程。为强化技能训练,2007版教学计划又增加了护理学专业技术实训课程。

2001版教学计划将护理学基础分解为护理概论和护理技术两门课程,护理技术课程又包括基础护理和专科护理两部分内容,但在实施过程中遇到的问题较多。首先,护理理论

知识和操作技能分离，不利于教学活动的开展；其次，执行时又要把护理技术中的专科护理技术部分安排在专科护理课程中，排课的难度加大。2007 版教学计划又将护理学基础整合为一门课程，同时将专科护理技术归入各专科护理课程中，增加了护理学专业技术实训课程，以增强护理学专业学生的综合能力。

四、增开多种类型选修课并注重综合素质教育

从 1978 年版护理学专业教学计划到 2007 年版，选修课的课程数和学时数一直在增加。课程由最初的一至两门课程到现在的十五门以上课程，学时数从最初的 30 学时到现在的270 学时。课程的重点是社会科学和人文科学的课程，体现了社科人文知识对培养护理学专业学生岗位能力的重要性。在 2007 版教学计划中，选修课由基础课程、社科人文课程、专业相关课程三个模块组成。社科人文课程在培养护理学专业学生岗位适应能力、人际沟通与团队协作能力方面发挥着积极的作用。选修课程定为校定选修课，各学校可根据学校实际、师资状况和护理学专业学生需求从每个选修课模块中选取五门课，共计十五门课作为选修课开设。

阅读链接 6 - 16　【知识拓展】

职业教育特色

职业教育特色主要体现在以下三个方面：

1. 地方性与行业性

发展职业教育的出发点和落脚点主要是为地方经济建设、社会的发展以及行业发展服务，为人的就业服务。黄炎培先生曾经说过，职业教育是"使无业者有业，有业者乐业"、"为己谋生，为群服务"。宴阳初先生也曾指出，职业教育主要是治愚、治穷、治弱、治私等。这些著名论断都非常明确地提出了发展职业教育的目的性。现代职业教育的功能已经大大拓宽，但出发点、落脚点同样离不开为当地经济社会发展服务，离不开为行业（企业）的生产服务。

2. 技术技能性

职业教育技术技能性，是由培养目标所决定的，职业教育培养出来的学生直接进入劳动力市场，尽管随着终身教育体系和教育"立交桥"的建立，职业教育将不再是也不应该是"断层"教育，职业学校的学生可以继续升入到高一级学校深造。但人数毕竟是少数，因此，只有让学生掌握专业技术和熟练的技能，才能胜任就业岗位需要，这也是职业教育的本质要求。

3. 市场导向性

影响职业教育的市场因素很多，有资本市场、资源市场、劳动力市场，其中最重要的是劳动力市场。从某种意义上讲，劳动力市场的需求对职业教育的发展具有决定性。发展职业教育必须充分考虑学生的就业，这是衡量职业教育成功与否的关键。劳动力市场是变化的、动态的，一是经济社会的发展，使劳动力市场的人才需求规模在不断变

化；二是产业结构的调整，岗位的变化；三是随着科学技术的进步，劳动力市场的技术结构在不断升级，是生产岗位由低技能转向高技能，对人才的素质要求越来越高；四是劳动力市场人才的流动性增大。正因为劳动力市场的这些变化，职业教育的办学就必须充分考虑这些因素，使培养的人才能够适应市场需求，使毕业生能够充分就业。劳动力市场需要什么，不需要什么，要成为职业教育发展的重要依据。

第三节　职业护理教育评价

教育评价是教育过程中的一个重要环节，是对教育活动及其效果的价值判断，其目的是提高教育的针对性和有效性。随着现代教育学的不断发展，教育评价理论已日趋完善，并被广泛应用于教育实践之中。本章主要介绍教育评价理论、方法及其在职业护理教育实践中的应用。

一、职业护理学生学习效果评价

学生学习效果的评价是现代教育评价的一个重要组成部分，学习效果的评价主要是学习成绩的测量。学习成绩的测量是根据一定的标准对学生的学习成绩做出量化的判断，是学生毕业及就业等方面的参考依据，也是进行有效教学管理的依据之一。

（一）评价方法

（1）考核法：以某种形式提出问题，由考生用文字或语言予以解答，并依此做出质量判断的过程。考核法能按评价目的有计划地进行预定的测量，故针对性强，应用普遍。

（2）观察法：即通过观察学生的行为表现而进行评价的方法。主要用于难以用纸笔测量的技能领域，如评价学生处理护患关系的能力等。

（3）调查法：通过座谈或以书面形式对预先拟定的专题，由学生用口头或书面填写的形式予以回答，从而了解实际情况的测量方法。这种方法既可通过调查了解学生的学习或教师的教学情况，也可向毕业生或用人单位了解对学校教学的意见或对毕业生的评价。

（4）自陈法：让学生对自己的学业成绩进行自我评价的方法，即自我鉴定。这种方法作为自我调整学习计划的手段，容易收到良好的成效。

阅读链接 6-17 【故事与思考】

要　求

有三个人要被关进监狱三年，监狱长给他们三人一人一个要求。

美国人爱抽雪茄，要了三箱雪茄。

法国人最浪漫，要一个美丽的女子相伴。

而犹太人说，他要一部与外界沟通的电话。

　　三年过后，第一个冲出来的是美国人，嘴里鼻孔里塞满了雪茄，大喊道："给我火，给我火!"原来他忘了要火了。

　　接着出来的是法国人。只见他手里抱着一个孩子，美丽女子手里牵着一个孩子，肚子里还怀着第三个。

　　最后出来的是犹太人，他紧紧握住监狱长的手说："这三年来我每天与外界联系，我的生意不但没有停顿，反而增长了200％，为了表示感谢，我送你一辆劳斯莱斯!"

　　思考：什么样的选择决定什么样的生活。今天的生活是由三年前我们的选择决定的，而今天我们的抉择将决定我们三年后的生活。我们要选择接触最新的信息，了解最新的趋势，从而更好地创造自己的将来。

（二）评价的内容及形式

按考核的方式，可以分为考查和考试。

1. 考查

考查是指由教师对学生的知识或技能用定性方法进行评价的过程，是学生学业成绩考核的方式之一，适用于不需要或难以用定量考核方法评价的课程或其它学习效果评价。考查分为平时与期末考查两种。平时考查形式包括课堂提问、检查实习与实验报告、评定平时书面测验成绩等方法；期末考查形式有实践性作业、现场操作演示和撰写论文等形式。

2. 考试

考试指在学习阶段结束时对学生进行的正式考核，是学生学业成绩考核的主要形式。考试可以对学生的学习效果作定量分析，并用百分制等量化指标来评定学生学业成绩的高低，使考核测量工作精确细致。

考试主要有以下类型：

（1）按考试形式划分，分为笔试、口试和操作考试。

（2）按考试答卷的要求划分，分为开卷考试和闭卷考试。

（3）按考试的时间划分：可分为期中考试和期末考试。

（三）学生成绩的测量与评定

1. 测量与判定的形式

学生学习效果的评定有评分与评语两种形式。

（1）评分：有百分制、五级制和两级制三种记分方法。考查课程一般按合格、不合格两级制评定，考试课程采用百分制、五级制（优秀、良好、中等、及格和不及格）记分法评定。采用哪一种记分法，应视课程的性质、内容和考试、命题的方式而定。为便于换算，百分制与五级制之间必须定出换算标准（通常以90分以上为优秀，80～90分为良好，70～79分为中等，60～69分为及格，59分以下为不及格）。

除各课程的评分，还有平均总成绩评分。由于各门课程的学习成绩是不等值的，平均总成绩不应当是各课程成绩的简单相加然后平均，而应当是加权平均。其公式如下：

学分制：

$$\frac{A\text{课程分数}\times\text{学分}+\cdots+N\text{课程分数}\times\text{学分}}{\text{学期（或学年、全程）所修学分总数}}=\text{平均总成绩}$$

以等级制计算学习成绩，每一个等级给以一定积分，例如，优秀 4 分，良好 3 分，中等 2 分，及格 1 分，不及格 0 分。可运用下列公式求得学生学习的平均总积分：

$$\frac{A\text{课程积分}\times\text{学分}+\cdots+N\text{课程积分}\times\text{学分}}{\text{学期（或学年、全程）所修学分总数}}=\text{平均总积分}$$

这种与学分制结合起来的"积点制"或"积分制"较能体现学生学习的数量和质量。衡量一个学生能否毕业，不仅要看其所修学分数是否达到所要求的数量，还应当看到其平均总积分是否达到所要求的质量。

学年制计算公式如下：

$$\frac{A\text{课程分数}\times\text{学时}+\cdots+N\text{课程分数}\times\text{学时}}{\text{学期（或学年、全程）总学时}}=\text{平均总成绩}$$

（2）评语：适用于论文的评定和部分考查课的评定，如实习总结、报告等。评语应当是多项因素分析的结果，如论文的评语应包括对文献的使用、观点的正确和准确性、文章的结构、文字的表达等方面的分析及评价。

2. 评分标准

确定各试题分数分配是评分的基础工作。试题编好后应给其分配分值，即确定每题具体评分细则。评分细则可以在考前与试题分数分配一起制定，也可在考后根据考生应试情况作修改或补充。制定评分细则一定要详细，规定每一部分、步骤的答案或答案要点及可接受的变式，并根据各个要点的主次配给分数。各个要点的给分，总和可以比该试题分数略低一点，以便对有独特见解、能够应用与课程有关的课外资料、对问题的回答有创造性价值者酌情加分。要注意克服引起评分误差的主观生理和心理因素，如顺序效应、参照效应和疲劳效应等。

主观因素在评分标准掌握中也有积极作用。教师应在评分过程中注意评分的教育意义，对于能超出课本和教师所提供的知识又有独创性见解的答案，也应适当评给较高的分数。再如，知识的表达能力，有时不在直接考核的范围，但在评分时给予适当的注意。

3. 分值的评定

（1）绝对评分：以专业的培养目标或以课程教学目标作为评分依据。评价学生是否掌握全部内容，只能从要求学生掌握的知识总体中，选择一部分具有代表性的题目（样本）来考核学生，然后根据学生回答试题的数量和质量来推断学生掌握知识总体的水平和程度。绝对评分的前提是样本能否很好地代表需考核的知识总体，如果试题不能有效地代表总体，对考生做出的成绩评定，只能是考生掌握考核内容的程度，而不能较准确地反映达到教学目标的程度。

（2）相对评分法：以同一集体该课程考核的平均成绩作为评分依据，依此判断每一考生在该集体中所处的相对位置，即标准分数。相对评分的前提是考试成绩为正态分布，通常用 Z 分数或 T 分数来表示。

Z 分数的计算公式：

$$Z = \frac{X - M}{S_D}$$

式中，X 为某生的原始分数，M 为集体得分的平均值，S_D 为总标准差。

从上面的公式可以看出，Z 分数即某考生得分与该集体平均成绩之差除以标准差所得的商。如一考生所得成绩恰好相当于平均成绩，该考生的 Z 分数为 0，高于平均值者为正，低于平均值者为负。例如，某课程年级的平均成绩为 75 分，标准差为 10 分。A 生得 95 分，B 生得 55 分，分别计算 A、B 两生的 Z 分数，A 生的标准分数 Z＝2，即表示该生超过年级平均水平两个标准单位。根据正态分布可以推算出在该集体中大约 2.27％的学生成绩超过他，成绩属于优秀。B 生标准分 Z＝－2，说明落后于平均水平 2 个标准单位，大约 97.73％的考生超过他，在该集体中成绩处于低劣。

T 分数：在一个集体中，Z 分数的分配有两个固定关系，一是全体考生 Z 分数的平均数等于"0"；二是 Z 分数的标准差等于 1。因此，在计算 Z 分数时有正负值和小数，为免不便，将 Z 分数的平均数定为 50，标准差定为 10，即 T 分数，计算公式如下：

$$T = \frac{X - M}{S_D} \times 10 + 50$$

上述 A、B 两考生的 T 分数为：T(A)＝2×10＋50＝70；T(B)＝－2×10＋50＝30。可见，A 生的分数明显高于 B 生。

相对评分在教学管理上也具有实用价值，如判断学生在不同课程学习成绩的稳定程度，将学生按学习成绩等距分组以及优秀生的选拔等。

阅读链接 6－18 【知识拓展】

备考基本原则

（1）考前不要开夜车。考前不要开夜车是个老生常谈的话题，很多考生越是临近考试，越是睡不着觉。这说明考生对考试的注意力太集中了。考前的起居生活应该有规律，因此，注意力必须转移。除了传统的"数数"方法，告诉考生一个"偏方"：眼睛不要闭实，眼球正转 10 遍，倒转 10 遍，反复做对刺激睡眠神经有好处。

（2）别被模拟考试成绩"罩"住。不少学生有这样的经验：每到临考前，总会被模拟考试的成绩"罩"住，就像阴影一样总是摆脱不了。模拟终归是模拟，通过考前测试知道自己哪些是长项，哪些还需要"恶补"，要把每一次模拟考试看成是发现自己缺点、劣势的机会。把目的认清楚，就会感到轻松一些。

（3）中等生最有可塑性。一些平时学习成绩中等的考生还没有考试就背上心理包袱，总是爱和别人比，比如肯定考不过某某，考不上别人怎么看自己，等等。这些都是非常次要的。在考试面前人人都是平等的，面前的任务只有一个，就是全力以赴地考试。所以，中等生最有可塑性，不要背上包袱，了解自己的长处，争取不断地突破。有一种理论认为，一个人的成功 80％靠"情绪智商"，学会控制自己的情绪非常重要。通常一个人认知很深刻，情绪也会自我疏导，要用自信和自我镇定赢得考试。

二、职业护理教师教学效果评价

教师教学质量评价是教学评价的主要组成部分，是依据教学目的和教学原则，利用科学的评价技术，对教学过程及其预期的效果进行价值判断，以提供信息，改进教学和对评价对象做出某种资格证明。教师教学质量的评价侧重于教师教学过程及其效果，也就是对教师教学工作基本环节的评价。

（一）评价内容和指标体系

教师教学质量的评价内容主要包括教学能力、教学工作和教学效果等方面。教学工作的评价分为教学水平、教学态度、思想道德修养以及备课、作业批改、课外辅导和对考试讲评等方面。要科学而准确地评价教师的教学质量，就必须确定科学的评价指标体系。

评价教师教学质量要从教与学两个方面入手，以规定的教学大纲作为评价质量指标设计的重要依据，保证教师的教学达到教育目标要求的水平。在评价指标中，既要考虑教师在传授知识、促进学生智力发展上所做的努力，又要看是否有利于学生形成良好的品格结构。从这些方面出发，教学质量评价指标也可分解为教学目标、教学内容、教学方法、教学进程和教学效果五个方面。

阅读链接 6 - 19　【寓言与感悟】

猴子捡豆

从前，有一只猕猴，手里抓了一把豆子，高高兴兴地在路上一蹦一跳地走着。一不留神，手中的豆子滚落了一颗在地上。为了这颗掉落的豆子，猕猴马上将手中其余的豆子全部放置在路旁，趴在地上，转来转去，东寻西找，却始终不见那一颗豆子的踪影。最后，猕猴只好用手拍拍身上的灰尘，回头准备拿取原先放置在一旁的豆子。怎知那颗掉落的豆子还没找到，原先的那一把豆子，却早已被路旁的鸡鸭吃得一颗也不剩了。

感悟：对于某些事物的追求，如果缺乏理智的判断，而只是一味地投入，像猕猴一样只顾及掉落的一颗豆子，等到后来，终将发现所损失的，竟是所有的豆子！仔细想想，我们现在的追求，是否也是放弃了手中的一切，仅仅追求掉落的一颗？

（二）评价途径及方法

1. 专家观摩听课

由教学主管部门的专家学者或学校的教务部门组织有关人员组成评价小组对教师进行评价。一般要求评价者在教师授课时当堂听课，根据评价授课质量的指标体系及评分标准，先由每个成员分项评分，最后得出总分，再综合平均，并通过讨论写出总结性评语。所有评价通过统计，计算出被评教师的得分，根据分数高低显示优劣。此方法能够区分每位教师的教学质量高低，但必须注意评分的严格与公正，以免造成不良后果。

2. 学生问卷调查

学生问卷调查是一种定性与定量相结合的方法，一般将评价内容及标准制成评价问卷，由学生填答评价教师的教学质量。问卷的内容要求简明扼要，使学生可以自由选择答案或评论，一般要求用无记名的方法进行。此方法简便易行，能在短时间内取得评价对象的大量数据，并能在较大程度上反映被测者的真实水平。

3. 学生座谈

通过召集部分学生对教师上课情况进行集体交谈，了解任课教师的教学情况及效果。座谈前应事先拟订提纲，明确目的，做到有的放矢。学生评价所提供的信息是衡量教师授课质量的重要依据，能激励教师改进教学内容和方法，也有助于学生更好地了解课程学习的要求，增强学习的责任感和主动感。

4. 查阅资料

通过查阅与教学有关的资料，评价教学的规范化程度，如教学文件、教学文书、教学大纲、教案等。

5. 教学效果的反馈信息

通过学生的学习成绩、学生的反映等方面了解教师的教学效果。

6. 其他

可通过教师之间的相互评价、教师自我评价等具体途径进行。教师之间的相互评价可以使教师全面、客观、准确地掌握课程教学情况，促进教师之间的取长补短，共同提高。自我评价可以使教师更加明确课程标准和目标，系统地进行自我总结，改进并完善自己的教学方法，提高教学质量。同时也有助于与学生沟通信息，了解和掌握学生学习的兴趣和个性特点，发挥教与学的功能和效益。

在实际评价时，要综合运用上述各种定性、定量评价方式和途径，尽量使定性指标数量化，把具有数值特征的指标与教学状态中的实际数值对照比较，根据指标体系中的权重比值求得评价结果的最终数值再予以判定，以获得全面、客观、准确的信息。

阅读链接 6-20 【寓言与感悟】

盲目模仿的驴

主人家养着一条小狗和一头驴。每天主人回来时，小狗总是飞快地迎上去，又是摇晃尾巴又是亲热地叫唤。主人也总是高兴地抚摸小狗，小狗还伸出舌头温柔地舔舔主人的脸。

驴子看着这一切，心中很是不快。心想：自己这样只知道埋头苦干不行，活干得多还经常挨打。小狗什么也不干还挺美，看来要想办法与主人联络感情。

拿定主意的驴子等主人回家入门也大叫着迎了上去，把蹄子搭在主人肩上，伸出舌头。主人又惊又怒，使劲把它推开。驴子重重地摔在地上，又被狠狠地打了几鞭子。

感悟：人不是无所不能的。每个人都有自己的特点，都有适合自己的工作，也有不适合自己的工作。看人家做得好，但自己未必能行。比如，你喜欢看电影，但却未必当得了演员；你爱踢足球，可是联赛你却上不了场。就像驴子无论多么扭捏作态，都不及小狗可爱一样。在这个意义上说，每一个人只有找到适合自己的工作，才能发挥自己的所长，干出一番事业。

（三）评价偏差及心理分析

在评价过程中，由于各种因素的影响，往往使评价的结果与实际情况有一定的出入，即评价误差。造成评价误差的客观原因主要有评价的指标体系不当，或其内涵不明确，量化不准，或等级界限不清楚，评价程序不严格导致资料失真等。由主观因素所造成的误差主要体现在以下两个方面：

1. 自我评价误差

自我评价误差主要是在单位间进行评价时产生，由于评价结果关系到本校（专业、教研室或个人）的地位和荣誉，故自我评价往往自觉或不自觉地趋向偏宽，过多地自述本单位的长处，掩盖短处。这主要是由于自我防卫和不了解自我两种心理因素造成的。克服上述因素的主要途径在于提高对教育评价目的以及意义的认识，深入实际，调查研究，努力克服盲目自满，正确地评价本单位或个人的长处与不足，虚心学习他人之长，坦率地面对现实，勇于进取。

2. 他人评价误差

他人评价误差包括偏见误差和暗示效应。① 偏见误差：即评价者对评价对象的偏见所造成的误差，如在学术上搞基础理论研究者对应用技术研究者的偏见；又如论资排辈、嫉贤妒能等；② 暗示效应：即指迎合某种意见，如评价者受上级领导、舆论宣传的暗示，可能会自觉或不自觉地服从，或对权威的意见，虽有不同看法，也不敢力排众议。

阅读链接 6 - 21 　【知识拓展】

望梅止渴与心理暗示

三国时期，曹操率领部队去讨伐张绣。时值七八月间，骄阳似火，万里无云，士兵们口渴难忍，行军速度明显变慢，有几个体弱的士兵竟然体力不支晕倒在道旁。曹操见状，非常着急，心想如果再这样下去，部队根本不能如期到达目的地，战斗力也会大大削弱。于是他叫来向导，询问附近可有水源？向导说最近的水源在山谷的另一边，还有不短的路程。曹操沉思一阵之后，一夹马肚子，快速赶到队伍前面，然后很高兴地转过马头对士兵说："诸位将士，前边有一大片梅林，那里的梅子红红的，肯定很好吃，我们加快脚步，过了这个山丘就到梅林了！"士兵们一听，不禁口舌生津，精神大振，步伐加快了许多。

心理分析：曹操这位历史上出色的军事家和政治家，有意无意间利用了心理学中十分重要的一种心理现象——暗示。暗示是最常见的一种心理现象。它是指人或周围环境以言语或非言语的方式向个体发出信息，个体无意识地接受了这种信息，从而做出一定的心理或行为反应。俄国心理学家巴甫洛夫认为：暗示是人类最简单、最典型的条件反射。

心理暗示总是被人们有意无意地广泛应用，比如著名的"罗森塔尔效应"，就是一种权威性暗示，老师对孩子积极的期待，领导对下属适当的赞扬，都可以像曹操对士兵所描述的"一大片梅林"一样，让被暗示的对象"精神为之大振，步伐不由得加快了许多"。

不止曹操，生活在社会中的每一个人，都会进行暗示活动。积极善意的心态，往往会给出积极的暗示，使他人得到战胜困难、不断进取的力量；反之，消极恶劣的心态，则会使他人受到消极暗示的影响，变得冷淡、泄气、退缩、萎靡不振等等。俗话说"好言一句三冬暖，恶语伤人六月寒"，说的就是这个道理。因此，当我们发现他人有可能受到自己的暗示时，也要注意暗示的方式和度，尽量使他人接受积极的、适度的暗示。

此外，还有趋中误差、月晕效应、参数效应、成见效应和宽大效应等。防止上述误差的根本途径在于对评价工作要有正确的指导思想，科学的态度和深入实际的工作作风。大公无私、坚持原则是一个评价者应具有的基本道德。

第七章　继续护理教育

▼**学习目标**

识记

（1）正确陈述继续护理教育的教学方法。

（2）正确描述继续护理教育的教学内容。

（3）正确陈述继续护理教育项目的类别。

理解

（1）举例说明目前继续护理教育存在的问题。

（2）举例说明继续护理教育项目的评价内容、方法及阶段。

（3）举例说明继续护理教育的改革趋势。

应用

能在实际工作中参与继续护理教育项目的申报、实施、评价与管理。

继续教育是学校教育之后面向所有社会成员的教育活动，是终身学习体系的重要组成部分。随着护理学科的不断发展，作为护士终身教育体系重要组成部分的继续护理教育也由萌芽、发展到逐步繁荣。近十年来，继续护理教育得到了护理学会等专业组织的高度重视，使继续护理教育的内容及方式被进一步完善与规范，在促进广大护士转变护理理念、提升其业务水平和整体素质、拓展护理服务领域及推动护理学科发展等方面发挥了极其重要的作用。

阅读链接 7 - 1　【开卷有益】

当同班大学同学十年后到母校相聚时，教授对他们的成就很不满意，以前他认为其中几个弟子具有杰出才干，想不到十年过去了，他们却表现平平。教授问弟子们："你们当中在毕业后平均每月看过一本书的请举手！"

弟子们脸上都露出惭愧之色，没有一个人举手。

教授说："一个月看一本书，对任何人都不困难，为什么你们一个人也做不到呢？难道你们认为在学校学习的那点知识已经够用了吗？难道你们工作中没有遇到任何问题，不需要学习新的知识来解决吗？"

学一时，用一生，其实不是某个人的问题，几乎可以是很多人共同的习惯。他们拿到某个文凭后，就认为自己已经具备了该门专业知识，不再下苦功更进一步；他们只是顺便学习，也就是在工作中自然积累某些知识和经验。但是，没有主动学习的劲头，他们的进步肯定不如那些不断学习的人快，他们在职业生涯竞争中也必然落后于人。

第一节　继续护理教育概述

近年来，国内护理队伍不断发展壮大，国内医疗卫生体制改革也在不断深入，护理理念、护理服务方式、领域和工作内涵都发生了巨大变化，需要护士进行各种类型的继续教育学习，不断更新理论知识，以提高临床实践能力，满足公众的健康需求，提高全民族的健康水平。

一、继续护理教育的概念

继续护理教育（continuing nursing education，CNE）是指完成在校护理教育毕业后、经过了规范化专业培训的从业护士，在以后的工作中继续接受的一种终生性护理教育。其目的是以学习新理论、新知识、新技术、新方法为主。

近年来，不同的护理学者针对继续护理教育的概念和含义有着不同的认识，有广义和狭义两种观点。争议的焦点是继续护理教育的起始时间、对象及范围。

持广义观点的学者认为，继续护理教育是指在校护理教育后参加工作开始接受的教育。继续护理教育的对象是符合上述条件的所有在职护理人员。如《护理教育学》一书中对继续护理教育的阐述是各层次学校毕业的护理工作者，参加工作后为了学习新知识、新技术，保持、发展或提高护理水平，跟上医学科学和护理科学的发展，更好地为人类健康服务而接受的教育，也称为在职教育。

持狭义观点的学者认为，继续护理教育应按照国际医学教育统一体的原则进行划分，与继续医学教育的定义保持一致，应定义为在校接受护理教育毕业后，参加工作并经过毕业后规范化专业培训或护理研究生教育之后开始接受的教育。继续护理教育的对象应为符合上述条件的护师及以上的在职护理人员。国内颁布的《继续护理教育试行办法》中，关于继续护理教育的定义采纳了狭义观点，指出继续护理教育是毕业生继规范化专业培训之后，以学习新理论、新知识、新技术、新方法为主的一种终生性护理教育。其对象是毕业后通过规范（或非规范）化的专业培训，具有护师及护师以上专业技术职务的正在从事护理专业技术工作的护理技术人员。

阅读链接 7 - 2　【知识拓展】

继续教育的历史渊源

继续教育是在 20 世纪 30 年代从美国发展起来的一个新的教育工程，称之为 CEE（continuing education engineering）。目的是把一些工程技术人员再次进行必要的培训，以便更快更好地适应迅速发展的生产需要，完成越来越难以掌握的新技术、新产业规定的任务。当时美国许多大学都设置了工程技术革命专题讲座和培训班。第二次世界大战后，特别是 20 世纪 60 年代以后，随着新技术革命的深入发展和终身学习教育思想的广泛传播，人们普遍地认识到继续教育工程的重要性，甚至有些国家开始利用政府的行政手段强有力地推动这一工程。英国政府多次提出要重新考虑教育和培训的作用。德国已经用法律的形式规定了继续教育工程的范围、对象、要求和方式。日本政府也提出，企业应该重视科技人员的知识更新，人才战略需要跨出一个误区：人才老化、人才知识陈旧、人才专业领域无发展、人才培训基地故步自封、人才继续教育工程盲目和无效。1962 年，联合国教科文组织专门邀请了各国专家成立了"继续教育工程国际专家工作组"，对各国继续教育工程的情况进行调查、分析、研讨和论证，并介绍和推广了先进经验。此后各国继续教育工程如日中天，所设置的继续教育组织和机构也如雨后春笋。

从定义的内涵来看，继续护理教育的对象指向明确，即针对所有接受过在校护理专业教育和在职专业培训的注册护士，并且具有护师及以上专业技术职称；同时，继续护理教育的内容和目的明确，即通过不断接受护理专业领域或与其相关的新理论、新知识、新技术、新方法的教育，目的是使从业护理人员能够在理念、知识、技能等方面始终与护理学科同步发展。从定义的外延来看，继续护理教育属于终身教育体系范畴，是成人教育的一部分，也是在职教育，属于国际医学教育统一体的第三阶段教育。

二、继续护理教育的现状及层次

（一）继续护理教育的现状

2000 年以来，随着继续护理教育的深入开展，国家级继续护理教育项目申报数量和质量都明显提高。表 7-1 显示，近 10 年各年度国家级继续护理教育项目数量总体呈逐年递增的趋势，说明继续护理教育的规模不断扩大。

表 7-1　2002 年—2011 年国家级继续护理教育项目数

年度	2002	2003	2004	2005	2006	2007	2008	2009	2010	2011
项目数	107	124	171	167	222	318	342	426	522	624

虽然近年来国家级继续护理教育项目数量和质量都较过去有了明显提高，但是与继续医学教育发展相比，还存在很大差距。表 7-2 显示了近 5 年国家级继续医学教育项目数与继续护理教育项目数的比较，可以看出虽然继续护理教育项目总数在逐年递增，项目总数在国家级继续医学教育项目总数中的比例也在稳步上升，但就护士队伍数量及其在医疗卫生技术人员中所占比例来看，继续护理教育还有很大的发展空间。

表 7-2　2007 年—2011 年国家级 CME 项目总数与 CNE 项目数比较

年　度	2007	2008	2009	2010	2011
CNE 项目数	318	342	426	522	624
CME 项目总数	4565	4467	5174	6468	7284
所占比例(%)	6.97	7.66	8.23	8.07	8.57

截至 2011 年，除西藏地区，各省、自治区、直辖市都有国家级继续护理教育项目。同时，中华护理学会、杂志社、军队医学院校及好医生网站等也都承担了国家级继续护理教育项目。北京、上海和广东的国家级继续护理教育项目数在全国位居前三位，与继续医学

教育项目的数量排序一致。表 7 - 3 是 2011 年国家级继续护理教育项目在各省、自治区、直辖市及学术团体分布情况。

表 7 - 3　2011 年国家级继续护理教育项目在各省分布情况

地区	北京	上海	广东	江苏	浙江	河南	四川	湖南	湖北	福建	云南
项目数	118	68	57	46	35	24	23	20	19	13	11
地区	黑龙江	安徽	新疆	吉林	山东	青海	辽宁	重庆	河北	江西	陕西
项目数	9	8	7	6	5	5	5	5	4	4	4
地区	广西	甘肃	贵州	海南	天津	内蒙古	山西	中华护理学会	军队	其他	
项目数	4	4	3	2	2	2	0	33	22	56	

近年来，国家级继续护理教育项目的内容主要有临床护理、护理管理、社区护理、护理教育及护理科研等，但内容分布严重不均。以 2011 年国家级继续护理教育项目为例（表 7-4），内容分类更多偏重于临床护理，护理管理次之，而其他三个方面所占比例较低，而关乎职业道德、法律伦理、沟通技巧和团队精神等方面内容的项目数量更少。

表 7 - 4　2011 年国家级继续护理教育项目内容分类

类　别	临床护理	护理管理	护理教育	护理科研	社区护理	其他
项目数	385	114	32	15	11	67
百分比(%)	61.70	18.27	5.13	2.40	1.76	10.74

从发展历程来看，国内继续护理教育取得了巨大成就，但仍存在许多问题，今后在改革和发展中有待于进一步完善。

阅读链接 7-3　【知识拓展】

国外继续护理教育发展现状

英国作为护理事业的发源地，护士继续教育有着悠久的历史，也积累了先进的管理模式和经验。在英国，护士继续教育的带教老师要求具备硕士及以上学历，同时要有一定的临床经验。英国护士继续教育采取医院与大学合作的模式，承担护士继续教育任务的是有资质的护理学院。英国的继续教育是以学习新知识、新技术为目标的进修课程，门类繁多，培训时间从几天到几周不等，课程安排比较灵活，有全日制、部分时间制、工学交替制等多种形式，还有因特网远程护理教育，积极推行远距离护士和助产士的培训。英国法律性文件规定：护士要以个人文档和文件夹形式提供继续教育的证明，经审查合格才可获得连续注册。

美国政府要求护士在职期间必须接受继续教育才能保持执照的有效性。学习资源基本分为三个方面。① 接受供职的医院的培训：医院设有继续教育办公室，并且配有专职培训人员，进修期间仍享有工资待遇；② 自学：护士可以通过函授或经过专门的教育网站自修，这种方式既方便又快捷，这些函授和专门的教育网站必须是政府认可的教育机构；③ 接受各专业学术团体提供的培训：如危重症护理注册护士（critical care registered nurse，CCRN）资格考试，美国护士认证中心（American Nurses Credentialing Center，ANCC）证书等。

　　日本护士在职教育中又分为院内教育和院外教育。院内教育由护理部各专科护理组（内科、外科、五官科等）或本病区某一个临床小组组织学习活动，学习内容与参与者的身份和工作性质紧密相关。院外教育由日本护理协会、省护理协会、地方自治体、民间等组织活动。护士的继续教育有很明确的目标，如：① 毕业后0～1年新护士的教育内容包括：新职工教育，作为一名护士的素质教育，对其进行工作性质、环境、待遇的介绍，护理业务标准、内容、任务、职责的掌握，人际沟通方法，基础临床技术，救急复苏方法等；② 毕业后1～3年的护士注重临床实践能力的培养；③ 毕业后3～5年护士的继续教育目标是作为一般护理者、专业护理者、护理教育者、护理研究者能力的培养；④ 毕业后5年以上护士的继续教育目标是担当护士长助理，护士长，护理部主任，进行护理设施部门等管理能力的培养。

　　德国护士执业联合会下设有两所护理培训中心，负责全国护士的继续教育。① 埃森堡培训中心：负责基础护理和各专科护理提高教育，属中等教育；② 法兰克福培训中心：培养护士长，科护士长和教学护士，也兼办乡村护士培训班，属高级护理人员进修班。

　　新加坡的医院设有护理教育处，负责护理教学及护理质量考核，医院提供经费和机会，有计划、有组织地安排护士出国培训进修。

（二）继续护理教育的层次

　　继续护理教育是针对具有护理专业教育背景的护士开展的教育活动，目的是满足不同教育层次、不同岗位护士的需求。根据审批部门及项目内容的不同，继续护理教育项目可分为国家级、省级、市级、县级和单位组织项目。同时，根据国家及各省要求卫生技术人员必须掌握的预防和公共卫生知识及相关法律法规，继续护理教育项目分为必修项目和选修项目。

　　按照不同分类方法，继续护理教育可分为以下类型。根据接受教育时间，可分为长期教育和短期教育；根据教育方式或教育载体，可分为面授和以卫星、电视和互联网等为载体的远程教育；根据学习方式，可分为脱产教育和业余教育；根据教育内容，可分为临床护理、社区护理、护理管理、护理教育、护理科研和护理伦理等。继续护理教育形式灵活多样，主要包括学术会议、学术讲座、专题讨论会、专题讲习班、专题调研和考察、疑难病历护理讨论会、技术操作示教、短期或长期培训等，有组织、有计划、有考核的自学也是继续护理教育的一种形式。《继续护理教育试行办法》提倡开展以短期和业余学习为主的继续护理教育活动。

阅读链接7-4 【知识拓展】

继续教育的形式

1. 成人高考

成人高等学校招生全国统一考试(简称"成人高考")。考试分专科起点升本科(简称"专升本")、高中起点升本科(简称"高起本")和高中起点专科(简称"高升专")三个层次。全国成人高等学校招生统一考试成人高等教育属国民教育系列,列入国家招生计划,国家承认学历。成人高等学校的学习形式有三种:① 脱产;② 函授;③ 业余(包括半脱产、夜大学)。脱产最短学习时间为:高起本四年、高起专和专升本两年;函授和业余最短学习时间为:高起本五年、高起专和专升本两年半。

2. 远程网络教育

远程网络教育是一种新兴的教育模式,自1999年以来,教育部批准如清华大学远程教育、对外经济贸易大学远程教育学院等68所普通高校开展现代远程教育试点工作,允许上述试点高校在校内开展网络教学工作的基础上,通过现代通信网络,开展学历教育和非学历教育。对达到本、专科毕业要求的学生,颁发高等教育学历证书,学历证书电子注册后,国家予以承认。

3. 自学考试

高等教育自学考试是对自学者进行以学历为主的高等教育国家考试,是个人自学、社会助学和国家考试相结合的高等教育形式。自考制度创立于1981年。自学考试已遍及全国31个省、自治区、直辖市及军队系统和港、澳、台地区,是我国规模最大的开放的高等教育形式。中华人民共和国公民,不受性别、年龄、民族、种族和已受教育程度的限制,均可依照国务院《高等教育自学考试暂行条例》的规定参加自学考试。

4. 电视大学

电大开放教育是相对于封闭教育而言的一种教育形式,基本特征为:以学生和学习为中心,取消和突破对学习者的限制和障碍。比如开放教育对入学者的年龄、职业、地区、学习资历等方面没有太多的限制,凡有志向学习者,具备一定文化基础的,不需参加入学考试的,均可以申请入学;学生对课程选择和媒体使用有一定的自主权,在学习方式、学习进度、时间和地点等方面也可以由学生根据需要决定;在教学上采用多种媒体教材和现代信息技术手段等。

三、继续护理教育存在的问题

近三十年来,国内继续护理教育虽然取得了令人瞩目的成绩,但也存在许多问题和困难,归纳起来有以下几个方面:

(1)继续护理教育的系统性、整体性和科学性不够完善。

国内继续护理教育的规模、内容、形式和覆盖面等都远不能满足护理学科发展和护理人员的需要;缺乏针对不同岗位、不同阶段、不同层面护理人员的整体教育计划、要求和考核办法;教育形式不符合成人教育的特点和要求,部分内容比较陈旧,经验丰富的教育师资短缺；同时缺乏布局合理的继续护理教育培训基地；继续护理教育项目评价体系还有待于进一步完善。

（2）继续护理教育的发展不平衡。

国内经济与教育发达、医学院校集中的城市和地区，继续护理教育开展的项目数量较多、内容较丰富、水平较高、受益面较广；而经济欠发达地区，继续护理教育开展的项目数量相对较少。即使在同一地区，继续护理教育的开展也不平衡。绝大多数国家级继续护理教育项目集中在大中城市的高等护理院校或大型三级甲等医院，接受教育的人员大多来自于经济条件较好、工作单位较大和距离举办教育项目地点较近的医疗单位；地处偏远、经济条件较差的医院护理人员接受继续护理教育的机会相对较少。

（3）继续护理教育的管理不够规范。

个别地区或单位存在不规范地举办学习班、违规发放学分等现象；继续护理教育项目缺乏统一、规范的收费标准；缺乏有效的针对教育过程与教育效果的评价体系、考核与奖励办法；继续护理教育管理人员的整体素质有待提高。

（4）单位和个人对继续护理教育缺乏足够重视。

许多医疗单位依然存在重医疗、轻护理现象，对继续护理教育重视不够，每年提供给护士的教育经费远远满足不了实际需求；缺乏对护理人员参加继续护理教育的有效激励和约束机制，在工资、奖金、任职和职称评审等方面没有相关制度保证；护理人员自身对继续护理教育也缺乏足够重视，主动学习的积极性和热情不高，甚至单纯为获得学分而参加学习，学习与实际应用相脱节，不能将所学知识有效地运用于临床护理工作。

第二节　继续护理教学与评价

随着护理学科发展、医疗卫生体制改革及信息传播技术的普及，国内继续护理教育在教学内容、教学方法及评价体系等方面都有了极大的丰富，对提高教学效果和教学质量发挥了重要作用。

一、继续护理教学方法

教学方法包括教师"教"的方法和学生"学"的方法，在继续护理教育过程中，护理教师占有主导地位。因此，本节仅介绍护理教师的教授方法。《继续护理教育试行办法》第十条中指出：继续护理教育应以短期和业余学习为主，其形式和方法可根据内容和条件的不同而灵活多样。回顾国内继续护理教育的发展历程，教学过程中运用的教学方法随着教学内容、信息技术的发展及应用发生了很大变化。特别是近10年来，继续护理教育已由过去常用的单一教学方法发展到多种教学方法相结合，由简单的平面教学法发展到立体教学法。

将继续护理教育所采用的教学方法进行归纳整理，主要可归纳为六种方法。

（1）讲授法：以举办学习班、进修班、培训班或学术会议的形式开展，由主办方聘请知名专家或学者到场讲授，学员们集中听讲并记录，这是目前国内继续护理教育最常用的方法。

（2）讨论法：以专题学术会议、专题讨论班或病历护理讨论会的形式开展，在教学过程中主讲护理教师将学员分小组针对某一专题或案例进行讨论。

（3）训练与实践式教学法：以护理技术操作提高班、护理专科技术培训班等形式开展。主讲护理教师通过示范操作，给学员直观演示护理技术，使学员掌握基本、专项技术和原理，并在此基础上进行操作练习。

（4）模拟教学法：以小型培训班或提高班的形式开展。主讲护理教师设计并通过计算机技术、多功能模型人或标准化患者模拟临床情境，使学员学习并具备综合分析问题、解决问题的能力。

（5）问题探究式教学法：多用于护理师资培训班、专科护士培训班等。通过以问题为中心和情境教学，学员对于护理教师布置的内容进行假设、分析、推理、讨论、制订护理计划、总结报告等，实现提高综合能力的目的。

（6）参观考察法：以进修学习或实地考察的形式开展。学员通过在国内上级医院、主办单位或出国（境）进行有目的的短期或长期参观学习或考察，获取先进的经验或方法。

综上所述，综合性教学方法优于单一教学方法，根据继续护理教育内容和成人特点，采用适宜的教学法，可收到良好的教学效果。护理新知识和新理论的教学适用讲授法、讨论法和问题探究法，护理新技能和新方法的教学适用于训练与实践教学法、模拟教学法和参观考察法。

二、继续护理教学内容

随着护理学科的发展，国内继续护理教育内容的重点也发生了一定的变化，基本上可以分为三个阶段。

第一阶段（20世纪80年代以前）：继续护理教育的内容以提高护理操作技术水平为主，补充护理基本知识与理论为辅。各地（市、县）卫生主管部门及医院组织了护理操作技术比赛、培训等活动，开办了护理基本技术培训（训练）班、护理理论补习班或进修班，对提高护理专业技术人员的技能水平起到了很大的促进作用。

第二阶段（20世纪80年代至90年代初期）：此期国家的相关部门非常注重强化医护人员的"基础知识、基本理论和基本技能"（简称"三基"）。继续护理教育的各种培训也以"三基"为主要内容。各省、市护理分会及医疗卫生单位普遍开展了护士"三基"训练，举办了以"三基"为主要内容的培训班、讲座或学术会议，巩固了护士的基本理论知识，规范了基础护理操作，对提高当时护士队伍的整体业务水平和服务质量，发挥了重要作用。

第三阶段（20世纪90年代中期以来）：继续护理教育的内容体现了"四新"和"三性"，采用了"分类指导"的原则。"四新"是指教学内容以护理学科或护理边缘及交叉学科专业为主的新理论、新知识、新技术和新方法为重点；"三性"是指教学内容要有针对性、实用性和先进性；"分类指导"是指教学内容应满足不同专科、不同层次护理人员的不同教育需求，根据个体需要，制订教学计划和调整教学内容。《继续护理教育试行办法》第八条规定："继续护理教育的内容要适应不同专科护理技术人员的实际需要，注意针对性、实用性和先进性，应以现代护理学科学技术发展中的新理论、新知识、新技术和新方法为重点"。

总结起来，目前国内继续护理教育所开展的具体内容可分为两大类：一类是护理专业的新理论、新知识、新技术与方法，涉及临床护理、社区护理、护理管理、护理教育和护理科研等方面；另一类是护理边缘及交叉学科专业的新理论、新知识、新技术与方法，涉及心理学、伦理学、社会学、人际关系学、民族学、宗教学、文学艺术和计算机技术等方面。近十年来，国内人口学的变化、信息技术在医疗领域的广泛应用以及专科护理的快速发展，丰富了继续护理教育的内容。为了满足广大护士的需求，在国家级和各省级继续护理教育项目中均增加了慢性疾病护理、康复护理、姑息护理、老年护理、循证护理、专科护理、信息技术等方面内容在护理领域中的应用。

阅读链接 7-5 【故事与思考】

木匠的门

从前有一位木匠，造得一手好门。有一次，他费了多日给自家造了一扇门，心想这门用料实在、做工精良，一定会经久耐用。

后来，门上的钉子锈了，掉下一块板，木匠找出一个钉子补上，门又完好如初。后来又掉下一颗钉子，木匠又换上一颗钉子；后来，又一块木板朽了，木匠又找出一块木板换上；后来，门栓损坏了，木匠又换了一个门栓；再后来门轴坏了，木匠又换上一个门轴……于是若干年后，这个门虽然无数次破损，但经过木匠的精心修理，仍坚固耐用。木匠对此甚是自豪，多亏有了这门手艺，不然门坏了还不知如何是好。

忽然有一天邻居对他说："你是木匠，你看看你们家这门？"木匠仔细一看，才发觉邻居家的门一个个样式新颖、质地优良，而自己家的门却又老又破，满是补丁。于是木匠很是纳闷，但又禁不住笑了："是自己的这门手艺阻碍了自己家门的发展。"于是木匠一阵叹息："学一门手艺很重要，但换一种思维更重要，行业上的造诣是一笔财富，但也是一扇门，能关住自己。"

思考：在我们学习新理论、新知识、新技术和新方法的基础上，更要不断更新自己的思维模式，摆脱落后陈旧的思想理念，打破思维定势，紧跟时代潮流。当你拥有不断学习、不断更新的思维习惯，自然也将拥有最新的理论、知识和技术。

三、继续护理评价体系

继续护理教育评价是按照一定的标准，运用科学方法对继续护理教育的计划、组织、实施、效果及效益等进行价值评判，是保证教育质量的重要手段，也是继续护理教育的重要组成部分。通过对继续护理教育的评价，可以分析和总结经验，找出不足和存在的问题，促进继续护理教育的科学化与规范化建设。

（一）继续护理教育评价体系的建立

1.建立评价体系的原则

建立科学的评价制度是提高继续护理教育质量的关键。《继续医学教育规定（试行）》中第二十四条："建立继续医学教育的评估制度，全国医学教育委员会和省级医学教育委员会定期对继续医学教育情况开展检查评估"。评估是质量保证的重要手段，开展继续护理教育评价的目的是为了保证继续护理教育质量，规范继续护理教育管理。继续护理教育评价体系的建立应遵循以下基本原则：

（1）导向性原则：继续护理教育评价内容和指标体系的制订以提高质量为目的，通过评价，引导医疗卫生、教学和科研机构不断地开展更好的继续护理教育活动；

（2）科学性原则：继续护理教育评价指标和内容的选取应具有科学性，本着实事求是的态度，能够客观、公正、准确、全面地反映继续护理教育活动的过程与效果；

（3）可操作性原则：评价方式与方法应方便、可行，定性指标与定量指标相结合，便于操作者理解和掌握。

2. 评价体系的内容

继续护理教育评价体系是质量保证的重要手段，继续护理教育评价体系主要包含两个方面的内容：一是继续护理教育工作的评价，二是继续护理教育项目的评价。

（二）继续护理教育工作评价

1. 评价内容

目前还没有组织开展全国性继续护理教育工作的评估。2011年3月以前，护理学一直是临床医学一级学科下设的二级学科，因此，继续护理教育工作属于继续医学教育工作的一部分，参与继续医学教育工作评估。根据1998年11月颁发的《继续医学教育评估指标体系及实施办法》，评价指标体系包括一级和二级指标体系。其中一级指标4项，即组织管理、制度建设、实施情况和质量效益；二级指标12项，即领导重视、机构设置、人员职责、培训规定、建档建证、学分登记、规范管理、评估考核、计划与实施、培训活动、覆盖范围和学分达标率。2005年卫生部下发了《关于开展继续医学教育规定评估工作的通知》，依然分为一级和二级指标体系，但二级指标体系更加细化，突出了对继续医学教育项目管理和质量控制措施的考核。一级指标4项，包括政策与制度、组织管理、实施情况和完成情况；二级指标18项，包括政策规定、相关制度、组织机构、管理人员、计划总结、档案管理、经费管理、管理干部培训、项目审批、举办项目、项目管理、学分登记、教材课件、质量控制、远程教育、单位覆盖率、学科覆盖率和学分达标率。

根据2006年5月卫生部印发的《关于开展远程医学教育机构继续医学教育评估的通知》精神，远程继续医学教育的评估指标内容包括六个方面，即机构发展与规范办学、资源和条件、机构建设、管理保障、质量保障和机构声誉。

2. 评价方法

继续医学教育工作评价采用自我评价与专家复核相结合的方式。1998年开展的评价分为自评、复核和认定三个阶段；2005年开展的评价主要分为自评和复核两个阶段。远程继续医学教育的评估有两种方式：试评和复评，每种评估都包括自评、实地评估和认定三个阶段。通过试评的远程医学教育机构，作为远程医学教育的试点单位，有资格申报国家级远程医学教育项目；两年后，通过试评的远程医学教育机构需接受复评，合格后可以正式开展远程继续医学教育项目。

（三）继续护理教育项目评价

1. 评价内容

继续护理教育项目的评价内容主要是围绕实现教学目标、提升教学质量而开展的，包括继续护理教育项目的质量认定、教师资质与业务水平、教学时数符合情况、学员出席情况、培训效果及证书发放等。国家级继续护理教育项目的质量评价与国家级继续医学教育项目评价指标一致，共 7 项指标，包括：① 教学内容需求；② 对教学内容的了解；③ 学习收获；④ 授课满意度；⑤ 教学计划满意度；⑥ 教材满意度；⑦ 最大的收获，开阔思路，提高临床诊治能力、理论水平、科研能力、操作能力。各省级继续护理教育项目由各省继续医学教育委员会护理学科组负责制订评价标准。

2. 评价方法

国家级和省级继续护理教育项目多采用终结性评价方法。项目结束后，通过向学员发放问卷的形式对项目执行情况进行评价，一般分为很满意、满意和一般三个等级，国家级医学继续教育第七项分为五个等级。

3. 评价阶段

继续护理教育项目的评价根据项目实施的过程，可分为三个阶段，即前期评价、中期评价和后期评价。

（1）前期评价。前期评价可帮助管理者评估继续护理教育项目的重要性。其评价内容包括：① 开展该项目的社会效益：评价项目是否能满足社会对护士知识与技能的要求，确定该项目开展的必要性；② 师资状况：评估师资数量、年资、教学经验与教学水平等是否能满足项目实施的需要；③ 培训支撑条件：主要评价经费来源及额度、学员生活设施及组织管理等；④ 教学条件：对教学设施与设备、实验室设备、教材建设（包括文字与影像教材）及学术信息资料（包括课程安排及学员信息）等评价；⑤ 后勤保障。

（2）中期评价。中期评价属于形成性评价，也称为过程评价。针对继续护理教育项目活动全过程，评价项目的实施情况，主要集中在教学组织、教学实施和教学质量等方面。中期评价的主要内容有：① 教学组织：着重评价培训计划与落实情况、项目开办频率、举办单位教师任课比例、实际参加与计划参加学员人数比、学员入学率与失学率等；② 教学实施：重点考评教风、教学内容、教学方法、教学手段、标准化考核试卷等；③ 教学质量：重点评价学员对教学的满意率、授课内容的掌握率、对教学计划安排的满意率、对教材的满意率、学员结业考核合格率等。

（3）后期评价。后期评价也称为效果评价或终结性评价。由于教学效果和学员收益具有迟发性特点，因此后期评价是继续护理教育项目评价中最难的部分。评价内容主要集中在培训对象受益和派出单位受益两项指标。前者指培训对象在本职工作、个人发展、论文发表等方面显示出来的成效；后者指通过培训给派出单位带来的科技效益和经济效益。

第三节　继续护理教育项目管理

继续护理教育项目是由承担项目的单位申报，经主管继续医学教育部门组织专家审核认可并予以公布的继续教育活动。项目包括编号、名称、负责人、举办单位、接受继续教育的对象、内容、时间、地点及学分数等内容。实施继续护理教育项目有利于加强对继续护理教育工作的规划、组织、监管与领导，也有利于广大护士有选择地参加教育活动。

一、继续护理教育项目的类别

不同层次和不同岗位的护士有着不同的需求，因此，护士要有选择地参加继续护理教育活动。根据审批的部门，继续护理教育项目可分为国家级、省级和市级；根据国家及各省对卫生技术人员在预防和公共卫生知识及相关法律法规等方面的要求，继续护理教育项目可分为必修和选修项目两种。

1. 国家级继续护理教育项目

（1）项目种类：由医疗卫生、教学、科研机构及中华护理学会等申报，经过全国继续医学教育委员会评审、批准并公布的项目；由国家级继续医学教育基地申报，全国继续医学教育委员会公布的项目。

（2）项目标准：以现代医学科学技术发展中的新理论、新知识、新技术和新方法为主要内容，注重项目的先进性、实用性和针对性，并符合以下条件之一：① 本学科的国际发展前沿；② 本学科的国内发展前沿；③ 边缘学科和交叉学科的新进展；④ 国外先进技术、成果的引进和推广，国内先进技术和成果的推广；⑤ 填补国内空白，有显著社会或经济效益的技术和方法。

2. 省级继续护理教育项目

（1）项目种类：由医疗卫生、教学及科研机构等申报，经过省级继续医学教育委员会评审、批准并公布的项目；由省级继续医学教育基地申报，省级继续医学教育委员会公布的项目；中华护理学会等学术团体申报的非国家级继续医学教育项目。

（2）项目标准：以现代医学科学技术发展中的新理论、新知识、新技术和新方法为主要内容，注重项目的先进性、实用性和针对性，具体标准由各省继续医学教育委员会根据本地区实际情况自行制订。如上海市制订的市级继续医学教育项目申报标准是在上述条件基础上，符合以下条件之一：① 本学科国际、国内发展前沿；② 本学科本市发展前沿；③ 边缘学科和交叉学科的新发展；④ 获省、部委级或本市科技进步二等奖以上科研成果的应用和推广；⑤ 国际、国内先进技术的引进和推广；卫生局医学领先学科成果的推广；⑥ 填补本市空白，有显著社会效益的技术和方法。

二、继续护理教育项目的申报与审批

1. 国家级继续护理教育项目的申报

（1）申报资格：医疗卫生、医学教学机构及卫生科研院所均有资格申报国家级继续医学教育项目，需要逐级申报；中华护理学会等学术团体及有关部属单位可直接向全国继续医学教育委员会申报项目；其他机构须先经全国继续医学教育委员会批准，获得申报资格后，方可申报国家级继续医学教育项目。

（2）申报时间：自 2005 年起，国家级继续护理教育项目进行网上申报和评审试点，2007 年开始全面展开。2007 年 7 月实施的《国家级继续医学教育项目申报、认可办法》中规定，每年申报次年项目的时间为 9 月。申报单位将下一年度拟举办的继续护理教育项目按要求填写后，按程序申报。

（3）项目负责人：申报国家级继续护理教育项目的负责人应具有副高级以上专业技术

职务，当年申报的项目最多不超过两项。

（4）审批机构：国家级继续医学教育项目申报工作一般按属地化管理，即医疗卫生、教学和科研机构应向所在省（自治区、直辖市）的继续医学教育委员会申报项目；新疆生产建设兵团所辖单位应向兵团继续医学教育委员会申报项目；全国性护理学术团体可向中华护理学会申报项目。每个项目只能在一处申报。各省（自治区、直辖市）继续医学教育委员会、新疆生产建设兵团继续医学教育委员会、中华护理学会等各专业学会、卫生部直属单位及国家级继续医学教育基地等分别对申报的项目进行核准后，推荐并统一报送至全国继续医学教育委员会。全国继续医学教育委员会办公室进行形式审查，全国继续医学教育委员会进行审批。

（5）申报程序：以下介绍的是网上申报程序。

① 登录网址：国家继续护理教育项目实行网上申报、网上评审和网上公布。拟申报项目的负责人需登录国家级继续医学教育项目网上申报及信息反馈系统（http：//cmegsb.cma.org.cn），输入用户名和密码；若没有用户名和密码，请点击进入用户操作说明，下载并填写"立项用户账号申请表"，加盖公章后提交上级继续医学教育主管部门，由后者提供用户名及密码，输入后点击进入；已经批准并公布的国家继续护理教育项目，若当年没有举办，拟第二年举办，应作为新项目重新申报。

② 填写申报表：申报新项目需填写和报送《国家级继续医学教育项目申报表》；申报远程教育项目需填写和报送《国家级继续医学教育项目（远程项目）申报表》；申报备案项目需填写和报送当年《国家级继续医学教育项目备案表》；申报远程教育备案项目需填写和报送《国家级远程继续医学教育项目备案表》；申报基地备案项目需填写和报送《国家级继续医学教育基地项目备案表》。

③ 上报申报材料：网上申报的同时，还须报送纸质申报材料，纸质材料内容应与网上填报的内容完全一致。只报送纸质申报材料而未进行网上申报或只进行了网上申报而未提交纸质申报材料，均视为无效申报。自2011年起，国家级继续医学教育项目（含国家级继续医学教育基地项目）申报或备案都不再收取评审费。

（6）项目公布：国家级继续医学教育项目分两次公布。第一批项目一般在申报当年年底公布；第二批项目于次年3月或4月初予以公布，一般是国家级继续医学教育备案项目。

2. 省级继续护理教育项目的申报

各医疗卫生、教学和科研机构可申报本省、自治区、直辖市继续护理教育项目。各医疗卫生、教学和科研机构继续医学教育管理部门负责组织项目申报和汇总工作，审查合格后，统一报送至省级继续医学教育主管部门。大多数省、自治区、直辖市都在省级继续医学教育主管部门设有专门负责继续护理教育的专干或秘书。省级继续医学教育委员会在省卫生厅和人事厅的领导下，负责制订本省的继续医学教育规划、年度计划和实施细则，对上报的项目进行评审，评审结果由省级卫生行政主管部门批准和公布。省级继续医学教育项目负责人应具有副高级专业技术职务，每位申报者当年申报的省级继续护理学项目数根据各省规定的限额，一般1～2项。

三、继续护理教育项目的实施与管理

国家级继续医学教育项目有效期为三年，但每年须填写《国家级继续医学教育项目备案表》，向全国继续医学教育委员会备案。

1. 认真执行项目计划

项目举办单位应积极支持继续护理教育工作，项目负责人在接到公布的批准项目通知后，要按照项目批准部门公布的项目名称、内容、对象、日期、地点及学分数等内容，及时组织开展继续护理教育活动。继续护理教育项目的举办单位不得随意更改项目编号、项目名称、项目内容及授予学分数。

2. 充分做好举办项目前期准备工作

在继续护理教育项目批准公布后，项目负责人应着手起草办班或会议通知，联系授课教师，至少提前 3～6 个月将通知发给接受教育的有关对象；协商并确定会议日程；查看并确定举办项目场地；准备并印刷有关资料等。

3. 加强项目实施过程管理

项目举办单位和负责人应根据《继续护理教育试行办法》和《继续医学教育规定（试行）》的要求，加强项目管理，严格考勤、考核和考试，严禁弄虚作假，原则上不得更换讲课教师，更不得以低年资教师替代项目确定的高年资教师。对于考核不合格的教育对象，不能给其发放学分证书。

4. 项目总结与汇报

（1）国家级继续护理教育项目在项目实施后，举办单位应将项目总结、文字和声像材料、考试试题、日程安排、国家级继续医学教育项目执行情况汇报表、学员通讯录（使用系统提供的 Excel 模板建立学员通讯录）及国家级继续医学教育项目教材使用情况简介表上报至省级继续医学教育主管部门，再由该部门集中上报全国继续医学教育委员会备查。

（2）省级继续护理教育项目在项目实施后，举办单位应将项目总结、文字和声像材料、考试试题、日程安排、项目执行情况汇报表上报至省级继续医学教育主管部门备查。各省、自治区、直辖市根据各地区情况制订实施细则，可参看各省级继续医学教育委员会相关规定。

第四节　继续护理教育的改革与发展

继续护理教育的发展历程已经证实了其在护理人才培养中发挥的重要作用；护理学科的发展也推动继续护理教育的覆盖率与教育质量不断提高。经过二十年的实践与探索，在继续护理教育理念、教育内容、教育方法与手段、效果评价及运行与管理模式等方面取得了一定的成果，但总体上还处于初级阶段。随着终身教育理念的树立及营造学习型社会的要求，继续护理教育将在改革与发展中不断完善。

一、继续护理教育的改革

中国继续护理教育的改革是伴随并借鉴继续医学教育的改革而开展的。20 世纪 80 年代后期，随着改革开放的不断深入，继续教育的内涵逐渐扩展，人们也开始探索继续医学教育的改革与发展之路。但由于继续护理教育发展缺少可借鉴的模式与经验，改革进程缓慢。直到 20 世纪 90 年代初，以解放军总后卫生部所属医院为改革先锋，才逐步带动地方医疗卫生机构与护理院校的开展。

（一）继续护理教育理念的更新

教育理念的不断更新与转变是贯彻"护理终身教育"的基础，是推行教育改革的核心。只有观念转变才能够以此为先导深化继续护理教育的改革与实践。随着护理学新理论和新技术的不断发展，护理院校、医疗卫生机构乃至护理工作者越来越认识到，学校教育已不能全面满足新时期护理工作的需要；急需有计划地通过继续护理教育不断提高护理队伍的整体素质，提高护理人员的业务工作能力与水平。护理人员也在逐步开始从被动地接受继续护理教育转化为主动寻求继续教育途径，以获得最适宜的护理继续教育机会，适应继续护理教育改革与发展的需要。同时，继续护理教育也已成为实现全面可持续发展的重要举措，得到各级医疗卫生机构的高度重视。国家政府与各级卫生行政管理部门、教育管理部门、解放军总后卫生部等先后发布文件与通知，出台各项关于加强包括继续护理教育在内的继续医学教育及专门针对继续护理教育的指导性文件或发展规划（纲要）。这些文件或规划（纲要）从政策层面上提出了某一时期医疗护理工作及教育工作的指导思想与工作重点；提出为适应国内卫生事业改革和发展的需要，应进一步完善包括毕业后教育与继续教育在内的医学教育体系；同时，还明确指出了包括继续护理教育在内的继续医学教育改革方向与指导思想，对加强继续教育、提高护理人员的综合素质具有重要的指导意义。形势的发展促进了继续护理教育理念不断更新。随着多种形式继续护理教育活动的广泛开展及继续护理教育的制度化建设进展，广大护理人员、护理管理者及护理教育者对继续护理教育的认识不断提升，逐渐形成了共识，有力地促进了继续护理教育改革的进程。

阅读链接 7 - 6　【寓言与感悟】

猎人的誓言

一个猎人有个习惯，爱立誓言。一天他要去打猎，出门前立下誓言：今天只打兔子。然而，这天他遇到的全是山鸡。于是这天他便空手而归。晚上，他躺在床上十分后悔，发誓明天一定要打山鸡。第二天，他按照自己的誓言去打猎。然而，这天他遇到的全是狐狸。结果还是空手而归，后悔过后，他又发誓明天只打狐狸。第三天，他又按照他的誓言去打猎。而这天他遇到的全是野猪。晚上他又空手而归。后来，这个猎人在自己的誓言中死去了。

感悟：对于一个团队来说，生存和体制常是发展的两大矛盾，一个团队的体制应该是健全的、符合长远发展要求的，如果一味地固守传统的习俗而不知随着时代而变革，那么，团队的最终命运会和故事中猎人的命运一样。

（二）继续护理教育内容的改革

继续护理教育内容改革是改革的重中之重。从改革之初盲目、分散进行的教育与培训到能够有计划、有目的地进行，教育内容都在不断调整与更新，以适应不同发展时期国家、社会对护理工作及护理人员的要求。1997 年 5 月颁发的《继续护理教育试行办法》第一次系统地对继续护理教育内容进行阐述，提出要适应不同专科护理技术人员的实际需要，注意"针对性、实用性和先进性"。以现代护理学科学技术发展中的"新理论、新技术、新知识及新方法"为重点内容，即推行"四新"、"三性"教育，改变了原有以"基本知识、基础理论和基本技能"为重点的"三基"教育。

此后，伴随着继续护理教育由各医疗机构自发性活动向国家统一规定性活动的转变，继续护理教育的内容能够紧密围绕国家与地方卫生行政管理要求不断深化，更贴近国内外护理及医学发展动态，并紧扣护理工作的热点问题。如 2007 年 3 月和 5 月，卫生部办公厅分别印发了《社区护士岗位培训大纲》和《专科护理领域护士培训大纲》的通知，针对从事社区护理及临床护理技术性较强的重症监护(ICU)、手术室、急诊、器官移植专业、肿瘤专业五个专科护理领域，指导各地规范开展培训工作。各省、自治区、直辖市卫生厅(局)积极响应，以社区护理及临床专科护理作为继续教育的重点内容，依据《社区护士岗位培训大纲》和《专科护理领域护士培训大纲》，有针对性地相继开展培训项目，对提高社区护理及临床护理专科领域人员的业务水平具有重要意义。

根据近年来社区卫生服务的发展及医护工作的需求，2010 年卫生部组织专家重新修订了社区医生与护士的岗位培训大纲，并下发了《社区卫生人员岗位培训大纲(2010 年版)》的通知，为指导"十二五"期间社区护理人才的培养发挥重要作用。2008 年四川省汶川地震后，为加强灾难医疗救援应对与灾后康复，继续护理教育的内容又在一定程度上侧重于灾难护理与康复护理。随着计算机在临床护理工作中应用范围的扩大，对护理人员计算机应用技术提出了新的要求，于是又有很多综合性医院将应用计算机的相关知识与技能培训纳入了继续护理教育项目。此外，一些医疗机构为适应护理工作与国际接轨的形势，还将专业外语培训也列入继续护理教育的内容中。

（三）继续护理教育方法与手段的改革

传统继续护理教育多以培训班、进修班、学术讲座、学术会议等为主要形式；教学方法多采用讲授法；学习者缺少学习热情，主动参与少，常为被动学习，学习效果不佳；授课者不易了解学习者理解和掌握知识的程度，教学方法和效果得不到及时反馈，容易墨守成规。从 20 世纪 90 年代开始，随着继续护理教育的发展，改革教育方法与手段，提升学习者的学习热情与学习效果成为继续护理教育改革的重要突破口。除脱产学习与培训，还开辟了远程教育、网络学习、文献查阅及自学等多种形式，引入了护理查房、示教、发表论文及参与护理科研等形式，开展了"以问题为基础"的学习方法改革。

在教育技术手段改革方面引入了多媒体技术与计算机辅助技术。随着现代通讯技术的发展和信息高速公路的建立，有的医疗卫生机构将网络信息技术应用于继续护理教育。教育方法与手段改革的成果层出不穷。例如，福建省侨联第五届委员会李惠滨等提出为提高护士的业务素质应采用多渠道的继续教育方式，即自学为主，集体学习为辅；业余学习为主，脱产学习为辅。中山医科大学第一附属医院方海云等建议教学模式可采用将班内学习转为班外学习，将零散学习转为系统学习，将单纯的课堂讲授变为讲、研、习相结合和强化整体护理知识培训等形式。中国医科大学第一附属医院张波等提出继续护理教育可以采取单独或联合应用多种教学方法，进行转变知识、理解、应用、技能和态度的教学。武汉市儿童医院郭汉萍等提出"个人开发模式在护士继续教育中的应用"。杨佩璇等将现代信息技术用于护理人员继续教育之中。赵书敏等将参与性行动应用于临床护士分层级继续教育培训中，并取得了较好的效果。

（四）继续护理教育效果评价的改革

早期的继续护理教育由于缺少统筹计划安排，教育目标、内容与实施过程脱节，更缺乏效果评价机制。1988 年，天津市在全国率先将学分引入继续护理教育，以后在全国范围内不断推广，成为一种公认的继续护理教育完成情况的有效评价工具，并一直沿用至今。随着继续教育学习形式的多样化发展，单凭获得学分的种类与学分的多少已不能科学地反映继续护理教育的学习效果。由于临床护理人员工作繁忙，参加继续教育的时间有限，部分人员为了获取学分而被动地参加学习，使继续教育流于形式，不能有效地调动学习者的积极性。针对这些现象，学者们开始思考与研究如何科学地选定评价指标？如何建立一种既易操作又可行的评价方法？这些是实现继续护理教育评价效果的关键。但至今相关研究仍处于探索阶段，尚无明确统一的评价方法。

中南大学护理学院刘明婷等提出在继续护理教育过程中组织者应加强学习考核，注重学习效果；医院的相关管理部门也应加强继续护理教育的内容审核，在注重数量的同时应加强质量管理，使继续护理教育不流于形式。周勤等结合医院继续教育项目，通过确定衡量条件和权重系数计算方法，将自学、学术研讨、发表论文、授课、示教及带教等作为关联函数，建立以可拓学为基础的学分评价统计模型，将继续护理教育效果评价用数学建模方法进行科学的研究与探索。

阅读链接 7 - 7 【故事与思考】

成功并不像你想象的那么难

1965 年，一位韩国学生到剑桥大学主修心理学。在喝下午茶的时候，他常到学校的咖啡厅或茶座听一些成功人士聊天。这些成功人士包括诺贝尔奖获得者，某一些领域的学术权威和一些创造了经济神话的人。这些人幽默风趣，举重若轻，把自己的成功都看得非常自然和顺理成章。时间长了，他发现在国内时被一些成功人士欺骗了。那些人为了让正在创业的人知难而退，普遍把自己的创业艰辛夸大了；也就是说，他们在用自己的成功经历吓唬那些还没有取得成功的人。作为心理系的学生，他认为很有必要对韩国成功人士的心态加以研究。

1970 年，他把《成功并不像你想象的那么难》作为毕业论文，提交给现代经济心理学的创始人威尔布雷登教授。布雷登教授读后，大为惊喜，他认为这是个新发现，这种现象虽然在东方甚至在世界各地普遍存在，但此前还没有一个人大胆地提出来并加以研究。惊喜之余，他写信给他的剑桥校友——当时正坐在韩国政坛第一把交椅上的人——朴正熙。他在信中说："我不敢说这部著作对你有多大的帮助，但我敢肯定它比你的任何一个政令都能产生震动。"

后来，这本书果然伴随着韩国的经济起飞了。这本书鼓舞了许多人，因为他们从一个新的角度告诉人们，成功与"劳其筋骨，饿其体肤"、"三更灯火五更鸡"、"头悬梁，锥刺股"没有必然的联系。只要你对某种事业感兴趣，长久地坚持下去就会成功，因为上帝赋予你的时间和智慧够你圆满做完一件事情。随后，这位青年也获得了成功，他成了韩国泛业汽车公司的总裁。

思考：人世中的许多事，只要想做，都能做到，该克服的困难，也都能克服，用不着什么钢铁般的意志，更用不着什么技巧或谋略。只要一个人还在朴实而饶有兴趣地生活着，他终究会发现，造物主对世事的安排都是水到渠成的。

（五）继续护理教育运行与管理模式的改革

学分制不仅对继续护理教育完成情况进行评价，也是加强继续护理教育运行与管理的一种手段。近二十年来，学分制不断改革、发展与完善，并与其他运行管理模式改革一同营造出继续护理教育管理的良性发展环境，取得了丰硕的改革成果。例如，1992 年广州军区广州总医院研制出了微机学分管理系统和考试系统，并引入继续护理教育管理。广州军区总医院潘绍山等实行按职称结构从 WHO 关于医护人员应具备的"认识能力、精神运动能力和感情处理能力"三个方面建立培训考核要素体系，推行学分累积制，加强继续护理教育的考核管理。

沈阳军区第 206 医院赵文汇等将在职分层培训作为护士继续教育的基本形式，把护士长的选配与培养作为关键环节，发挥护士群体效应、抓好护理专业全面建设作为成效验证指标，在护士继续教育管理方面取得了显著效果。浙江医科大学附属邵逸夫医院包家明等借鉴 90 年代美国继续护理教育管理模式，建立起一套继续护理教育管理系统，包括继续护理教育的组织与管理办法等。毕越英等人自 1997 年以来依据国家、军队有关文件精神，结合医院实际情况，将规范化培训与继续教育内容融为一体，突出各类职称护理人员的教育重点，实行"德、勤、技、能"综合量化管理模式，使护理人员在专业技能、理论水平及行为规范等方面均得到显著提高。

二、继续护理教育的发展

（一）继续护理教育在卫生事业发展中将发挥更大的作用

2009 年 4 月，中共中央国务院发布的《关于深化医药卫生体制改革的意见》中明确提出，要着力构建适合中国城乡居民的医疗保障与服务体系，并提出到 2020 年将基本建立起覆盖城乡居民的基本医疗卫生制度，对护理人员的服务理念、专业技术水平、职业道德及团队合作能力等提出了新的要求。《国家中长期人才发展规划纲要（2010—2020 年）》关于全民健康卫生人才保障工程建设的实施意见中提出，为适应深化医药卫生体制改革、保障全民健康需要，将加大对卫生人才培养支持力度。

伴随着国内卫生事业改革的不断深入，卫生服务体系和卫生服务模式的深刻变革、医学模式的转变、社区卫生服务的发展、人民群众日益增长的卫生服务需求、人口数量增长和老龄化的趋势、生态环境失衡等问题的出现，以及护理学科本身的发展与进步等都将对继续护理教育改革产生深刻影响。继续护理教育将成为增强卫生机构核心竞争力的重要手段，在卫生事业发展中发挥着促进作用。

（二）继续护理教育将逐步向制度化和法制化方向发展

制度化和法制化是推动继续护理教育有效实施的必要保证。近年来，国内不断颁布、实施与继续护理教育相关的法规与制度。如 1994 年颁布的《中华人民共和国护士管理办法》及 2008 年起实施的《护士条例》中都明确提出护士参加继续护理教育的规定，已经将继续护理教育与护士职业准入相结合，使其提升到一个新的日程，标志着国内继续护理教育正在向制度化与法制化方向迈进。但由于国内继续护理教育发展还不成熟，相关的制度与法规还不够完善，仍处于摸索阶段。另外，很多医疗卫生机构、护理人员、甚至是管理者对制度与法规的理解还不到位，不能达成共识。随着继续护理教育的规范化发展，制度化和法制化建设将更趋于完善。例如，在学分制管理方面将逐步建立与完善继续教育学分积累与转换制度，实现不同类型学习成果的互认和衔接，使继续护理教育从实质上提高护理人员的综合素质与专业水平。随着改革的不断深入，今后将更注重加强继续护理教育知识产权保护、教育质量管理及加强执法工作等要求。

（三）继续护理教育将注重职业发展需求

中国幅员辽阔，各地区间及城乡间由于经济与教育发展尚不平衡，卫生事业发展状况及服务需求差异较大。继续护理教育既要满足发达地区对最前沿的学科知识及专业新技术的需求，也要满足基层医疗卫生机构对于推广普及适用的护理理论及适宜护理方法的需求。同一地区不同人群对继续教育的需求也不尽相同。近年来一些学者通过对不同人群继续护理教育需求的调查，探讨以需求为导向开展继续护理教育的可行性与必要性，以期使护理人员各取所需，尽享继续护理教育的成果。随着继续护理教育的发展，教育的内容更将以护理学科发展的新理论、新知识、新技术和新方法为重点，更加注重护理人员创造力的开发和评判性思维能力的培养。因此，以需求为导向将是确定继续护理教育内容的重要依据。作为医疗卫生机构，一是要根据本单位的实际情况，确定护理学科的前沿目标，培养和造就高层次护理专业人才与管理人才；二是在满足卫生服务需求方面寻找新的突破点，使继续护理教育能为新目标的实现培训适宜的护理人员；三是根据不同层次人员知识的实际需要，注重实用性、针对性和先进性。现代护理科技新成果将使护理人员能够普遍接受各种形式的教育和培训，以保持护理人员知识结构的合理性，提高其综合护理技术能力。

（四）继续护理教育形式将更加多样化，教育手段将更加现代化

开展多种形式的国家级、省级继续护理教育项目及依托国家级、省级继续教育基地开展各项继续教育活动将是国内继续护理教育的主要方式。根据各医疗服务机构、学术团体、护理院校及学习者的需求与实际条件，通过培训班、进修班、研修班、学术会议等多种形式开展继续教育活动，以满足不同地区、不同人群及不同层次的护理人员的需要。充分利用东部地区与城市的资源优势，探索东部地区支援西部地区、城市支援农村的途径与方

式，加强西部地区与农村的继续护理教育工作。

信息化程度的高低已经成为衡量一个国家继续教育现代化的重要标志。全面运用计算机多媒体和网络通讯技术实现继续护理教育信息化将成为未来教育技术手段改革的重点。开发继续护理教育学习软件，积极发展以卫星、电视和互联网等为载体的远程继续教育，搭建开放的继续护理教育公共信息服务平台，发挥其覆盖面广泛、不受时间与空间限制等优点，为更多基层护理人员提供方便、灵活与个性化的学习机会。

阅读链接 7 - 8　【知识拓展】

"慕课"——MOOC

2013 年 10 月，《时代》周刊的《大学已死·大学永存》讲述了这样一个故事：一位 12 岁的巴基斯坦女孩尼亚齐选修了网上大学 Udacity 的一门物理课。她正在考试，做到第六题时页面突然显示"站点无法访问"，巴基斯坦政府在那一天封锁了 Youtube。她深受打击，在论坛上发了个帖："我很愤怒，但我不会放弃。"不到一小时，在马来西亚参加这场考试的年轻男孩马齐亚尔·科萨里法尔（Maziar Kosarifar）把考试题目详细的描述在网上发布出来给尼亚齐。一位在葡萄牙上这门课的新手物理教授罗萨·布里吉达（Rosa Brigida），试图创造出一种解决方法，这样尼亚齐就能绕过 Youtube，但没有成功。当天夜里，这位葡萄牙教授终于成功下载了所有的视频，并把它们上传到了一个不受审查的照片分享网站上。这花了她 4 个小时，但奏效了。第二天，尼亚齐通过了期终考试。她在论坛上一连发了 43 个"耶！"表达自己的欣喜之情。

《时代》周刊杂志毫不吝啬地把 2012 年称为"MOOC 年"——Massive Open Online Courses（大规模开放网络课程）。这场从硅谷、麻省理工学院发端的在线学习浪潮，理想是"将世界上最优质的教育资源，传播到地球最偏远的角落"。免费获得全球顶尖高校明星教师的课程，甚至取得学位，并非不可能。

Coursera 与 Udacity 和 edX 一起，被视作 MOOC 三大巨头。它们集结了哈佛大学、麻省理工学院、斯坦福大学、普林斯顿大学、布朗大学、哥伦比亚大学、杜克大学等全美国同时也是全世界最优质大学的资源，为每一位学习者免费提供优质的课程。

果壳网目前拥有全中国最大的 MOOC 线上社区——"MOOC 自习教室"。创始人、CEO 姬十三认为，中国内地接受的网络课程经历了三个阶段：文字翻译最早出现，网友们把麻省理工学院的教材翻译成中文放在网上；2003 年出现网易公开课等一批视频公开课，涌现了以《正义》、《幸福课》为代表的一大批明星教授课程；第三阶段，也就是 2012 年 MOOC 出现，区别于以往的最大特点是"力求真实模拟课堂，用技术作为根本手段，最大程度符合网络使用习惯"。

微软亚洲研究院副院长张峥在 2012 年成为了 Coursera 的一名学生，最让他上瘾的是，视频课程被切割成两三分钟的更小视频，由许多个小问题穿插其中连贯而成，答对才能继续听课。"你被课程内容吸引住，根本不可能开小差，一秒钟都不能"——MOOC 深谙大脑的学习特点与反应机制，这和游戏通关的设置异曲同工。

（五）高等护理院校在继续护理教育发展中的作用将更为突出

高等护理院校作为高层次的护理教育机构，具有教学、科研与服务社会三大职能，积极参与继续护理教育是实现其高校职能的重要途径。高等护理院校在继续护理教育中不仅具有明显的教学与科研优势，更具有较强的护理学科基础，能够集知识、技能、人才和教学仪器设备优势于一身，是一般医疗卫生机构无法比拟的，这就决定了高等护理院校在继续护理教育中的领先和主导地位。帮助各级护理人员更新知识，提高业务能力，使其更好地胜任本职工作，更多地满足全社会的卫生保健需求，是继续护理教育的重要内容和基本任务。充分挖掘资源，发挥优势，采取各种适当的方式、方法，积极主动地开展继续护理教育，不断提高护理人员的业务水平和综合素质，为社会卫生建设做出贡献，也使护理院校自身建设在实现继续教育的各种功能中得到更快的发展。作为高等护理院校，一是要结合院校自身的教育资源和条件，二是要结合社会对卫生人才培养需求的实际，在优化管理中实现继续护理教育的最大效益。

综上所述，国内继续护理教育作为成人教育与在职教育的重要组成部分，历经了萌芽、探索与实践及繁荣发展三个阶段，已经初具规模。历经二十年的改革与实践，国内继续护理教育的理念不断更新，同时借鉴发达国家的先进经验，在继续护理教育的内容、方法与手段、效果评价及运行与管理模式等方面进行了大胆探索，取得了一定的成果，但总体上还处于初级阶段。随着营造学习型社会、构建终身教育体系目标的确立，继续护理教育也将在改革与发展中不断趋于完善。继续护理教育的快速发展对满足护士在职接受教育、提升业务能力等方面将发挥着不可替代的作用。

>> 第三部分

专业拓展篇

第八章　护理科研方法

▼ **学习目标**

(((·))) 识记

（1）研究设计的相关概念。

（2）研究设计的常见类型。

（3）偏倚的常见类型及控制方法。

（4）统计学分析相关概念（包括总体、有限总体、无限总体、样本、抽样误差、概率、同质性、变异性、假设检验、计数资料、计量资料、等级资料）。

（5）不同数据类型、不同研究设计适宜的统计学分析方法。

（6）统计表和统计图的绘制。

（7）循证护理的实施程序。

(((·))) 理解

（1）研究设计中选择实验效应指标的原则。

（2）实验性研究的设计要素。

（3）设立对照的方法及注意事项。

（4）实验性研究、类实验性研究和非实验性研究的设计要点及各自的优缺点。

（5）不同抽样方法。

（6）护理研究中常用的资料收集方法及各自优缺点。

（7）各种常用的数据录入与分析软件的优缺点。

(((·))) 应用

（1）结合临床实际，设计一份合理的科研计划。

（2）应用合理的资料收集方法，收集科研证据。

（3）根据资料类型与设计目的，运用合理的统计学方法进行数据分析。

（4）应用循证护理方法指导临床护理实践。

护理学作为医学领域中一门重要的独立学科，需要从业者不断开展科学研究活动，才能发展、巩固、精炼、扩大自身的知识体系。护理研究是指从实践中发现需要研究的护理问题，通过科学方法系统地研究或评价该护理问题，并直接或间接地用以指导护理实践的过程。本章将就如何进行研究设计、如何收集资料和分析资料以及循证护理实践方法进行论述。

第一节　研 究 设 计

研究设计是关于研究计划、方案的制订。良好的设计是顺利进行科研和统计分析数据结果的先决条件。护理研究设计就是针对某项护理科研课题而制定的总体计划、研究方法和实施方案等。它是科研工作中很重要的一个环节，根据研究目的选择合理的设计方案，用以指导研究过程的步骤和方向，目的在于得到理想和可信的研究结果。严谨的研究设计对能否获得有价值的科研结果十分重要，同时也是保证科研质量的重要前提。研究设计因研究目的不同，所选择的研究方法亦不同，因此设计方案的具体内容差异也会很大。本节主要对研究设计的基本要素、主要类型、抽样方法以及偏倚的控制等内容进行了详细介绍。

一、研究设计的基本要素

处理因素、受试对象和实验效应是研究设计的 3 个基本要素，贯穿于整个研究过程，从不同侧面影响着研究的结果，在研究设计中必须予以足够重视。例如，某健康教育方法对糖尿病患者血糖、尿糖的影响，这里所用的健康教育方法为处理因素，糖尿病患者为受试对象，血糖值、尿糖值为实验效应。

(一) 处理因素(treatment，study factor)

处理因素，又称研究因素，一般是指研究者根据研究目的施加于受试对象，在实验中需要观察并阐明其效应的因素。处理因素可以是生物、化学、物理、心理和社会等方面的因素，例如，研究建筑噪音对周围居民情绪的影响，建筑噪音就是处理因素，再如，丧偶者的焦虑抑郁研究，丧偶就是处理因素；也可以是机体内在对机体有影响的因素，如性别、年龄、遗传特征等。例如，研究性别和年龄与心肌梗死的死亡率的关系，性别和年龄就是处理因素。根据设置处理因素的多少，可分为单因素实验和多因素实验。与处理因素同时存在，可能对受试对象产生效应的其他因素称为非处理因素。例如，在比较某营养素对婴儿体重增加的作用的实验中，婴儿的性别、月龄、营养状况等也可能影响体重的增加量，它们属于实验中的非处理因素。实验研究应尽量控制非处理因素的干扰作用，以减少误差(error)。

1. 处理因素的确定

实验性研究首先要根据研究目的确定哪些是处理因素，哪些是非处理因素，实验设计的目的就是控制非处理因素的影响，以突出处理因素的效应。一般来说，一个研究中的处理因素不宜过多。有些实验需要研究的因素很多，由于各方面条件的限制，不可能通过一次实验把所有的因素都研究完，因此，研究者应根据研究目的抓住一个或几个需要阐述的主要因素作为处理因素进行研究。处理因素越多，需要观察的对象也越多，这样会使实验条件难以控制，分析结果时也比较繁杂，难以清楚阐释。例如，上例中婴儿体重增加的实验中，如果要调查不同的营养素以及不同性别、月龄、营养状况对婴儿体重增加的影响，则需要很大的样本量，同时要进行多组对照，如果控制不好，则得不到有价值的实验结果。

2. 处理因素的标准化

处理因素的强度、频率、持续时间与施加方法等，都要通过查阅文献和预试验找出最适合的条件，然后确定有关的规定和制度，并在整个实验研究中始终如一，保持不变，否则会影响实验结果的评价。如研究某种健康教育方法对冠心病患者生活方式的影响，健康教育是处理因素，则该健康教育的内容、方法、持续时间、频次、执行者的资质和培训等都应该尽量标准化，并始终保持一致，这样才能保证实验结果的准确性、可靠性和可比性。

3. 非处理因素的控制

处理因素一般为研究者所重视，但不能忽略非处理因素的存在，应同时找出来加以控制，否则会使实验结果产生混杂效应，故非处理因素又称混杂因素（confounding factors）。在确定处理因素的同时，应根据专业知识与实验条件找出非处理因素，并保证可能影响组间实验效应的非处理因素均衡一致，即实验组和对照组除处理因素不同以外，所有这些非处理因素都应当相同。例如，观察育龄妇女服用某避孕药物的服药依从性对避孕效果的影响时，服药依从性是处理因素，但服用避孕药物的已婚育龄妇女的职业、文化程度等会影响她们的生育观以及妊娠结果，因此，职业和文化程度等就是非处理因素，应加以控制。例如，研究者可采取随机分组或对职业和文化程度进行配对设计，尽可能使非处理因素在所比较的各组中基本相同，以便充分显示处理因素的作用。

阅读链接 8 - 1　【知识拓展】

混杂因素举例

Ntab 等对发展中国家儿童的营养摄入对身高的影响进行了研究，在这项研究中，营养摄入为"因"，身高为"果"，而能对这个"果"产生影响的其他因素，注入遗传、年龄、性别等都被作为潜在的混杂因素进行了控制。

阅读链接 8 - 2　【知识拓展】

提高内部效度（控制外变量）的常用方法

（1）排除法。

将混杂因素整个消除，例如你认为周围环境的噪音可能对你的研究结果造成影响，可以通过在隔音环境中进行研究，从而杜绝这个因素的影响。

（2）将外变量作为处理因素。

研究者将自变量以外的混杂因素作为次要变量也纳入到研究中进行测量，以便能对混杂因素对因变量的影响进行评估。

（3）随机化法。

将被试随机分配到各个组中，确保被试在接受处理之前是同质的。

（4）重复测量。

在接受实验处理时，每名被试同时又都是自身的控制组，因变量的变化会在每名被试之间进行比较，即每名被试都既在实验组又在控制组，性别、智商、动机水平等都保持恒定。

（5）统计控制法。

将混杂因素看作协变量进行测量，通过统计分析方法——协方差分析将它的影响移出统计过程，从而移出混杂因素对因变量的影响。

(二) 受试对象

受试对象(subject)，又称实验对象或研究对象，是研究者施加处理的对象，是根据研究目的而确定的观察目标总体。受试对象可以是人，也可以是实验动物、植物、器官、组织或者细胞、分子等。在护理研究中，研究对象一般是人，包括健康的和患病的人，也包括家庭和群体。在选择人作为研究对象时，应考虑到人体是一个十分复杂的生命体，有其独特的心理特征，因此，在研究进行前必须根据研究目的的不同，对受试对象的条件做严格的规定，以保证受试对象间的同质性(homogeneity)。

确定受试对象的条件。受试对象的选择至关重要，它直接影响实验结果的准确度。在医学科研中，所选择的受试对象首先必须满足两个基本条件：对处理因素敏感和反应稳定。例如，临床上研究某生活方式的护理干预措施对糖尿病患者血糖的影响，宜选用Ⅱ型糖尿病患者为受试对象，因Ⅰ型糖尿病患者对除胰岛素以外的干预措施的反应不够敏感，不宜作为受试对象。

在研究开始前必须严格限定受试对象的入选条件，即明确其纳入标准和排除标准，以保证受试对象的同质性和代表性(representativeness)。如受试对象为患者还应该明确患者所患疾病的诊断标准，在制定疾病的诊断标准时，要注重参考国际上如世界卫生组织所建议的通用标准，确保受试对象的诊断标准一致。其他的纳入标准可根据研究的需要确定，例如年龄范围、性别、文化程度、所使用的语言等。有些研究需要一些特殊的设备，例如需要进行电话干预，则受试对象的纳入条件中还应包括受试对象须持有电话等要求。在某些调查研究中，为了使调查对象更加明确，防止某些干扰因素对研究结果产生影响，还需要特别说明剔除标准或排除标准。例如，患者虽然完全满足纳入标准，但患者存在影响研究结果的重大疾病或并发症，则应该在研究开始之前或进行过程中予以剔除。存在以下情况之一的，不宜作为临床科研的受试对象：① 存在影响反应结果的其他重大疾病或并发症；② 处于危重状态；③ 多种疗法无效(机体反应性和/或致病因素与一般病例不同)；④ 不能配合研究者，例如不愿参加研究，或存在意识障碍或严重精神疾患等无法配合研究者。但是，如果专门研究合并症、危重病症或顽固性(难治性)病症，理所应当以这类患者作为受试对象。例8-1具体说明了受试对象的纳入和排除标准。

阅读链接 8-3 【实践研究】

健康教育对门诊高血压患者服药依从性的影响

此研究中的受试对象除符合 WHO 的高血压的诊断标准〔收缩压≥140mmHg 和(或)舒张压≥90mmHg；或者既往有高血压史，调查前 2 周内服用降压药，血压已低于上述标准者，也纳入确诊高血压组〕外，研究者还规定患者必须大于 18 岁，并且为门诊(出院 2 周以上)的患者，患者的高血压病程不少于 3 个月，同意参加此项研究。以上 4 点就是该研究中受试对象的纳入标准。这 4 点清楚明确地说明了受试对象的疾病诊断标准、年龄范围(年龄太小难以配合研究)、门诊患者(住院患者由于疾病和医务人员督促等因素影响其依从性)、病程(病程太短其依从性不稳定)。受试对象的排除标准是排除伴有严重认知障碍和严重精神病史的患者。由此，在纳入标准和排除标准的共同控制下，抽出符合标准的病例进入研究中，使得研究结果更为可信。

受试对象的依从性（compliance）指他们按预定计划接受处理因素的合作程度。绝对的依从只有在麻醉动物实验才能实现。在临床研究中，患者由于病情急剧恶化或存在难以忍受的不良反应，必须中途退出实验；或由于心理、社会、经济等多方面原因可能出现忘记服药、不执行原定的锻炼计划、中途退出实验或要求换组等不依从的情况出现。这些不依从表现必然会干扰研究计划的实施。因此，应采取相应措施提高患者的依从性。具体措施为：① 充分关心、体贴患者及其家属，做好思想工作，使患者及其家属充分信任并配合医务人员，从而提高其依从性；② 实验措施和研究结果的判断力求简化、方便和有效，例如，给患者制定的饮食干预计划不能太复杂，否则患者难以掌握，在日常生活中不易执行；请患者记录每日的饮食情况的表格也应简单明了，易于填写；在评价饮食干预的结果时最好用容易测量、说服力高的客观指标，如体重、身体质量指数（BMI）、血清总蛋白和白蛋白等指标；如果需要患者填写问卷，则问卷的填写时间一般不宜超过 30 分钟，否则患者难以坚持，问卷填写的质量也会大打折扣；③ 采取一些具体的可操作的措施提高患者的依从性，例如，为了避免患者遗忘服药而造成不规则用药，应教给患者一些防止漏服药物的方法，如把服药与生活中已养成的行为习惯结合起来，将药物放在洗漱用具旁，一旦晨起洗脸刷牙时，看见药物即提醒自己服药，长此以往，形成规律，就可以保证坚持服药，提高依从性；④ 为方便患者，改善其依从性，在有条件的情况下，可以送医送药上门，坚持定期随访、复诊，由专人负责监督干预措施的落实，采取电话提醒等手段，以提高患者的依从性。

（三）实验效应

实验效应（experimental effect）是处理因素作用于受试对象的反应，它通过效应指标来表达，是研究结果的最终体现，也是实验研究的核心内容。例如，在"抚触疗法对早产儿生长发育的影响研究"中，早产儿为受试对象，抚触疗法为处理因素，24 小时进奶量、体重及睡眠时间是可以反映早产儿生长发育的指标，因此选择 24 小时进奶量、体重及睡眠时间作为本研究的效应指标，以判断早产儿的生长发育情况。如果指标选择不当，未能准确地反映处理因素的作用，获得的研究结果可信度不高。因此，效应指标的选择是关系实验成败的重要因素。在选择效应指标时要注意指标的关联性、客观性、精确性、特异性和敏感性。

1. 指标的关联性

指标的关联性是指所选指标应与研究目的有本质的密切联系，能够确切地反映处理因素的效应。这主要依赖于研究者的专业知识，也可通过查阅文献资料或理论推导来确定指标的关联性，或通过预实验或用标准阳性对照来验证其有效性。如研究小儿的生长发育时，身高、体重是关联性较强的指标；研究心理状况时，焦虑、压力、生活质量等是关联性较强的指标。

2. 指标的客观性

指标的客观性（objectivity）根据资料获得的方式不同，医学研究的效应指标分为客观指标和主观指标。客观指标多采用仪器或化验等测量方法获得数据，如测血糖、血钠、尿钙等，用客观指标会有较好的重现性；而主观指标如疼痛、焦虑等，是通过研究者和受试者自己判断结果，易受主观因素的影响，容易产生偏差。因此，在护理研究中，如果能选用客观指标进行测量的，要尽量选用客观指标。例如，选取高血压治疗或护理效果的指标时，血压和头晕都可以作为高血压治疗或护理的效应指标，这两个指标中血压是可以测量的客观指标，而头晕是主观的不易测量的指标，毫无疑问，应选择血压作为效应指标。但由于护理研究的对象大多数是人，往往会涉及很多主观指标变量，如疼痛、舒适感、满意度、生活质量、知识掌握情况、需求程度等。此时，研究者应尽可能选择一些信度和效度较高的研究工具来测量这些指标。

3. 指标的精确性

精确性包括指标的精密度（precision）与准确度（accuracy）。精密度是指重复测量或观察时，测量值（观察值）与其均值的一致程度，也称指标的可靠性。多次测量结果重复性好说明精密度高。准确度是指测量值的正确性，即测量值（观察值）与真实值的接近程度，也称指标的真实性。科学研究首先要求准确度高，其次要求精密度好。如果一个指标有几种测定方法，在设计时应选择准确度和精密度都高的方法。指标的精确性除了与测量指标的方法、仪器、试剂、实验条件有关，还与研究者的技术水平及操作是否规范有关。因此，要提高指标的精确性，除了要有良好的实验条件、校准仪器、标定试剂以减少系统误差外，还应重视预实验、熟练技术、规范操作以减少误差。例如，某研究需要测定患者的血压，则研究前应选用标定好的血压计；最好固定一个血压计进行测量；固定一个操作熟练的人测量血压，或者在研究开始前培训测量者，以保证他们彼此间在读取血压读数时没有差异；测量血压前让受试对象平静地休息 5 分钟，以减少情绪、活动的干扰等。

4. 指标的特异性和敏感性

特异性（specificity）即该指标能够鉴别真阴性的能力，特异性高的指标才能最大限度揭示处理因素的作用，减少假阳性率。血糖高低是诊断糖尿病的基本依据，显然血糖是糖尿病研究中特异性较高的指标。敏感性（sensitivity）即该指标能够检出真阳性的能力。敏感性高的指标对处理因素反应灵敏，随着处理因素的指标发生变化，可减少假阴性率。如用血氧饱和度作为观察机体缺氧程度的指标，比用呼吸和面色的改变更为灵敏。科学研究要根据研究目的选择特异性高或敏感性高的指标，如果能选择特异性和敏感性皆高的指标则更好。

选择指标的多少应根据研究目的和内容而定，不能笼统地说指标愈多愈好，而应选择恰当数目的指标来综合分析问题，着重提高论点的说服力。通常每个研究都会选择多个效应指标，很少采用单一指标，以便从多个角度更准确地反映实验效应。例如，在"胃癌手术后患者营养状况的调查研究"中，研究者可以使用身高、体重、三头肌皮褶厚度、臂肌围和血浆清蛋白等一系列的指标进行营养状况的评定；再如，研究高血压患者的服药依从性，研究者一方面可以通过问卷调查的方式，从患者处获取主观性的描述资料，另外也可以通过查数药片数目、查阅门诊就诊病历等综合评价患者的服药依从性。

二、研究设计的主要类型

医学研究由于有不同的研究目的，相应地有不同的研究设计类型。根据研究目的的不同可分为验证性研究(confirmatory study)与探索性研究(exploratory study);从研究的方式可分为观察性研究(observational study)与实验性研究(experimental study);从研究的指标可以分为单因素研究和多因素研究;从研究的时限可以分为前瞻性研究(prospective study)、回顾性研究(retrospective study)和横断面研究(cross‐sectional study);从研究的对象可分为以一般人群为基础的社区实验(community trial)、以患者为基础的临床试验(clinical trial)和以动物、标本或其他生物材料为基础的实验性研究;根据研究性质的不同可分为质性研究(qualitative research)和量性研究(quantitative research)。以下着重介绍在护理研究中常用的科研设计的类型。

(一) 实验性研究和非实验性研究

根据研究设计中是否有干预和是否进行随机分组,可分为实验性研究、类实验性研究和非实验研究。本节在这里先做简单介绍,并在后面的三、四、五部分做详细介绍。

(二) 回顾性研究和前瞻性研究

从研究的时限可以分为前瞻性研究(prospective study)、回顾性研究(retrospective study)和横断面研究(cross‐sectional study)。在这里只介绍前瞻性研究和回顾性研究,横断面研究将在非实验性研究中详细介绍。

1. 回顾性研究

运用临床现有的资料如病历进行分析和总结的一种方法。如病例对照研究(case‐control study)就属于回顾性研究。回顾性研究无法进行随机分组,资料是从随访调查或查阅病历中得到。其研究结果除可总结经验外,还可发现问题或为进一步深入研究提供线索。回顾性研究的优点是较省时、省钱、省人力,易为医护人员采用,也是进行深入研究的基础。缺点是偏差大,粗糙,常因记录不全而不够准确,使误差增大,且主观因素多。因此只能用作试探性研究,其结果不能得到科学的结论。

> **阅读链接8-4　【案例分享】**
>
> 病例对照研究实例
>
> 题目:糖尿病患者生命质量影响因素的病例对照研究
>
> 目的:定量评价糖尿病(DM)患者的生命质量(QOL),探讨有关影响因素。
>
> 方法:采用SF‐36量表中关于生命质量及其影响因素调查表,对245例糖尿病患者和248例血糖正常者进行病例对照研究。
>
> 结果:糖尿病患者在总体健康感觉、躯体健康功能和心理健康方面均有不同程度的受损,尤其在总体健康感觉方面。服用降糖药治疗、定期进行健康检查、定时监测血/尿糖、自付医疗比例低等有利于提高患者的生命质量;饮食控制对糖尿病患者的心理健康有着极大的负向影响。

2. 前瞻性研究

前瞻性研究又称预期性研究,多采用随机对照方法进行研究,如队列研究(cohort

study)就属于前瞻性研究。前瞻性研究是一种科学的、合理的研究方法。它有严谨的研究设计、设对照组、有可比性，并有明确的研究指标，一般研究人员也相对固定。因此，研究结果可信，可做出科学的结论。

阅读链接 8-5　【案例分享】

队列研究实例

题目：深静脉置管相关性感染的研究

目的：评估深静脉置管术所致相关性感染发生率及与留置时间长短的关联程度。

方法：观察组选择某院 14 个病区中脑血管病、糖尿病、心肺病、复合型创伤及中枢神经系统疾患等病情严重，需深静脉置管术患者 216 例。对照组选择同期未采用深静脉置管，且静脉输液时间大于 6 天的住院患者 87 例。216 例中失访 7 例，实际观察 209 例。观察组每例患者治疗结束时撤出深静脉导管后分别截取导管内外端各 5cm，同时抽取肘静脉血 5~10 ml，一并送检做普通细菌培养，共采集 627 份培养标本；对照组 87 例于输液治疗结束后抽取静脉血 5~10 ml，送检做细菌培养。分别计算两组感染发生率，深静脉置管相关性感染与导管留置时间长短关联程度采用 Spearman 法进行等级相关分析。

结果：两组在病例来源、病种、病情及性别、年龄等方面具有可比性。深静脉置管导管内外端和外周静脉细菌培养阳性菌种，均已革兰阳性球菌为主；而对照组外周静脉血细菌培养结果以革兰阴性细菌占多数，统计具有显著性差异。

（三）量性研究和质性研究

按研究性质不同分为量性研究和质性研究。质性研究是指对某现象在特定情境下的特征、方式、意义进行观察、记录、分析和解释的过程，是一个从实际观察的资料中发现共性问题的过程，属于探索性和描述性研究。量性研究是一种计量研究方法，通过观察指标获得数据资料，用科学方法来验证模式或理论。本章主要介绍量性研究方法。

阅读链接 8-6　【知识拓展】

量性研究设计的评价方法

（1）选题是哪一类（治疗、预后等）研究？是否涉及自变量与因变量之间的因果关系？

（2）选题最理想的研究设计是什么？与实际设计有哪些差别？

（3）是否有干预？是否详细描述干预过程？是否详细描述对照？采用实验性研究还是类实验性研究设计？

（4）如果采用实验性研究设计，具体设计方案是什么？是否详细描述随机抽样与随机分组的方案？

（5）如果采用类实验性研究设计，具体设计方案是什么？为什么不采用随机化处理？能否提供干预前两组具有可比性的证据？

（6）如果采用非实验性研究设计，研究内容的本质决定研究设计就是非实验性的吗？如果不是，是否有不施加干预措施的理由？具体设计方案是什么？如果采用回顾性研究设计，不采用前瞻性研究设计的理由是什么？能否提供混杂因素在组间均衡性的证据？

（7）研究设计是哪些类型的比较（如干预前后、组间）？这种比较能否充分证明自变量与因变量的因果关系？如果没有比较或错误的比较，是否会影响研究的完整性和结果的精确性？

（8）是纵向研究吗？收集数据的时间安排是否恰当？数据收集点的数目是否合理？

（9）是否采用盲法收集资料？如果是，谁是盲？足够吗？如果不是，是否有不采用盲法收集资料的足够理由？收集资料时是否会因为主观因素而影响对研究结果的判断？

长期以来护理科研设计大多选用的研究方法包括描述性研究、回顾性研究和临床实验等，推动了护理科研工作的发展。但护理研究的目标更侧重于探讨人的整体健康状况和人与环境的不断互动，研究内容除医学知识外，还包括人文科学（如伦理学、心理学）和社会科学（如法学、教育学）等多方面，因此目前除了量性研究方法外，质性研究方法越来越受到重视，随着护理科研的进一步发展，这些方法将逐步发展和丰富。

三、实验性研究设计

实验性研究（experimental study）是以人、动物或生物材料为研究对象，在研究实施过程中，研究者根据研究目的对受试对象主动施加干预措施，控制非处理因素的干扰，观察并总结研究结果，回答研究假设所提出的问题。实验性研究在护理研究中的对象可以是针对健康人群的社区实验，可以是对医院患者进行的临床实验，还可以纯粹是在实验室进行的研究。

（一）实验性研究必须具备的基本内容

任何实验性研究中都必须具备以下 3 项内容：干预、设立对照、随机化。

1. 干预

干预（intervention）亦称操纵（manipulation），即研究者对受试对象人为施加的干预措施（也称处理因素）。干预措施是指施加于受试对象的，实验中需要观察并阐明其处理效应的因素。例如，有关"康复训练对髋关节置换术后患者活动能力的研究"，"康复训练"即为干预措施。又如在有关"儿科护士服的颜色对儿童住院期间心理状况影响的研究"中，研究者可以安排一些护士穿白色护士服，另一些护士穿粉色护士服，然后比较不同着装的护士护理的儿童在住院 24 小时后心理和行为上有何不同的表现。此研究中，人为地安排护士穿着不同颜色的护士服就是一种干预措施。有无干预是实验性研究和非实验性研究的根本区别。

2. 设立对照

对照(control)是指将条件相同的受试对象分为实验组和对照组，实验组接受某种与对照组不同的干预措施，最后将两组结果进行比较。设对照组的目的是为了排除与研究无关的干扰因素(非处理因素)的影响，从而突出处理因素的效应。只有正确地设立了对照，才能平衡非处理因素对实验结果的影响，从而把处理因素的效应暴露出来，这是控制各种混杂因素的基本措施。设立对照组的多少依照研究目的和控制因素的多少而定。任何一个实验研究根据其施加因素的数目至少设立一个对照组。

1) 设立对照的方法

科学地设立对照组，必须遵循均衡、同步和专设 3 个基本要求。① 均衡：均衡是指在设立对照时除给实验组施加的处理因素不同外，其他对实验效应有影响的非处理因素要均衡一致。所设对照是否满足均衡，可通过统计学检验方法对两组的差异做均衡性检验；② 同步：不同的时间和空间所做的实验因条件难以达到一致，其结果缺乏可比性，只有在整个研究过程中始终处于同一空间和同一时间进行的实验，才具有真正的可比性，即同步原则；③ 专设：指任何一个对照组都是为相应的实验组专门设立，一般情况下不得借用文献上的记载、历史的结果或他人的研究资料作为本研究的对照。常用的设对照的方法有组间对照、自身对照、配对对照和历史对照等。强调说明一点，以下所列的设立对照的方法有些不能用于实验研究。

(1) 组间对照：是指相比较的两组数据来自两组不同的受试者。例如，有关"不同吸痰方法对急性呼吸窘迫综合征患者(acute respiratory distress syndrome，ARDS)血氧饱和度的影响"的研究，该组研究对象为在研究者所服务医院住院的 ARDS 患者，将患者随机分为两组，对照组采用传统开放式吸痰法，实验组采用密闭式吸痰法，测量两组 ARDS 患者采用不同的吸痰法后的血氧饱和度，并比较其差异，用以评价密闭式吸痰法的效果。此种对照即为组间对照。

组间对照有两种类型。一种是同期随机对照(concurrent randomized control)，即研究对象在同时间、同地点选择的，用随机分配的方式分为实验组和对照组，上例即属于同期随机对照。由于对照是按随机原则产生的，可避免人为的选择偏倚，对照组与实验组在相同的时间和条件下进行研究可避免时间与环境变化的干扰，使结果更具说服力。以同期随机对照开展的临床实验称为随机对照实验，简称 RCT(randomized controlled trials)，是世界卫生组织推荐的首选研究方案。另一种是非随机同期对照(non - randomized concurrent controlled trial，NRCCT)，即研究对象可以在同时间、同地点，也可以在不同时间、不同地点通过非随机分配的方法分为实验组和对照组。如研究者根据该病区患者的意愿决定患者分到实验组或对照组(同时间、同地点，但非随机进行分组)；或研究者选该病区上半年入院的患者为对照组，下半年入院的患者为实验组(同地点，不同时间)；或在协作研究中在相同的时间段选不同医院或病房进行分组，即一所医院或病房作为对照组，而另一所医院或病房作为实验组(同时间，不同地点，见例 8 - 7)。这种设计对照的方法虽然简便易行，易被研究者及研究对象接受，但是二者缺乏可比性，致使研究结论产生偏倚。由于该方法没有进行随机化分组，因此只能属于类实验性研究。

阅读链接 8 - 7　【实践研究】

系统呼吸训练对肺癌术后患者呼吸功能的影响

内容：肺癌手术后由于切除部分肺叶或一侧全肺常导致患者呼吸功能下降，而手术前后系统呼吸训练可能对提高术后患者的呼吸功能有一定作用。本研究采用对照方法探讨手术前后系统呼吸训练对肺癌术后患者呼吸功能的影响。研究对象选 2010 年 1 月—2010 年 6 月某市某医学院附属医院胸外科住院的肺癌手术患者 80 例为实验组。另在某市级医院选取 2010 年 1 月—2010 年 6 月在胸外科住院的肺癌手术患者 80 例为对照组。两组患者的年龄、性别、病种等均无显著性差异。

评论：该研究选择实验组和对照组病例虽然考虑到患者情况的一致性（均为肺癌手术患者，两组患者的年龄、性别、病种等均无显著性差异），但是两组患者分别在不同医院内选择分组是不合适的。因为不同医院的环境、医护人员的技术水平、护理操作习惯等都会存在一定差异，这些是影响结果的干扰因素，因此该研究对照组和实验组病例的可比性较差，没有注意到两组应在均衡原则的条件下进行比较。若改为在某医学院附院抽取 80 例研究对象，将其随机分在实验组（系统呼吸训练）和对照组（常规呼吸训练），在市级某医院 80 例研究对象中也随机分为两组。这样可排除因两个医院条件不同而产生的干扰，使结果的可比性提高。

阅读链接 8 - 8　【知识拓展】

随机对照试验的历史

中国第一次提到对照试验见于 1061 年的《本草图经》(960—1279)："为评价人参的效果，需寻两人，令其中一人服食人参并奔跑，另一人未服食人参也令其奔跑。未服人参者很快就气喘吁吁"。1898 年，丹麦医生 Fibiger 发表了著名的血清治疗白喉的半随机对照试验，入院的白喉患者除标准治疗外，采用皮下注射白喉血清 1 日 2 次直至症状改善，而对照组仅用标准治疗，按入院日先后分配治疗方案。结果血清治疗组 239 例患者中 8 例死亡，而对照组 245 例中 30 例死亡。两组存在统计学差异($P < 0.001$)。

1948 年，英国医学研究会领导开展了世界上第一个临床随机对照试验(RCT)，肯定了链霉素治疗肺结核的疗效。其中流行病学家和统计学家对于医学界起了科学的领导作用，改进了临床研究的质量。随机分组的运用控制了混杂因素，减少了偏倚，对于治疗性研究的正确开展有不可估量的作用。接着在 1955 年 Truelove 进行了胃肠病方面的首项 RCT，证实了肾上腺皮质激素治疗溃疡性结肠炎优于安慰剂。1969 年，Ruffin 的一项双盲 RCT 证实胃冰冻疗法对治疗十二指肠溃疡引起的出血是无效的。

RCT 的兴起使流行病学的多项理论和原则被用于临床医学的研究。许多学者认为 RCT 在医学上的广泛开展可与显微镜的发明相媲美。根据临床研究依据对研究对象进行干预的观念已经形成，大样本、多中心的 RCT 取代了以前分散个别的观察性研究和临床经验总结。RCT 的出现是临床医学研究新纪元的里程碑。

（2）自身对照（self control）：指对照组和实验组的数据均来自于同一组样本，即将研究对象自身在干预前后的情况进行比较或在不同时间给干预对象施加不同的干预措施，比较不同干预措施的效果。例如，在有关"个体化健康教育对门诊高血压患者服药依从性的影响"的研究中，研究者根据研究对象的入选标准选择一组门诊高血压患者，先测评其目前的服药依从性，取得数据后给予有针对性的个体化健康教育，实施一段时间后，再用同一测量方法测评患者的服药依从性，然后将这组患者干预前后服药依从性的数据进行比较，判断其差异有无统计学意义，从而评价该干预措施对于患者服药依从性的影响。为了进一步评价两个不同的干预措施的效果，例如，为了比较个体化健康教育和发放健康教育手册对高血压患者服药依从性的效果，可以在个体化健康教育结束后，经过一段时间的洗脱期后，给患者发放健康教育指导手册，实施一段时间后，用同一测量方法测评患者的服药依从性，然后比较不同的干预措施对同一组患者服药依从性的影响。

阅读链接 8 - 9　【知识拓展】

洗脱期（washout period）

洗脱期是指在交叉设计的试验中，在第一阶段治疗与第二阶段治疗中间一段不服用试验用药品，或者服用安慰剂的时期。

为了明确试验药物的疗效，对受试者常需要有一个清洗期，即洗脱期，这就可能对受试者在清洗阶段造成损害。因此，必须要站在受试者的角度，设定合理的清洗期和相应的保护措施（如有必要），将需服药的入选患者在洗脱期的可能损害降到最低；一般在交叉给药的时候有洗脱期，可以防止两药的交叉影响；还有一种情况是在给药前的洗脱期，为了排除参加试验前服用的药物对临床试验药物的干扰，要停止一段时间服用原来的用药。

自身对照的优点是由于实验和对照是同一个体，消除了不同个体间的差异，可比性好；由于每个病例既作实验，又作对照，节省了样本量，因此在护理研究中较常采用。但是，若时间的改变致干预前后某些因素或自身因素发生了变化，而这种变化又可能对结果造成影响，则不能简单地采用自身对照。例如上例中，如果将题目改为"个体化健康教育对住院高血压患者服药依从性的效果"，与入院时相比，住院 1 周的患者服药依从性明显提高，不能由此得出"该护理干预措施对提高患者的服药依从性有效"的结论。在该研究中，采用入院时和住院 1 周进行对比的自身对照方式所得出的结论是靠不住的，这是因为：① 入院时患者可能正是因为服药依从性差导致血压控制差而住院，因此入院时测量的服药依从性肯定比较差，采用此时的测量结果作对照不具有可比性；② 患者住院后由于环境和自身角色发生了变化，意识到病情的严重程度，再加上有医生护士的督促，本身就改变了患者的服药依从性，因此，其服药依从性的改变不全是由于该护理干预引起的，这种对照难以说明问题。此时正确的做法是应另设单独的对照组，比较实验组和对照组干预前后的效应差值。即入院时两组都进行基线测量，证明两组在入院时的服药依从性无明显差异后，住院期间一组患者在常规的住院护理基础上给予特殊的护理干预措施，另一组患者只给予常规的住院护理，两周后比较两组患者服药依从性的差异，才能说明产生的效果是由该护理干预措

施引起的。

案例分享 8 - 10　【实践研究】

自身前后对照试验设计(one - group pretest - posttest design)

　　题目：分数奖励法纠正小学生不良饮食习惯的自身前后对照研究。

　　目的：了解分数奖励法对小学生不良饮食习惯的影响。

　　方法：采用方便抽样的方法，选取某小学 68 例有不良饮食习惯的小学生，采用自身前后对照研究，使用分数奖励法的干预措施对照家长原来以责备或体罚等惩罚为主的教育方法，观察及评估干预前后小学生不良饮食习惯的纠正情况。

　　结果：通过统计学分析发现，分数奖励法是一种纠正儿童不良习惯的有效方法。

　　（3）配对对照（matching control）：将研究对象按某些特征或条件配成对子，这样每遇到一对就分别给予不同处理。如在"护理干预对慢性病患者遵医行为的影响"的研究中，可选取同年龄组（年龄相差 5 岁以内）、同性别、同疾病、同病情严重程度的患者一对一配对后进行对照观察。理论上配比的条件越多，实验组与对照组之间的可比性越好。但在实际研究中，选择的配比条件太多，合适的对照不易找到，研究无法进行，同时会出现配比过度（over matching）错误，即把不可作配比的因素，或不必作配比的因素都加以配比，这样不仅会丢失某些重要信息，而且会增加选择配比对照的难度和工作量。通常以 3～5 个因素为宜，一般有性别、年龄、病种等。例如，前面的例子"护理干预对慢性病患者遵医行为的影响"，如果再增加 2 个配对因素，如受教育情况和婚姻状况，这样合乎配对条件的病例非常难找，使研究无法进行，所以就出现了配比过度的情况。

　　（4）历史对照（history control）：也称文献对照。这是一种不完善的、不能用于实验研究的对照方式。历史对照是将目前的干预措施的结果与过去的同类研究做比较，这是一种非随机、非同期的对照研究。此类型对照的资料可来自文献或医院病历资料，也可来自于研究者本人或他人过去的研究或观察的结果。使用的前提必须有完整的历史资料可以借用。这种设置对照的方法易被患者接受，也不会违背医学伦理，而且节省时间和经费。但是由于时间的变化可引起医疗环境、护理技术等多方面条件的变化，而且文献资料或病历资料可能残缺不全，因此，可比性问题不易解决。因此，历史对照是一种不可靠的方法，会影响两组的研究结果，不能真正反映干预措施的差异。

　　2）设立对照的注意事项

　　选择对照组时应该使对照组和实验组的基本条件一致或均衡，这样才能尽可能地控制干扰因素，以降低干扰因素对研究结果的影响，提高研究的科学性和客观性。在设立对照时应做到以下几点：

　　（1）对照组与实验组的区别只是处理因素，其他影响结果的非处理因素应尽可能相同或相近。如除处理因素之外的医疗护理措施，患者的年龄、性别、病情、病程等应尽可能相同或相近。例如，在研究某护理措施对长期卧床患者压疮的预防效果时，研究者在进行分组时自觉或不自觉地将病情较重、不能自行翻身的患者放在对照组，而将病情较轻，虽是长期卧床，但可自行翻身的患者放在实验组，这样由于两组发生压疮的机会并不均衡可比，因此不能说明实验组压疮发生率低是由于该护理措施对压疮的预防作用。采用随机分组的方法就可以避免此类错误的发生。

（2）两组的诊断标准、观察和检查研究对象的方法等必须一致。例如，在上例中，虽然采用了随机对照分组使两组患者的病情基本一致，发生压疮的机会均衡可比，但是如果研究者在判断实验组的结局时降低标准，将疑似压疮的都判断为无压疮，而在判断对照组的结局时提高标准，将疑似压疮的都判断为有压疮，这样的研究结果同样是不可信的。采用盲法来评价实验结果可以避免此类错误的发生，即进行结果评价的人并不知道该患者属于实验组还是对照组，这样的评价结果才客观可信。

（3）两组在研究过程中应受到同等的重视。例如，在研究某护理措施对长期卧床患者压疮的预防效果时，研究人员可能会更加精心地护理和照顾实验组的患者，而忽视对照组患者的照顾，因此导致实验组患者的压疮发生率低于对照组，但这种效果可能并非由于某护理措施本身所引起的，这样就混淆了实验结果。

（4）注意遵循科研伦理原则。在护理研究中，研究者还应注意遵循科研的伦理原则。如在"健康教育对出院后冠心病患者生活方式的影响"的研究中，研究者可以对实验组的患者在实施常规护理的情况下再添加一些新的护理干预措施（对生活方式的健康教育），而对照组的研究对象只接受常规护理（常规出院指导），而不能不给予任何护理措施。这样做既不违背科研的伦理原则，也可以探讨新的护理措施的效果。

3. 随机化

在研究设计中，常采用随机化（randomization）的方法来抵消干扰因素的影响。要做到真正随机就必须遵循随机化原则，首先是随机抽样，即总体中每个观察单位都有同等的机会被选入到样本中来，应用此方法来确保每一个研究对象都有均等的机会被选中，使样本更具代表性；其次是随机分组，即将这些被选到的研究对象随机地分配到实验组和对照组中，使每个研究对象都有同等机会被抽取进入实验组和对照组，目的是使研究因素在组间分布均衡，从而使实验组和对照组能在均衡的条件下进行比较，以减少偏倚。常用的随机分配方法有抛币法、摸球或抽签法、随机数字表法和计算机随机等。

在护理科研中，应用随机原则时的常见问题有：① 研究者没有严格地遵守随机分组原则，而是有意识地选择研究样本进入对照组或实验组，以便得出自己想要的结论，例如，在比较"某护理干预措施对减少压疮发生的效果"的研究中，那些按照序号应分到对照组的营养状况好的、年龄小的患者，研究者却人为地把他们分到实验组，而把那些本应在实验组的营养状况差的、年龄大的患者分到对照组，其结果必然高估了护理干预措施的效果，因此，正确的分组必须严格遵循随机化的原则；② 随机化方法错误，随机化方法描述不充分，随机与随意混同，需要注意的是，随机不等于随意或随便，在一些护理研究的论文中经常看到"随机抽取健康儿童若干例"或"将研究对象随机分配到实验组和对照组"之类的描述，而不清楚地说明究竟采用何种随机方法使研究对象进入研究的或如何进行随机分组的，给读者的感觉就是随意分组或随便分组，而不是真正的随机，如例8-11。因此，研究者应清楚地描述具体采用什么方法进行抽样或分组的，以方便读者了解和判断，只有严格遵循随机分组的方法做到真正随机分组，才能达到预期的研究目的，研究结果才容易使人信服。

阅读链接 8 - 11　【实践研究】

游泳对新生儿生长发育状况的影响

内容：游泳有益于新生儿的生长发育，本研究采用随机对照方法探讨游泳对新生儿生长发育状况的影响。研究对象选择 2009 年 1 月—2009 年 12 月某市某医院产科分娩的足月正常新生儿 200 例，随机抽取 100 例为实验组（出生后让新生儿游泳），100 例为对照组（出生后不让新生儿游泳）。

评论：本研究中不清楚研究者到底是按照什么方法或原则随机抽取将新生儿分到实验组或对照组的，因此有必要让读者清楚研究者随机分组的方法。例如：研究者可以这样说"采用抽签随机分组法决定分组的顺序，根据新生儿的出生顺序按照抽签的结果将新生儿纳入到实验组或对照组"。例如，抽签的结果是 1，2，2，1，1…，1 代表实验组，2 代表对照组，则从实验正式开始后第 1 个出生的符合纳入条件的新生儿被分配到实验组，第 2 个是对照组，第 3 个是对照组，第 4 个是实验组，第 5 个是实验组…，以此类推，这样才能使读者信服两组是真正地进行了随机分组的对照研究。

（二）实验性研究中常用的研究设计类型

实验性研究设计包含了实验前后对照设计、实验后对照设计、索罗门四组设计等多种设计方法。其中，实验前后对照设计是最为常用的一种。

1. 实验前后对照设计（before - after experimental design）

将研究对象随机分为实验组和对照组，实验组采用新的干预措施或在常规基础上加新方法，而对照组采用常规方法，两组同时在实验前和实验后测量某些指标。研究者通过比较两组在实验前的数值来评价两组的可比性，比较两组实验后的数值来评价干预的有效性（图 8 - 1）。例如，研究"同伴支持对冠心病患者运动方式的影响"，研究对象为符合入选标准的冠心病患者，用随机分组的方法把患者分为实验组和对照组。在干预前，分别测量并比较两组患者的运动方式和运动量有无差别。如是随机分组，干预前两组患者的运动方式和运动量应该在统计学上无显著性差异，即两组患者具有可比性。然后对实验组的患者进行同伴支持干预，即在常规的护理措施的基础上增加同伴支持和鼓励的干预措施，而对照组的患者只接受常规的护理措施，3 个月和 6 个月后再测定和比较两组患者的运动方式和运动量，从而评价同伴支持干预的效果。需要注意的一点是，干预后测量的次数可以是

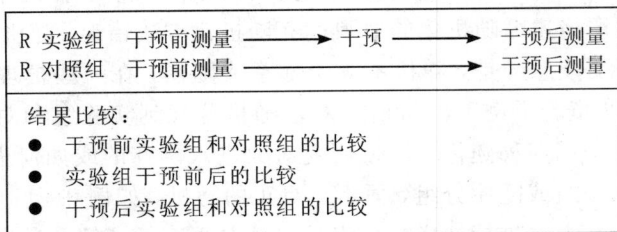

```
R 实验组   干预前测量 ──────→ 干预 ──────→ 干预后测量
R 对照组   干预前测量 ──────────────────→ 干预后测量
─────────────────────────────────────────────
结果比较：
● 干预前实验组和对照组的比较
● 实验组干预前后的比较
● 干预后实验组和对照组的比较
```

图 8 - 1　实验前后对照设计（R＝随机分组）

1次，也可以是多次，因为有些干预可能只有短期效果，而有些干预只有给予足够长的时间效果才能显现，因此，为了能更准确地说明实验的效果，很多实验研究设计的干预后测量都采用多次重复测量的方法。

实验前后对照设计是目前公认的标准研究方法，其论证强度大、偏倚小、容易获得正确的结论。但由于该设计方案有一半的研究对象作为对照组，得不到新方法的治疗或护理，在临床实施中有一定的困难，因此实验前后对照设计的应用推广受到一定的限制。

2. 单纯实验后对照设计(after only experimental design)

单纯实验后对照设计是将研究对象随机分组，对实验组施加干预措施，对照组则不施加干预措施，然后比较干预后两组在结果变量上的差异(图8-2)。

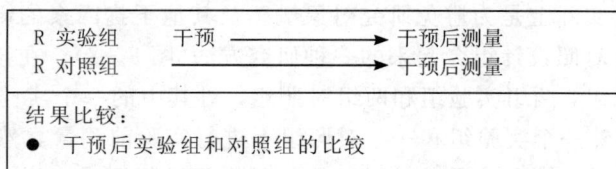

```
R  实验组      干预 ——————→ 干预后测量
R  对照组          ——————→ 干预后测量

结果比较：
● 干预后实验组和对照组的比较
```

图8-2　单纯实验后对照设计(R＝随机分组)

单纯实验后对照设计减少了因干预前测量所导致的结果偏倚，同时也适用于一些无法进行前后比较的护理研究。例如一些有关心理测量的研究，研究对象会因为实验前测量而有了经验或相应的知识，而使得实验后测量的结果受到影响，此时出现的现象就称为霍桑效应(Hawthome effect)。对于此类研究，研究者可以删去实验前测量的步骤而只做实验后对照设计。例如，有关"录像带干预对促进正性母婴互动的效果分析"的研究中，将产妇随机分到实验组或对照组，实验组接受特殊的指导，即利用录像带拍摄下母婴互动的细节，让母亲观看，并接受护士的指导，而对照组接受常规护理措施。干预后测量母婴互动情况，并分析组间差异。试想如果此研究在干预开始前就进行了两组的前测量，对照组的母亲就会对测量条目加以重视，从而很注意自己的母婴互动情况或隐藏自己的真实行为，从而影响干预后测量的结果，进而影响对干预效果的评定，使研究结果产生偏倚。

阅读链接8-12　【知识拓展】

霍桑效应

霍桑效应是指由于受到额外的关注而引起绩效或努力上升的现象，也称"宣泄效应"。霍桑效应起源于1924年—1933年间的一系列实验研究，其后，从1927年—1932年，乔治·埃尔顿·梅奥(George Elton Mayo)教授持续多年对霍桑实验结果进行研究、分析。

霍桑一词源于用于实验的工厂，霍桑效应的发现来自一次失败的管理研究。美国芝加哥郊外的霍桑工厂，是一个制造电话交换机的工厂。这个工厂具有较完善的娱乐设施、医疗制度和养老金制度等，但员工们仍愤愤不平，生产状况也很不理想。为探求原因，1924年11月，美国国家研究委员会组织了一个由心理学家等各方面专家参加的研究小组，在该工厂开展了一系列的试验研究。这一系列试验研究的中心课题是生产效率与工作物质条件之间的关系。这一系列试验研究中有一个"谈话试验"，即用两年多的时间，专家们找工人个别谈话两万余人次，并规定在谈话过程中，要耐心倾听工人们对厂方的各种意见和不满，并做详细记录，对工人的不满意见不准反驳和训斥。这一"谈话试验"收到了意想不到的结果：霍桑工厂的产量大幅度提高。这是由于工人长期以来对工厂的各种管理制度和方法有诸多不满，无处发泄，"谈话试验"使他们的这些不满都发泄出来，从而感到心情舒畅，干劲倍增。社会心理学家将这种奇妙的现象称为"霍桑效应"。

3. 索罗门四组设计(Solomon four - group design)

索罗门四组设计实际上是为避免研究对象敏感及其他干扰因素的影响，将实验前后对照设计和单纯实验后对照设计组合起来的一种研究方法(图8-3)。在该设计方法中，研究对象被随机地分为四组，两组实验组和两组对照组，对其中的一个实验组和一个对照组进行实验前测量，而另外一个实验组和一个对照组不进行实验前测量。然后对两个实验组实施同样的干预措施，干预结束后同时对四组的某些指标进行测量，并比较其间的差异。该设计适用于实验前测量本身可能会对实验结果有影响的情况下，或者某些涉及情感、态度等方面的研究。

组别	资料收集	
	实验前	实验后
实验组1---有实验前测量	√	√
实验组2---无实验前测量		√
对照组1---有实验前测量	√	√
对照组2---无实验前测量		√

图8-3　索罗门四组实验设计

例如，在有关"健康咨询干预对中风患者家庭主要照顾者健康促进行为的影响"研究中，研究者选择符合条件的中风患者的家庭照顾者200名，随机分为4组，A_1和A_2为实验组；B_1和B_2为对照组。对实验组的家庭照顾者进行为期2周的健康咨询干预，对照组的家庭照顾者只接受常规护理。健康咨询干预开始前，测量A_1和B_1组家庭照顾者的健康促进行为。干预结束后，用同样的方法测量4组家庭照顾者的健康促进行为，并进行比较。采用这种研究设计方法是为了避免前测量本身对研究对象的影响。在此例中，前测量时需测量照顾者目前的健康促进行为，如营养、锻炼等方面的行为，前测量后照顾者有可能会对自己的健康促进行为加以重视，例如加强锻炼和增加营养等，这样在后测量中引起的健康促进行为的变化就可能不纯粹是健康咨询干预的效果，而可能是由于前测量引起的。因此，为了能进一步说明到底哪些变化是健康咨询干预的效果，哪些是由于前测量引起的变化，研究者可以用4组研究对象来进行比较，从而排除前测量对实验结果的干扰。

(三) 实验性研究的优点与局限性

1. 优点

实验性研究是检验因果假设最有说服力的一种研究设计。由于这种设计通过随机取样和随机分组，以及设立对照组，最大限度地控制了非处理因素的干扰，从而比较准确地解释了处理因素与结果之间的因果关系，研究的科学性和客观性较高。

2. 局限性

实验性研究在护理研究中尚不能很广泛地应用，主要原因如下：① 实验性研究需要严格地控制干扰变量，但是由于大多护理问题的研究对象是人，较难有效地控制某些干扰变量，如气候、环境和人格特征等问题，难以找到完全相等的对照组，因此降低了实验性研究在护理研究领域被应用的普遍性；② 出于研究伦理或隐私等方面和实际研究情况的考虑，很难做到完全应用随机的方法进行分组，例如，研究某护理干预措施对急诊高热患者的降温的效果，虽然急诊患者入院时可以采用完全随机的方法进行分组，但是急诊患者由于病情急、变化快，可能医生根据患者病情采取了不同的降温治疗措施，而且经过初步处理后患者有可能转到病房或其他医院进行治疗，难以观察干预的效果，因此这样的研究难以达到完全随机分组的目的；再如，研究某一项新的激励政策对护士工作满意度的影响，由于在一个医院内只能实行一种政策，不可能随机化地实行两种政策，因此不能采用完全随机的分组方法。

四、类实验性研究

类实验性研究（quasi - experimental study），亦称半实验性研究，与实验性研究方法基本相似，即研究设计中一定有对研究对象的护理干预内容（操纵），不同之处是类实验性研究设计内容缺少按随机原则分组或没有设对照组，或两个条件都不具备。类实验性研究结果对变量间因果关系的论述强度不如实验性研究结果的可信度高，但由于在实际对人的研究中，很难进行完全的实验性研究，特别是要达到随机分组比较困难，因此类实验性研究在护理研究中较为常用。

（一）类实验性研究中常用的科研设计类型

类实验性研究设计包含多种类型，本节仅介绍 3 种护理研究者最常使用的设计类型。

1. 不对等对照组设计（non - equivalent contrast group design）

该设计包括干预措施和两组或两组以上的研究对象，这两组或者两组以上的研究对象是非随机分组的，进行实验前和实验后测量或只进行实验后测量（图 8 - 4）。

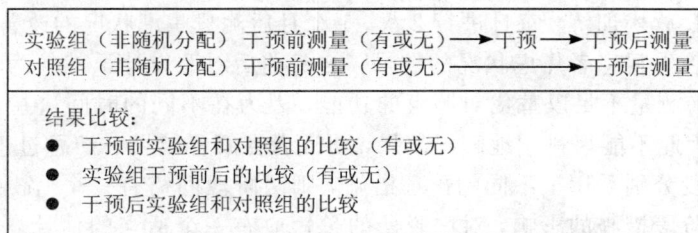

```
实验组（非随机分配）干预前测量（有或无）——→干预——→干预后测量
对照组（非随机分配）干预前测量（有或无）————————→干预后测量

结果比较：
● 干预前实验组和对照组的比较（有或无）
● 实验组干预前后的比较（有或无）
● 干预后实验组和对照组的比较
```

图 8 - 4 不对等对照组设计

此种研究设计与实验性研究的唯一不同之处就是没有随机分组。例如，研究者欲研究某项新管理政策对临床护士工作积极性的影响，由于在一个医院内只能实行一种政策，不可能随机化地实行两种政策。因此，研究者只能选择另一个相似的并且没有实行新政策的医院作为对照。在这种情况下，研究中的实验组与对照组的研究对象并不是随机分配的。但该方法简单、易于掌握、可操作性强、实施方便，短时间内可获得较大的样本，尤其是当某一医院合格的研究例数较少或不同医院本身施行不同的做法时，该设计方法就更为适用。但是若分组不采用随机方法，实验组与对照组的可比性就相对较差，例如，上例中可能两医院的临床护士的能力、素质、工作积极性和对医院管理政策的关注度本身就存在差异，从而影响结论的可信度和说服力。因此，比较可行的解决办法是首先必须要找条件非常相似的对照组，例如两家医院都是省级三级甲等医院，两家医院在医疗水平、护理技术水平和护理人员的学历等方面有可比性；其次最好做实验前测量，只有做了实验前测量，研究者才有依据证明两组在实验开始之前处于均衡可比的状态。例如上例中应在实施新管理政策之前，分别在两家医院测量护士的工作积极性并进行比较，结果显示两组没有明显差别后，才在实验医院实施新管理政策，实施一段时间后再次测评两家医院护士的工作积极性，比较两组的差别，如差别有统计学意义，才能说明差别的产生是由于实施了新的管理政策引起的。

2. 自身实验前后对照设计(one group pretest - posttest design)

该设计是类实验性研究中最简单的一种设计方法，是对研究对象采取两个阶段、两种不同的处理措施(或者在第 1 阶段没有处理措施，而在第 2 阶段给予处理措施)，然后对其效果进行比较的研究方法(图 8 - 5)。这种设计方法既没有对照组，也没有随机分组，但第一阶段同第二阶段的观察期必须相等。

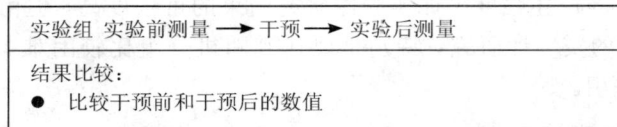

实验组 实验前测量 ━━▶ 干预 ━▶ 实验后测量
结果比较： ● 比较干预前和干预后的数值

图 8 - 5　自身前后对照设计

自身实验前后对照设计通过受试者自身前后两阶段疗效比较，可以排除个体差异，也不需要分成不同的组，比较节省样本量；而且每位患者在研究过程中均有接受新护理措施或新疗法的机会，符合伦理原则。例如，某研究探讨放松训练对改善失眠患者焦虑状况的效果。研究者选择符合研究对象入选标准的失眠患者 80 名，首先测定他们的焦虑状况，然后让他们学会自我放松训练，每日进行 2 次，1 个月后测量焦虑状况的改善情况，从而评估自我放松训练改善失眠患者焦虑状况的效果。自身前后对照设计虽然较为常用而且也合乎逻辑，但是实验前测量不足以替代对照组的功能，因为在不同的时间进行测量其结果本身就有可能不同，因此不能很科学地解释结果，研究者在解释结果时切忌过于绝对。

如果在两阶段分别采用了不同的护理措施，则两阶段间需有一个"洗脱期"，目的是尽可能地避免第 1 阶段措施的影响，对洗脱期的长短应有一个适当的估计，估计的原则是保证第 2 阶段开始时，研究对象的一些重要指征(如病情等)应与第 1 阶段开始时相同或尽可能相似。例如上例中的 80 名失眠患者在进行实验前测量之后都接受了常规的改善焦虑的音乐疗法，1 个月后进行音乐疗法的实验后测量，评估音乐疗法对改善焦虑的作用，然后经过一段时间的洗脱期(例如 2 个月)，即音乐疗法的作用几乎不存在的时候，指导患者进行自我放松训练，1个月后进行自我放松训练的实验后测量，比较常规音乐疗法的效果（音乐疗法的试验后测量－实验前测量）和自我放松训练的效果（自我放松训练的实验后测量－实验前测量）对于失眠患者焦虑的影响是否不同。

3. 时间连续性设计（time series design）

时间连续性设计是自身前后对照设计的一种改进。当自身变量的稳定性无法确定时，可以应用时间连续性设计，在干预前后进行多次的观察与测量（图8-6）。如上例中，可以在对失眠患者进行干预前每周测定一次焦虑水平，连续测定4次，干预后（即自我放松训练实施1个月后）再连续测定4次，每周测定一次。通过对各个阶段焦虑水平的比较，分析放松训练的有效性。

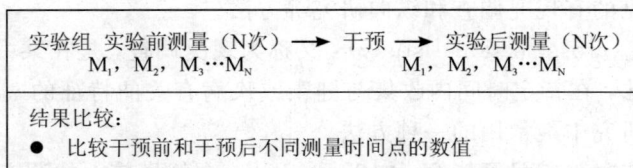

```
实验组 实验前测量（N次）  ➝  干预  ➝  实验后测量（N次）
      M₁, M₂, M₃…M_N                  M₁, M₂, M₃…M_N

结果比较：
● 比较干预前和干预后不同测量时间点的数值
```

图8-6　时间连续性设计（M_N＝第 N 个测量时间点）

（二）类实验性研究的优点和局限性

1. 优点

与实验性研究相比，类实验性研究在进行人群的干预研究时可行性高，较为实用。特别是在护理实践中，当研究者无法严格控制干扰变量而不能采用实验性研究来回答因果关系时，类实验性研究是较好的选择。

2. 局限性

由于类实验性研究未进行随机取样和随机分组，使得研究中的干扰因素无法像实验性研究那样均衡地分布在各组中，特别是对于无对照组的类实验性研究，如自身前后对照设计和时间连续性设计，效果的判断更是很难完全归因于干预措施，因此类实验性研究所获得的结果不如实验性研究的可信度高。

五、非实验性研究

非实验性研究（non-experimental study）是指研究过程中对研究对象不施加任何护理干预和处理的研究方法。这类研究常在研究对象处于完全自然状态下进行，其研究结果可用来描述和比较各变量的状况。非实验性研究的结果虽不能解释因果关系，但却是实验性研究的重要基础。许多研究都是先由非实验性研究提供线索，再由类实验性研究或实验性研究予以验证的。

（一）非实验性研究的设计类型

非实验性研究一般分为描述性研究、相关性研究和比较性研究三种设计类型。

1. 描述性研究（descriptive study）

描述性研究是利用已有的资料或专门调查的资料进行整理归纳，对疾病或健康状态在人群中的分布情况加以描述，并进行初步分析，获得研究对象的有关特征的研究。描述性研究是目前护理领域应用最多的一种研究方法，它的目的是通过观察、记录和描述，以了解研究对象在自然状态下的特征。如调查某社区老年居民的健康状况，成年哮喘患者的自理能力，或者本科实习护理专业学生的护理职业情感等的研究均属于描述性研究。

通过描述性研究，可以了解疾病、健康或事件的基本分布特征，为进行相关性研究和实验性研究提供基础。如"急诊科护士工作压力的调查"即为一个描述性研究，可以进一步调查医院的组织支持与急诊科护士的工作压力是否相关，即进行相关性研究，以确定组织支持是否为影响急诊科护士工作压力的因素，在此基础上可以确定是否要实施相应的干预措施，即进行实验性研究，如通过提高医院的组织支持来降低急诊科护士的工作压力。描述性研究设计中常见的有现况调查和纵向研究等方法。

（1）横断面研究（cross sectional study）：又称为现况调查，是在某一特定人群中，用普查或抽样调查的方法，在特定时间内收集与健康或疾病有关的特征的一种研究方法。现况调查是护理描述性研究中最常用的一种方法。

现况调查中调查时限应尽可能短，如1天、1周；在规模较大的调查研究中也许需要更多些时间，如1个月或几个月，但总的原则是研究所涉及的疾病或因素不应该在调查时限内改变。调查时限如果拖得过长，相关情况就有可能发生变化，这会对研究结果的分析、解释造成困难。

阅读链接 8 - 13　【案例分享】

横断面研究实例

题目：痴呆症患者家庭照顾者照顾负担及其影响因素的研究

目的：调查痴呆症患者家庭照顾者照顾负担水平，探讨不同照顾负担类型各自的影响因素。

方法：采用横断面问卷调查的方法收集资料。采用方便抽样的方法，自2012—2013年对152例社区痴呆症患者的家庭照顾者进行问卷调研。客观照顾负担采用照顾时间和痴呆症相关经济负担两个指标进行测评；主观照顾负担采用照顾者负担问卷和简明神经精神科量表进行测评和分析。采用多因素回归方程模型分析不同类型主观照顾负担的影响因素。

结果：对照顾者负担问卷进行因子分析共析出5个维度的主观照顾负担：生理性负担，情感性负担，时间依赖性负担，发展性负担和社会负担。本组照顾者呈现出高水平的生理性负担、时间依赖性负担和发展性负担；情感性负担与社会性负担水平较低。不同主观照顾负担其影响因素各不相同。

---

① 普查（census）：普查是根据研究目的，在特定时间内对特定范围内的所有对象进行调查或检查。它的主要目的是对总体的一般状况做出全面的、精确的描述，从而把握总体的全貌，得出具有普遍意义的结论。例如，进行"某市学龄前儿童生长发育状况的调查"，就是通过普查来了解某市所有学龄前儿童的身高、体重等生长发育指标的状况。通过普查还能早期发现人群中的全部病例，使其能及早得到治疗。例如，某食管癌高发城市对所有

45 岁以上居民均进行食管脱落细胞学检查，目的是早期发现食管癌患者，使其得到及时治疗。在普查前，研究者必须明确开展普查的范围和调查的对象，以及具体开展普查的时间和步骤，以免由于普查时工作量较大而遗漏某些调查对象，造成普查结果的偏倚。

② 抽样调查(sampling survey)：抽样调查是从研究人群的全体对象中抽取一部分进行调查，根据调查结果估计出该人群的患病率或某种特征的情况，是一种以局部估计总体的调查方法。

在实际工作中，如果不是为了查出人群中全部患者，而是为了揭示某种疾病的分布规律或流行水平，就不需要采用普查的方法，而可以从该人群中有计划地抽出一定数量的人进行调查，称为抽样调查。抽样调查比普查花费少、速度快、容易集中人力和物力。例如，调查某市初产妇的母乳喂养情况，就可以采用整群抽样的方法，先随机抽取出将要调查的几个社区卫生服务中心，然后再对这几个社区卫生服务中心中进行产后复查的全部产妇进行调查，用调查得来的结果对该市的总体情况进行推断。

(2) 纵向研究(longitudinal study)：也称随访研究(follow - up study)，是对某一特定人群进行定期随访，观察疾病或某种特征在该人群及个体中的动态变化，即在不同时间对这一人群进行多次调查。例如在"先天性残障新生儿父母焦虑和抑郁的变化情况"这一研究中，研究者分别在产后 1 天、7 天、1 个月、3 个月和 6 个月收集相关的资料。再如，有关早产儿生长发育的研究，研究者可以对早产儿观察数年，评估他们的身高、体重、认知和运动方面的发展水平。根据研究内容的不同，随访的间隔可以有所不同，有的可短至 1 周甚至 1 天，有的也可长至 1 年甚至数年。

阅读链接 8 - 14　【案例分享】

纵向研究实例

题目：儿童青少年 I 型糖尿病患者疾病适应模型的理论与实证研究

目的：描述湖南省儿童青少年 I 型糖尿病患者的抑郁症状、自我管理情况、代谢控制和生活质量的现状和纵向变化趋势，并探讨影响其抑郁症状和自我管理情况的危险因素。

方法：采用多点纵向跟踪调查研究设计，于 2009 年 7 月—2010 年 10 月对分布于湖南省 14 个地州市的 136 名 8—19 岁 I 型糖尿病患者进行基线数据的收集，6—12 个月后随访了其中的 86 名患者，进行同样的数据采集。采集的数据包括患者的一般信息、抑郁症状、自我管理情况、生活质量总体满意度；以及与代谢控制结局相关的临床指标：糖化血红蛋白(HbA1c)和清晨空腹血糖值。

结果：湖南省 8～19 岁 I 型糖尿病患者的疾病适应过程：抑郁症状阳性检出率为 17.6%，辍学、家庭不完整和与父母关系不融洽是抑郁症状阳性发生的前三位危险因子($p<0.05$)。随着时间的推移，抑郁症状得分呈上升趋势；本组患者的糖尿病自我管理情况中糖尿病日常照护行为分量表得分随时间的推移而降低；随着时间的推移，还未检测出本组患者的抑郁症状阳性率与糖尿病日常照护行为得分、HbA1c 值相关，但抑郁症状影响生活质量。

2. 相关性研究（correlational study）

相关性研究是探索变量之间关系的研究。它与描述性研究相一致的是在研究中没有任何人为施加的处理因素，不同点是相关性研究要有比较明确的两个或两个以上的观察变量，以便检测所观察的变量间是否有关系。相关性研究比描述性研究有更多的"探索"原因的作用，可为进一步的实验性研究提供基础。如在"结肠造口患者生活质量及其与自我护理能力的相关性"这一研究中，研究者很想了解到底是哪些因素影响了患者的生活质量，例如患者的自我护理能力是否是影响因素之一。通过进行相关性研究，研究者可以判断出生活质量和自我护理能力这两个变量间是否相关，是正相关还是负相关，相关程度如何等。如研究结果提示结肠造口患者的自我护理能力越高则生活质量越高，就可在此基础上设计进一步的实验性研究，即通过进行某些护理干预以提高患者的自我护理能力，进而测评患者的生活质量是否确实提高。

值得注意的是，即使通过相关性研究发现两个变量之间存在很强的相关关系，也不能得出结论说一个变量是导致另一个变量变化的原因，即有相关关系不能证明有因果关系。例如，很多研究证明癌症患者的社会支持和抑郁呈显著的负相关关系，也就是说，没有足够社会支持的患者比有强大社会支持的患者抑郁程度高。在此结果的基础上，我们不能肯定地说社会支持的缺乏是导致抑郁程度增高的原因。因为针对这个相关的结果，我们可以有多种解释（图8-7）。如A解释认为人的情绪状态受他是否有足够的社会支持的影响；B解释认为抑郁的癌症患者比情绪状态好的癌症患者更难表达他们对社会支持的需要，因此，患者的情绪状态影响了其所能接受的社会支持；C解释则认为可能有第三个变量同时影响社会支持和抑郁，例如患者的家庭结构如婚姻状况等，此时社会支持程度与抑郁状况之间的相关不是直接的相关，而是通过家庭结构来彼此联系的。由此可以看出，对相关性研究结果下结论时一定要慎重，不能从相关关系中推断出因果关系。

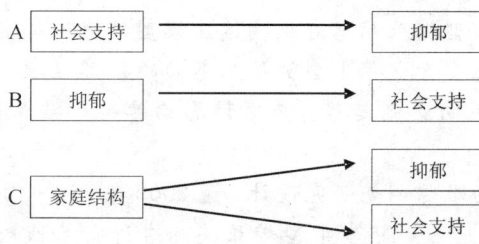

图 8-7　癌症患者抑郁和社会支持间关系的多种解释

3. 比较性研究（comparative study）

比较性研究是在自然状态下，对两种或两种以上不同的事物、现象、行为或人群的异同进行比较的研究方法。比较性研究同描述性研究的区别在于描述性研究是对一种现象的描述，而比较性研究是针对已经存在差异的至少两种不同的事、人或现象进行分析比较的研究。根据其研究目的，可以将比较性研究分为病例对照研究和队列研究两种。

（1）病例对照研究（case-control study）：病例对照研究是一种回顾性、并设有对照的研究方法，是将现已确诊某疾病的一组患者作为病例组，未患有该病但具有可比性的另一组个体作为对照组，通过调查回顾两组过去的各种可能存在的危险因素（研究因素），比较病例组与对照组间各因素存在的差异，经统计学检验，判断研究因素与疾病间是否存在着统计学联系及联系程度的研究方法。与一般的回顾性研究不同的是，病例对照研究中对照组和病例组的病例主要在背景方面（例如年龄、性别等）具有可比性，从而增强所要探究的"因"的推断力。病例对照研究方法从因果关系的时间顺序来看，是从"果"查"因"的研究方法，也就是从已患病的病例出发，去寻找过去可能与疾病发生有关的因素；它同时也是一种回顾性的研究，即有关危险因素的资料是通过回顾调查得到的。

病例对照研究被广泛应用于探索疾病的危险因素、评价防治效果及预后等，特别在研究罕见疾病和慢性病的危险因素时是非常有效的方法。如对已经确诊为 Ⅱ 型糖尿病 5 年的已出现和未出现糖尿病的两组患者进行比较，了解在确诊以来两组患者预防糖尿病发生的自护行为，例如是否严格遵循医疗方案、随诊频率、自我保健意识和行为等，以找出造成目前两组患者病情差异的原因，得到的研究结果可以为今后帮助 Ⅱ 型糖尿病患者预防糖尿病的发生提供有益的信息。

病例对照研究省时、省人力、省物力，能充分利用资料信息，而且一次研究可探索多种可疑因素。目前这种研究方法在病因学研究方面发挥了独特的作用。但是该研究方法选择性偏倚和回忆偏倚控制的难度大，而且对照组的选择较困难，难以完全控制外变量。

（2）队列研究（cohort study）：属于前瞻性研究，是观察目前存在差异的两组或两组以上的研究对象，在自然状态下持续若干时间后再比较两组之间结局的差异。它是由因到果的研究，所研究的暴露因素在研究开始前就已经存在，而且研究者也知道每个研究对象的暴露情况，通过观察处于不同暴露状况的人群的结局，以探讨该因素与所观察结局的关系。它与病例对照研究一样，主要用于检验病因假设，但其检验效能优于病例对照研究。通常，在应用病例对照研究对病因做出初步检验后，再应用队列研究做进一步验证。

队列研究的研究方法是从一个人群样本中选择和确定两个群组，一个群组暴露于某一可疑的致病因素（如接触 X 线、联苯胺、口服避孕药等）或者具有某种特征（如某种生活习惯或生理学特征，如高胆固醇血症），这些特征被怀疑与所研究疾病的发生有关，这一群组称为暴露群组；另一个群组则不暴露于该可疑因素或不具有该特征，称为非暴露群组或对照群组。两个群组除暴露因素有差别外，其他方面的条件应基本相同。这两个群组的所有观察对象都被同样地追踪一段时期，观察并记录这一期间内所要研究的疾病或某研究特征的发生情况，并进行比较。如果两组患者在所研究疾病的发病率或死亡率或者某特征出现的几率上确有差别，则可以认为该因素（或特征）与所研究的疾病或某特征间存在着联系。

最典型的前瞻性队列研究的实例就是英国医生 Doll 和 Hill 从 1951 年开始对居住在英国的注册医师就吸烟与肺癌的关系进行长达 20 年的前瞻性队列研究。该研究选择在全英国登记注册的医生作为观察对象，用函访的形式进行调查。从 1951 年 10 月 31 日开始函访了 59600 位医生，得到 40701 位医生的满意答复，将这 40701 位医生作为研究对象，按照有无吸烟习惯分为暴露组和非暴露组，两组的性别、年龄等特征基本相同。在随后的 20 年观察期内，通过信函或者查阅医学会有关医生死亡及死亡原因的报告，来了解两组医生肺癌的发生及死亡情况，详细准确地记录在观察期中两组出现的肺癌病例数和死亡数。20 年随访结束后，通过对结果进行分析后发现吸烟者和不吸烟者肺癌的死亡率差异显著，而且随着吸烟量的增加，肺癌死亡率上升；吸纸烟者死亡率较吸烟斗者高；戒烟者较持续性吸烟者肺癌的发病率低，而且随着戒烟时间的延长，肺癌的死亡率也随之下降。最终得出了吸烟是肺癌病因的结论。

（二）非实验性研究的优点和局限性

1. 优点

非实验性研究是在完全自然的状态下进行研究，因此简便、易行。同时，非实验性研究可以同时收集较多的信息，特别适用于对研究问题知之不多或研究问题比较复杂的情况，用来描述、比较各种变量的现状。另外，非实验性研究可以为进一步的实验性研究打下基础，是护理研究中较常用的一种研究方法。

2. 局限性

非实验性研究没有人为地施加因素，也无法控制其他变量的影响，因此一般情况下无法解释因果关系。

以上介绍的实验性研究、类实验性研究及非实验性研究 3 种研究方法的设计内容不同，各有优点和局限性，采用哪种设计方法，并不能完全说明研究者研究水平的高低。研究者只有根据题目和具体的研究条件选用恰当的研究方法，所得的研究结果才能真正说明问题。

六、抽样方法

抽样的方法有多种，归纳起来可以分为概率抽样与非概率抽样。概率抽样的基本思想就是随机抽样，因此从理论上讲其获得样本的代表性要优于非概率抽样。下面将针对与抽样有关的基本概念和这两大类抽样方法进行具体的介绍。

（一）基本概念

1. 总体(population)

理论上讲，总体就是根据研究目的而确定的同质研究对象的全体。实际上，当研究有明确具体的研究指标时，总体是具有相同性质的所有个体某种变量值的集合。如欲研究某市 2011 年 7 周岁健康儿童身高的情况，其研究对象就是某市 2011 年 7 周岁的健康儿童，其研究指标是身高值，其研究总体就是某市 2011 年所有 7 周岁健康儿童的身高值。当研究没有明确的研究对象的限定时，其研究总体就只能是性质相同的符合研究要求的所有观察单位。如研究某医院住院患者对陪护的需求情况，由于没有明确而具体的对研究对象的限定（如没有限定是内科或外科、手术患者或非手术患者等），这时研究总体就是该医院的所有住院患者。

比较常用的两个概念是目标总体(target population)和可及总体(accessible population)。目标总体是符合条件的所有个体的集合体，是研究者所要推论的整个集合体。可及总体是目标总体的一部分，是研究者根据研究的需要能方便抽取的总体。例如研究者需要研究的目标总体是某市急诊科护士，可及总体是研究者所在的医学院 4 家附属医院的急诊科护士。研究者应根据研究目的严格规定受试对象可及总体的来源，如所在的地域、时间、人群范围等。例如，受试对象来自哪个城市或哪几个城市、哪间医院或哪几间医院、门诊还是住院患者(如是住院患者是哪个病区或哪几个病区的住院患者)、在什么时间段就诊或住院、是哪种疾病或哪些疾病的患者等,这些都应该在研究时予以明确。在这种情况下,样本从可及总体中获得,样本研究的结果首先适用于可及总体,然后再推广到目标总体。

2. 样本(sample)

在实际工作中,由于研究总体经常是比较大的,对所有研究对象进行研究是不可能的,因此研究者常常通过样本对总体进行研究。样本就是从总体中抽取的部分观察单位,是研究变量实际测量值的集合。如上面的例子中,欲研究某市 2011 年 7 周岁健康儿童的身高情况,由于全市所有 7 周岁健康儿童的资料不容易获得,研究者就随机抽取了某市 2011 年的 1000 名 7 周岁健康儿童对其身高进行测量,此时的样本就是指某市这 1000 名 7 周岁健康儿童的身高值。当研究总体不具体、不明确时,通常研究者会根据研究目的采用比较方便的抽样方法来选取样本。如欲研究"糖尿病患者的自我护理情况",研究者采用便利抽样的方法选取 100 名在研究者所在的医院就诊的糖尿病患者进行调查,此时这 100 名糖尿病患者就是样本。

3. 抽样(sampling)

抽样是从总体中抽取一定数量的观察单位组成样本,然后用样本信息推断总体特征。例如,调查某市 2011 年 7 周岁正常男童的身高体重,可从某市 2011 年 7 周岁正常男童中,随机抽取 1000 名男童,逐个进行身高和体重的测量,得到 1000 名男童的身高和体重的测量值,再推断总体的情况(某市 2011 年 7 周岁正常男童的身高体重值)。抽样的目的是用样本信息推断总体特征,因此,抽样的原则是必须保证样本的来源可靠,并对总体具有代表性。

(1)保证样本来源的可靠性:是指样本中每一个观察单位都必须来自于同质的总体,即严格遵循研究对象的纳入标准和排除标准。

(2)选取有代表性的样本:代表性指样本能充分反映总体的本质。如果样本对总体具有代表性,则样本测量或观察所得的结果能外推到总体中;否则,由样本所得的结果向总体外推就缺乏可靠性。可以从两个方面来保证样本对于总体的代表性:① 抽样遵循随机化原则;② 保证足够的样本量。样本量是否"足够"是根据研究的精度和变量的变异程度确定的。通常科研设计要求的精确度越高,样本量就要越多,反之样本量可以少些。变量的变异度越大,样本量要求越大。如果样本量太少,所得的指标不够稳定,结果不具有代表性;样本量过大时,又会增加实际工作的困难,造成不必要的人力、物力、财力的浪费,同时也会引入过多的偏倚,增加误差的干扰。样本含量(sample size)是在保证科研结论具有一定可靠性条件下,确定最少的观察例数。无论是观察性研究还是实验性研究,在研究设计的阶段必须考虑样本含量。由于不同的研究类型、不同的研究设计方法、不同的研究目的,不同的资料类型、不同的研究分组等所对应的影响样本含量的因素不尽相同,因此样本含量的估计公式和方法众多,计算有简有繁,估计结果也因估计方法与公式的不同而稍有差异。目前有一些专门用于计算样本含量的软件,如 PASS(power analysis and sample size,网址为 http://www.ncss.com)、nQuery Advisor(网址为 http://www.statsolusa.com)、UnifyPow(网址为 http://www.bio.ri.ddf.org/power.html)。一些统计软件也提供了常用统计分析方法下样本含量的计算功能。如 SAS 软件从第 7 版开始在其统计分析功能里加入了 Analyst 应用，里面提供了 sample size 命令，用来计算常用的参数估计和假设检验方法下的样本含量。但不同软件使用的计算式可能不同，所以计算出的结果也不一定完全相同，但差别不大。一般说来，样本量的估计可参考如下标准：在临床实验性研究方面，采用计量指标的资料如果设计均衡，误差控制得较好，样本量可以小些，有 30～40 例患者即可；采用计数指标的资料样本要大些，即使误差控制严格，设计均衡，也需 50～100 例。在调查研究方面，一般认为确定正常值范围的研究项目至少需要 100 人以上；肿瘤的死亡率调查不能少于 10 万人口；估计人口年龄、性别构成的抽样应为总人口数的 1/10 等。另外，描述性研究一般样本量应为总体的 10%～20%，而实验性研究样本量则可以少一些。

（二）概率抽样

概率抽样（probability sampling）是用随机的方法抽取样本，使总体中的每一个研究个体都有相同的概率被抽中。最为常用的概率抽样方法有单纯随机抽样、分层抽样、整群抽样和系统抽样。

1. 单纯随机抽样（simple random sampling）

单纯随机抽样是概率抽样中一种最基本的方法。其基本原理是使每个抽样个体被选入样本的机会完全相等。如将目标人群中的每一个个体都作为抽样的对象，哪一个个体进入样本完全随机决定。常用的方法除抓阄、摸球、掷币或抽签法外，比较科学的方法是随机数字表法。具体的操作方法是：先将总体的全部研究个体统一编号，再用抓阄、摸球或抽签法、随机数字表法等，随机抽取部分个体组成样本。下面以摸球或抽签法和随机数字表法为例介绍单纯随机抽样的具体做法。

（1）摸球或抽签法。例如，要了解某校 1000 名护理专业学生对护理专业的态度，拟用单纯随机抽样法调查 100 人，可对这 1000 名护理专业学生进行编号，即每名护理专业学生都有一个编号：000，001，002，…999。并做成不同编号的球或签，放在不透明的容器（如纸箱或大信封）里进行充分混合后，随机抽取 100 个球或签，与这 100 个球号或签号相对应的学生，就是该研究所要调查的学生，也就是用单纯随机抽样的方法抽出的样本。摸球或抽签法比较简便，随时可用，几乎不需要专门的工具。

（2）随机数字表法。例如上例中，同样应先将 1000 名护理专业学生统一编号为：000，001，002，…999。查随机数字表，任意指定起始位置，如表 8-1 画圈位置为 28（第 3 行 22 列），向右依次抄录 100 个 3 位一组的随机数字，在后面若出现与前面相同的数字则跳过去继续往下查，如得到 062，425，931，671，135，978…，直到得到 100 个 3 位数。编号与这些随机数字相同的护理专业学生，即为样本的观察单位。对于更大一些样本的处理原理相同，方法略有不同。例如该校有 2000 名护理专业学生，同样应先将这 2000 名护理专业学生统一编号为：0000，0001，0002，…1999。查随机数字表，任意指定起始位置，如表 8-1 画圈位置为 28（第 3 行 22 列），向右依次抄录 100 个 4 位一组的随机数字，在后面若出现与前面相同的数字则跳过去继续往下查，如得到 0624，2593，1671，1359，7823，0547…，凡首字≥8 者减 8，≥6 者减 6，≥4 者减 4，≥2 者减 2，依次得到 0624，0593，1671，1359，1823，0547…，使每一组数字都不大于 2000，直到得到 100 个不相同的 4 位数为止。编号与这些随机数字相同的护理专业学生，即为样本的观察单位。正确运用随机数字表能保证抽样的随机性，但要求有随机数字表，并学会正确使用。

表 8-1 随机数字表

编号	1～10	11～20	22～30	31～40	41～50
1	22 17 68 65 81	68 95 23 92 35	87 02 22 57 51	61 09 43 95 06	58 24 82 03 47
2	19 36 27 59 46	13 79 93 37 55	39 77 32 77 09	85 52 05 30 62	47 83 51 62 74
3	16 77 23 02 77	09 61 84 25 21	28 06 24 25 93	16 71 13 59 78	23 05 47 47 25
4	78 43 76 71 61	20 44 90 32 64	97 67 63 99 61	46 38 03 93 22	69 81 21 99 21
5	03 28 28 26 08	73 37 32 04 05	69 30 16 09 05	88 69 58 28 99	35 07 44 75 47
6	93 82 53 64 39	07 10 63 76 35	84 03 04 79 88	08 13 13 85 51	55 34 57 72 69
7	78 76 58 54 74	92 38 70 96 92	52 06 79 79 45	82 63 18 27 44	69 66 92 19 09
8	23 68 35 26 00	99 53 93 61 28	52 70 05 48 34	56 65 05 61 86	90 92 10 70 80
9	15 39 25 70 99	93 86 52 77 65	15 33 59 05 28	22 87 26 07 47	86 96 98 29 06
10	58 71 96 30 24	18 46 23 34 27	85 13 99 24 44	49 18 09 79 49	74 16 32 23 02
11	57 35 27 33 72	24 53 63 97 09	41 10 76 47 91	44 04 95 49 66	39 60 04 59 81
12	48 50 86 54 48	22 06 34 72 52	82 21 15 65 20	33 29 94 71 11	15 91 29 12 03
13	61 96 58 95 03	07 16 39 33 66	98 56 10 56 79	77 21 30 27 12	90 49 82 23 62
14	36 93 89 41 26	29 70 83 63 51	99 74 20 52 36	87 09 41 15 09	98 60 16 03 03
15	18 87 00 42 31	57 90 12 02 07	23 47 37 17 31	54 08 01 88 63	39 41 88 92 10
16	88 56 56 27 59	33 35 72 67 47	77 34 55 45 70	08 18 27 38 90	16 95 86 70 75
17	09 72 95 84 29	49 41 31 06 70	42 38 06 45 18	64 64 73 31 65	52 53 37 97 15
18	12 96 88 17 31	65 19 69 02 83	60 75 86 90 68	24 64 19 35 51	56 61 87 39 12
19	85 94 57 24 16	92 09 84 38 76	22 00 27 69 85	29 81 94 78 70	21 94 47 90 12
20	38 64 43 59 98	98 77 87 68 07	91 51 67 62 44	40 98 05 93 78	23 32 65 41 18
21	53 44 09 42 72	00 41 86 79 79	68 47 22 00 20	35 55 31 51 51	00 83 63 22 55
22	40 76 66 26 84	57 99 99 90 37	36 63 12 08 58	37 40 13 68 97	87 64 81 07 83
23	02 47 79 18 05	12 59 52 57 02	22 07 90 47 03	28 14 11 30 79	20 69 22 40 98
24	95 17 82 06 53	31 51 10 96 46	92 06 88 07 77	56 11 50 81 69	40 23 72 51 39
25	35 76 22 72 92	96 11 83 44 80	34 68 35 48 78	33 42 40 90 60	73 96 53 97 86
26	26 29 13 56 41	85 47 04 16 08	34 72 57 59 13	82 43 80 46 15	38 26 61 70 04
27	77 80 20 75 82	72 82 32 99 90	63 95 73 76 63	89 73 44 99 05	48 67 26 43 18
28	46 40 66 44 52	91 36 74 43 53	30 82 13 54 00	78 45 63 98 35	55 03 36 67 68
29	37 56 08 18 09	77 53 84 46 47	31 91 18 95 58	24 16 74 11 53	44 10 13 85 57
30	61 65 61 68 66	37 27 47 39 19	84 83 70 07 48	53 21 40 06 71	95 06 79 88 54
31	93 43 69 64 07	34 18 04 52 35	56 27 09 24 86	61 85 53 83 45	19 90 70 99 00
32	21 96 60 12 99	11 20 99 45 18	48 13 93 55 34	18 37 79 49 90	65 97 38 20 46

续表

编号	1～10	11～20	22～30	31～40	41～50
33	95 20 47 97 97	27 37 83 28 71	00 06 41 41 74	45 89 09 39 84	51 67 11 52 49
34	97 86 21 78 73	10 65 81 92 59	58 76 17 14 97	04 76 62 16 17	17 95 70 45 80
35	69 92 06 34 13	59 71 74 17 32	27 55 10 24 19	23 71 82 13 74	63 52 52 01 41
36	04 31 17 21 56	33 73 99 19 87	26 72 39 27 67	53 77 57 68 93	60 61 97 22 61
37	61 06 98 03 91	87 14 77 43 96	43 00 65 98 50	45 60 33 01 07	98 99 46 50 47
38	85 93 85 86 88	72 87 08 62 40	16 06 10 89 20	23 21 34 74 97	76 38 03 29 63
39	21 74 32 47 45	73 96 07 94 52	09 65 90 77 47	25 76 16 19 33	53 05 70 53 30
40	15 69 53 82 80	79 96 23 53 10	65 39 07 16 29	45 33 02 43 70	02 87 40 41 45
41	02 89 08 04 49	20 21 14 68 86	87 63 93 95 17	11 29 01 95 80	35 14 97 35 33
42	87 18 15 89 79	85 43 01 72 73	08 61 74 51 69	89 74 39 82 15	94 51 33 41 67
43	98 83 71 94 22	59 97 50 99 52	08 52 85 C8 40	87 80 61 65 31	91 51 80 32 44
44	10 08 58 21 66	72 68 49 29 31	89 85 84 46 06	89 73 19 85 23	65 09 29 75 63
45	47 90 56 10 08	88 02 84 27 83	42 29 72 23 19	66 56 46 65 79	20 71 53 20 25
46	22 85 61 68 90	49 64 92 85 44	16 04 12 89 88	50 14 49 81 06	01 82 77 45 12
47	67 80 43 79 33	12 83 11 41 16	25 59 19 68 70	77 02 54 00 52	53 43 37 15 26
48	27 62 50 96 72	79 44 61 40 15	14 53 40 65 39	27 31 58 50 28	11 39 03 34 25
49	33 78 80 87 15	38 30 06 38 21	14 47 47 07 26	54 96 87 53 32	40 36 40 96 76
50	13 13 92 66 99	47 24 49 57 74	32 25 43 62 17	10 97 11 69 84	99 63 22 32 98

　　需要明确指出的是，一旦某个研究对象被抽中，就必须调查该研究对象，不能随意调换，即使不得已非要调换也必须仍采用随机抽样的方法抽出需要替换的研究对象。例如，上例中被抽中的某个同学由于突然患病住院无法接受调查，则必须重新通过摸球或抽签抽出一个编号，或采用随机数字表继续向下查找出一组 3 位或 4 位数字产生一个编号，找到与这个随机数字相同编号的另一名护理专业学生才能进行替换。

　　单纯随机抽样的优点是简便易行，计算抽样误差比较方便，其缺点在于做大规模调查时，对总体中所有的个体一一编号是非常困难的，费时、费力，在实际工作中可行性差。同时，抽出的样本可能会过于集中，或间隔过大。此时，如果总体内差异较大时，样本的代表性就难以保证。例如，要对某市医院的护理质量进行调查，由于该市有不同级别的医院若干所，若按照单纯随机抽样，就可能导致各级医院在样本中分布不均，例如，有可能抽到的大部分都是三级甲等医院，从而影响样本对总体的代表性，最终导致结果的偏差。因此，单纯随机抽样只适用于总体含量不大，且研究对象间变异不甚显著的情况。

　　2. 系统抽样（systematic sampling）

　　系统抽样又称等距抽样或机械抽样，即先将调查总体的全部观察单位按某一特征顺序统一编号，再规定抽样间隔 H，通常 H 为总体例数 N 与样本例数 n 之比（即 H＝N/n）。然后用随机方法确定一个小于 H 的数字 k（k＜H），编号为 k 者为第一个抽取对象，以后每隔 H 个单位抽取一个观察单位，所抽取的个体组成样本，直至选够规定的样本数。需要注意的是抽样的起点必须是通过随机确定的，这样系统抽样才是一种随机抽样的方法。

例如，要调查某中学学生的视力状况。该中学有 2000 名学生，按系统抽样抽取例数为 200 的样本，其具体抽样过程是：总体例数 N＝2000，样本例数 n＝200，所以抽样间隔 H＝2000/200＝10，先在 1～10 之间随机确定 1 个数，假设通过使用随机数字表后确定这个数为 8，每间隔 10 个观察单位抽取一个，那么学号为 8，18，28，38，…1998 者即为观察对象。

系统抽样是单纯随机抽样的简单变化，同样适用于总体含量不大，且内部差异小的调查对象。与单纯随机抽样相比较，它更易实施，且样本分布更为均匀，抽样误差比单纯随机抽样要小。其缺点是没有专门计算抽样误差的公式，有时总体观察单位按顺序存在周期性变化趋势时，将产生明显的偏差。例如，要调查某医院护士的疲溃感，准备使用护士的工号进行系统抽样，由于工号的尾数不同就代表着不同类型的护士，例如，合同护士，流动编制护士，正式护士等。用系统抽样，可能得到的样本全是某种类型的护士，例如全是合同护士，显然，这样的样本对该医院的全部护士而言是缺乏代表性的。另外，必须指出的是，应用系统抽样时，一旦确定了抽样间隔，就必须严格遵守，不得随意更改，否则，可能造成另外的系统误差。

3. 分层抽样（stratified sampling）

分层抽样是先根据对观察指标影响较大的某种特征将总体分成若干层，然后从每一层中随机抽取一定数量的观察单位，组成该层的样本，各层样本合起来组成该研究的样本。抽样时样本中每一层的个体数量，要根据它们在总体中所占的比例确定。如要研究某市三级甲等医院的正式编制护士对护理科研的态度，该市三级甲等医院正式编制护士中本科学历者占 10％，大专学历者占 30％，中专学历者占 60％，假如欲从中抽取一个 100 人的样本，那么就应该从本科、大专、中专的护士中分别随机抽取 10 人、30 人、60 人，合起来组成所需的样本。

分层抽样是建立在按标准分组和随机原则相结合的基础上，分层可以使层内具有均质性，然后在均质的各层内以随机方式抽出恰当的个体数。分层抽样时要注意选择分层用的指标特征与分层标志，应能使各层内的差异较小，层间差异较大。这样可使分层抽样得到的样本的抽样误差较小，对总体有较好的代表性，同时各层也可以分别得到独立的样本进行分析研究。分层抽样可以更好地保证样本对总体的代表性，适合于总体含量大、构成复杂、且内部差异明显的情况。

4. 整群抽样（cluster sampling）

整群抽样不是从总体中逐个随机抽取个体，也不是从每个层随机抽取个体，而是以群体为单位进行随机抽样，即抽样单位不是个体而是群体。具体地说，整群抽样是先把个体聚集成群，然后随机抽取其中的几个群，被抽到的群中所有个体组成样本。例如，在某市小学学生近视率的调查中，该市共有 80 所小学，20000 名在校生，要求调查 5000 名小学生。这时可采用以"学校"为群体，使用随机数字表或抽签的方法随机抽取 10 所学校，然后对抽到的 10 个学校的所有小学生进行调查。

整群抽样通常在以下情况下使用：一是由于时间和精力等原因，不能进行简单随机抽样和分层随机抽样。例如上例中如将 20000 名小学生统一进行编号，再用单纯随机的方法抽样，抽到的学生分散在各个小学中，调查起来很不方便，时间和精力耗费很大，不易进行；二是组成总体的个体不明确，无法获得总体中所有个体的名单。例如想研究某市老年人的健康状况，由于不能获得所有老年人的资料而无法事先编号进行随机抽样，这时比较合适的方法就是采用整群随机的方法抽取社区卫生服务中心，将其管辖下的所有老年人都纳入研究对象。整群抽样的优点是易于组织实施，容易控制调查质量，省时、省力、省钱，适于大规模调查。但当群组间差异较大时会增大抽样误差，所以在分群时应尽量使群体间的变异越小越好，即群间差异越小，抽取的群数越多时，样本的代表性就越好。

概率抽样是唯一能获得对总体具有代表性样本的方法。由于每个个体都有相等的机会被抽取，因此通过样本所得到的结果能很好地代表总体。其最大的缺点是它的不方便性和复杂性。除非总体被局限在一个很小的范围内，否则研究者要采用概率抽样的方法是很困难的。上述 4 种抽样方法中，单纯随机抽样是最基本的方法，也是其它抽样方法的基础。这 4 种抽样方法按抽样误差由小至大排列为：分层抽样＜系统抽样＜单纯随机抽样＜整群抽样。在实际调查研究中，具体选用哪种抽样方法要根据观察单位在调查总体中的分布特征而定。

上述的 4 种基本抽样方法都是通过一次抽样产生一个完整的样本，称为单阶段抽样。而在实际研究工作中，面临的总体常常非常大，情况复杂，分布面广，很难通过一次抽样产生完整的样本，因此，需要根据实际情况将整个抽样过程分为若干个阶段进行，将两种或几种抽样方法结合起来使用，比如多阶段分层整群抽样。

5. 多阶段抽样(multi‐stage sampling)

多阶段抽样是指在抽取样本时，分为两个或两个以上的阶段从总体中抽取样本的一种抽样方法。具体操作过程是第一阶段将总体分为若干个一级抽样单位，从中抽选若干个一级抽样单位入样；第二阶段将入样的每个一级单位分成若干个二级抽样单位，从入样的每个一级单位中各抽选若干个二级抽样单位入样……，依此类推，直到获得最终样本。一般来说，多阶段抽样常在整群抽样的基础上，再用适当的方法在抽出的群中继续抽样，直至抽出最终样本，这是大型调查时常用的一种抽样方法。在多阶段抽样中，各阶段的抽样单位是不同的，而后阶段的抽样都要具备一个前阶段抽出单位内、供本阶段抽样使用的具体名单或编号，即抽样框架。各阶段的抽样都要建立一个完整的抽样框架。从总体中先抽取范围较大的单元，称为一级抽样单元(例如乡、区)，再从一级单元中抽取范围较小的二级单元(如村、街道)，这就是两级抽样。还可依次再抽取范围更小的单元(如个人)，即为三级抽样。例如，调查某县高血压患病率，从全县 20 个乡中随机抽取 5 个乡，对这 5 个乡中的全部居民均作调查，这是整群抽样，也就是只做了单一阶段的抽样。如果再从已抽出的 5 个乡中分别随机抽取部分居民做调查，这就是二阶段抽样，这里的每个乡是一级抽样单位或初级抽样单位，每个居民成为二级抽样单位。例 8-15、例 8-16 和例 8-17 都是采用了二阶段抽样方法。推而广之，还可从已抽出的 5 个乡中，随机抽取若干个村，再从已抽取的若干个村中随机抽取部分居民做调查，这就是三阶段抽样，这里的乡、村和每个居民分别被称为一级、二级和三级抽样单位，例 8-18 就是采用了多阶段抽样方法。按照上述方法，还可做更多阶段的抽样。需要指出的是，多阶段抽样中，各阶段可以采用不同的抽样方法，也可采用同一种抽样方法，要视具体情况和要求而定。如例 8 - 17 采用了先分层再整群的抽样方法，即分层整群抽样方法。在多阶段抽样中，通过各种基本抽样方法的结合使用，以更好地保证样本的代表性。

在实际科研工作中，经常采用多阶段抽样的方法。首先，由于客观实际中存在着可供多阶段抽样使用的自然分段，如前例中的县—乡—村—居民；区—医院—科室—患者等；其次，从精确性来看，当样本含量一定后，多阶段抽样的观察单位在总体中比较分散，比抽取较大的整群准确性更高。同时，由于在各个阶段还可根据具体情况灵活选用不同的抽样方法，因而能够综合各种抽样方法的优点，提高样本的质量。因此，多阶段抽样特别适用于调查范围大、个体数目多、情况复杂的调查总体。但是，其缺点是由于在每一阶段的抽样中都有可能产生误差，增加了产生误差的机会，在实际应用中应尽量避免。

阅读链接 8 - 15　【实践研究】

某市某区小学生近视状况调查

内容：为掌握某市某区小学生近视的情况，2009 年 7 月—2009 年 12 月对某市某区的小学生进行一次专项调查。本次调查对象为某市某区小学生，欲调查 2000 名小学生。采用多阶段抽样的方法，先将 50 所小学进行编号，用单纯随机抽样的方法抽取出 10 所小学（第一阶段），然后根据各所小学中小学生人数占全市小学生人数的比例，再采用单纯随机抽样方法决定这 10 所小学中应再抽取多少名小学生进行研究（第二阶段）。

评论：例 8 - 15 采用的是二阶段随机抽样方法。采用该方法的主要原因是由于该区小学生的人数比较多，例如 5 万人，如果直接以小学生为单位进行随机取样，一方面编号工作非常困难，另一方面将抽到的编号和小学生进行一一对应的工作量也非常庞大，同时调查工作的组织比较困难，例如，可能每个小学都有抽到的学生，调查人员就要去 50 所小学调查，因此，该方法在实际工作中实施起来比较困难。而采用二阶段抽样方法，不仅实施方便，同时由于两次都是采取单纯随机抽样，基本可以保证样本具有代表性。

阅读链接 8 - 16　【实践研究】

某市三级甲等医院住院患者对护理服务满意度的调查

内容：为掌握某市三级甲等医院住院患者对护理服务的满意度的情况，2010 年 6 月—2010 年 11 月对某市三级甲等医院的住院患者进行一次专项调查。本次调查对象为该市三级甲等医院的住院患者，要调查 1000 名患者。采用二阶段抽样的方法，先将该市的 14 家三级甲等医院进行编号，用单纯随机抽样的方法抽取出 5 家医院（第一阶段），然后根据各医院的床位数比例分配样本量，确定每家医院所需调查患者数，每家医院随机抽取内外科各 3～5 个病区，妇产、五官各抽取 1 个病区进行调查（第二阶段），对所抽到病区的全部患者都进行调查（整群抽样）。

评论：例 8 - 16 采用的是二阶段整群抽样方法。和例 8 - 15 有所不同的是虽然都是进行了两次随机抽样，但本例中的最终调查对象是二级抽样单位的全部个体，这种方法适用于个体的变化比较大，不容易按照事先的编号再进行随机抽样的情况。例如，本例中的住院患者比起小学生来比较不稳定，不易编号后进行单纯随机抽样，比较实用的方法就是将抽到的病区的全部患者在同一时间段进行调查。

阅读链接 8 - 17　【实践研究】

某市校办食堂从业人员的健康状况的调查

内容：为掌握某市校办食堂从业人员的健康状况，2010 年 2 月—2010 年 7 月对某市大中小学校内设食堂从业人员的健康状况进行了一次专项调查。本次调查对象为某市城区内各级学校。采用分层整群抽样的方法，按照大、中、小学分别占到该市学校总数的 10%、40% 和 50%，随机抽取大、中、小学校分别为 5 家、20 家和 25 家，实际抽查的样本量为 50 家，抽到的 50 家学校内校办食堂的所有从业人员都接受调查。

评论：例 8 - 17 采用的是二阶段分层整群抽样方法。由于总体内各个样本并不具有均质性，即总体内包含着不同类型的学校，如果在抽样的过程中不先进行分层，可能在随机抽样的过程中不能保证比较均匀地抽到合乎数量的学校，例如，由于大学比较少，在随机抽样过程中可能就抽不到或仅能抽到 1～2 所大学，这样的样本就缺乏代表性。因此，先分层再整群抽样（分层整群抽样）的方法，保证了样本对总体的代表性。

阅读链接 8 - 18　【实践研究】

某市成人高血压患病率的调查分析

内容：探讨某市成人高血压的患病情况，分析其对护理工作的启示。采用多阶段抽样的方法，对某市的 18 个区进行编号，用抽签的方法随机抽取 3 个区。在每个抽中的区中，以同样的方法随机抽取 1 个街道，每个街道随机抽取 3 个居委会，每个居委会中以居民小组为基本调查单位进行整群抽样，在 2009 年 8 月—2009 年 12 月间，逐户对 16 岁及以上的家庭成员进行调查。

评论：例 8 - 18 采用了多阶段整群抽样方法。与例 8 - 15 的区别就在于例 8 - 15 用两次随机抽样就可以抽到调查单元，而例 8 - 18 需要经过多次随机抽样才能抽到调查单元，例如要经过区、街道、居委会、居民小组。

（三）非概率抽样

非概率抽样（non - probability sampling）是指抽样时没有采取随机抽样的方法，不是总体中的每一个研究个体都有机会被选择进入样本。非概率抽样在抽样的正确性和样本的代表性方面都不如概率抽样。但是许多专业包括护理专业仍较多地应用非概率抽样。非概率抽样主要有 4 种方法：方便抽样、定额抽样、目的抽样和滚雪球抽样。

1. 方便抽样（convenience sampling，accidental sampling）

方便抽样也称便利抽样或偶遇抽样，即从总体中选择最容易找到的人或物作为研究对象。例如，教师用本校的学生，临床护士调查本病区的患者等都是方便抽样。方便抽样的优点是方便、易行，能够节省时间和费用。其局限性是抽到的样本代表性差，抽样误差较大，是抽样方法中准确性和代表性最差的一种方法，应尽量避免使用。但有时由于各种条件的限制，在研究中只能采用这种方法，在分析结果时，应特别慎重地对待和处理各种研究数据。

2. 定额抽样（quota sampling）

定额抽样又称配额抽样，是指先将总体按某种或某些特征分成不同的层，然后依照每一层中个体数占总体的比例来抽取相应数目的个体构成样本的方法。例如，研究者欲调查某医院护士对专科护士角色的看法，准备抽取 100 人的样本，该医院护士共 1000 人，专业技术职称为初级、中级和高级的护士的人数分别占 70%、25%、5%，进行定额抽样时，可从初级、中级和高级职称的护士中分别按方便抽样方法，各抽取 70 人、25 人和 5 人，将抽出的对象合并组成研究样本。需要注意的是，定额抽样和概率抽样中的分层抽样比较相似，最大的区别就是分层后抽取样本个体的时候采用的方法不同，定额抽样依据方便抽样的原则抽取样本，而分层抽样采用的是随机取样法。

定额抽样是在方便抽样的基础上增加了分层配额的抽样策略，注重样本与总体在结构比例上的一致性，因此，定额抽样比方便抽样的代表性强，在一些临床研究中经常使用。

3. 目的抽样（purposive sampling）

目的抽样是指研究者根据自己的专业知识和经验以及对调查总体的了解，有意识地选择某些研究对象。这些研究对象对所要研究的问题非常了解，或者在研究对象中非常典型。例如，研究者欲进行有关专科护士应具备的能力的研究，计划使用专家访谈的方式来收集资料。研究者在仔细了解了数位专家的情况下，有目的地从中选择了几位专家进行了访谈，如对专科护理工作有长期实践经验的专科护士、专门从事专科护理教育和研究的专家等。此时所使用的方法就是目的抽样。目的抽样虽然没有采取随机的方法进行抽样，但是仍然有很强的实用性，如在质性研究中常常被用来作为抽取样本的方法。其缺点是没有客观的指标来判断所抽得的样本是否真正具有代表性。

4. 滚雪球抽样（snowball sampling）

滚雪球抽样也称为网络抽样（network sampling），指当研究者对总体人群的确切范围所知较少而又想了解他们的相关情况时，可以利用社会网络的优势和朋友间具有共性的特点来进行抽样。具体方法是：先访问具有代表性的某人，然后由被访问者推荐，再访问第二人，访问第二人后，由第二人推荐，再访问第三人，如此继续下去，像滚雪球一样，逐渐增加样本人数，从而达到研究目的。这种方法的误差较大，例如，那些不与人交往的或是刻意隐藏自己经历的人常常调查不到。但是滚雪球抽样在寻找某些特殊总体中的个体时非常有用，如吸毒者、酗酒者、艾滋病患者、同性恋者等，因为这些个体一般不愿意让人们了解他们，很难找到，如例 8-19。

> **阅读链接 8 - 19　【实践研究】**
>
> **某市男男性接触者艾滋病相关知识及危险行为调查**
>
> 　　内容：了解男男性接触者人群艾滋病相关知识知晓率和高危险行为，采用方便抽样法和滚雪球抽样法选择研究对象。具体的方法为采取同志网页宣传、同志者 QQ 群、酒吧活动宣传以及朋友介绍等形式，招募在某市居住的男男性接触者并自愿参与调查者 260 人。
>
> 　　评论：该研究中因为男男性接触者不容易找，因此研究者首先利用同志网页宣传、同志者 QQ 群和酒吧活动等形式采取便利抽样的方法找到一些研究对象，再通过这些研究对象的介绍接触到其他的研究对象，这些被介绍的研究对象可以继续介绍其他的研究对象，如此继续下去，像滚雪球一样找到合适的样本的抽样方法就是滚雪球抽样。

　　在护理研究中，如果研究条件允许，最好采用概率抽样方法，以使得研究的结果更具有代表性，即加强研究的外部效度(external validity)。非概率抽样在抽样的正确性和样本的代表性方面都不如概率抽样。但有时条件不许可，亦可考虑使用非概率抽样，但要警惕抽样误差对研究结果的影响，在分析数据和进行报告时要加以说明。

七、偏倚的控制

(一) 基本概念

　　在医学研究中，无论是非实验性研究还是实验性研究，研究者都必须采取必要措施保证研究结果的真实性、可靠性，也就是所说的研究的内部效度(internal validity)的问题。在研究过程中，由于受种种因素的影响，研究结果与真实情况间往往存在一定差异，有时甚至会得出错误的结论。导致这种差异的原因有两个：一个是随机误差，另一个就是系统误差。系统误差就是这里所说的偏倚。

　　随机误差(random error)又称为偶然误差(accidental error)，是指在随机抽样研究中，由于个体间差异所导致的样本值与总体值之间的误差，它是不可避免的。这是因为大多数研究不可能囊括所有符合条件的研究对象即研究总体，而只能涉及总体中的一个样本群体，由于个体的变异性，势必导致随机误差的发生。随机误差的分布是有规律的，呈正态分布，根据统计学原理可以进行估计。在抽样过程中可以通过采取适当的措施，如增加样本量、尽量采取分层抽样或系统抽样等方法减少随机误差，但无论如何都不能消除随机误差。

　　系统误差(systemic error)，即偏倚(bias)，是指在调查或测量时，由于某种确定的原因，使研究结果系统地偏离了真实情况。例如，实验方法不当、仪器不准、试剂未经校正、调查员凭主观意向询问、对调查内容理解错误、操作人员技术不熟练、未执行标准操作规程等原因可造成偏倚。与随机误差不同，偏倚是研究中可以克服的、也应当努力去克服的误差。偏倚的存在使得研究结果或高于真值或低于真值，因而具有方向性。在研究工作中定量地估计偏倚的大小很困难，而确定偏倚的方向却相对较容易。当偏倚使研究结果高于真值时，称之为正偏倚；反之，偏倚使研究结果低于真值时，则称之为负偏倚。

假设要确定某市男性成年人的平均体重，该市共有 500 万男性成年人口。研究者可以从该城市的所有成年男性中随机抽取 1000 名，测定其体重，用 1000 个测量值的平均值作为该市成年男性平均体重的估计值。如果在测量中使用了质量不过关的体重计，测量值不准确，每公斤比正常磅秤少 50 克，结果测量的体重估计值会偏低。这类即使增加测量人数也无法降低的误差即为系统误差，也就是偏倚。偏倚的存在将危害研究结果的真实性，如果在护理科研工作中不采取必要措施来控制偏倚，将会得到错误的结论，导致研究工作的失败。

在科学研究的各个阶段都可能出现由各种原因引起的偏倚。在医学研究中，偏倚按其在研究过程中出现的阶段，主要归纳为 3 种：选择性偏倚、信息性偏倚和混杂性偏倚。无论何种类型的偏倚，它们均属于系统误差。

（二）选择性偏倚（selection bias）

1. 选择性偏倚的概念与类型

选择性偏倚是指在对样本进行研究时，入选的研究对象与总体之间的某些特征具有较大的差别，导致样本不能代表总体，因而使样本的研究结果与总体真实值之间有差别。选择性偏倚常发生在研究设计阶段，在确定研究样本、选择对照组的过程中很容易产生，也可由于资料收集过程中研究对象的失访或无应答等情况造成。选择性偏倚通常可分为以下 4 种：入院率偏倚、诊断性偏倚、无应答偏倚和分组偏倚。

（1）入院率偏倚（admission rate bias）：也称伯克森偏倚（Berkson's bias），是指当利用医院就诊患者或住院患者作为研究对象时，由于入院率不同而导致的偏倚。不同疾病的患者在不同医院的就诊率或住院率是不相同的。这种差异可能与疾病的严重程度、患者就医的条件、人群对某一疾病危害的了解程度、医疗费用的支付方式、患者的经济条件、不同医院的专科特长、就诊方便程度以及对医院的信任程度等因素有关。例如，省级大医院的患者通常都是病情比较重，或者是比较复杂难治的患者，而社区医院的患者往往病情较轻或者处于疾病恢复期。

如果入院率不同，单纯用某一医院的病例做样本来做研究就不能代表该疾病患者的总体情况，就很难排除入院率偏倚。因此，在选择研究对象时，如果条件允许，应尽可能避免只选择单一医院的患者作为研究对象，从而降低入院率偏倚。在进行病例对照研究的时候，可选择多个医院的病例，如位于不同地区、能代表不同水平的若干个医院的病例作为病例组，同时选择相同时间、相同医院的非研究疾病的患者作为对照组或增设该地区的社会人群做外对照，以减少入院率偏倚。

（2）诊断性偏倚（diagnostic bias）：是指选择用做研究的病例，诊断不准确或纳入标准和排除标准不统一而引起的偏倚。因此在选择研究对象时，应有统一的纳入标准与排除标准，使每个经过标准选择的对象，其基本条件一致，再经分组后，两组研究对象才能保证具有较好的可比性，否则由于纳入标准不同，就不可能得到令人信服的结果。在制定纳入标准时，诊断问题特别重要，无论是病例组或对照组，诊断都必须确凿无疑。如诊断标准不严，则可能使疑似病例纳入研究组，使结果出现假象。诊断标准应注意采用世界卫生组织或全国统一标准，在无统一标准时，应结合参考文献、研究的实际条件以及其他卫生保健人员的意见后自行制订，并尽可能通过专家的认可。但在制订标准时，必须有明确的体征和检验指标为依据。一般来说，肿瘤及其他便于采集到组织或细胞标本者要以病理检查为诊断标准；手术治疗的疾病要求以手术所见与病理检查为诊断标准；感染性疾病要求以临床表现加病原学和血清学检查综合判断作为诊断标准，单凭临床表现不能作为诊断依据。

(3) 无应答偏倚(non-respondent bias)：指根据研究设计应予调查，但因各种原因拒绝回答问题的人或失访的人。一项研究的无应答者可能在某些重要特征或暴露因素上与应答者有所区别。如果无应答者超过一定比例，就会使研究结果产生偏倚，即无应答偏倚。

美国有项研究报告说明了无应答偏倚对研究结果的影响。该研究调查了美国西北部铁路职工冠心病的分布情况。研究者虽然采取了各项措施鼓励和要求全体职工参加，但只有73.6%的职员和58%的扳道工参与了研究。初步分析结果表明，职员冠心病现患率为43‰，扳道工的现患率为24‰，两者冠心病现患率的差别有统计学意义。6年后研究人员检查了上述研究对象的健康记录，包括已死亡者的死因，同时得到了当时参加和未参加这项研究的职工的健康资料。分析结果表明，职员和扳道工的冠心病现患率间并无差异。原来6年前检查时，部分患有冠心病的扳道工因害怕由于患病而被解雇，所以没有参加研究，从而导致当时扳道工的冠心病现患率低于职员的冠心病现患率。这种实际情况和调查结果之间的差别就是由于无应答偏倚所造成的。

造成研究对象无应答的原因是多方面的，如研究对象对疾病的认识不同、对健康关心的程度不同、对调查内容的感兴趣程度不同、身体健康状况的差异，或由于问题涉及个人隐私以及年龄、受教育程度等因素均影响研究对象的应答率。如在社区进行有关性传播疾病的调查时，有研究者报道在年龄大、受教育程度不高的人群中应答率比较低，城市居民应答率高于农村居民。

失访(loss to follow-up)也可以被看作是一种特殊的无应答。在治疗、护理或调查中，因研究对象未能按计划被随访，中途退出研究而造成研究样本的选择性偏倚。造成失访的原因主要有由于观察时间较长、研究对象不能坚持而退出研究、疗效不佳、副作用过大而停止治疗或因工作调动、搬迁等。

无应答是否造成偏倚，取决于无应答者在疾病暴露等方面的特征与应答者是否有区别。如果无应答者过多或两组间无应答者分布差异显著，则产生无应答偏倚。为了确定无应答偏倚的影响程度，应将应答者与无应答者主要暴露和结果的变量作比较。有研究曾采用邮寄问卷的方式调查呼吸科出院患者的吸烟情况，发现不吸烟者应答率明显高于吸烟者。不同疾病的应答偏倚也不一样，职业病应答率较好，而癌症、传染病(肝炎、结核)、慢性呼吸系统疾病、冠心病等应答率较低。若无应答者超过一定比例，将影响研究结果的真实性。因此，在研究过程中，为了保证研究结果的真实性，应保证一定的应答率。应答率＝(实际调查人数÷应调查人数)×100%。一般应答率应达到90%以上，如果应答率低于70%，则偏倚较大。在研究过程中，如果发现某一组研究对象的应答率特别低，应作专项分析，查明原因。

(4) 分组偏倚(misclassification bias)：指进入研究队列(实验组)的研究对象，与整体情况存在差别，特别是在健康情况上与对照组有明显的差异，称为分组偏倚。例如，在一项关于冠心病的预防研究中,招募志愿者作为实验组参与该项研究,同期观察一些非志愿者作为对照。得出的初步结论是实验组比对照组更能较好地预防冠心病的发生。经过分析后发现,志愿者本身就有较好的健康状况,非常关注自己的身体健康,在注意身体锻炼、低胆固醇饮食等方面均优于非志愿者,而非志愿者则多为健康状况较差、患各种慢性病的人,此时所出现的偏倚就是分组偏倚。因此,在研究中应尽量避免某种对研究结果有影响的因素在实验组和对照组之间不一致,否则就会产生分组偏倚。

2.选择性偏倚的控制方法

(1)科研设计严谨。在现况研究中,应严格按照随机化原则进行抽样,样本的情况应与所来自总体的特征基本一致;在病例对照研究中,病例组一般选择新发、确诊的病例,对照组除未患所研究的疾病及相关疾病外,其他方面与病例组要有可比性;在队列研究中,暴露组和对照组的基本特征应与所代表的总体特征一致;在实验性研究中,应严格按照随机原则分组,使各组除研究因素外,其他基本特征均衡、可比。

无论是何种类型的研究,在研究设计阶段对研究对象的纳入与排除都必须有严格、明确的标准,这样才能使研究对象较好地代表其总体。例如,在研究某药物治疗压疮的疗效观察中,有关研究对象的纳入标准必须严格确定压疮的部位、局部组织的损害程度、患者的年龄范围等,否则会影响结果的分析。制定明确的纳入与排除标准也有利于其他研究者在不同地区、不同的时间里,按此标准进行重复性验证。

(2)设立多组对照。在医院中选择研究对象虽然易产生入院率偏倚,但由于方便、易行、应答率高等优点,在实际研究工作中常常采用。为了避免产生偏倚,最好设立两个或多个对照组,其中之一来自一般人群,其它来自医院,这样既可代表社区一般人群,又能代表医院内不同类型的患者,然后进行两组基线比较,以判断有无选择性偏倚,以便得出更可靠的结论。

(3)提高应答率。在研究中,如果能随访全部的研究对象或获得尽可能高的应答率,就可以减少选择性偏倚。因此,研究者应注意在研究时采取相应的措施,尽量取得与研究对象的合作,提高研究对象的依从性,以减少研究对象的无应答、失访或中途退出等情况发生。一些提高应答率的措施包括:做好研究的组织和宣传工作,向研究对象介绍研究的意义;选择简便、易行的调查方法;对调查内容中的敏感问题应尽量设计好,问卷的设计不能过于繁杂冗长,不要设计难以明确回答的条目等;可送一些小礼物或免费提供简单的身体检查如测量血压、称体重等以提高应答率。对研究中由于研究时间长、研究的范围广或涉及对象多,难以避免的无应答偏倚,要对无应答者无应答的原因进行分析,针对原因采取补救措施,努力争取按原设计获得研究对象的资料。

(三)信息性偏倚(information bias)

1.信息性偏倚的概念与类型

信息性偏倚又称为观察性偏倚(observation bias),常发生于研究实施阶段,指研究中有关研究对象的或来自于研究对象的信息是错误的,因而产生系统误差。信息性偏倚在各种类型的研究中均可发生,可来自于研究对象、研究者本身,也可来自于用于测量的仪器、设备和方法等。本类偏倚可分为下列 4 种:回忆偏倚、诊断怀疑偏倚、报告偏倚和测量偏倚。

（1）回忆偏倚（recall bias）：是指研究对象在回忆过去发生的事件或经历时，由于记忆失真或记忆不完整，其准确性、可靠性存在系统误差所产生的偏倚。这类偏倚最常发生于病例对照研究中。如病例组可能对某种病因或影响因素有一定的了解，而有利于或促进他们回忆，而对照组未患有相应的疾病，不了解这些因素，回忆也不够积极，在此情况下就容易产生回忆偏倚。例如，采用病例对照研究方法研究婴儿出生缺陷与哪些因素相关，需要分娩结束后的母亲进行怀孕过程中某些特殊事件的回忆以获得有关信息。一般认为生育了严重出生缺陷婴儿的母亲能够准确地回忆出怀孕早期的许多暴露情况，如服用非处方药物或有发烧经历，因为她所经历的不良妊娠结果对母亲产生了刺激，促使她努力思考可能的影响因素。但是生育了正常婴儿的母亲未受到不良妊娠结局的刺激，不会努力回忆怀孕过程中的一些有可能相关的事件，最终则可能造成两组回忆信息的偏倚。

研究者如果采用病历资料进行回顾性调查，要考虑到这种资料可能与研究者所设计收集的资料有一定的差异，可能会有某些研究项目在病历资料中没有记载，造成缺项的出现，此时研究者就要考虑回忆偏倚对研究结果准确性的影响。

（2）诊断怀疑偏倚（diagnostic suspicion bias）：指研究者事先已知研究对象的某些情况，以一种主观偏见或愿望在诊断过程中去搜索某种结果，使研究结果出现偏倚。这类偏倚常发生在前瞻性队列研究中，由于研究者事先了解研究对象研究因素的暴露情况，怀疑其已患病或在主观上倾向于应该出现某种阳性结果，因此在做诊断或分析时，倾向于自己的判断。例如，在一项研究口服避孕药与下肢血栓性静脉炎关系的队列研究中，研究者最初设定的科研假设是口服避孕药可以增加下肢血栓性静脉炎的发生率。因此，研究者对服用口服避孕药的妇女认真地查体，仔细而频繁地寻求静脉炎的依据，最终使更多的病例被发现；而对于未服用避孕药的妇女检查则相对马虎，这样做的结果可能导致研究结果产生偏倚。这类偏倚也可发生于研究对象。如研究对象已知自己暴露于研究因素的情况或了解研究的目的，其主观因素可对研究结果造成影响。例如，调查者采用队列研究评价吸烟对发生肺气肿的作用。对于肺气肿这样一种经常被漏诊的疾病，在吸烟者中往往比未吸烟者中有更大的可能被发现。吸烟者因为考虑到吸烟的危害，所以可能更全面地进行呼吸系统疾病的检查，结果在非吸烟者中肺气肿更经常被漏诊。因此，即使吸烟并不导致肺气肿，吸烟者仍然似乎比非吸烟者的肺气肿发病率更高，因而产生了偏倚。

（3）报告偏倚（reporting bias）：指研究对象因主观因素的原因对主观症状的判断不统一以及有意地夸大或缩小某些信息，此时所发生的系统误差就是报告偏倚。被调查者的行为和态度对研究结果的影响很大。如研究的评定指标是以被调查者的主诉症状为指标，则很容易受被调查者主观因素的影响而发生报告偏倚。例如，在调查建筑噪音对人群健康的影响时，被调查者可能会夸大自身的某些生理症状，以便去除住宅周围的建筑噪音。再如，在中学生中调查其吸烟史时，有可能大部分中学生因害怕遭到学校、家长的指责，而有意隐瞒其吸烟行为。对某些职业人群进行健康调查时，如果调查的问题涉及劳保、福利等，被调查者可能会夸大某些职业危害对其的影响；如果调查的问题涉及某些患病信息，一些研究对象可能会为能继续从事该工作而故意压缩这些信息。

（4）测量偏倚（measurement bias）：指对研究所需数据进行调查或测量时产生的系统误

差。如所使用的仪器、设备校正不准确，试剂不符合要求，测定方法的标准或程序不统一，分析、测试的条件不一致，以及操作人员的技术不熟练，实验组与对照组在调查中的评定标准不统一等原因，均可导致测量结果的不准确，使测量结果偏离真值。此外，调查所用的调查表设计的科学性、记录的完整性、调查人员的认真程度以及收集资料的技巧、态度等等，均可影响所收集信息的准确性，从而产生测量偏倚。

2. 信息性偏倚的控制方法

（1）使用盲法（blind method）：在研究中，由于研究者和研究对象都易受到心理因素的影响，容易出现先入为主或思维定势，引起信息性偏倚。使用盲法是避免研究者和研究对象发生信息性偏倚最有效的方法。盲法又分为单盲法和双盲法。单盲法为仅研究者知道研究对象的分组情况，接受的什么处理，研究对象自身并不清楚，从而可以避免研究对象主诉病情时所致的报告偏倚，但仍未避免来自研究者的偏倚。双盲法则是指研究者和研究对象均不知道研究对象属于哪个组以及接受的是什么处理措施。双盲法可降低受试者主诉病情时所产生的报告偏倚和研究者作评价时所产生的诊断怀疑偏倚，因此，应尽量采用。

（2）适当扩展资料收集的范围：在收集资料时还可以有意识地将调查范围扩展一些，如在询问时可同时收集一些与调查内容无关的变量（虚变量）来分散调查人员与被调查者的注意力，以减少主观因素对信息准确性的影响。如在调查维生素 A 的摄入与肺癌的关系时，可在调查表中加入其他维生素的服用情况以及各种蔬菜、食品的摄入情况等。这种方法在不能应用盲法收集信息的研究中特别适用。

（3）尽量使用客观的指标：如果在研究中使用盲法收集资料有一定困难，则应尽量使用客观的指标，以避免研究者和研究对象人为地偏倚。如应尽可能利用实验室检查结果、查阅研究对象的诊疗护理记录或健康体检记录等作为调查信息的来源。在问卷调查法是唯一的收集资料的方法时，研究者应尽量采用封闭式问题来获取信息。

（4）制定严格的资料收集和质量控制方法：研究中使用的仪器、设备应提前做好质量检测和标定；试剂、药剂应符合测试要求；要设计科学、统一的调查表；对调查人员要进行统一的培训，使其了解调查项目或调查内容的含义，统一标准和调查方法，以科学的态度进行资料的收集；对研究对象要做好宣传组织工作，以取得研究对象的密切合作，如实、客观地提供拟获取的信息。

（四）混杂性偏倚（confounding bias）

1. 混杂性偏倚的概念

混杂性偏倚是指在研究过程中，由于一个或多个潜在因素（即混杂因素，外变量）的影响，缩小或夸大了研究因素与疾病（或事件）之间的联系，从而使两者之间的真正联系被错误地估计，此时出现的偏倚即为混杂性偏倚。常见的混杂因素有年龄、性别、社会经济状况、婚姻状况、服药的持续时间与剂量、依从性、疾病的严重程度等。混杂因素只有在比较的两组间分布不均，而且可以影响结果的情况下才能起到混杂作用，产生混杂性偏倚。如在吸烟与肺癌关系的病例对照研究中，年龄就是混杂因素。如果病例组和对照组间年龄分布不均衡，吸烟组老年人多或非吸烟组老年人多，则有可能夸大或缩小吸烟与肺癌的关系。

2. 混杂性偏倚的控制方法

（1）随机化（randomization）：指将研究对象随机分配到各个研究组中，常用于临床实验性研究。随机分配的目的是使混杂因素均衡分布在各研究组中。随机化分组分为简单随机分组和分层随机分组两种。简单随机分组是将研究对象直接按照随机化分配的原则进行分组，这种分配方法适合在对混杂因素了解不够充分的条件下使用。分层随机分组是根据拟控制的混杂因素预先将研究对象分层，然后再将每一层的研究对象随机分配在各组中，这种方法适合在对主要混杂因素充分了解的条件下应用。

(2) 限制(restriction)：限制是对各比较组研究对象的入选条件加以限制。虽然我们希望实验组和对照组在进行比较时，除了处理因素外的其他因素均应均衡，但在实际的临床研究中往往很难做到。补救的办法就是针对某些可能的混杂因素，在设计研究对象的入选条件时就加以限制。如研究年龄对心肌梗死患者预后的影响，性别和并发症都可能是混杂因素，此时研究者可限制研究对象为男性患者，无并发症，从而在某种程度上控制偏倚。但需注意的是，如果严格限制研究对象，则会影响研究对象的代表性，使研究结果在一般人群中的外推性受到限制。

(3) 匹配(matching)：又称配对，是一种常用的避免混杂性偏倚的重要方法。它是指在为确定的研究对象选择对照时，使对照能够针对一个或多个潜在的混杂因素与确定的研究对象相同或接近，从而消除混杂因素对研究结果的影响。配对可使两组研究对象的特点保持相对的一致性，以增强实验结果的可比性。配对在非实验性研究和类实验性研究设计中均可应用。配对时常考虑匹配性别、年龄、疾病类型等因素，其他因素如暴露的期限、疾病的发展阶段、疾病的严重程度、以前的治疗方式等也可加以配对。配对时须注意：① 不能将要研究的因素进行配对；② 配对项目不宜太多，项目越多越难找到合乎条件的对照组，而且所匹配的因素愈多，丢失的信息也愈多。一般认为，只匹配主要的或明显的混杂因素即可。最常用的是 1∶1配对，即一个病例对应一个对照。

(4) 分层分析(stratification analysis)：是一种常用的检出和控制混杂因素的重要方法，它是指将研究资料按照某些影响因素分成若干层后进行分析。分层分析需要研究者对混杂因素有一定的了解，如知道年龄是一个混杂因素，研究者可按不同的年龄段进行分层，分层后，按分层进行统计分析，得出的结论是不同层次的比较，每层内实验组和对照组的无关变量分布均匀，这样使结论更客观、可靠。

(5) 多因素分析(multivariate analysis)：当样本量不够大，不足以分层分析时，或考虑多种因素对疾病的综合作用时，用多因素分析可在一定程度上控制混杂因素的影响。如在研究带教护士和非带教护士的工作倦怠时，可将工作年限这个混杂因素作为协变量，进行协方差分析，以探讨排除工作年限的干扰之后，带教护士和非带教护士的工作倦怠得分有无差异。在多因素分析时，处理因素和混杂因素都作为研究变量进行分析，分别估计各研究因素对疾病发生作用的大小。如研究性别因素对心肌梗死患者预后的影响，通过建立 Cox 回归模型，发现男女在心肌梗死急性期预后上存在明显差异(处理因素)，同时年龄因素和急性期心律失常(混杂因素)对两性有不同的预后影响作用，这两个因素对男性心肌梗死患者急性期预后影响更为明显。常用多因素分析法有偏相关分析、协方差分析、多元线性回归模型、Logistic 回归模型、Cox 模型和对数线性模型(log - linear model)。

第二节　收集资料的方法

收集资料是整个科研过程中最重要与最关键的环节之一，是指经过周密的科研设计后，通过不同方法从研究对象处获取资料与数据的过程。资料收集工作非常重要，它直接关系到数据和信息的可靠性和准确性，对研究结果的科学性与真实性有着非常重要的影响。因此，及时、准确、科学、完整地收集原始资料与数据信息是科学研究的前提与基础，研究者应严格按照科研设计的方法进行资料的采集和积累。

一、收集资料的主要方法

（一）问卷调查法

问卷调查法（questionnaire）是科学研究中最常用的方法之一。它是有目的、有计划、有系统地搜集有关研究对象现实情况或历史状况的方法。调查方法是科学研究中常用的基本研究方法，它综合运用历史法、观察法等方法以及谈话、问卷、个案研究、测验等科学方式，对研究问题进行有计划、周密和系统的了解，并对调查搜集到的大量资料进行分析、综合、比较、归纳，从而为人们提供规律性的知识。调查法中最常用的是问卷调查法，它以书面提出问题的方式收集资料，调查者就调查目的和项目编制成表格，分发或邮寄给研究对象，请其填写答案，然后回收整理、统计和分析。

运用问卷法进行研究时，使用的是经过严格设计的、具有固定结构的问卷，因此，结构化程度较高，避免了研究的盲目性和主观性。问卷法的另一特点是能在较短的时间内收集到大量资料。此外，由于问题和答案都预先进行了操作化和标准化设计，因此，所得资料也便于进行定量分析。问卷法在护理学的研究中被广泛应用。常用的问卷包括公认的量表和研究者根据调查目的自行设计的问卷。

1. 公认的量表

量表（scale）是由一组封闭式问题组成的、以评价和衡量人们态度、观点、立场或行为的用于收集资料的一种测量工具。全部陈述或项目都按照一定的结构顺序来安排，反映所测量的概念或态度等的程度。量表包括参照点和单位两个基本要素。

1）参照点

参照点是计量的起点，使结果能相互比较。如果参照点不同，测量结果的意义就完全不同，也就失去了可以比较的共同基础，是判断研究结果的依据。参照点又可以包括绝对参照点和人为确定的参照点，也就是相对参照点。理想的参照点是绝对零点，因为意义明确，固定不变，易于比较，如在疼痛程度评定量表中，0 作为绝对零点，表示没有疼痛，10 表示剧烈、难以忍受的疼痛，可在例 8 - 1 中标示疼痛值位置。但在护理学研究中很多是相对参照点，是人为确定的，不同的量表根据编制者目的不同，有不同的标准，如焦虑自评量表（self - rating anxiety scale，SAS），包括 20 个条目，其中 15 个条目采用负性词语陈述，选项中"没有或很少时间有"计 1 分，"有时有"计 2 分，"大部分时间有"计 3 分，"绝大部分或全部时间都有"计 4 分；其余 5 个条目按照正性词语陈述，按"4—1"顺序反向计分。20 个条目得分相加，得到粗分，再乘以 1.25 取整数得到标准分，按照中国常模测量结果，以 SAS 标准分 50 分为界，高于 50 分表示存在不同程度的焦虑，而这 50 分，就是该量表的相对参照点。所以，不同测量工具间的结果不能直接比较。

【例 8-1】疼痛程度评定量表

下图中 0～10 表示您感受到的疼痛程度，其中 0 表示无痛，10 表示剧烈、难以忍受的疼痛，请标示目前您感受到的疼痛位置。

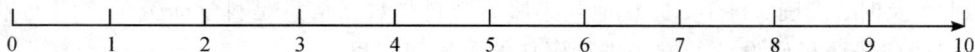

```
0   1   2   3   4   5   6   7   8   9   10
```

2）单位

单位（unit）是计量事物某种属性标准量的名称。单位多种多样，理想单位应当具备两个条件：一是有确定的意义，即对同一单位，所有人的理解都相同，是公认的标准，如护理研究中涉及的生物医学测量中的定量指标和定性指标；二是每个单位是等值的，即相邻的两个单位之间的距离是相等的，如 Likert 量表中的评分，如果是以分制计算的评价结果，如 1 分制、2 分制、3 分制等，同时还可通过计算总分或均分比较结果，每个答案间的距离都是等距的。然而，在护理学研究中很难找到能够同时满足这两个条件的单位。首先，在护理学测量中没有确定意义的单位。很多量表以分为单位，但很难说清一分的价值。另外，两个相邻单位之间的距离很难相等。如护理满意度测量中以分为单位，但每个选项间患者体验其重要性的程度是不相同的或者说每一分不等值，满意度从 90 分提高到 95 分比由 70 分提高 75 分的难度要大得多。

阅读链接 8-20 【知识拓展】

Likert 条目及量表

Likert 条目的选项是对事物或事件的双向、对称评价，包括同意、评价和频度方面的评定。Likert 条目组成的量表为 Likert 量表（Likert rating scales），是由一组句子组成，测量人们对某一主题的态度看法或某些行为的发生频率，是最常用的评定量表，以心理学家 Rensis Likert 的姓命名。Likert 量表一般由 10～20 个项目组成，这组条目答案的选择性一般可有 4 个、5 个、7 个，以五个选项多见，当选项数目为奇数时，有中间不表明态度选项；若为偶数，没有中间选项，研究对象一定要表明倾向。

---

2. 自设的问卷

调查问卷一般包括前言、调查对象的一般资料、事实性问题和态度性问题等内容。问卷的结构一般包括标题、指导语、正文等几个部分阅读链接 8-21。标题是对整个问卷的概括性表述，要用精练准确的语言反映问卷的目的和内容。指导语主要说明调查的目的和潜在价值、对调查者承诺保密以及提出回答问题的基本要求等。问卷的正文是问卷的中心部分，除调查对象必要的一般情况外，其余问题都是调查者要了解的重要问题，还有问卷在最后会增加一项就问卷本身征询受调查者意见的内容。

阅读链接 8 - 21　【实践研究】

住院患者护理工作满意度调查问卷(节选部分)

尊敬的患者朋友:

您好!

为了了解您对住院期间护理工作的评价及满意程度,以促进医院护理服务质量的提高,请您花费大约 10 分钟的宝贵时间,协助我们在每项调查内容后面对应的评价选项中打"√"。此问卷将采用不记名方式进行调查,不会影响您在院的治疗与护理,您提供的信息将严格保密。谢谢您对护理工作的支持与协助!

1.入院时,护士是否为您介绍了床头呼叫器的使用方法

A 是　　　　B 否

2.入院时,护士是否向您介绍了住院期间各项注意事项(如财物保管、安全通道、禁烟、禁用吊起等)

A 是　　　　B 否

3.当您有疑问或困难时,护士愿意主动回答或帮助您设法解决

A 是　　　　B 否

4.……

3. 问卷调查法的实施

1) 现场问卷法(on - spot questionnaire)

调查者面对面发放问卷。先由调查者向研究对象说明研究的目的和填写问卷的要求,然后由研究对象自己填写,问卷当场回收。也可把研究对象组织起来,同时填写问卷。对因文化程度低或视力障碍等无法填写问卷者,可由调查员向被调查者阅读题目,根据调查对象的口头回答,由调查员代填,并对被调查者再次确认和核实。现场发放问卷法一般应答率和问卷回收率均较高。

2) 邮寄问卷法(mailed questionnaire)

邮寄法是通过邮寄问卷的方式进行调查。对一定时间内尚未收回问卷的被调查者,可采取再次寄信,同时再寄一份问卷。邮寄法发放的问卷范围广、效率高,但邮寄法的回收率过低,常需重复邮寄。

3) 电话法(telephone questionnaire)

通过给被调查者打电话的方式,由调查员逐一向被调查者阅读题目,由被调查者根据实际情况回答,由调查员代填。使用这种方法的应答率较高,但花费较大,同时,还应注意由于技术手段的限制导致的资料收集中的样本偏态。

4) 网络问卷法(online survey)

又称在线调查,是指通过互联网及其调查系统把传统的调查、分析方法在线化、智能化,研究对象利用网络平台填写问卷。如目前国际应用较多的网络调查软件有 Survey - Monkey(http://www.surveymonkey.com/),创建于 1999 年,用户可以根据网站提供的问卷设计指南,在线设计适合自身研究的问卷。相对于其他调查方法,网络调查不需要在

研究中逐个调查研究对象，具有省时、省力的优点。但是该类资料收集方法对研究对象的网络信息应用能力往往要求较高。

4. 问卷调查法的优缺点

1）优点

（1）问卷调查法在人力、物力、财力及时间的投入方面相对较小，省时、省力、省钱，时间灵活，效率高。问卷可以当场发给被调查者，也可以通过邮寄或者网络实现对远距离多方面的调查对象进行调查，既能获得大量信息，又能节省时间和经费。

（2）问卷调查法无需被调查者署名，回答的隐秘性较强，可以充分尊重研究对象的个人隐私，有利于人们反映自己的真实情况，便于调查对象的配合；

（3）调查者和被调查者无须面对面接触，具有一定的回避效果。问卷调查一般不署名，被试回答没有更多的心理负担，容易获得被试的支持，易获得比较客观的结果。

（4）问卷调查所得到的原始资料很容易转换成数字，便于用计算机进行处理和定量分析，便于对调查结果进行统计分析。

2）缺点

（1）不适合文化程度低或有理解障碍的人。

（2）难以保证回收率，回收率较低，会影响其代表性。

（3）会出现调查对象不认真，导致调查结果不可靠。如被调查者并非独自作答，而是询问或与别人共同完成；或有些被调查者可能受其他因素影响，隐瞒自己的真实情况，因揣摩他人或自己理想以及期望中想让他人知道的结果而回避事实；或由于问卷本身设计质量较差，影响资料的真实性和科学性。

（二）访谈法

访谈法（interview）是研究者通过与研究对象进行口头交谈，了解和收集其特征和行为数据资料的一种研究方法。访谈法是一种口头形式的自陈法，常用于收集较深入的资料，是护理学研究中被广泛使用的一种收集资料的方法，特别是在定性研究中使用得更为深入与多样。

1. 访谈法的优缺点

1）优点

（1）灵活：① 访谈调查是调查员根据调查的需要，以口头形式，向被调查者提出有关问题，通过被调查者的答复来收集客观事实材料，这种调查方式灵活多样，方便可行，可以按照研究的需要，向不同类型的人了解不同类型的材料；② 访谈调查是调查员与被调查对象双方交流、双向沟通的过程。这种方式具有较大的弹性，调查员在事先设计调查问题时，根据一般情况和主观想法制定访谈提纲，在访谈中，根据被调查对象的反应，对调查问题作调整或展开。如果被调查者不理解问题，可以提出询问，要求解释；如果调查员发现被调查对象误解问题，也可以适时地解说或引导。

（2）准确：① 访谈调查是调查员与被调查者直接进行交流，可以通过调查员的努力，使被调查者消除顾虑，放松心情，作周密思考后再回答问题，提高了调查材料的真实性和可靠性；② 访谈调查中调查员事先确定了访谈现场，可适当控制访谈环境，避免其他因素的干扰，灵活安排访谈时间和内容，控制提问的次序和谈话节奏，把握访谈过程的主动权，有利于被访者更客观地回答访谈问题；③ 由于访谈流程速度较快，被调查者在回答问题时，常常无法进行长时间的思考，因此，获得回答往往是被调查者自发性的反应，这种回答较真实、可靠，很少掩饰或作假；④ 由于访谈常常是面对面的交谈，拒绝回答者较少，回答率较高，即使被调查者拒绝回答某些问题，也可大致了解其对此问题的态度。

（3）深入：① 访谈中调查员与被调查者直接交往或通过电话、上网间接交往，可以适当解说、引导，收集的信息比较深入；② 在面对面的谈话过程中，调查员不但要收集被调查者回答的信息，还可以观察被调查者的动作、表情等非言语行为，以此鉴别回答内容的真伪以及被调查对象的心理状态。

2）缺点

（1）成本较高，访谈调查常采用面对面的个别访问，面对面的交流须寻找被调查者，路途消耗时间往往超过访谈时间，调查中还会发生数访不遇或拒访，因此，耗费时间和精力较多；另外，较大规模的访谈常常需要训练大量的访谈人员，使费用支出大大地增加。与问卷相比，访谈要付出更多的时间、人力和物力。由于访谈调查费用大、耗时多，故难以大规模进行，一般访谈调查样本较小。

（2）缺乏隐秘性，由于访谈调查要求被调查者当面作答，使被调查者感觉到缺乏隐秘性，而产生顾虑，尤其对一些敏感问题，往往会使被调查者回避或不作真实的回答。

（3）受访谈者的影响大，由于访谈调查是研究者单独的调查方式，不同调查员的特征，可能引起被调查者不同的心理反应，从而影响回答；访谈双方往往是陌生人，也容易使被调查者产生不信任感，以致影响访谈结果；另外，调查员的价值观、态度、谈话的水平都会影响被调查者，造成访谈结果的偏差。

（4）记录困难，访谈调查是访谈双方进行的语言交流，如果调查者不同意现场录音，对调查员的笔录速度要求很高，易导致信息遗漏。

（5）结果处理难，访谈调查有灵活的一面，但同时也增加了调查过程的随意性。不同的被调查者回答多种多样，缺乏统一答案，对访谈结果的处理和分析比较复杂，增加了定量分析难度。

2. 访谈法的类型

依据不同的分类标准，访谈调查法可以分为多种类型。

1）以调查员对访谈的控制程度划分

（1）结构式访谈。结构性访谈（structured interview）也称标准式访谈，由调查员按事先设计好的访谈提纲，依次向被调查者提问，并要求被调查者按规定标准进行回答。访谈严格按照预先拟定的计划进行，最显著的特点是访谈提纲的标准化，可以把调查过程的随意性控制到最小限度，能比较完整地收集到研究所需的资料。这类访谈有统一设计的调查表或访谈问卷，访谈内容在计划中做了周密的安排。访谈计划通常包括：访谈的具体程序、分类方式、问题、提问方式、记录表格等。由于结构性访谈采用共同的标准程序，信息指向明确，谈话误差小，故能以样本推断总体，便于对不同对象的回答进行比较、分析。这种访谈常用于正式、较大范围的调查。

（2）非结构式访谈。非结构性访谈（unstructured interview）也称自由式访谈。非结构性访谈事先不制定完整的调查问卷和详细的访谈提纲，也不规定标准的访谈程序，而是由调查员按一个粗线条的访谈提纲或某一个主题，与被调查者交谈。访谈相对自由、随便、较有弹性，能根据访谈员的需要灵活地转换话题，变换提问方式和顺序，追问重要线索。所以，资料收集得深入和丰富。通常质性研究常采用非结构性访谈。

(3) 半结构式访谈。半结构性访谈(semi-structured interview)介于结构性访谈和非结构性访谈之间。在半结构性访谈中，有调查表或访谈问卷，有结构性访谈的严谨和标准化的题目，访谈员虽然对访谈结构有一定控制，但给被调查者留有较大的表达自己观点和意见的空间。访谈员事先拟定的访谈提纲，可以根据访谈进程随时进行调整。质性研究初期多运用非结构性访谈，以了解被访者关注的问题和态度，随着研究的深入，逐渐进行半结构性访谈，对以前访谈中的重要问题和疑问作进一步的提问和追问。半结构性访谈兼有结构性访谈和非结构性访谈的优点，它既可以避免结构性访谈灵活性的缺乏，难以对问题进行深入探讨等局限，也可以避免非结构性访谈的费时、费力，难以作定量分析等缺陷。

2) 以调查对象数量划分

(1) 个别访谈。个别访谈(individual interview)是访谈调查中最常见的形式。它是指访谈员对每一个被调查者逐一进行的单独访谈。优点是访谈员和被访者直接接触，可以得到真实可靠的材料，有利于被访者详细、真实地表达其看法，访谈员与被访者有更多的交流机会，被访者更易受到重视，安全感更强，访谈内容更易深入。

(2) 集体访谈。集体访谈(focus group interview)也称为团体访谈或座谈，是由一名或数名访谈员亲自召集一些调查对象就访谈员需要调查的内容征求意见的调查方式。集体访谈是调查研究中一种很好的方法，通过集体座谈的方式进行调查，可以集思广益，互相启发，互相探讨，而且能在较短的时间里收集到较广泛和全面的信息。集体访谈要求访谈员有较熟练的访谈能力和组织会议的能力。一般需要准备访谈提纲，如果在会前，将调查的目的、内容等通知被调查者，访谈结果往往更加理想。参加座谈会的人员要有代表性，一般不超过十人。访谈员要使座谈会现场保持轻松的气氛，这样有利于被调查者畅所欲言。如果讨论中发生争论，要支持争论下去；如果争论与主题无关，要及时引导到问题中心上来。主持人一般不参加争论，以免堵塞与会者的思路。另外，还要做好详细的座谈记录。由于在集体访谈中匿名性较差，涉及个人私密的内容不易采用此访谈方式。

(三) 生物医学测量法

1. 生物医学测量法的概念

生物医学测量法(biophysiological measures)是指借助相应的仪器设备和技术来测量数据，获取研究资料的方法。护理学研究中常用来测量的指标包括：① 机体指标：通过体检、生理指标的测量直接从生物体测得结果，例如脉搏、血压的测量，心电图测量，指尖血氧饱和度测定等；② 实验室指标：采取标本后进行实验室检验，包括生理学方法、生化学方法、免疫学方法、组织细胞学法等，例如血气分析指标的测定、细菌菌落计数、生物活检进行病理检查等。

2. 生物医学测量法的优缺点

1) 优点

生物医学测量法在使用经校准的仪器、规范的测量程序和方法的前提下，所测得的结果客观、精确，受主观因素影响小，所得结果可信度和科学性较高。

2）缺点

（1）生物医学测量法需具备一定的仪器、设备、技术、经费等条件。

（2）在护理研究中，很多是主观性指标，如心理、社会学方面的资料，难以通过生物医学测量法获得。

（3）有些生物医学测量法是有创性的，可能给研究对象带来身体上的痛苦或损伤，从而受到伦理的限制，无法在研究中实施。

阅读链接 8－22　【案例分享】

生物医学测量法举例

题目：加温输液对剖宫产患者在手术期间体温的影响

目的：研究加温输液对剖宫产患者在手术期间体温的影响。

方法：将 300 例择期剖宫产患者分为加温输液组（A 组）和室温输液组（B 组），每组各 150 例。手术期间 A 组使用加温输液器输入平衡盐溶液，B 组则进行普通输液法输入平衡盐溶液。比较两组患者手术情况，输液后 90min、120min 肛温情况及术中寒战发生情况。

结果：两组患者手术时间及输液时间差异均无统计学意义（$P>0.05$）；B 组开始输液后 90min、120min 肛温较基础值和 A 组明显降低（$P<0.05$），A 组寒战发生率（13%）明显低于 B 组（43%），差异有统计学意义（$P<0.05$）。

结论：加温输液能有效防止剖宫产手术患者在手术期体温降低，并减少寒战的发生。

（四）档案记录法

档案记录法多采用收集医院、学校、行政管理部门等机构的有关记录和档案资料（pre－existing document），如患者病历、各种护理记录或医疗记录、患者住院费用结算清单等档案资料中的有效信息，收集研究资料的一种方法。此方法常用于回顾性研究中，近年来也被护理研究者大量采用。该方法的优点在于比较经济，无需研究对象合作，无应答偏差。缺点在于资料的完整性会影响研究结果，同时还可能涉及伦理问题。

（五）观察法

观察法（observation）是指研究者根据一定的研究目的、研究提纲或观察表，用自己的眼睛、耳朵等感觉器官和辅助工具，有目的、有计划地考察和描述客观对象，并收集研究资料的一种方法。如护理教学过程中，通过详细观察和记录护生在课堂学习、临床见习或实习等各种情况下的表现，了解学生的心理特点、专业承诺和自我学习效能等程度。观察法是心理学研究中最基本、最普遍的一种方法。近些年来，也大量被借鉴和使用到护理学研究中。科学的观察具有目的性和计划性、系统性和可重复性。在护理研究中，观察法主要作用：① 扩大感性认识；② 启发思维；③ 导致新的发现。由于人的感觉器官具有一定的局限性，观察者往往要借助各种现代化的仪器和手段，如照相机、录音机、显微录像机等来进行辅助观察。

1. 观察法的优缺点

1) 优点：

(1) 通过观察直接获得资料，不需其他中间环节。观察法获得的资料比较真实。

(2) 在自然状态下的观察，能获得生动的资料。

(3) 观察具有及时性的优点，能捕捉到正在发生的现象。

(4) 观察能收集到一些无法言表的材料。

2) 缺点

(1) 受时间的限制，某些事件的发生是有一定时间限制的，过了这段时间就不会再发生。

(2) 受观察对象限制。如研究负性行为，研究对象出于自身保护意识，会掩饰自己的不良行为，影响观察效果。

(3) 受观察者本身限制。一方面观察法要受到人的感官限制，另一方面，观察结果也会受到主观意识的影响。

(4) 观察者只能观察表面现象和某些物质结构，不能直接观察到事物的本质和人们的思想意识。

(5) 观察法不适应于大面积调查。

2. 分类

(1) 依观察地点和组织条件，分为自然观察法和实验观察法。

自然观察法(naturalistic observation)是指在不加任何控制的条件下观察自然情境中被调查对象的行为表现，如在老年病房观察痴呆老人的激越行为情况。

实验观察法(experimental observation)是指通过实验控制设置某种情境，观察被试在特定情境中的行为表现。如观察痴呆老人在人为设置的不同类型的音乐环境中的不同表现，从而研究不同音乐类型对痴呆老人的影响。

(2) 依对观察对象控制性强弱或观察提纲的详细程度，分为结构式观察与非结构式观察。

结构式观察(structured observation)是指观察者根据事先设计好的提纲，严格按照规定的内容和计划所进行的可控性观察。结构式观察能获得大量确定和翔实的观察资料，并可对观察资料进行定量分析和对比研究，但缺乏弹性，也比较费时，如例 8 - 2。

【例 8 - 2】

新生儿 Apgar 评分表

体　征	评 分 标 准			评　分	
	0	1	2	1 分钟	5 分钟
皮肤颜色	青紫或苍白	身体红，四肢青紫	全身红		
心率(次/分)	无	<100	>100		
弹足底或插鼻反应	无反应	有些动作	哭，喷嚏		
肌张力	松弛	四肢略屈曲	四肢活动		
呼吸	无	慢，不规则	正常，哭声响		

非结构式观察(unstructured observation)指观察者预先对观察的内容与计划没有严格的规定，依据观察现场的实际情况进行。观察只有一个总的观察目标和方向，或一个大致的观察内容和范围，但缺乏明确的观察项目和具体的固定记录方式，如痴呆老人的行为观察日记，以观察日记的方式对痴呆老人行为特点等进行描述。在观察时，一般没有预先设定观察范围及计分标准。

（3）依观察者是否参与被观察对象的活动，分为参与观察与非参与观察。

参与观察(participant observation)是观察者直接参与被观察者的活动，作为其中一员，并进行观察，从而系统地收集资料的方法。参与观察根据参与的程度又可分为完全参与观察和不完全参与观察两种。完全参与观察是指观察者隐瞒自己的真实身份和研究目的，自然加入到被观察者群体中进行的观察。完全参与观察能深入地了解到被观察者的真实资料，但如果参与过深，又往往容易失去客观立场。不完全参与观察是指观察者不隐瞒自己的真实身份和研究目的，在被观察者接纳后进行的观察。不完全参与观察避免了被研究者的紧张、疑虑心理，可以进行自然观察。其缺点是被观察者容易出现不合作行为，或是隐瞒和掩饰对自己不利的表现，或是故意夸大某种表现，使观察结果失真。

非参与观察(nonparticipant observation)是观察者不直接参与被观察者的活动，以旁观者的身份对观察对象进行的观察。非参与观察的优点是能够不受被观察者的影响，进行比较客观的观察。但是这种观察方法不容易深入了解到被观察者的内部情况。

二、收集资料的注意事项

（一）收集资料的目的性、计划性

收集研究资料要紧紧围绕检验假设的目的进行，只收集与验证假设直接相关的资料，切忌贪多求全，把有用的信息淹没在大量无用的资料之中，浪费时间和精力，无形中增加了研究的难度。计划性是在有目的性的指导下进行的，有了明确的目的才能制定出完善的计划。要明确研究不同阶段对各种资料的需求，研究人员按步骤保证资料收集工作有条不紊地进行，全面、系统地收集相关资料，不遗漏掉任何重要有用的资料。特别是有些护理人员研究涉及大的课题或研究，不是单个研究者自己完成，在构建研究团队后，课题或项目组成员间需要分工合作，通常课题负责人对资料的收集进行统筹指导，主要负责协调资料收集中各参与成员的进度或效率，其他研究成员根据自己分管的部分，按计划具体实行资料的收集工作。

（二）收集资料的及时性

护理人员必须具有较强的资料收集意识，并养成良好的习惯，在研究的每个程序、每个环节中及时记录和收集当时的情形和重要的细节。

（三）保证资料的真实性和准确性

护理人员一定以客观公正的态度收集资料，不守成见，不抱偏见，对资料的内容和表现形式不要进行人为的加工，确保资料的真实性。收集资料时，还要注意观察研究的整个动态过程，及时记录动态过程中的现象，每份记录都必须注明日期，以提高资料的准确性。同时，护理科研论文十分强调科学性，任何一点不真实、不准确的材料，都会使论证的观点损失可信度和可靠性，使论文的价值降低或完全丧失；因此，研究方法、调查方式等的选取要合理，数据的采集、记录及处理要正确，才能获得真实而准确的材料。尽量使用直接材料；对间接材料要分析和核对，引用时要全面理解、合理取舍，避免断章取义，更不能歪曲原意；要保持原有材料的客观性，力求避免由主观因素可能造成的失真。

（四）资料记录及时、完整

（1）记录应全面、真实，不带有护士的主观判断和结论。

（2）记录主观资料应尽量用患者的原话，尤其是心理社会方面的资料。

（3）记录客观资料应用医学术语，语言简练，书写清楚。

（4）观察到的客观资料可用主观资料来证实。

（5）避免使用无法衡量的词，如好、坏、佳、尚可等，因为没有统一的标准。

（五）资料收集应必要而充分

资料收集中，对于必不可少、缺此不能表现主题的资料是分析的关键和重点，与主题无关的资料不要采用。充分是要足够，若没有一定的数量，难以将问题论证清楚，也就是"证据不足"。既要保证收集的资料能反映主题，又要避免收集过多无用的信息，造成不必要的浪费。

第三节　分析资料的方法

在量性研究中，收集到原始资料后，应根据研究目的和资料的性质，选用恰当的方法对原始资料进行归纳和分析，从而寻找出规律。正确运用统计学方法对数据进行分析，并对统计结果进行正确的表述和解释，是保证研究结果科学性和准确性的重要环节。

一、统计分析的基本概念

为了理解统计学分析的基本原理与方法，恰当选择统计学分析方法，并正确描述和解释统计结果，首先应理解统计分析的几个基本概念。

（一）总体与样本

总体（population）是根据研究目的确定的同质观察单位的全体。如果同质研究对象的所有观察单位所研究变量取值的个数为有限个数，则这个总体称为有限总体（finite population）；有时在另一些情形下，总体是假设的或抽象的，没有时间和空间的限制，观察单位数是无限的，称为无限总体（infinite population）。例如，要研究某市合同制护士的工作满意度，那么研究的总体就是该城市所有的合同制护士，这是一个有限总体；要研究Ⅱ型糖尿病患者的自我管理行为，所有确诊的Ⅱ型糖尿病患者就是研究的总体，这是一个无限总体。样本（sample）是指从总体中抽取出来的有代表性的部分个体。在绝大多数研究中，不可能、也没有必要对总体中的每个观察单位都进行观测。通常从总体中抽取样本进行研究，即抽样研究，然后由样本获得的信息来推断总体的特征。如调查某市合同制护士的工作满意度这个例子，可从总体中随机抽取出 200 名合同制护士，组成样本进行研究，然后再从样本获得的数据中推断总体的情况。

（二）同质与变异

同质（homogeneity）是指研究对象具有的相同的状况或属性等共性。变异（variation）是指每个研究对象的变量值之间的差异。例如，被确诊为糖尿病的患者，他们都被确诊为同样的疾病，这就是同质性；但他们的年龄、文化程度、病程、经济状况、其他慢性病情况等又不尽相同，这就是变异。变异是生物医学数据最显著的特征，但在这些变异性的现象中却蕴藏着必然的规律。统计学的任务就是从事物的同质性与变异性的数量表现出发，通过一定数量的对比和分析，揭示出事物的本质特征和规律。

（三）抽样误差

在抽样研究中，由于总体中各个个体之间存在差异，因此，从样本所获得的指标与总体的实际指标不一定相等。因此，由于抽样研究所致的样本指标与总体指标之间的差异，称为抽样误差（sampling error）。由于个体差异的存在，只要是抽样研究，就必然存在抽样误差，这是无法避免的。但是，可通过下列方法尽可能减少抽样误差：① 采用随机抽样的方法，提高样本的代表性；② 增加样本量到适当水平；③ 选择变异程度小的研究指标等。

（四）概率

概率（probability）是描述随机事件发生可能性大小的一个度量，在统计学上用符号 P 表示。P 值范围在 0～1 之间，越接近 1，表示某事件发生的可能性越大；越接近 0，表示某事件发生的可能性越小。统计分析中的很多结论都基于一定可信程度下的概率推断。通常将 $P \leq 0.05$ 或 $P \leq 0.01$ 称为小概率事件，表示该事件发生的可能性很小，并将其看作事物差异有统计学意义的界限。若 $P \leq 0.05$ 或 $P \leq 0.01$，可得出"组间差异有统计学意义"的推论；若 $P > 0.05$，则得出"组间差异无统计学意义"的推论。

在护理研究中，根据 P 值大小做出结论时需注意下列两点。① 小概率事件不代表某事件绝对不可能发生，$P \leq 0.05$ 或 $P \leq 0.01$ 虽然是事物差异有统计学意义的界限，但仍有 5% 或 1% 犯错误的机会，因此下结论时不要绝对化。由于目前的统计软件可提供精确的 P 值，提倡在研究中报告出 P 的精确值，而不只是报告 $P > 0.05$ 或 $P < 0.05$ 或 $P < 0.01$；② P 值大小只说明统计学意义上差异的"显著"，不能完全说明临床意义上实际差异的"显著"。例如，某研究者探讨心理干预降低患者术前焦虑的效果，干预后，实验组患者的焦虑得分比对照组低 2.32 分，t 检验显示，$P < 0.01$。虽然从统计分析结果上可得出两组有"显著"差异，但是从临床实践中看，焦虑相差 2.32 分并不能说明有多么显著的差异。因此，在实际科研工作中，在对结果进行解释时，必须将统计学的结论与专业知识结合，才能得出恰如其分的结论。

（五）假设检验

假设检验（hypothesis test）又称显著性检验，是应用统计学原理，由样本之间的差异去推断样本所代表的总体之间是否有差异的一种推断方法。常用的假设检验包括 t 检验、方差分析、χ^2 检验、秩和检验等。在抽样研究中，由于抽样误差的存在，当两个或多个样本均数（或率）有差异时，不能由其直接推断出总体之间也存在差异。此时，需要进行假设检验，推断这种差异是由抽样误差所致，还是总体之间存在本质差异，如例 8 - 3。

【例 8 - 3】某研究者要比较城乡 6 岁男孩的身高有无差异，分别从城市和乡村各抽取 200 名 6 岁男孩，测出其平均身高分别为 119.85 cm 和 117.92 cm，问城市和农村 6 岁男孩的身高有无差异？

在本例中，从样本均数看，城市男孩的平均身高（119.85 cm）高于农村男孩（117.92 cm）。这种差异可能是两个总体之间存在本质差异，也可能是由抽样误差造成的。因此，单凭样本均数的差异不能直接推出"城市 6 岁男孩的平均身高高于农村 6 岁男孩的平均身高"的结论，即该样本所代表的总体也存在差异。此时，须进行假设检验，以判断样本之间的差异是由抽样误差引起的，还是两个总体之间存在本质上的差异。

假设检验的基本步骤如下：

（1）建立假设：① H_0：零假设，即两总体均数相同；② H_1：备择假设，即两总体均数不同。针对例 8 - 13，H_0 指城乡 6 岁男孩的平均身高无差异；H_1 指城乡 6 岁男孩的平均身高有差异。

（2）确定检验水准：用 α 表示，通常取 0.05 或 0.01。

（3）计算统计量：根据研究目的和资料类型，选择适当的公式计算统计量，如 t 值、F 值、χ^2 值。

（4）确定 P 值：可通过查询相应的统计用表得到 P 的近似值，如 t 界值表、χ^2 界值表。当使用计算机软件如 SPSS 进行统计学分析时，可在提供 t 值、F 值或 χ^2 值的同时，直接给出 P 值。

（5）做出统计推断：如果 $P > \alpha$，则认为 H_0 发生的可能性较大，可得出"差异无统计学意义"的统计结论，针对例 8 - 13，可认为"城乡 6 岁男孩的平均身高无差异"；如果 $P \leqslant \alpha$，则认为 H_0 发生的可能性很小，属于小概率事件，因此拒绝 H_0，接受 H_1，可得出"差异有统计学意义"的统计结论，即可认为"城乡 6 岁男孩的平均身高有差异"。

（六）科研资料的类型

在研究中，会收集到不同类型的原始资料，而不同类型的资料所用的统计分析方法有所不同。因此，要选择恰当的统计学分析方法，首先应准确判断研究资料的类型。通常根据资料的性质不同，将其分为计量资料、计数资料和等级资料三种类型。

1. 计量资料

计量资料（quantitative data）又称定量资料或连续性资料。指用定量方法测定某项指标量的大小而获得的资料。这类资料是定量的，表现为数值大小，一般有度量衡单位，如年龄（岁）、病程（年）、血糖值（mmol/L）等。在护理研究中，研究者往往使用量表进行一些事物的测量，如使用焦虑自评量表测定患者的焦虑水平，此时通过该量表所获得的量表总分也可以看做计量资料。

2. 计数资料

计数资料(qualitative data)又称定性资料或无序分类资料，是将观察单位按某种属性或类别分组，计数各组的例数而得到的资料。这类资料是定性的，表现为互不相容的类别。包括：① 二分类资料，如性别(男/女)、是/否、满意/不满意、细菌培养阳性/阴性等，只涉及两个类别；② 多分类资料，如职业(工人、农民、干部、教师、其他)，涉及多个类别。

3. 等级资料

等级资料(ranked data)又称半定量资料或有序分类资料，介于计量资料和计数资料之间，是将观察单位按某种属性的不同程度分成等级，计数各组的例数而得到的资料。该类资料具有半定量性质，表现为等级大小或属性程度，如文化程度(小学及以下、中学、大专、本科及以上)、病情严重度(轻、中、重)、满意度(非常满意、一般、不满意)、治疗效果(治愈、显效、好转、无效)。

4. 资料类型的转换

在资料分析过程中，根据分析的需要，有时可将计量资料转化为计数资料或等级资料。以年龄这个变量为例，若收集年龄的实际数值，则属于计量资料；若以 60 岁为界，将其划分为非老年人和老年人两组，分别计数两组的人数，就将计量资料转换为计数资料；若分为青少年、成年人和老年人三组，分别计数各组人数，又转化成了等级资料。再如，护理研究中常使用量表来测量某个变量，例如抑郁自评量表，如果将量表的总分作为反映焦虑的变量，则属于计量资料；如果按抑郁的界值分，划分为有抑郁、无抑郁，就转化为了计数资料；如果按抑郁程度，划分为轻度抑郁、中度抑郁、重度抑郁，就转化成了等级资料。但需要注意，计数资料或等级资料无法转换成计量资料。例如，某研究者在收集原始数据时，就将年龄划分为几个年龄段，让研究对象进行选择。那么在数据分析时，只能将其视为等级资料，无法转换成具体年龄的数值(即计量资料)。

阅读链接 8 - 23　【知识拓展】

统计学方法在医学研究中的应用

18 世纪中叶开始，英国医生 Lind 使用设立对照组的统计学思想进行临床试验研究。此后 200 余年，统计学在医学研究中应用日渐广泛而深入。英国统计学家 Fisher 在 20 世纪 20 年代创立的实验设计与相应统计方法在医学研究中的成功使用，标志着医学统计学发展日趋成熟。计算机的使用更加促进了现代医学统计学的广泛应用。我国医学统计学始于 20 世纪初，发展于 20 世纪中。李光荫、许世瑾、薛仲、郭祖超等教授是我国医学统计学的奠基人。程金莲等人对 5 种护理期刊论文中统计学应用情况进行调查分析，结果显示，从 2003 年至 2006 年，5 种期刊的护理论文中有 46.53% 的论文应用了统计学分析，其中 38.88% 的论文为统计学推断，与 1994 年至 1999 年的统计结果(22.82%)相比，有明显增加，差异有统计学意义。

二、基本的统计描述方法

在量性研究中,对于收集到的原始资料,需要采用各种统计描述指标,描述出数据的分布特征及规律。以下分别介绍计量资料、计数资料、等级资料常用的统计描述方法(表8-2)。

表8-2 各类型资料常用的统计描述方法

资料类型	常用的统计描述指标
计量资料:正态分布	均数±标准差、最大值、最小值;变异系数
计量资料:偏态分布	中位数、四分位数间距、最小值、最大值
计数资料	率、构成比、相对比
等级资料	构成比

(一) 计量资料的统计描述

根据计量资料数据的分布型态,可分为正态分布(图8-8)和偏态分布(图8-9)两种。对于呈正态分布的计量资料,通常采用均数±标准差进行描述;对于呈偏态分布的计量资料,则采用中位数、四分位数间距等进行描述。

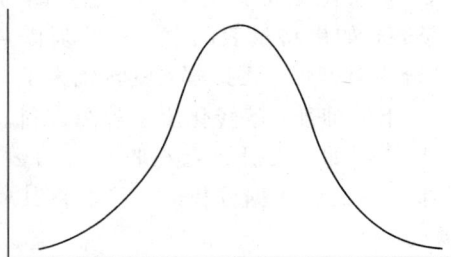

图8-8 正态分布   图8-9 偏态分布

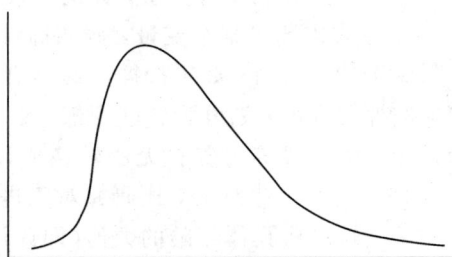

1. 均数

均数(mean)用于反映一组呈正态分布的资料在数量上的平均水平,是算数均数的简称,用符号 $\overline{X}$ 表示。计算公式如下:

$$\overline{X} = \frac{X_1 + X_2 + \cdots + X_n}{n} = \frac{\sum X}{n}$$

式中 X_1,X_2,$\cdots X_n$ 为各观察值,$\sum X$ 为各值的总和,n 为样本数。

【例8-4】某社区护士测得30名糖尿病患者的年龄(表8-3),请计算该组患者年龄的均数。

例题解析:将各数值代入均数的计算公式,得

$$\overline{X} = \frac{\sum X}{n} = \frac{62 + 74 + 68 + 54 + 59 + \cdots + 74}{30} = \frac{2055}{30} = 68.5(岁)$$

表 8 - 3　30 名糖尿病患者的年龄数值

病例号	年龄（岁）	病例号	年龄（岁）	病例号	年龄（岁）
1	62	11	56	21	62
2	74	12	71	22	68
3	68	13	77	23	75
4	54	14	69	24	52
5	59	15	62	25	86
6	83	16	53	26	74
7	64	17	78	27	66
8	50	18	83	28	67
9	87	19	65	29	75
10	75	20	66	30	74

2. 中位数

中位数（median）是将所有数据从小到大排列，用位置居于中间的那个数值来反映这组数据的平均水平，用符号 M 表示。中位数适于描述呈偏态分布的计量资料的平均趋势。其计算公式为：

n 为奇数时，$M = X_{\frac{n+1}{2}}$（即位次居中的数值）

n 为偶数时，$M = \dfrac{X_{\frac{n}{2}} + X_{(\frac{n}{2}+1)}}{2}$（即位次居中的两个数值的平均值）

【例 8 - 5】某研究者调查了 20 名急诊科护士，其工作年限分布情况见表 8 - 4。请计算其中位数。

表 8 - 4　20 名急诊科护士的工作年限分布情况

编号	工作年限（年）	编号	工作年限（年）
1	2	11	14
2	1	12	3
3	7	13	5
4	3	14	2
5	8	15	12
6	15	16	7
7	3	17	2
8	4	18	9
9	2	19	5
10	5	20	3

例题解析：本例 n＝20，为偶数，按 $M = \dfrac{X_{\frac{n}{2}} + X_{(\frac{n}{2}+1)}}{2}$（即位次居中的两个数值的平均

值）计算，$M = \dfrac{X_{\frac{20}{2}} + X_{(\frac{20}{2}+1)}}{2} = \dfrac{X_{10} + X_{11}}{2}$，即位次是 10 和 11 的两位数的平均值。将 20 名护士的工作年限由大到小排列为：1，2，2，2，2，3，3，3，3，4，5，5，5，7，7，8，9，12，14，15。其中居于第 10 位和第 11 位的数字分别是 4 和 5，则中位数为（4＋5）/2＝4.5（年）

3. 标准差

标准差（standard deviation）用于反映一组数据的平均离散水平，用符号 s 表示。标准差越大，表示个体间变异越大。一般与均数一起，共同来描述一组正态分布计量资料的分布特征。标准差的计算公式如下：

$$s = \sqrt{\dfrac{\sum X^2 - (\sum X)^2/n}{n-1}}$$

式中，$\sum X^2$ 为各值平方的总和，$\sum X$ 为各值的总和，n 为样本数。

【例 8-6】 计算例 8-17 中年龄的标准差。

例题分析：因在例 8-17 中计算均数时，已计算出 $\sum X = 2055$，接下来计算 $\sum X^2$：

$\sum X^2 = 62^2 + 74^2 + 68^2 + 54^2 + 59^2 + \cdots + 74^2 = 143709$。

将上述数值代入标准差的计算公式，得

$$s = \sqrt{\dfrac{\sum X^2 - (\sum X)^2/n}{n-1}} = \sqrt{\dfrac{143709 - 2055^2/30}{30-1}} = 10.1（岁）$$

因此，例 8-6 中，可得出年龄为（68.5±10.1）岁。

4. 四分位数间距

四分位数（quartile）是把全部数据分为四部分的百分位数，即第 1 四分位数（P_{25}）、第 2 四分位数（P_{50}，即中位数 M）、第 3 四分位数（P_{75}）。四分位数间距（quartile range）是由第 3 四分位数和第 1 四分位数相减而得，用 Q 表示，Q＝ P_{75} － P_{25}。当一组计量资料的数据呈偏态分布时，通常用中位数和四分位数间距来描述其分布特征。

5. 变异系数

变异系数（coefficient of variation）用符号 CV 表示，多用于单位不同或均数相差较大的两个观察指标变异程度的比较。例如身高与体重的变异程度的比较或儿童身高与成人身高变异程度的比较。其计算公式如下：

$$CV = \dfrac{s}{\bar{X}} \times 100\%$$

式中 s 为标准差，$\bar{X}$ 为均数。

【例 8-7】 某地 7 岁男孩身高的均数为 123.10 cm，标准差为 4.71 cm；体重的均数为 22.92 kg，标准差为 2.26 kg。

例题解析：虽然身高的标准差（4.71）大于体重的标准差（2.26），但由于二者的度量衡单位不同，因此不能认为身高的变异就比体重大，二者并无可比性。此时，可用变异系数来比较二者的变异大小。

身高的变异系数：$CV = \dfrac{4.71}{123.10} \times 100\% = 3.83\%$

体重的变异系数：$CV = \dfrac{2.26}{22.92} \times 100\% = 9.86\%$

由此可见，该地 7 岁男孩体重的变异大于身高的变异。

(二) 计数资料的统计描述

计数资料通常用相对数指标进行描述，包括率、构成比、相对比。

1. 率

率(rate)用于反映某现象发生的频率，常以百分率(%)、千分率(‰)、万分率(1/万)、十万分率(1/10 万)等表示。计算公式为：

$$率 = \dfrac{某时期内发生某现象的例数}{同期可能发生某现象的总例数} \times 100\%$$

【例 8 − 8】800 名护士参加了技能操作考试，其中 687 名护士考试合格，则合格率为 $687/800 \times 100\% = 85.9\%$。

2. 构成比

构成比(proportion)用于反映某一事物内部各构成部分所占的比重或分布，通常以百分数(%)表示。计算公式为：

$$构成比 = \dfrac{某一组成部分的例数}{同一事物各组成部分的总例数} \times 100\%$$

【例 8 − 9】研究者对某社区糖尿病患者的年龄分布情况进行统计，结果见表 8 − 5。

表 8 − 5 某社区糖尿病患者的年龄分布情况

年龄段(岁)	患者人数(n)	构成比(%)
18～40	16	10.5
41～59	53	34.9
60～	83	54.6
合计	152	100.0

注意：构成比只能说明事物各组成部分的比重或分布，并不能说明某现象发生的频率，因此构成比与率不能混用。例如在表 8 − 5 中，有研究者通过比较各年龄段患者的构成比数据大小，得出"60 岁及以上老人糖尿病患病率最高，为 54.6%"的错误结论。在表 8 − 5 中，54.6% 是构成比，代表 60 岁及以上的糖尿病患者在该社区所有糖尿病患者中所占的比例，是 83 除以 152 所得，不能将其看作 60 岁及以上这一年龄段糖尿病的患病率。要计算 60 岁及以上老人糖尿病的患病率，应将 83 除以该社区老人的总人数。

3. 相对比

相对比(ratio)指两个相关指标之比，说明两指标间的比例关系。两个指标可以性质相同，例如不同时期发病数之比；也可以性质不同，例如护士人数与床位数之比。通常以倍数或百分数(%)表示。计算公式为

$$相对比 = \frac{甲指标}{乙指标} \times 100\%$$

式中的甲、乙两指标可以是绝对数（如护士人数和床位数）、相对数（如某病不同时期的发病率）或平均数（如两组患者焦虑得分的平均值）。

（三）等级资料的统计描述

对于等级资料来说，通常用构成比进行统计描述，其计算方法与计数资料相同。例如，某医院中护理人员的学历构成（表 8-6）；患者对护理工作满意度的级别分布；依从性（好、中、差）的分布情况。

表 8-6　某医院护理人员的学历构成情况

学历	人数（n）	构成比（%）
中专	165	13.3
大专	613	49.2
本科	467	37.5
合计	1245	100.0

三、比较差异的统计分析方法

比较两组或多组样本的均数（率、构成比）有无差异时，需进行假设检验。常用的统计分析方法包括 t 检验、方差分析、χ^2 检验、秩和检验等。计量资料、计数资料、等级资料所用的统计分析方法见表 8-7。

表 8-7　各类型资料常用的统计推断方法

资料类型	设计类型	常用的统计分析方法
计量资料：正态分布	样本均数与总体均数比较	单样本 t 检验
	两个独立样本均数比较	两独立样本 t 检验
	配对样本均数的比较	配对 t 检验
	多个独立样本均数比较	单因素方差分析
	重复测量样本均数比较	重复测量方差分析
	存在协变量的样本均数比较	协方差分析
计量资料：偏态分布	两个独立样本比较	Mann - Whitney U 检验
	配对样本比较	Wilcoxon 符号秩和检验
	多个独立样本比较	Kruskal - Wallis 秩和检验
计数资料	两个样本率或构成比的比较	四格表 χ^2 检验
	配对样本率或构成比的比较	配对设计 χ^2 检验
	多个样本率或构成比比较	行×列表 χ^2 检验
等级资料	配对样本的比较	Wilcoxon 符号秩和检验
	两个独立样本比较	Wilcoxon 或 Mann - Whitney U 检验
	多个独立样本比较	Kruskal - Wallis H 秩和检验

（一）单样本 t 检验

单样本 t 检验（one-sample t test）适用于研究中只有一个样本，将样本均数与已知总体均数进行比较且符合正态分布的计量资料。计算公式为

$$t = \frac{\overline{X} - \mu_0}{s/\sqrt{n}}$$

式中 $\overline{X}$ 为样本均数，μ_0 为总体均数，s 为样本标准差，n 为样本数。

自由度：$\upsilon = n - 1$。

【例 8-10】某护士采用焦虑自评量表，对 50 名肾移植术后患者进行测评。结果：该组患者量表得分为 31.63±9.21 分，已知该量表的常模（正常人）得分为 29.78±10.07 分。问肾移植术后患者焦虑总分与常模是否有差异？

例题分析：该例中要分析的变量"焦虑总分"属于计量资料，因为要比较肾移植术后患者的焦虑状况（样本）是否与常模即正常人群的焦虑状况（总体）间是否有差异，故选用单样本 t 检验。步骤如下：

（1）建立检验假设：

H_0：肾移植术后患者的焦虑平均得分与常模相同。

H_1：肾移植术后患者的焦虑平均得分与常模不同。

（2）确定检验水准：取 α 为 0.05。

（3）计算 t 值：

由题可知，n＝50，$\overline{X}$＝31.63，s＝9.21，μ_0＝29.78。将各值代入单样本 t 检验的公式。

$$t = \frac{\overline{X} - \mu_0}{s/\sqrt{n}} = \frac{31.63 - 29.78}{9.21/\sqrt{50}} = 1.420$$

（4）确定 P 值：

自由度 υ＝n－1＝50－1＝49，查 t 界值表（附录 1），得 $t_{0.05, 49}$＝2.009。本例中，t＝1.420＜2.009，故 P＞0.05。如果用统计分析软件进行计算，可直接得出 t 值和 P 值。

（5）做出统计推断：

因 P＞0.05，所以不拒绝 H_0，可认为"肾移植术后患者的焦虑平均分与作为常模的正常人群的焦虑平均分间无统计学差异"。

（二）两独立样本 t 检验

两独立样本 t 检验（two-independent samples t test）适用于两个独立样本的均数的比较且均为符合正态分布的计量资料。计算公式为：

$$t = \frac{|\overline{X}_1 - \overline{X}_2|}{s_{\overline{x}_1 - \overline{x}_2}}$$

式中 $\overline{X}_1$ 和 $\overline{X}_2$ 分别为两样本的均数，$s_{\overline{x}_1 - \overline{x}_2}$ 的计算公式为：

$$s_{\overline{x}_1 - \overline{x}_2} = \sqrt{s_c^2 \times (\frac{1}{n_1} + \frac{1}{n_2})}$$

其中：$s_c^2 = \dfrac{s_1^2(n_1-1) + s_2^2(n_2-1)}{n_1 + n_2 - 2}$。

自由度：$\upsilon = n_1 + n_2 - 2$。

【例 8-11】欲探讨家庭康复指导对脑卒中患者日常生活能力的影响。将 60 例脑卒中出院患者分为两组，各 30 例。干预组定期家访，提供家庭康复指导；对照组不进行家访。3 个月后，采用日常生活能力量表（ADL）对两组患者进行测评。结果：干预组患者 ADL 得分为 30.45±4.82 分，对照组为 37.58±5.89 分。问家庭康复指导对改善患者日常生活能力是否有效？

例题分析：该例中要分析的变量"ADL 得分"属于计量资料，因为要对两个独立样本（干预组与对照组）之间的 ADL 得分进行比较，故选用两独立样本 t 检验。步骤如下：

（1）建立检验假设：

H_0：家庭康复指导对改善患者的日常生活能力无效。

H_1：家庭康复指导对改善患者的日常生活能力有效。

（2）确定检验水准：取 α 为 0.05。

（3）计算 t 值：由题可知，$n_1 = 30$，$n_2 = 30$，$\overline{X}_1 = 30.45$，$\overline{X}_2 = 37.58$，$s_1 = 4.82$，$s_2 = 5.89$。

先计算 s_c^2：

$$s_c^2 = \frac{s_1^2(n_1-1) + s_2^2(n_2-1)}{n_1 + n_2 - 2} = \frac{4.82^2 \times (30-1) + 5.89^2 \times (30-1)}{30 + 30 - 2} = 28.9623$$

然后计算 $s_{\overline{x}_1 - \overline{x}_2}$：

$$s_{\overline{x}_1 - \overline{x}_2} = \sqrt{s_c^2 \times (\frac{1}{n_1} + \frac{1}{n_2})} = \sqrt{28.9623 \times (\frac{1}{30} + \frac{1}{30})} = 1.3895$$

将各数值代入两独立样本 t 检验的公式：

$$t = \frac{|\overline{X}_1 - \overline{X}_2|}{s_{\overline{x}_1 - \overline{x}_2}} = \frac{|30.45 - 37.58|}{1.3895} = 5.131$$

（4）确定 P 值：自由度 $\upsilon = n_1 + n_2 - 2 = 30 - 30 - 2 = 58$，查 t 界值表（附录 1），得 $t_{0.05, 58} = 2.000$。本例中，$t = 5.131 > 2.000$，故 $P < 0.05$。如果用统计分析软件进行计算，可直接得出 t 值和 P 值。

（5）做出统计推断：因 $P < 0.05$，所以拒绝 H_0，接受 H_1，可认为"家庭康复指导对改善患者的日常生活能力有效"。

（三）配对 t 检验

配对 t 检验（paired samples t test）适用于配对设计的两个样本均数比较且两组资料均为符合正态分布的计量资料。配对设计包括以下情形：① 同一研究对象分别接受两种不同的处理；② 同一研究对象接受一种处理前后的比较。计算公式为

$$t = \frac{\overline{d}}{s_d / \sqrt{n}}$$

式中 d 为每对观察值之差，$\bar{d}$ 为差值的均数，s_d 为差值的标准差。

自由度：$\upsilon = n - 1$

【例 8-12】某研究采用自身对照的方法，对 20 例脑卒中患者提供家庭康复指导，分别在指导前和指导后 3 个月，采用日常生活能力量表（activities of daily living scale, ADL）进行测评，结果见表 8-8。问家庭康复指导后，患者日常生活能力是否有改善？

表 8-8 20 名脑卒中患者两次 ADL 得分情况

病例号	ADL 分值		d	d2
	康复指导前	指导后 3 个月		
1	33	29	4	16
2	29	27	2	4
3	35	26	9	81
4	38	32	6	36
5	27	25	2	4
6	26	26	0	0
7	32	28	4	16
8	31	25	6	36
9	29	24	5	25
10	39	32	7	49
11	40	31	9	81
12	28	25	3	9
13	32	27	5	25
14	31	25	6	36
15	39	34	5	25
16	27	25	2	4
17	35	28	7	49
18	37	29	8	64
19	26	22	4	16
20	43	38	5	25
			$\sum d = 99$	$\sum d^2 = 601$

例题分析：要分析的变量"ADL 得分"属于计量资料，因为要进行自身前后比较，所以此科研设计属于配对设计，故选用配对 t 检验进行统计推断。步骤如下：

（1）建立检验假设：

H_0：家庭康复指导后，患者日常生活能力无改善。

H_1：家庭康复指导后，患者日常生活能力有改善。

（2）确定检验水准：取 α 为 0.05。

（3）计算 t 值：由表 8 - 8 可知，n＝20，已计算出 $\sum d = 99$，$\sum d^2 = 601$。

$$\bar{d} = \frac{\sum d}{n} = \frac{99}{20} = 4.95$$

$$s_d = \sqrt{\frac{\sum d^2 - \frac{\left(\sum d\right)^2}{n}}{n-1}} = \sqrt{\frac{601 - \frac{99^2}{20}}{20-1}} = 2.4165$$

将各值代入配对 t 检验的公式：

$$t = \frac{\bar{d}}{s_d / \sqrt{n}} = \frac{4.95}{2.4165 / \sqrt{20}} = 9.161$$

（4）确定 P 值：自由度 $\upsilon = n - 1 = 20 - 1 = 19$，查 t 界值表（附录 1），得 $t_{0.05, 19} = 2.093$。本例中，$t = 9.161 > 2.093$，故 $P < 0.05$。如果用统计分析软件进行计算，可直接得出 t 值和 P 值。

（5）做出统计推断：因 $P < 0.05$，所以拒绝 H_0，接受 H_1，可以认为"对脑卒中患者进行家庭康复指导后，患者日常生活能力有所改善"。

（四）单因素方差分析

单因素方差分析（one - way ANOVA）适用于 3 组及以上独立样本的均数比较且各组资料均为符合正态分布的计量资料。

【例 8 - 13】某研究者将糖尿病患者随机分为 3 组，分别采用三种健康教育方式进行糖尿病患者自我血糖管理方法的宣教，半年后，测定三组患者的糖化血红蛋白值分别为（7.12±1.19）、（6.91±1.14）、（6.45±0.95），欲比较三种健康教育方式对糖尿病患者血糖控制的效果有无差异。

例题分析：该研究将患者随机分配到 3 个组，分别接受不同的干预，要分析的变量"糖化血红蛋白值"属于计量资料，为 3 个独立样本之间的均数比较，故可采用单因素方差分析。

方差分析的统计量为 F 值，当 $P > 0.05$ 时，说明各组之间差异无统计学意义；当 $P < 0.05$ 或 $P < 0.01$ 时，说明各组间均数不全相等，但不能说明哪两个组之间存在统计学差异。此时，应进一步做样本均数的两两比较，根据两两比较所得的 P 值大小，判断哪两个组别之间存在差异。方差分析的计算公式较为复杂，本节不作具体介绍，感兴趣的读者可参见统计学书上的相关内容。目前常用 SPSS 统计软件或 SAS 统计软件进行运算，可直接得出 F 值和 P 值，并可选择相应的统计分析选项，进行每两组之间的比较。

（五）协方差分析

协方差分析（analysis of covariance，ANCOVA）适用于存在协变量的两个或多个样本均数的比较。协方差分析是把线性回归分析与方差分析结合起来应用的一种统计分析方法，用来控制混杂因素对处理效应的影响，以更准确地揭示处理效应的作用。在研究中，为了突出自变量对因变量的作用，需要尽力控制混杂因素对结果带来的干扰。但是，在实际研究中，有些混杂因素会对结果变量有一定影响，但由于各种原因，未能在研究设计中得到控制，该变量可称为协变量（covariate），此时可以在统计分析阶段，使用协方差分析加以控制。

【例 8-14】某研究者欲比较乳癌根治术与保乳手术两种手术方式对乳腺癌患者术后生活质量的影响。由于受伦理原则的限制，该研究无法做到随机分组，结果导致两组患者的年龄出现了不匹配，即一组患者年龄偏大，另一组患者年龄偏小。

例题解析：在该例中，年龄这个变量会对结果变量（生活质量）有一定影响，本来应该在设计阶段控制好，使两组患者的年龄匹配，但因无法做到随机分组，出现了两组患者年龄存在差异的问题。此时，如果采用两独立样本 t 检验进行统计分析，即使得出两组患者生活质量总分差异有统计学意义的结果，也无法准确揭示这种差异是由于手术方式不同，还是患者年龄不同所致，因此无法得出准确的结论。在该例中，年龄就是本研究中的协变量，要消除这一因素带来的干扰，可采用协方差分析，将年龄作为协变量，探讨在对年龄进行统计控制之后，不同手术方式是否会影响患者的生活质量。

由此可见，协方差分析的优点在于可以通过统计分析的手段，将在研究设计阶段人为难以控制的因素作为协变量，并在排除协变量对因变量影响的条件下，分析自变量对因变量的作用，从而得出确切的结论。协方差分析可在 SPSS 统计软件或 SAS 统计软件中进行运算，可直接得出 F 值和 P 值。

（六）重复测量方差分析

重复测量方差分析（repeated measures ANOVA）适用于对同一观察单位进行多次重复测量且结果变量为计量资料的研究设计。重复测量设计既包括只对同一组研究对象进行 2 次以上的测量（例 8-16），也包括对两组或多组研究对象在采取不同处理措施后，进行 2 次以上的测量（例 8-17）。

【例 8-15】某研究者对 60 例肝移植患者的生活质量进行为期一年的纵向研究，分别在肝移植手术后 1 个月、3 个月、6 个月、12 个月，对患者的生活质量进行测评。

例题解析：在该例中，结果变量"生活质量总分"为计量资料，对同一组研究对象进行了 4 个时间点的测评，因此属于重复测量设计。要揭示不同时间点生活质量的变化，可采用重复测量方差分析。

【例 8-16】某研究者欲探讨信息支持对痴呆患者照顾者负担的影响。将 100 例痴呆患者的照顾者分为干预组和对照组。对干预组患者给予信息支持。分别在干预开始前、干预后 1 个月、3 个月、6 个月、12 个月，采用照顾者负担问卷，测评两组患者照顾者的负担。

例题解析：在该例中，结果变量"照顾者负担总分"是计量资料，对两组研究对象进行了不同干预，并对其进行了 5 个时间点的测评，因此也属于重复测量设计。由于分组与时间二者可能会有交互作用，如果简单地用两独立样本 t 检验，逐一分析各个时间点两组的差异，会忽略这种交互作用，因此，本例最适合采用重复测量方差分析。

重复测量方差分析可在 SPSS 统计软件或 SAS 统计软件中进行运算，可提供分组主效应的 F 值和 P 值、时间主效应的 F 值和 P 值、分组与时间交互作用的 F 值和 P 值。如果分组与时间存在交互作用，此时应进一步进行单独效应分析。① 分组因素单独效应分析：即固定时间因素，在每个时间点分别做两独立样本 t 检验，比较每个时间点的组间差异；

② 时间因素单独效应分析：即固定分组因素，分别对干预组和对照组在不同时间点的变化进行统计分析，例如，在例 8-17 中，分析干预组在 5 个时间点的变化时，可再采用重复测量方差分析，不同的是只有时间因素，没有分组因素。

（七）χ² 检验

χ^2 检验（Chi-square）适用于两个或多个样本率/构成比的比较，包括配对设计样本、两个独立样本、多个样本率或构成比之间的比较。

1. 四格表 χ^2 检验

四格表 χ^2 检验用于两个样本率的比较。四格表是指由 4 个数据组成的表，这 4 个数据分别用 a、b、c、d 来表示（表 8-9）。

【例 8-17】 卫生局在两所三甲医院中各抽取 60 名护士，进行护理技能操作考试，结果见表 8-9。问两所医院护士的考试合格率有无差异？

表 8-9 两所医院护士技能操作考试合格情况

医院	合格数	不合格数	合计	合格率（%）
医院 A	36(a)	24(b)	60(a+b)	60.0
医院 B	48(c)	12(d)	60(c+d)	80.0
合计	84(a+c)	36(b+d)	120(N)	

例题分析：在该例中，要分析的变量"考试合格率"是计数资料，为两家医院考试合格率的比较，即两个组之间的比较，因此采用四格表 χ^2 检验。四格表 χ^2 检验分为专用公式、校正公式、确切概率法 3 种计算方法。

方法一：专用公式：当总例数 N ≥40，且所有格子的理论数 T ≥5 时，用四格表专用公式计算：

$$\chi^2 = \frac{(ad-bc)^2 N}{(a+b)(c+d)(a+c)(b+d)}$$

自由度 υ＝（行数-1）×（列数-1）。

T 表示理论数，每个格子理论数的计算公式为 $T = \frac{n_R n_C}{N}$。式中 n_R 表示该格子所在行的合计，n_C 表示所在列的合计，N 为两组总例数。

在进行 χ^2 检验时，可先计算四格表中最小的 T 值，即最小行合计与最小列合计所对应的那一格子的理论数。因为只要最小的 T 大于 5，其他理论数就一定也大于 5。例如，表 8-9 中，四个格子中最小的是 T_{12}＝（60×36）/120 ＝ 18（>5），故应采用四格表专用公式计算 χ^2 值（总例数 N ＝120≥40，且所有格子的 T >5）。

方法二：校正公式：当总例数 N ≥40，但至少有一个格子的理论数出现 1≤ T <5 时，用四格表校正公式：

$$\chi_c^2 = \frac{[|ad-bc|-N/2]^2 N}{(a+b)(c+d)(a+c)(b+d)}$$

方法三：确切概率法：当总例数 N<40，或 T <1 时，用 Fisher 确切概率法（可用统计分析软件进行计算）。

四格表 χ^2 检验具体步骤如下：

（1）建立检验假设：

H_0：两医院护士的考试合格率相同。

H_1：两医院护士的考试合格率不同。

（2）确定检验水准：取 α 为 0.05。

（3）计算 χ^2 值：首先确定采用哪个公式进行运算。表 8-9 所示的四个格子中最小的理论数为 18（>5），故可以推断其它所有格子的理论数亦均>5，应采用四格表专用公式。将数据代入公式：

$$\chi^2 = \frac{(ad-bc)^2 N}{(a+b)(c+d)(a+c)(b+d)} = \frac{(36\times12-24\times48)^2\times120}{60\times60\times84\times36} = 5.714$$

（4）确定 P 值：自由度 υ＝（行数-1）×（列数-1）＝（2-1）×（2-1）＝1，查 χ^2 界值表（附录 2），得 $\chi^2_{0.05,1}$＝3.84。本例中，χ^2＝5.714 ＞3.84，故 P<0.05。如果用统计分析软件进行计算，可直接得出 χ^2 值和 P 值。

（5）做出统计推断：因 P<0.05，所以拒绝 H_0，接受 H_1，可认为"两所医院护士的考试合格率不同"。

2. 配对设计的 χ^2 检验

配对设计的 χ^2 检验适用于配对设计的计数资料，常用于两种检验方法、诊断方法的比较。

【例 8-18】某护士同时采用两种记忆量表对 200 名老人进行记忆筛查，结果见表 8-10，判断两种量表的测查结果有无差异。

表 8-10　两种记忆筛查量表的测查结果

量表 A	量表 B		合计
	＋	－	
＋	35(a)	10(b)	45
－	8(c)	147(d)	155
合计	43	157	200

配对 χ^2 检验的计算公式如下。

（1）当（b+c）≥ 40 时，用专用公式：$\chi^2 = \frac{(b-c)^2}{(b+c)}$。

（2）当（b+c）< 40 时，用校正公式：$\chi^2_c = \frac{(|b-c|-1)^2}{(b+c)}$。

例题分析：本例中，要分析的变量"阳性率"是计数资料，为配对资料的比较，采用配对设计的 χ^2 检验。步骤如下：

（1）建立检验假设：

H_0：两种量表的测查结果相同。

H_1：两种量表的测查结果不同。

（2）确定检验水准：取 α 为 0.05。

（3）计算 χ^2 值：首先确定采用哪个公式。因本例中（b+c）＝18<40，故选用校正

公式。

$$\chi_c^2 = \frac{(|b-c|-1)^2}{(b+c)} = \frac{(|10-8|-1)^2}{(10+8)} = 0.056$$

（4）确定 P 值：自由度 $\upsilon =$（行数－1）×（列数－1）=（2－1）×（2－1）=1，查 χ^2 界值表（附录 2），得 $\chi_{0.05,1}^2 = 3.84$。本例中，$\chi^2 = 0.056 < 3.84$，故 P>0.05。

（5）做出统计推断：因 P>0.05，所以不拒绝 H_0，可认为"两种量表的测查结果相同"。

3. 行×列表 χ^2 检验

行×列表 χ^2 检验适用于多个样本率的比较、两个或多个样本构成比的比较。计算公式为：

（1）专用公式：当各格子的理论数 T≥1，且 1≤T<5 的格子数不超过格子总数的 20% 时，可用下列专用公式计算：

$$\chi^2 = N\left(\sum \frac{A^2}{n_R n_C} - 1\right)$$

$$自由度 \upsilon = （行数－1）×（列数－1）$$

式中 A 表示各格子的实际数值，n_R 表示每个格子所在行的合计，n_C 表示每个格子所在列的合计。

（2）若不符合上述条件，可通过以下方法解决：① 增加样本量，使理论数 T 增大；② 根据专业知识，考虑能否删去 T 太小的行或列或将 T 太小的行或列与性质相近的邻行或邻列合并；③用 Fisher 确切概率法（可用统计软件进行计算）。

【例 8-19】某护士调查了 90 名肾移植术后患者的焦虑发生率，将患者按照文化程度分为 3 组，即小学组、中学组和大学组（表 8-11），想比较不同文化程度的患者焦虑发生率有无不同？

表 8-11　不同文化程度的肾移植术后患者焦虑发生情况

文化程度	有焦虑的例数	无焦虑的例数	合计	焦虑发生率（%）
小学组	9	16	25	36.0
中学组	15	27	42	35.7
大学组	8	15	23	34.8
合计	32	53	90	

例题分析：该例中要分析的变量"焦虑发生率"是计数资料，欲比较 3 组患者间的焦虑发生率有无差异，共 6 个格子，可采用行×列表 χ^2 检验。步骤如下：

（1）建立检验假设：

H_0：不同文化程度的患者焦虑发生率相同。

H_1：不同文化程度的患者焦虑发生率不全相同。

（2）确定检验水准：取 α 为 0.05。

（3）计算 χ^2 值：首先确定采用哪个公式。计算最小理论数的方法同四格表 χ^2。先计算本例中的最小理论数，即 $T_8 = \frac{n_R n_C}{N} = \frac{23 \times 32}{90} = 8.17$（>5），推断所有格子的理论数均大于 5，故采用行×列表 χ^2 检验的计算公式：

$$\chi^2 = N\left(\sum \frac{A^2}{n_R n_C} - 1\right) = 90 \times \left(\frac{9^2}{25 \times 32} + \frac{15^2}{42 \times 32} + \frac{8^2}{23 \times 32} + \frac{16^2}{25 \times 58} + \frac{27^2}{42 \times 58} + \frac{15^2}{23 \times 58} - 1\right)$$
$$= 0.0086$$

（4）确定 P 值：自由度 $\upsilon = (3-1) \times (2-1) = 2$，查 χ^2 界值表（附录 2），得 $\chi^2_{0.05,2} = 5.99$。本例中，$\chi^2 = 0.0086 < 5.99$，故 P>0.05。

（5）做出统计推断：因 P>0.05，所以不拒绝 H_0，可认为"不同文化程度的肾移植术后患者焦虑发生率相同"。

（八）秩和检验

秩和检验（non – parametric analysis）属于非参数统计方法，适用范围广，可用于：① 等级资料的比较，例如，比较两组患者文化程度的构成有无差异；② 呈偏态分布的计量资料的比较，例如，两组患者的病程分别为（3.3±4.5）年和（2.9±3.8）年，数据分析提示为偏态分布，不适于采用 t 检验（因 t 检验要求数据呈正态分布），此时可以考虑进行秩和检验。

根据设计类型的不同，可选用不同的秩和检验方法：① 配对设计：可采用 Wilcoxon 符号秩和检验；② 两个独立样本比较：可采用 Wilcoxon 秩和检验或 Mann – Whitney U 检验；③ 多个独立样本比较：可采用 Kruskal – Wallis H 秩和检验。可根据资料类型与设计类型在统计分析软件选择相应的统计方法进行计算。

值得注意的是，有些研究者误用行×列表 χ^2 检验代替秩和检验。例如，比较两组患者病情严重度（轻、中、重）时，由于病情严重度为等级资料，应该用秩和检验，但有研究者用行×列表 χ^2 检验进行统计学分析，这种做法不妥。因为行×列表 χ^2 检验只能推断两组或多组间构成比的差异，不能推断出等级强度上的差异。

四、探讨变量间关联的统计分析方法

在护理研究中，经常涉及探讨变量之间关联的问题。此时，常用到单因素分析方法中的相关分析以及各种多因素统计分析技术，如多元回归分析、路径分析、结构方程模型等。

（一）相关分析

相关分析（correlation analysis）是用于探讨两个变量之间关联性的一种统计分析方法。例如，分析糖尿病患者治疗依从性与血糖值的关系；分析护士年龄与工作倦怠得分之间的相关性。根据变量的类型不同，可分为 Pearson 相关分析、Spearman 相关分析、分类变量的关联性分析等不同方法。

1. Pearson 相关分析

适用于两个变量均为计量资料且符合正态分布时。例如分析年龄与生活质量总分之间的相关性。Pearson 相关系数用 r 表示，取值范围在 $-1 \sim 1$ 之间。r 的"＋"、"－"号表示两变量相关的方向。"＋"表示两变量呈正相关，即一个变量增加或减少，另一个变量也随之增加或减少，二者的变化方向一致；"－"表示两变量呈负相关，即一个变量增加或减少，另一个变量反而减少或增加，二者的变化方向相反。r 绝对值的大小表示两变量之间相关的密切程度。r 越接近于 1，表示相关程度越大；越接近于 0，表示相关程度越小。一般当 r⩾

0.7时，两变量为高度相关；当 $0.4 \leqslant r < 0.7$ 时，为中度相关；当 $r < 0.4$ 时，为低度相关。

2. Spearman 相关分析

Spearman 相关分析适用于下列三种情况。① 两个变量均为等级资料；② 两个变量其一为计量资料，其一为等级资料；③ 两个变量虽为计量资料，但不服从正态分布，例如，探讨糖尿病患者治疗依从性（好、中、差）与血糖值之间有无相关性时，因治疗依从性为等级资料，血糖值为计量资料，此时可采用 Spearman 等级相关分析，Spearman 等级相关系数用 r_s 表示，其含义与 r 相同。

3. 分类变量的关联性分析

当两个变量其一或均为计数资料时，不宜采用线性相关分析的方法计算关联性，此时可采用分类变量的关联性分析。例如，某研究者欲探讨是否计划怀孕与产后抑郁发生率之间有无相关性。由于"是否计划怀孕（是／否）"和"抑郁发生率（有／无）"均为计数资料，不适于采用 Pearson 相关或 Spearman 等级相关分析。此时，可采用分类变量的关联性分析。首先进行 χ^2 检验，比较计划怀孕组和非计划怀孕组的产妇抑郁发生率有无差异。若得出 P＞0.05，则说明是否计划怀孕与产后抑郁之间无关联性；若得出 P＜0.05，则得出二者有关联性，进一步可利用下列公式计算关联性的大小，以得出相关的程度：

$$r = \sqrt{\frac{\chi^2}{\chi^2 + n}}$$

4. 相关分析的结果表述

在进行相关分析时，计算出 r 值后，需对其进行假设检验，以判断这种相关是本质存在，还是抽样误差所致。因此，在表述相关分析的结果时，需列出两个变量之间的相关系数（r），以及对相关系数进行假设检验的 P 值。P 值代表两变量之间在统计学意义上有无相关性，r 值则代表相关的方向和程度。当 P＞0.05 时，表示无相关性；当 P≤0.05 或 P≤0.01时，表示有相关性。相关的程度和方向须看 r 值的大小及其"＋"、"－"号。例如：由"r=0.127，P＞0.05"的结果，可得出"二者无相关性"；由"r=－0.456，P＜0.01"的结果，则得出"二者呈负相关"。另外，需注意：相关不等于因果。相关分析得出的结果只能说明两个变量之间有一定关联性，但不能推论出因果关系。

（二）回归分析

回归分析（regression analysis）适用于分析一个因变量与多个自变量的关系，可初步探讨变量之间的因果关系。当因变量为计量资料（连续变量）时，采用多元线性回归分析；当因变量为二分类变量时，采用 Logistic 回归分析。

阅读链接 8-24　【知识拓展】

"回归"的起源

作为统计学的一个专用名词，"回归"最早来源于英国人类学家 Galton 的"普用回归定律"概念，即"每个人的特征是和他的亲属共有的，但平均来说在程度上略差一点"。为了证实这一定律，他的研究伙伴 Pearson 收集了 1078 个家庭的身高、前臂长等指标的资料，发现儿子身高（Y，英寸）与父亲身高（X，英寸）存在线性关系：$\hat{Y} = 33.73 +$

0.516X，也就是说，高个子父亲儿子的平均身高虽然比矮个子父亲儿子的平均身高要高一些但稍矮于其父亲的平均身高；而矮个子父亲儿子的平均身高虽然比高个子父亲儿子平均身高要矮一些，但高于其父亲的平均身高。Galton 将这种趋向于种族稳定的现象称为"回归（regression）"。从此，"回归"逐渐发展成为分析两个变量或多个变量之间某种数量依存关系的一类统计方法。

1. 多元线性回归

多元线性回归（multiple linear regression）是探讨一个连续型因变量与多个自变量之间线性关系的多变量分析方法。在护理研究中，需要分析某变量的影响因素时，可采用多元线性回归分析的方法。例如，分析肾移植术后患者生活质量得分的影响因素。

（1）对样本量的要求：当样本量过少时，建立的回归方程会很不稳定，甚至出现专业上无法解释的现象。一般来说，样本量至少应是自变量个数的 5～10 倍。如果自变量过多，可先做单因素分析，从中筛选出有统计学意义的变量，再将其作为自变量进行多元回归分析。

（2）变量的赋值：因变量应该为连续型变量，可将具体数值纳入分析。自变量可有多种类型，应按不同方式赋值。当自变量为计量资料时，可采用原数据，例如年龄，可用年龄的具体数值纳入分析；当自变量为等级资料（有序分类变量）时，可赋值为 1、2、3…。例如"病情严重度"，赋值为 1（轻度）、2（中度）、3（重度）；当自变量为二分类变量时，一般用 0、1 赋值。例如"性别"，可将男性赋值为 1，则女性赋值为 0；当自变量为无序多分类变量时，应设置哑变量（dummy variables），n 个类别可设置成（n－1）个哑变量。例如"癌症类型：胃癌、结肠癌、直肠癌、胰腺癌"，有 4 种类型，可设置 3 个哑变量，即胃癌（001）、结肠癌（010）、直肠癌（100）。

（3）结果的表述：多元线性回归分析可在 SPSS 统计软件或 SAS 统计软件中进行运算。在表述结果时，至少应写明下列内容：① 因变量的名称；② 进行回归分析的各自变量的名称及其赋值情况；③ 最终进入回归方程的自变量名称、标准化回归系数（β）、假设检验的 t 值和 P 值；④R^2 以及对回归方程进行假设检验的 F 值和 P 值。

【例 8-20】在"临床护理教师评判性思维及影响因素的研究"中，研究者采用评判性思维量表，对 93 名临床护理教师进行测评。欲分析年龄、工作年限、带教年限、是否带教本科生、最初学历、目前学历、职称对评判性思维的影响。

例题解析：在该例中，因变量"评判性思维得分"为计量资料，分析多个自变量与一个因变量之间的关联性，可进行多元线性回归分析。报告结果如下：

以评判性思维总分为因变量，以年龄、工作年限、带教年限、是否带教本科生（是＝1，否＝0）、最初学历（中专＝1，大专＝2，本科＝3）、目前学历（中专＝1，大专＝2，本科＝3）、职称（护士＝1、护师＝2、主管护师及以上＝3）为自变量，进行多元线性回归分析，结果见表 8-12，最初学历、职称和带教年限是临床护理教师评判性思维的影响因素，可解释评判性思维变异的 24.8%。

表 8－12　临床护理教师评判性思维影响因素的多元回归分析结果

自变量	B	β	t	R^2	F
最初学历	16.254	0.373	3.798＊＊	0.248	9.799＊＊
职称	11.268	0.301	2.637＊		
带教年限	1.097	0.226	1.897＊		

注：（＊$P<0.05$，＊＊$P<0.01$）

其中，B 为偏回归系数，即回归方程中每个自变量的系数，表示在其它自变量固定不变时，该自变量每改变一个单位，所引起因变量的平均变化量；β 为标准化偏回归系数，由于每个自变量的计量单位不同，单以偏回归系数的数值大小无法比较各个自变量对因变量的影响大小，因此，对偏回归系数进行标准化处理后得到标准化偏回归系数(β)，其数值大小反映自变量对因变量的影响大小，数值在−1～1 之间，"＋"表示正向影响，"−"表示负向影响；t 及其对应的 P 值是对各自变量对应的偏回归系数进行假设检验的结果，以免把作用不显著的自变量引入回归方程。在描述回归分析的结果时，一般只列出进入回归方程的自变量；F 及 P 值是对回归方程进行假设检验的结果，以 $P<0.05$ 作为回归方程成立的界值；R^2 表示进入该回归方程的所有自变量共同解释因变量总体变异的比例。

2. Logistic 回归

Logistic 回归(logistic regression)适用于探讨一个二分类因变量与多个自变量之间关系的一种多变量分析方法。例如，分析产后抑郁(是否发生抑郁)的影响因素，可采用 Logistic 回归分析。

Logistic 回归可在 SPSS 统计软件或 SAS 统计软件中进行运算。因变量一般赋值为 0、1，例如，产后抑郁(抑郁＝1，不抑郁＝0)。自变量的赋值及其对于样本量的要求与多元线性回归分析相同。不同的是，当自变量为计量资料时，可将其按变量值的大小分为几组，赋值为 1、2、3…。在表述结果时，至少应写明下列内容：① 因变量的名称及其赋值；② 进行回归分析的各自变量的名称及其赋值情况；③ 最终进入回归方程的自变量名称、Wald 值及 P 值、OR 值等，其中，若 OR 值大于 1，表明该自变量对于因变量来说是危险因素；若 OR 值小于 1，表明该自变量对于因变量来说是保护因素。

阅读链接 8－25　【知识拓展】

Logistic 回归分析的应用

Logistic 回归应用已有多年历史，Truett 等人 1967 年成功地将 Logistic 回归应用于冠心病危险因素的研究中。目前，Logistic 回归的应用已不再局限于流行病学领域，还应用于实验研究中药物或毒物的计量—反应分析、临床试验评价及疾病的预后因素分析等。Logistic 回归与线性回归分析的思路大致相同，模型的参数具有鲜明的实际意义，现已成为处理二分类反应数据的常用方法。

五、其他统计分析方法

（一）Meta 分析

Meta 分析（Meta analysis）也称元分析，或荟萃分析，由 Beecher 在 1985 年最先提出，并由 Gene V. Glass（美国的一位统计学家，主要从事教育心理学和社会学研究）在 1977 年首次命名。目前，Meta 分析在循证实践中发挥着越来越重要的作用。

1. Meta 分析的用途

在世界范围内，针对同一个研究问题，可能有几个、几十个在不同地区、不同年代进行的研究。这些研究在对象选择、样本含量、研究设计、指标选择等方面虽有同质性，但不完全相同，从而导致研究结果并不完全一致。因此，对这些结果进行综合评价非常重要。Meta 分析就是对这些研究结果进行定量综合的一种统计方法。即通过综合相同研究目的的多个研究结果，而提供一个量化的平均效果。

2. Meta 分析的结果描述

对纳入研究的数据进行 Meta 分析时，首先应明确结局变量的类型，分类变量资料可采用 OR 值作为效应量；连续型变量通常采用均数之差作为效应量。然后对将要合并的多个研究进行同质性检验，如果多个研究具有同质性，则采用固定效应模型；如果多个研究具有异质性，则采用随机效应模型。

目前通常采用 RevMan 软件进行 Meta 分析。其分析结果被称为森林图（图 8 - 10），其中的竖线为无效线。

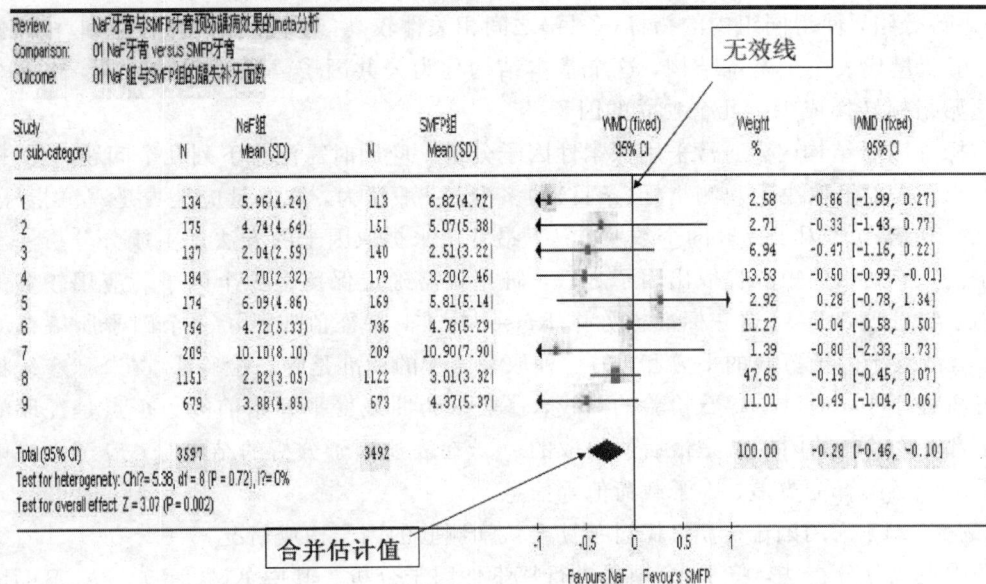

图 8 - 10 Meta 分析结果的森林图示例

　　对于效应量为均数差的连续型变量来说，其横坐标为 0。对于效应量为 OR 的分类变量来说，其横坐标为 1，即 OR=1。图中每个研究对应的横线为一个研究 95％可信区间上下限的连线，其线条长短表示置信区间范围的大小，方块大小为该研究权重大小。若某个研究 95％置信区间的线条横跨无效线，按 $\alpha=0.05$ 水准，可认为该研究无统计学意义；反之，若该横线落在无效线的左侧或右侧，可认为该研究有统计学意义。对于 Meta 分析来说，最重要的一个结果是合并估计值，也即图中最下方的黑色菱形块。如果菱形块落在无效线的两侧，且图中左下角的 P 值<0.05，则表明这些研究的合并效应有统计学意义。菱形块落在无效线的左侧，表明总效应显示干预组得分低于对照组；菱形块落在无效线右侧，表明总效应显示干预组得分高于对照组。而如果菱形块触到了无效线，且图中左下角的 P 值>0.05，则表明这些研究的合并效应无统计学意义，即总体上来说两组无差异。

（二）因子分析

　　因子分析（factor analysis）是通过研究众多变量之间的内部依赖关系，探求观测数据中的基本结构，并用少数几个假想变量（因子）来表示基本的数据结构的方法。因子分析最早出现在 1904 年 Karl Pearson 和 Charles Spearman 关于智力测验的统计分析中，目前常用于分析量表或问卷的结构效度，以探求量表或问卷的维度或因子。

　　在护理研究中，有一些现象是难以直接观测的，例如生活质量，只能通过多个可观测的具体指标来间接地反映。由于这些具体指标共同反映某个不可观测的现象，因此这些指标之间会呈现出一定的相关性。这种相关性主要是由它们所共同反映的不可测现象支配的。因子分析就是一种从分析多个原始指标的相关关系入手，找到支配这种相关关系的几个不可观测的变量。具体来说，因子分析根据相关性大小把多个原始指标（量表或问卷的条目）进行分组，使得同组内的指标（条目）之间相关性较高，不同组的指标（条目）相关性较低，每组变量代表一个基本结构，这个基本结构称为公共因子。通过因子分析，将多个相关的原始指标转换成少数几个独立的因子。

　　在探寻因子结构时，通常采用探索性因子分析。应用时需注意下列几个问题。① 样本量的要求：样本量取决于观测指标（条目）的多少，一般认为，样本量应至少是观测指标（条目）数的 10 倍；② 因子提取的个数及方法：最常用来提取因子的方法是主成分分析法和主轴因子法，依据相关矩阵提取出因子之后，研究者需确定保留多少个因子。应用较多的标准是因子特征值≥1.0，这一标准被称作 Kaiser 标准，特征值表示了一个因子所解释的方差数，其值等于因子负载的平方和，另一种取舍因子的标准是碎石检验法，在 SPSS 统计软件的分析程序中，提供了碎石检验的曲线，一般认为曲线变平开始前的一个点是提取的最大因子数，该点前的因子就是最后所提取的；③ 在表述因子分析的结果时，应至少提供旋转前后因子所解释的方差、因子载荷值等信息。

　　【例 8-21】采用因子分析，探讨某社会认知测验的因子构成情况。

　　采用主成分分析法，将 12 个项目进行探索性因子分析。其中 KMO=0.829，Bartlette 球形检验 χ^2=117.398，$P<0.001$，符合因子分析的统计前提。最终提取出 3 个因子，累计解释率为 61.53％。因子结构及各项目的载荷值见表 8-13。

表 8 - 13　某认知功能测验的因子结构和载荷值

项目	因子载荷值		
	因子 1	因子 2	因子 3
项目 1	0.712		
项目 2	0.630		
项目 3	0.466		
项目 4	0.458		
项目 5		0.687	
项目 6		0.627	
项目 7		0.616	
项目 8		0.525	
项目 9			0.770
项目 10			0.672
项目 11			0.614
项目 12			0.569

六、统计表和统计图

统计表和统计图是统计描述的重要方法，可以代替冗长的文字叙述，从而更加直观、形象、清晰地描述统计数据，是科研论文中数据表达的重要工具。

（一）统计表

统计表是以表格的形式，有条理地罗列数据的分布及其统计结果，方便阅读、比较和计算。

1. 统计表的种类

统计表可分为简单表和组合表。简单表为纵标目（数字上方的文字）只有一个层次，如表 8 - 14。组合表为纵标目有两个或多个层次，如表 8 - 15。

表 8 - 14　两组患者不同时间糖化血红蛋白含量（%）

组别	基线	3 个月	6 个月
对照组	9.8±1.1	10.2±1.3	9.6±0.8
干预组	9.9±1.2	8.7±0.8	7.6±0.9

表 8 - 15　两所医院护士技能操作考试合格情况

组别	总例数	合格		不合格	
		例数(n)	合格率(%)	例数(n)	不合格率(%)
医院 A	48	42	87.5	6	12.5
医院 B	46	38	82.6	8	17.4
合计	94	80	85.1	14	14.9

2. 统计表的结构与绘制要求

统计表由表号和表题、标目、线条、数字、备注等部分组成。各部分的绘制要求如下：

（1）表号和表题：用以概括表的主要内容，写在统计表的上方中央位置。每个表均应有表题，并按其出现的先后顺序进行编号。

（2）标目：包括横标目（数字左边的文字）和纵标目（数字上边的文字），分别说明表格中每行和每列数字的含义。如果表格中的数字有单位的话，注意在纵标目中标明相应的单位，如"％"、"岁"、"mmHg"等，这些单位不要重复出现在表内的数字中。

（3）线条：简单表一般是三条线（表8-14），即顶线、底线、分界线（将标目和数字分隔开）；组合表还有分层线（表8-15），将两层纵标目分隔开。另外，统计表中可有合计线（表8-15）。除此之外，统计表中不应有竖线、斜线和多余的横线。

（4）数字：统计表中的数字一律用阿拉伯数字表示。同一列数字应注意位次对齐、小数点后位数保持一致。表中数值为0者记为"0"，缺失数字用"…"表示，无数字用"—"表示，不要留空项。

（5）备注：如果有必要对表中的某些文字或数字进行解释或说明，可在表中相应位置用"＊"等符号标出，将解释写在表的下面。

3. 绘制统计表的注意事项

（1）重点突出：一个统计表以表达一个中心内容为宜，避免将过多内容放在一个庞杂的大表中。

（2）层次清楚：通常统计表就如完整的一句话，主语和宾语分别作为横标目和纵标目，构成完整的一句话。如以表8-15中的内容为例，横标目和纵标目构成完整的一句话，即"医院A合格例数为42，合格率为87.5％"。

（3）简洁、明了：表中的文字、数字和线条尽量从简，不要出现过多重复的字符。

（4）统计表与文字不要完全重复：用了统计表后，可用文字对表格中的内容进行总结或补充。但是，不要再用文字完全重复表格中的数字，这样浪费篇幅和读者的时间。

（二）统计图

统计图是用图形将统计结果形象化，从而易于对结果进行分析和比较，并给读者留下深刻的直观印象。但统计图一般不能提供确切数值，因此不能完全代替统计表，必要时可与统计表一同列出。

1. 统计图的种类

统计图的种类很多，一般根据资料类型和分析目的，选择不同种类的图形，常用的有以下几种。

（1）圆图（pie chart）：适用于构成比资料，描述各类别所占的构成比。它是以一个圆形的总面积为100％，将其分割成若干个扇面，表示事物内部各部分所占的比例（图8-11）。各构成部分的扇面或矩形可用不同颜色或花纹区别，并用图例说明（图8-11右侧方框内的描述）。也可将各类别的名称和数值标在相应的扇面或矩形旁。

（2）直条图（bar chart）：用相同宽度的直条长短，表示几个相互独立组别的某指标数值的大小。通常横轴是几个独立的组别或事物，纵轴为某统计指标。又可分为单式直条图

（图8-12）和复式直条图（图8-13）两种。在绘制直条图时，需注意：① 纵轴刻度一般从0开始；② 各直条宽度应相等；③ 在复式直条图中，同一组的直条间不留空隙。

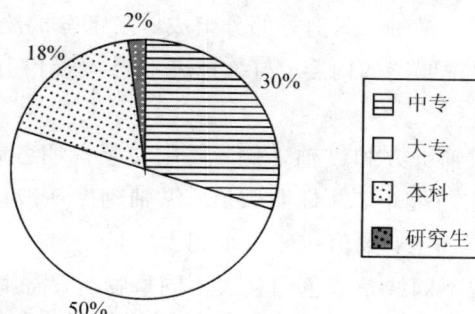

图8-11　某医院护士学历构成情况（圆图）

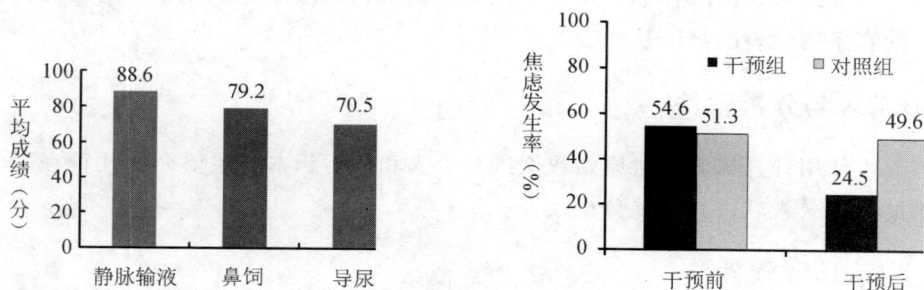

图8-12　护生在三项技能操作中的平均成绩
（单式直条图）

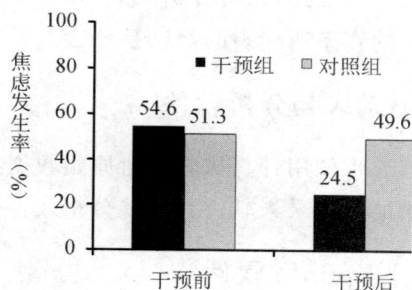

图8-13　两组患者干预前后焦虑发生率的比较
（复式直条图）

（3）线图（line graph）：以线段的升降表示一个事物随另一个事物数值变化的趋势（图8-14）。通常横轴是时间或其他连续性变量，纵轴是某统计指标，可以是算术尺度，也可以是对数尺度。在绘制线图时，需注意：① 相邻的点要用直线连接，不可用光滑的曲线连接；② 不同指标或组别可以用不同的线型表示，如实线、虚线等，并用图例说明；③ 如果纵轴是算数尺度，一般以0为起始点。

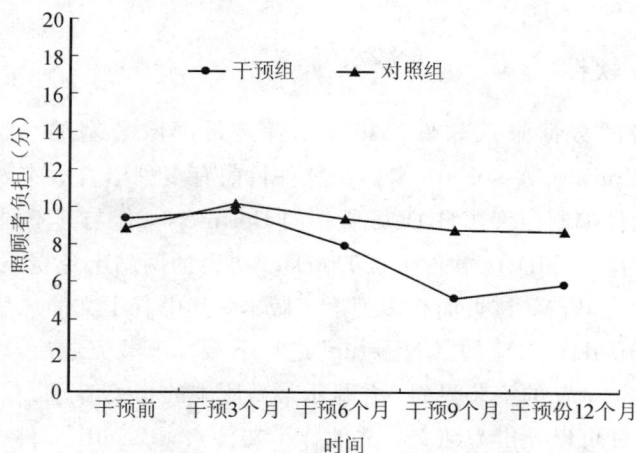

图8-14　干预组和对照组各时点照顾者负担的变化情况（线图）

2. 统计图的结构及绘制要求

在熟悉上述各类型的统计图之后，在此对于统计图的结构及绘制要求进行归纳、总结。统计图由图号和图题、纵轴、横轴、图例等部分组成。各部分的绘制要求如下：

（1）图号和图题：扼要说明图的内容，与统计表不同，统计图的图号和图题置于图的下方中央位置。

（2）纵轴和横轴：在横轴下方和纵轴外侧，需用文字标明各轴代表的含义，并注明单位；纵轴和横轴的刻度应均匀等距，并标明数值；纵轴刻度一般以 0 点为起始点。横轴尺度自左至右，纵轴尺度自下而上，数值一般由小到大。

（3）图例：统计图中用不同线条或色调代表不同事物时，需用图例说明。例如图 8－11 中，图中用不同花纹代表各学历类别，则用图例说明了每种花纹代表了哪种学历（图 8－11 右侧方框内的描述）；在图 8－14 中，用不同颜色的直条代表不同的组别，则用图例说明了每种颜色的直条所代表的组别是什么。

七、数据录入与分析软件

目前通常使用计算机软件对原始数据进行录入和分析。本节主要介绍几种在医学研究领域常用的数据录入软件和统计分析软件。

（一）EpiInfo 软件

EpiInfo 软件是世界卫生组织（WHO）和美国疾病预防控制中心（CDC）共同为公共卫生领域工作人员开发的，其主要用于流行病学领域的统计分析，可以进行暴发调查、公共卫生监测数据库管理和统计分析等。通过 EPiInfo，研究者可以完成建立问卷和调查表、录入数据、分析数据、绘制统计图、撰写调查报告等功能。EpiInfo 软件可从下列网址进行免费下载（网址 http：//www. who. int/chp/steps/resources/EpiInfo/en/index. html）。EpiInfo 的数据文件可以转换成其他类型的数据文件，可导出为纯文本文件（txt 文件）、dBaseⅢ 文件、Excel 文件、Access 文件等。

（二）EpiData 软件

EpiData 是免费的数据录入软件。其开发者是丹麦欧登塞的一个非盈利组织，即 EpiData 协会（The EpiData Association）。该软件目前有多种语言版本，如中文、法语、英语等。EpiData 的软件编制原理源自 DOS 版本的 EpiInfo 6，但与其不同的是 EpiData 的工作界面为 Windows 版。EpiData 软件可从 EpiData 协会的网站上免费下载（http：//www. epidata. dk/download. php），该页面有多种语言版本，其中有中文简体版本的 EpiData，即点击 Chinese(simplified)栏对应的"CN setup"进行下载。下载完成后，双击下载保存的文件，就出现 EpiData Entry 的安装界面，并显示最新版本的相关信息，按照提示即可完成安装。Epidata 数据文件可以导出为纯文本文件（txt 文件）、dBaseⅢ 文件、Excel 文件、Stata 文件、SPSS 文件、SAS 文件，因此非常便于统计分析软件的导入。

（三）SPSS 统计软件

SPSS(Statistical Package for Social Sciences，社会科学统计软件包)是目前国际上最流行的统计分析软件之一，广泛应用于社会科学、心理学、医学等各个领域。SPSS for Windows 可在 Windows 98/2000/XP/7 环境下使用，并配有帮助系统，以帮助应用者自学。目前 SPSS 已推出很多版本，随着版本的更新，功能日益完善，操作越来越简便，非常适用于非统计专业的人员使用。

（四）SAS 统计软件

SAS(Statistial Analysis System，统计分析系统)是世界上最著名的统计分析系统之一，被誉为国际标准统计分析系统。该软件最早由美国北卡罗莱纳州立大学的两位教授于1966 年开始研制，1976 年成立了 SAS 软件研究所，并正式推出 SAS 系统。SAS 系统可以完成数据管理、统计分析和运筹决策等工作，目前的版本可以在 Windows 98/2000/XP/7操作系统下使用。

第四节 循 证 护 理

在复杂的临床环境中，对患者做出合理的临床护理决策是护士的重要临床功能之一。这就需要加强护理人员的循证护理能力，帮助护理人员在计划护理活动过程中，将护理科研的结论与其临床经验及患者愿望相结合，获取证据，以此作为临床护理决策的依据，更好地为患者服务，提高护理水平和患者满意度。

一、循证护理的概念与内涵

循证护理(evidence - based nursing，EBN)又称实证护理或以证据为基础的护理，是循证医学(evidence - based medicine，EBM)在护理专业中的应用。循证护理的基本含义是以有价值、可信的科学研究结果为依据，提出问题、寻找并运用证据，对患者实施最佳的护理，其核心思想是批判性地接受现有的专业知识，并将其转化为可应用于临床实践的证据，减少护理工作中的易变性，使以经验为基础的传统护理向以科学为基础的有证可循的现代护理发展。循证护理的真实含义可进一步理解为"慎重、准确、明智地应用当前所获得的最好的研究依据，并根据护士的个人技能和临床经验，考虑患者的愿望和实际情况，制定出完整的护理方案。"其核心思想是强调运用证据，更好地为患者服务。这 3 个要素有机结合，缺一不可，可见，循证要求人们在医学实践中不能单凭临床经验、直觉、惯例及未经验证的理论而应遵循科学原则和依据办事。

循证护理随着循证医学的形成与发展而出现，循证护理建立在对某一专题的系统评价(systematic review，SR)基础上，由专题小组协作完成，系统、全面地对相关研究进行客观评价及鉴定，较以科研为基础的护理系统性更强。此外，循证护理针对护理实践的整个过程，注重连续性、动态性及终端质量评审，并且能相对节约卫生资源和经费，具有较强的实用性。循证思想使临床护理决策能够依据科学研究的结果，而不是护士个人经验，因此能极大提高临床护理决策的有效性。循证护理的实施有助于确保优质的医疗护理质量，促进我国卫生事业的发展。循证护理是临床护理决策过程中最常用的方法之一。

二、循证护理的发展历史

循证医学是 20 世纪 70 年代后期开始形成和发展、派生于临床流行病学的一门新兴学科。20 世纪 70 年代 Cochrane 认为应将医护工作建立在合理的证据之上，而非主观经验之上。80 年代，加拿大 Mcmaster 大学的教育学家们将建立于"证据规律"基础上的临床工作模式命名为循证医学。1991 年加拿大 Mcmaster 大学的教授 Alba Dicenso 首次提出"循证护理"这一护理理念，其观点迅速得到普遍关注与研究。1992 年在英国，成立了世界上第 1 个 Cochrane 中心。1993 年又正式成立了 Cochrane 协作网。受循证医学思想的影响和启发，循证护理悄然兴起并得以迅速发展，尤其是在英国、加拿大和美国，遵循证据的观念被不少护士所接受，循证护理研究得以相继开展，循证护理实践在不断地被尝试。1996 年，英国的 York 大学成立了全球第一个循证护理中心（the University of York Centre for Evidence - based Nursing）。1998 年，英国创办了《循证护理》杂志（Evidence - based Nursing）。澳大利亚 JBI 循证卫生保健中心（Joanna Briggs Institute）是目前全球最大的循证护理协作网，成立于 1996 年，进行护理及相关学科证据的汇总、传播和应用。

在我国，四川大学华西医院于 1999 年首先开始对护理人员进行循证实践的相关培训，并将循证护理的方法应用于临床实践。复旦大学护理学院于 2004 年 11 月成立国内第一个循证护理中心——"复旦大学 JBI 循证护理分中心"、2012 年 4 月北京大学护理学院设立"北京大学 JBI 循证护理分中心"，致力于推广循证护理实践，进行证据合成、证据传播和证据应用，翻译并传播国外循证护理系统评价及最佳证据报道，以推动我国临床护理实践的发展。

阅读链接 8 - 26　【知识拓展】

Cochrane 中心和 Cochrane 协作网

大样本、高质量的随机对照试验（Randomized Controlled Trial，RCT）是评价干预效果的金标准，但因耗时、耗资、耗人力，在实际应用中受到一定的限制。Archie Cochrane 是已故的英国著名流行病学家、内科医生，于 19 世纪 70 年代末期最早提出将所有可得到的单个 RCT 按病种、疗法集中，经 Meta 分析后，得出尽可能真实、准确的综合评价结果，为临床治疗和卫生决策提供科学依据。他的想法得到了一些医生的共识，他用自己的资产启动了最早的研究，取得了惊人的成效，因此参与者也越来越多，终于在 1992 年，由 Iain Chalmers 博士领导，在英国牛津成立了以 Cochrane 命名的英国 Cochrane 中心，其目的是领导和组织上述工作。实践表明，仅英国一家 Cochrane 中心是不可能完成这项巨大的工程的，需要国际协作。因此，1993 年在牛津成立了国际 Cochrane 协作网，其目的是收集临床医学各专业和亚专业的全世界临床研究结果，进行系统评价/Meta 分析，发表结果，为医疗实践和卫生决策提供科学依据，为实践循证医学提供"证据"。

三、循证护理的实施程序

循证护理的实施程序包括三方面内容，即提出循证护理问题，发现相关证据，确定证据正确可靠并能解决所提出的循证护理问题。具体程序可分为五个基本步骤：

（1）明确需要解决的问题：护士应首先明确需要解决的问题，确定要解决的问题有助于明确需要寻找的证据。常见的循证护理问题包括一般性的问题，特殊的临床护理问题，患者所关心的问题及护理实践科研问题。一般性的问题包括涉及患者：① 所患疾病的一般性知识问题，如性别、年龄等；② 疾病的基本问题，如具体的临床护理问题、临床护理表现等，特殊的临床护理问题是护士在充分掌握了患者的相关资料之后，通过临床护理分析，从专业角度所找到的问题，在构建具体的循证护理问题时，可采用 PICO 格式。P 即特定的人群(population/participants)；I 即干预(intervention/exposure)；C 即对照组或者另一种可用于比较的干预措施(comparator/control)；O 为结局(outcome)。根据患者的具体情况，提出临床护理需要解决的关键问题。如不同年龄阶段的乳腺癌患者，其关心的治疗结局可能会有差异，70 岁以上的妇女最关心癌症治愈和转移的可能性；小于 50 岁的妇女更关注治疗对其性功能的影响；有阳性家族史的妇女最关心该病是否具有遗传性。护理实践科研问题是从护理实践需要出发提出问题，用可靠的方法进行研究，以得到相应证据解决循证护理问题，再用于指导他人的护理临床实践。

（2）收集信息并列出证据：根据上述循证护理问题，通过查阅文献、网上检索等各种方式收集所需要的信息资料，列出相关证据。

（3）评价证据：护士使用评判性思维的方法阅读证据全文，按照不同的价值区别，对所列出的证据进行评价，找出需要的证据。在评价过程中可对资料进行分类，以缩小评价范围，筛选密切相关的资料证据。对于证据的评价应涵盖：① 试验是否与金标准试验进行"盲法"比较；② 是否每个被测者都做参照试验进行评价；③ 所研究患者样本是否包括在临床试验中，将要使用该诊断试验的各种患者；④ 诊断试验的精确性。

（4）使用最有效的证据：将收集到的最有效证据用于实践，改进工作、提高个人的实践水平和研究能力。此过程也是临床护士开展科学研究的过程。在使用有效证据时，应结合临床的具体环境、条件、文化背景及患者的个体差异等。

（5）评价应用证据后的效果：评价应用证据后的效果时，要选择客观、合适的方法，并确保将评价结果反馈到护理过程。根据临床具体情况，可选用外单位评价、本单位评价、自我评价等不同方法。

四、我国开展循证护理的现状

中国循证护理中心于 1996 年成立，并于 1999 年 3 月正式注册加入了国际循证医学协作网，其总部设在四川大学华西医院。我国循证护理中心成立后，不仅对华西医院所有在职护理人员进行了循证实践的基础培训，而且多次举行全国性循证护理理论学习班，为我国护理人员提供了掌握循证方法的各种机会和渠道。华西医院的护士们在掌握了基本的循证研究方法后，已经在临床上开始进行循证护理实践。临床护理是循证护理研究的基础，临床护理实践中的问题是循证护理研究的动力和立题依据。护理研究离不开基础研究，更离不开基于实践的循证护理研究。但是，目前在我国全面开展循证护理研究实践仍面临着一些困难。第一，护理科研质量不高，证据资料不足。我国护理科研起步较晚，护理文献资料的数量和质量问题影响证据的检索和科学性评价，而检索相关文献，确定最有价值的"证据"却是循证护理研究的关键环节。第二，护理人员的素质与循证护理的要求不适应。开展循证护理实践研究不仅需要护士具备循证护理的基本理论知识，掌握循证评估技术与方法，如 SR 方法、Meta 分析技术，而且还应具有较高的科研能力和外语水平。第三，医院护理人员缺编。目前我国护理人才资源仍相对不足，造成接受过中等护理教育的临床护理人员工作十分繁忙，接受继续教育和在职教育的空间很小，弥补所需知识或更新知识的机会太少。第四，对循证护理理论和实践认识不足、观念转变难。实施循证护理研究和实践对提高护理质量和护理人员素质，对护理技术方案和护理措施的正确决策，降低护理费用等均有重要意义。第五，循证评估信息利用差，其价值难以体现。

循证护理是提高护理学科科学性和有效性的途径。虽然我国开展循证护理存在上述困难，但近十年来，循证护理已经成为我国护理领域关注的热点。对临床护士进行护理科研与循证护理相关培训、在护理学课程中增加循证护理的内容，能帮助临床护士更好地胜任专业工作，对于提高护理实践水平有重要意义。

第九章 时间管理

▼学习目标

((•)) 识记
(1) 时间的概念和本质。
(2) 时间管理的概念与内涵。
(3) 时间消耗和时间浪费的概念。

((•)) 理解
(1) 五代时间管理理论的特点比较。
(2) 导致时间浪费的因素。
(3) 常见的时间管理方法。

((•)) 应用
(1) 根据具体的护理管理工作要求,制定合理的时间管理方案。

"燕子去了,有再来的时候;杨柳枯了,有再青的时候;桃花谢了,有再开的时候。但是,聪明的你告诉我,我们的日子为什么一去不复返? ——是有人偷了他们吧:那是谁?又藏在何处呢?是他们自己逃走了吧:现在又到了哪里呢?"每当想起朱自清先生在《匆匆》一文中对时间的描述,不禁产生"风月无古今,情怀自浅深"这样对时间的感慨。

作为护理专业的工作者,您是否迫切需要了解时间究竟是什么?科学有效的时间管理内涵包含哪些内容?科学的时间管理经历了哪几个阶段的发展过程?目前的时间管理理论对管理者的启示是什么?

第一节 时间管理概述

一、时间的概念、本质及特征

1. 时间的概念

时间是什么?它在哪里?这个问题自古以来就困惑了无数的哲学家、数学家、文学家、管理学家等不同领域的专家学者。人们不断地苦思冥想其内涵,用各种方法计算它,但却没有得到答案。时间从我们的身边匆匆而过,带走了我们的童年,逝去了我们的青春,斑驳了我们的记忆。我们才意识到时间是我们生命中珍贵的资产,才有了对时间刻骨铭心的感悟。

人们从不同的角度认识及感受时间,并赋予了时间不同的含义,如认为时间是生命、金钱、财富、资源、速度、希望、无边的海洋。传统的东西方文化对时间有不同的诠释。中国传统文化认为时间是轮回的，以季节或重要的节气来计算时间。西方文化认为时间是一条永不回头的直线，如果错过了某段时间内的机会，这种时间及机会就永远也找不回，也永远无法弥补。

尽管人们对时间的定义因时、因地、因事、因人而不同，但对时间宝贵性的认识是一致的，古老的谚语"一寸光阴一寸金，寸金难买寸光阴"，形象地说明了时间的珍贵。

作为一个抽象的概念，虽然当今重要科学理论研究都有时间的踪迹，但均没有明确的对时间的科学定义。《韦氏大词典》的解释是"时间是过去、现在及未来组成的连续线"。《剑桥百科全书》认为时间是区分事件发生前后次序的度量单位，用时间可以指出事件的前因后果。中国《辞海》对时间的定义为"时间计量，包括时间间隔和时刻两方面。前者指物体运动经历的时段，后者指物体运动的某一瞬间。一般以地球自转为根据"。在哲学上，"时间"与"空间"一起构成运动着的物质存在的两种基本形式。

2. 时间的本质

从本质上看，时间是一种有价值的无形资源。生命由时间累积而成，每个人一生的时间固定而有限。做任何事情都需要花费时间。人类的文明与进步是时间的产物，梦想的实现需要时间，但每个人在单位时间内所获得的社会价值及个人价值不同。因此，人们常以个人在单位时间内取得的成果及对社会贡献的大小来衡量时间的价值。

从管理角度分析，时间是分配组织中各种活动过程所需要的周期及其起点和终点。任何组织的管理活动都需要精确地计算时间分配。因此，时间是管理者要考虑的重要资源之一，不仅是管理者本人的时间，也包括完成组织任务的时间安排。

3. 时间的特征

时间具有以下六个特征：

（1）客观性：时间是风，视之无形，寻之无踪，但同时又是客观存在的。掌握了时间的客观性，管理者可以利用时间来达到组织及个人的预定目标。

（2）珍贵性：不同专业不同的人，从不同的生命维度雕刻了对时间内涵的理解，护士视时间为"生命"，教师视时间为"知识"，商人视时间为"金钱"，军人视时间为"胜利"。虽然不同的职业对时间有不同的理解及诠释，但上述表述说明时间在每个人心中都是珍贵的资源。

（3）方向性：孔子说："逝者如斯夫！不舍昼夜"，说明时间如流水一样一去不返。古希腊哲学家赫拉克利特也曾感叹："濯足长流，抽取再入，已非前水。"说明时间的流逝具有不可逆性，以一定的方向及规律运动。一旦失去，将永远无法追回。

（4）差别性：虽然每个人在每天的生命里都获得 86,400 秒，但由于人生目标各异，利用时间的效率不同，因而每个人单位时间的价值千差万别。

（5）无存储性：时间与人类其它资源的区别在于时间无法存储。无论是否利用，时间都在消耗，在无声地流逝，任何人用任何方法均无法存储。

（6）公平性：时间不像空间等其他资源。一个空间一旦被占有，其他人就不可能再拥有。只有时间是每个活着的人每时每刻都能跟他人共同享有的资源。每个人都是独立的个体，都能自由地安排自己的时间。

二、时间管理的概念与内涵

人类为了与时间赛跑，多年来一直致力于研究探索各种节约时间、提高效率的技术与设备。但随着单位时间效率的不断提高，人们却感觉到时间越来越不够用，自己越来越忙碌，从而使时间管理成为各行各业关注的议题。

1. 时间管理的概念

时间管理(time management)的概念随着其理念的发展而有不同的含义。最为大家所熟知的是第三代时间管理的定义："时间管理是指在一定的时间范围内，为提高时间的利用率及有效性而进行的一系列控制工作。"

第四代时间管理理论认为，时间管理不是让您做更多的工作，也不是让您总在单位时间内完成的工作越多越好，而是让您知道自己价值观中最重要的是什么，集中时间将最重要的事情做好。

从管理学角度看，时间管理是在管理过程中明确管理的目标和重点，为减少重点工作的时间消耗，设计一系列科学合理的技巧及程序，用相关的技术及方法，在单位时间内高效率地完成组织目标。由此可见，时间管理不只是掌控时间，而是通过事先的规划，作为一种提醒与指引，以降低时间的不确定性，提高其可控性。

2. 时间管理的内涵拓展

当今这个如"动物农场"般的时代，"大鱼吃小鱼，小鱼吃虾米"的状态正在被"快鱼吃慢鱼"取代，时间管理的内涵有了很大拓展。

(1) 时间管理是一种资源管理。在当代管理理论中，时间被列为除人、财、物、信息外的第五个核心资源。时间管理作为管理学的一个重要分支越来越受到重视。管理专家开发出了多种技术及方法来计划、使用及安排时间，以最大限度地实现时间的价值。

(2) 时间管理是自我管理及生命管理。从现代时间管理的概念分析，时间管理不是多花时间工作，少休息少娱乐，而是在有限的时间内，将工作及生活中最重要、最紧急的事情做好。

对个人而言，时间管理的对象并非时间本身，其真正涵义是面对有限的生命而实施的自我管理及生命管理。自我管理是在明确个人人生目标的基础上，将时间及精力集中于主要目标，并按照目标的指引应用时间。生命管理是为了让生命处于一种自知状态，要求我们在厘清个人价值观的基础上，将有限的时间用在对自己真正有价值的重要事情上，让自己的存在更有意义及价值。由此可见，时间管理不是为了让自己做更多的事情，而是让自己有足够的时间享受生活，身心更加健康。有学者研究认为，个人的时间管理就是学会在工作、健康、心智、家庭、理财、人际关系、精神及人际关系八个方面达到平衡与和谐。

(3) 时间管理是一种效率管理。在这个"时间就是金钱"，"效率就是生命"的全球化市场经济时代，由于通讯及交通的极大便捷，人们已经不按年月日来计算时间，而是按照小时，甚至是分秒或毫秒来计算。市场经济存在的前提是自然资源、人力资源、时间资源及资金有限，才导致了市场竞争，全球每天都在上映着此公司吞并彼公司的连续剧，讲述着一个大公司轰然倒下，一个小公司一夜爆发的时间奇迹。而这种奇迹的产生源于"时间是效率"的观念与方法。

阅读链接9-1　【知识拓展】

"时间是效率"的双面性

美国商业管理学者乔治·斯塔克(George Stalk)与托马斯·豪特(Thomas Hout)在其合著的《与时间竞争》(competing against time)中说,以时间为基础的竞争者,正在以比呆板的竞争对手更低的成本、更少的时间、更快的速度及方法提供各种各样的产品及服务,通过这种方法,他们已经遥遥领先于竞争对手。这本书着重从战略层面说明了对服务对象的反应速度、新方法及技术的开发速度、组织内部运转的速度与质量、创新同等重要。

而詹姆斯·格雷特(James Gleick)在其著作《更快:所有事情都在加速》(faster: the acceleration of just about everything)中,对当前这种全球受速度驱使的文化进行了深入探讨,并对实际完成时间、循环周期、毫微秒、省时技术造成的困扰进行了深刻反思。该书同时也描写了针对"时间是效率"而产生的人类心理的过度紧张与压力以及为缓解及治疗这种"匆忙症"而逐渐兴起的小产业:思维—身体工作室、压力控制研讨会以及日益普及的东方冥想术等。

上述两本著作从不同侧面说明了"时间是效率"的双面性。

(4)时间管理是意识与方法的高度融合:从严格意义上来看,不论针对个人自身的工作,还是管理者对组织中人、财、物、信息等资源的时间管理,都需要意识与方法的结合。在意识方面,需要我们在运用时间的有效性上进行系统反思,明确时间是构成执行力、达到目标的一个基本要素。在方法上,时间管理必须有建立在科学管理理论基础上的一整套系统管理技术。这种有效的时间管理能够增加单位时间的效益,使您在同等时间投入的情况下,获得比别人增加数倍的收获。

(5)时间管理是组织目标的管理。从管理的角度分析,作为护理管理者,时间管理意味着在工作中明确各个时期及阶段的管理目标,分清主次,将工作时间用在实现所在医院护理管理的重要目标上。这样不仅自己忙而不乱,而且使所在医院的护理工作有条不紊,一步一个新台阶。

阅读链接9-2　【知识拓展】

时间的"稀缺心理"

美国哈佛大学经济学家森德希尔·穆莱纳桑(Sendhil Mulainathan)和普林斯顿大学心理学教授埃尔德·沙菲尔(Eldar Shafir)在《稀缺》(scarcity)一书中指出,当人们感受到自己缺少某种东西时,思维会受到缺乏的影响,产生所谓的"稀缺思维"。稀缺思维会消耗人的脑力和意志力,减少大脑的"带宽",使人的视野狭隘,洞察力降低,只注重眼前利益,缺乏对未来的规划。例如,忙碌的人由于缺乏时间而做出错误的选择,然后就会过度担心自己没有时间，反而会让他们做出更糟的事情。

问题不是忙碌的人对时间考虑的不多，而是太多。时间稀缺的压力会导致人没有足够的精力和注意力，去做出正确的选择。两位学者比喻说，时间的稀缺状态就像是在出门前收拾行李时不停地权衡，是带雨伞，还是将雨伞换成外套。时间多的人行李箱是空的，不需要为是否要陪家人看一场电影而权衡或烦恼。而日程表排得满满的人行李箱是满的，增加一件新东西就要拿出已经打包好的一件东西。决定行李箱的打包就要花费时间及精力，由此会产生时间不足的压力及问题。

三、人类时间管理的研究历史

有关时间管理的研究已有相当历史。犹如人类社会从农业革命到工业革命，再到资讯革命，时间管理理论可分为四代，目前正向第五代时间管理理论发展。

第一代：备忘录型时间管理，利用便条及备忘录，随时记录需要做的事情，完成后划掉，没有完成的增列到次日的备忘录中，用这种方法在忙碌中调配时间与精力。优点是在重要事情的变化过程中有较强的应变能力且顺应自然，压力较小。缺点是忽略了整体的规划，较随意，有时会遗漏重要的事情。

第二代：规划型时间管理，着重使用日程表进行时间的规划与准备，如计划应做的事情及完成期限，反映出时间管理已注意到规划未来的重要。优点是通过制定目标和规划完成应该做的事情，完成率高。缺点是形成凡事都要安排的习惯，可能导致管理者缺乏创新及思考的空间。

第三代：效率型时间管理，着重以高效完成目标来管理时间，讲求优先顺序的观念。依据轻重缓急设定短、中、长期目标，再逐日制定实现目标的计划，将有限的时间、精力加以分配，争取最高的效率。优点是以价值为导向，发挥短期、中期及长期目标的效果。规划井然有序，效率高。缺点是一切以效率为导向，以快为特征，忽略了自然法则，在时间的安排上有失偏颇。另外，如过分强调效率，将时间绷得太紧，反而会产生负面效果，使人失去增进感情、满足个人需要以及享受意外之喜的机会。特别在价值观发生改变时会有悔之晚矣的感觉。

第四代：方向型时间管理，在第三代时间管理理论及方式的基础上，关注个人工作及生活的平衡，兼顾事情的重要性与紧迫性。要求个人的时间管理以自然法则为中心，超越传统上更快、更好、更有效率的观念。强调的不是时间的快慢，而是方向性，注重面对时间分配时思维方式的改变，要求每天的时间都要与个人价值观中未来的目标接近，因而又称"罗盘理论"或"正北理论"。罗盘代表我们的价值观与生活方式，要求我们不要将紧急的事当作重要的事，在做任何事之前反问自己生命中重要的事情是什么？要将时间花在自己生命中重要的事情上。这样的时间管理，会避免花费大量的时间做完一件事后，发现根本不值得。犹如辛辛苦苦一节一节爬上了自以为是成功的阶梯，到达顶端后却惊然发现梯子摆错了方向。

阅读链接 9 - 3 【知识拓展】

第四代时间管理代表作

美国管理学家理查德·卢克(Richard Luke)是著名的第四代时间管理理论学家,他在其名著《时间管理》(time management)一书中提出的管理理念是"目标是时间管理的起点"。在此基础上,通过阐述目标—时间—行动之间的体系关系,提出了系统的时间管理原则、策略与方法,让您成为时间的主人。

作者认为,比速度更为重要的是前进的方向。只有确定明确、具体、合理的目标,并以目标为导向,才能制定科学合理的时间安排计划。然后根据时间安排有序地开展一系列的行动,完成既定的任务,最终达到个人及组织目标。

目标—时间—行动的统一体系回答了为什么要进行时间管理的问题,认为提高效率,降低浪费不是时间管理的最终目的,而是作为时间管理的手段及方法,帮助达到个人及团体目标,也就是达到了时间管理的终极目标。

此阶段的时间管理的特点是方向重于速度,决策重于技巧。优点是强调人生个人价值观支配下的未来愿景,以未来为导向,创造性地思考未来,达到个人生活与工作的平衡与和谐。缺点是如果单纯考虑个人价值观,当个人价值观与所在组织价值观有差异时,会忽视个人与团队、团队与组织,以及组织与社会的和谐发展。

第五代:合作型时间管理,在第四代关注个人工作与生活平衡的基础上,第五代更多关注自己与他人、个人与团队、团队与组织、组织与社会、社会与自然的平衡与和谐。此阶段的时间管理理论目前仍在发展与完善中。

每个人由于自己的个性、文化背景、所从事的工作等方面的差异,会对时间有不同的认识。对一个护理管理者而言,只有认清时间的概念、本质及特征,明确时间是一种个人及组织的宝贵的无形资源,才能有效地管理并指挥所在组织的护理人员用最少的资源、最大限度地完成组织目标,在有限的时间内产生更多的管理效益及社会价值。

第二节　时间耗费因素分析

2014 年春晚,一曲"时间都去哪儿了"唱出了无数人的心声,从领袖到百姓,都在为时间的流逝感叹。古今中外也有无数的名言警句用各种各样的方式告诫人们时间的宝贵,以及如何珍惜时间。十八世纪法国著名哲学家伏尔泰曾讲过一个历史之谜:"世界上哪种东西是最长的又是最短的,最快的又是最慢的,最能分别的又是最连绵不断的,最不受重视的又是最令人惋惜的? 没有它什么事情都做不成。它既可以使一切渺小的东西瞬间毁灭,又可以使一切伟大的东西永远鲜活。"马克思曾经说过,一切节省,归根到底是时间的节省。高尔基说,世界上最快而又最慢,最长而又最短,最平凡而又最珍贵,最容易被人忽视,而又最令人后悔的就是时间。

现代社会的特征是工作及生活的节奏不断加快。作为护理工作者，您是否感觉每天的工作千头万绪，总感觉时间有限，而工作无限？您一定想知道，时间究竟去了哪里，谁偷走了您的时间？本部分内容将帮您审视自己的时间安排，分析时间消耗及浪费的因素。

一、时间的消耗

时间消耗指花费时间，但能取得较好的效益或结果的行为。研究显示，护理管理者的时间消耗基本由以下五部分组成：

（1）行政管理时间。这是日常工作中占用护理管理者时间最多的部分。主要是医院各种行政工作，包括护理系统的人事管理、后勤支持系统的管理、文件资料管理、护士的绩效管理、福利待遇管理，参与各级各类管理会议以及各职能科室及行政部门的协调。

（2）业务管理时间。这是指在组织内参与各项护理管理活动，即护理管理者的专业活动的时间。如进行建章立制、专业查房、查阅资料、召开护士长会议、护理部办公会议，进行各种形式的护理质量检查，按计划进行医院的护理质量管理、人员培训、教学管理、科研管理等。

（3）联系时间。这是指与外界的联系时间，如参加各种国内外、院内外会议，电话联系，进行国内外访问等。同时也包括支持下级医院的活动，如安排人员培训、进修，指导基层；参加各种院级及院级以外的活动等。

（4）举办各种公益及社会文化活动的时间。

（5）机动时间。管理者自己有权灵活处理及使用时间，以应付各种突发事件及各种检查或随机事件。

二、时间浪费因素分析

您管理时间的能力如何？如果您和很多人一样，那您的答案很可能是"不是太好"。您可能经常感觉时间不够用，也许还会发现自己总是加班到很晚，甚至忙得废寝忘食，才能在最后期限前完成任务。这些典型的现象说明您可能无法有效地管理自己的时间。需要认真分析自己时间管理中的浪费因素。

时间浪费指花费了时间，但未取得任何对完成组织或个人目标有益的行为。护理管理者的时间浪费中既有战略与方向性问题，也有技术方法性问题，主要体现在以下几个方面：

（1）目标不清，导致盲目决策。

从医院护理管理的角度看，如果护理管理者没有远见，只注重眼前利益，必然导致方向性错误。出现盲目判断及决策，使资源分配不合理，浪费了大量的时间及精力、人力、物力，但没有产生很好的效益；或者有目标但不合理、不清楚、不具体、不切合实际，结果只能经常将时间浪费在弥补不足、修改错误上。有时由于护理部内部对某些目标理解有分歧，或护理部成员各自有自己的目标，导致内耗而浪费时间。有一项国际性研究显示，在组织中，组织成员有30％的时间与实现组织目标没有任何关系，40％的组织内部矛盾和问题与大家对目标的不同理解有关。

（2）主次不分，导致缺乏计划。

　　区分"紧急"还是"重要"是时间管理的重点。去做迫在眉睫的工作，还是去做重要的工作，是许多护理管理者的纠结所在。有研究表明，护理管理者大量的时间浪费来源于将"紧急"作为"重要"，工作缺乏计划，每天忙于处理紧急事务，没有为重要事务的计划及处理留出足够的时间，导致自己一直在担任"救火队长"。比如：没有考虑工作的可并行性，结果使能并行的工作以串行的形式进行；没有考虑工作的后续性，结果工作做了一半，就发现有外部因素限制只能搁置；没有考虑对工作方法的选择，结果长期用高耗时低效率的方法工作。

　　有些护理管理者可能认为自己没有时间做计划或认为医院的护理工作已经程序化及规律化，没有必要做计划；或者计划常常被打断，觉得计划跟不上变化；或者缺乏时间安排及管理的能力，造成工作没有计划性、系统性及自觉性，时间计划不周到或无计划安排。主次不分，见什么事做什么事，忙于应付各种紧急情况，顾此失彼。或者一项工作没有时限规定，越拖越久，使自己的压力越来越大，让自己陷入"保住芝麻丢了西瓜"的困境。

　　也许有些护理管理者对工作安排有问题，造成下属凡事都来申请、请示或汇报；或者没有躲避不必要来访的有效方法及计划，造成经常有不速之客的来访或电话打扰；当出现突发事件时，没有成熟的预警预案，出现各种忙乱而浪费时间；手头缺乏所需的资料或设备，不停地寻找而浪费时间。

　　（3）沟通不畅，导致误解推诿。

　　护理管理者应认识到，不论内部或外部信息、口头、电子或印刷信息，如果管理不恰当，造成信息沟通不足或沟通渠道不畅通，会造成各部门频繁扯皮，导致决策缓慢甚至错误而浪费时间。沟通浪费时间方面的问题还包括信息缺乏反馈、无效的沟通及不良的倾听习惯，造成需要反复澄清误解或重复交代任务而浪费时间。

　　（4）会议不精，导致耗时低效。

　　会议的目的是交流工作情况或解决在工作中遇到的共性问题，或针对某一问题的解决方法集思广益。许多护理管理者感觉自己被淹没在会议的海洋中。医院及护理部的例会、各种行政会议、护士长会议、护理质量评估会议，上级检查布置会、计划会、总结会等，不是自己参加他人组织的会议，就是自己在召开相关的会议。研究显示，护理管理者每周平均参加 4～10 个会议，约占其工作时间的 20%～30%。有 45% 的护理管理者认为其中一半会议是浪费时间精力的无效会议，而面对这些会议最好的抗议方法就是"走神"或"溜走"。

　　不当的"问题会议"主要包括：① 议题问题：没有明确的议题，或开会议题太多；② 准备不充分：由于准备不充分，会议务虚，内容空洞，造成所开的会议可开可不开；③ 发言问题：发言离题或者与会者对同一问题观点相同的重复性发言；④ 参与人员问题：无关的人参加会议，使会议过于庞大；⑤ 议而不决：马拉松式会议，耗时长，但没有取得应有的结果；⑥ 会议延时：由于某个问题的争议或领导即兴讲话时间较长，拖延了时间。

　　造成不当会议的原因既有观念及责任的问题，也有习惯及技术操作的问题，包括以下几个方面：① 为符合传统，基于合群的原因参加聚会或会议；② 形成了开会的习惯，认为开会是工作的重要组成部分；③ 为推卸责任而开会，凡事喜欢集体研究及决策，以防自己个人承担责任；④ 会前没有做好充分的准备，会议通知不全面，参会者太多或太少，会议时间及地点不恰当。

（5）授权不足，导致忙碌被动。

在护理管理过程中，常会出现授权不足或不当而浪费管理者时间的现象。研究表明，护理管理者授权不足或不当的主要原因包括：① 喜欢将权力集中在自己手中，害怕失去自己的权力，疑心授权会让下属超越自己，过度集权使下属大事小事不断地请示汇报，导致有些事情本来可以立刻完成，但由于没有有效授权，下级必须得到上级的批准，时间在等待中白白浪费，而事情也在等待中无谓地拖延；② 认为护理管理中许多工作涉及沟通及协调，无法用具体授权的方法清楚地交代任务，只有自己去做，才能做好，凡事亲力亲为；③ 不懂授权的艺术，无法有效地授权，越俎代庖，分内分外的事情一起做，自己忙得不亦乐乎，下属无所适从；④ 对下属的工作能力没有信心，害怕授权会让自己承担风险；⑤ 认为自己的时间有限，对下属授权要花费时间去解释，不如自己做更快更好；⑥ 医院的环境阻碍了护理管理者授权，特别对大医院而言，条块分明，会阻碍护理管理者有效授权，但管理者必须明确，不会授权，自己可能永远无法完成所有的工作。

有时，虽然护理管理者对工作有授权，但授权不当或其它原因，会产生"反授权"，即下级将本来属于自己的责任、权利及工作问题反推给上级。如果护理管理者不善于处理这类问题，就会被下级牵着走，使自己的工作限于被动的怪圈中，忙于应付下级的请示、汇报，使自己变得更加忙碌。结果不仅使下级形成依赖或不负责任的心理且使上下级都有可能失职。反授权包括四种类型：

① 请示型反授权：不断地有下属来办公室进行请示汇报，或表现为经常就一些"问题"向上级"虚心求教"。管理者应明确，有时候有的人并不是真心请示上级，而是趁机接近或逢迎上级。

② 选择型反授权：有的下属对已经授权的工作，常提出数个方案，将矛盾上交，本末倒置，请上司做出选择，一般聪明且不愿意承担责任的下级常会采用此种反授权方式。

③ 事实型反授权：有些下属在完成已经被授权的工作中，为了证明自己的才能，不愿及时汇报，自己擅自越权处理，导致出现问题后不得不让上司处理，使上司被动接受反授权。

④ 逃避型反授权：一些下属在接受已经被授权的工作中，采取请假、拖延、制造与其他工作冲突等方法逃避被委托的工作，最后只能将工作又推回给上司。

（6）犹豫不决，导致习惯拖延。

拖延是延缓或推迟目前应该完成事情的一种不良习惯。有些护理管理者处理问题犹豫不决，不果断或缺乏决策能力，导致该完成的工作被推迟完成或久拖不决，导致离任务完成越来越远，甚至永远无法完成。有些护理管理者属于完美主义者，只有在万事俱备的情况下才开始工作，导致拖延。拖延不仅使事情无法完成且由于无法完成任务导致护理管理者产生焦虑、内疚等负性情绪。

一般拖延的理由很多：如任务太困难，项目太大，没有头绪，不知道如何开始去做，习惯性懒惰，习惯将事情留到后期再做等。觉得我总有一天会去做，而这个"总有一天"最后成了永远没有，岁月便在拖延中蹉跎了。一般护理管理者拖延事情包括：困难或不愉快的、难以决定的事情、重要但不紧急的事情。

阅读链接 9 - 4 【寓言与感悟】

老农与石头

　　有一位老农的农田里有一块巨石。多年来，石头碰断了他多把犁头，屡次弄坏了他的耕机。但老农对此无可奈何，巨石成了他种田时的一块心病。一天，又一把犁头被打坏之后，老农终于下决心要了结这块巨石。于是，他找来撬棍伸进巨石下，惊讶地发现，石头埋在地里并没有想像的那么深厚，稍使劲就可以把石头撬起来，再用大锤打碎，清理出去。在此过程中，老农脑海里闪过多年来被巨石困扰的情景，后悔没有更早些把这桩头疼事处理掉。

　　感悟：遇到问题应立即弄清根源，有问题更需要尽早处理，绝不拖延。

　　对护理管理中出现频率较多的问题，不应回避，而应抓住苗头，及时调查，追根溯源，找出解决问题的途径和办法。

　　（7）不善拒绝，导致超载运行。

　　人的习惯心理是接受请托永远比拒绝更容易，多数人害怕拒绝委托者而导致对方的不悦甚至报复。有些人不懂得如何拒绝。其实不习惯量力而行地说"不"，对己对人都是一种不负责任的表现。因为答应去做别人委托而自己不能胜任的工作，不仅浪费自己的时间，对自己其它工作造成干扰或障碍，而且对别人所委托的工作不是延误，就是效果不佳，会打乱委托人的时间安排，结果是"双输"。

　　护理管理者在医院中有时很难拒绝一些非本职工作，常感觉似乎所有的人都期待自己。上级要求她圆满地完成护理管理、科研、教学及其它任务，有时也可能布置一些与本职工作无关的事情，如参加接待一些医院的宾客。下属希望她帮助处理好所有的问题，做好所有的沟通与协调。护理管理者必须明确，自己不可能在有限的时间范围内完成所有的任务，达到所有人的期望，满足所有人的要求，否则会将自己陷入永远没有时间的境地。

　　（8）文档不归类，导致事倍功半。

　　这是护理管理者时间管理的大敌。如果文件、档案、物品管理混乱没有及时归类或归类方法不当，造成文件满桌，就会影响办公速度。混乱的原因包括搁置未完成的任务，缺乏办公的系统制度，阅读速度太慢，书面工作繁杂，手续过多。

　　研究表明，如果文件系统处理不当，桌面文件一大堆，"眼不见，心不乱"，到需要的时间，"找不见，心太乱"，一会儿找这个，一会儿翻那个。时间犹如一个漏水的水龙头，看起来漏的水不多，可一滴一滴地堆积起来，每天会有一个多小时的时间花费在寻找文件或信息上。

　　时间对每个人都是公平的，对任何人、任何组织而言，谁浪费的时间少，谁就能多一些获取资源或成功的机会。从上述对时间浪费的因素来看，尽管每个人都知道与时间的珍贵性有关的警句及格言，每个人都不希望浪费自己的时间，但由于个人及组织的原因，护理管理者可能在不知不觉中做了许多无用功而浪费了自己或他人的时间。

第三节　时间管理的方法

"明日复明日，明日何其多，我生待明日，万事成蹉跎。"儿时吟诵的"明日歌"告诉我们，时间就像金钱一样，必须妥善管理。如果时间管理不良，犹如人患病，是个人工作及生活中价值观不清，缺乏目标，加上方方面面的不良习惯堆积而成的。"治疗"护理管理者时间浪费的"疾病"，需要有一定的系统性及整体性措施，才能药到病除。

有效地管理时间能保证您完成生活中最重要的事情，在工作与生活之间找到适当的平衡。下面给出了护理管理者应该学会的十二条时间管理妙计。

一、厘清价值观念，明确目标

从时间管理的角度分析，目标不是命令，而是一种责任或承诺。目标并不完全决定未来，但它是一种调动资源以创造未来的导向性手段。

1. 目标是前进的方向

目标能给您远景，能让您清楚您想去哪里、如何最好地管理时间和资源到达终点。通过设定目标，您能找出什么事情值得您花时间去做，什么事情会让您分心而应该避免。因此，制定具体而切合实际的目标是护理管理者时间管理的关键步骤。必须注意，一旦确定目标，就必须按照目标的指引确定下一步的行动方案，并限定完成目标的时间。

阅读链接 9 – 5　【寓言与感悟】

我知道自己的目标

白龙马随唐僧西天取经回来，名扬天下，被誉为"天下第一名马"。众驴马羡慕不已。于是许多想成功的驴、马、牛等儿时伙伴都来找白龙马，迫不及待询问成功秘诀。白龙马说：我努力工作！听到这里，驴委屈得号啕大哭：我也非常努力呀，为什么却一无所获？

白龙马说："我去取经时大家也没闲着，甚至比我还忙还累。我走一步，您也走一步，只不过我知道自己的目标，我瞄准目标走了十万八千里，而您是在磨房的小圈圈原地踏步。"驴愕然地问：什么是目标？

感悟：像驴一样勤奋，工作却原地踏步；像驴一样劳累，得到的却是皮鞭，这是很多职场人真实的体验和感受。摆脱驴的命运，变身职场千里马，首先要找准目标。

---

2. 价值观是确定目标的基础

时间管理的最终目的并不是单纯的节约时间，对个人而言，其最终的目标是在厘清个人价值观的基础上，实现个人的人生目标及价值，创造属于个人的幸福。从护理管理的角度来分析，要求护理管理者明确医院的护理理念，明确所在医院护理管理的重要事情是什么，将主要精力及时间集中于重要而非紧急的事情上。

阅读链接 9 - 6　【故事与思考】

罐子与石子

　　课上，教授在桌子上放了一个玻璃罐子，然后放入一些正好可以从罐口放进的鹅卵石。放完后问学生："你们说这个罐子是不是满的？""是。"所有学生异口同声地回答。教授笑着又拿出一袋碎石子，把它们从罐口倒下去，摇一摇，问："现在罐子是不是满了？"大家都有些不敢回答，一位学生怯生生地细声回答："也许没满。"教授不语，又拿出一袋沙子慢慢倒进罐子里，然后又问学生："现在呢？""没有满！"全班学生很有信心地回答说。是的，教授又拿出一大瓶水，缓缓倒进看起来已经被鹅卵石、小碎石、沙子填满的玻璃罐。

　　一个平常的玻璃罐就这样装下了这么多东西，但如果不先把最大的鹅卵石放进罐子，也许以后永远没机会把它们再放进去了。生活中那么多事情，其实都可以像往这个玻璃罐里放东西那样，先进行时间级别分类，按照"轻重缓急"进行组合，确定先后顺序，做到不遗不漏。应用重要事件卡或紧急事件卡，以提醒自己首先完成重要的事情。

　　思考：护理管理者一定要确立个人及医院护理管理价值观，假如价值观不明确，就很难知道什么最重要，时间分配一定有误。时间管理的重点不在于管理时间，而在于如何分配时间。您永远没有时间做每件事，但您永远有时间做最重要的事。

二、确定轻重缓急，要事第一

　　护理管理者在已经设定了清晰的目标的基础上，需要设定事情的优先级别。传统的时间管理观念是以事件的紧急程序来划分事件的优先级，只要是"紧急"的事情，就要先处理，因此就会出现一种怪现象，管理者每天都忙于处理那些"急事"，到处救火，虽然忙得焦头烂额，但医院的护理管理质量却没有提升，个人也没有成就感。

　　1. ABC 时间管理法

　　美国著名时间管理专家阿兰·拉金（Alan Lakein）指出，为了有效地管理及利用时间，管理者必须将自己的目标分为三个阶段，即五年目标（长期目标）、半年目标（中期目标）及现阶段的目标（短期目标）。然后将这些目标分为 ABC 三类。A 类为重要且必须优先完成的目标，B 类为较重要必须完成的目标，C 类为不很重要，可以根据时间安排推后完成的目标。

　　（1）ABC 时间管理法的特征及管理要点：ABC 时间管理法的核心是抓住重要问题，解决主要矛盾，保证重点工作，兼顾一般，以全面有效地利用时间，提高工作效率。

　　A 类工作：一般占每日工作量的 20%～30%，其特征是最迫切、紧急、重要的事情，如果不处理，对完成组织目标影响大。管理方法上要求护理管理者亲自、立刻、花时间去做好，这类工作一般要消耗管理者每日工作时间的 50%～80%。

　　B 类工作：一般占每日工作量的 30%～40%，其特征是迫切、较重要的事情，如果不处理，对完成组织目标有一定的影响。管理方法上要求管理者最好亲自去做，但也可以授权让下属去做，这类工作一般要消耗管理者每日工作时间的 20%～40%。

C类工作：一般占每日工作量的40%～50%，其特征是不重要或不紧急的事情，如果不处理，对完成组织目标影响不大。管理方法上要求管理者有时间去做，没有时间拒绝或延迟去做，或授权去做。对这类工作，管理者原则上是可以不花费时间去做。

（2）护理管理者ABC时间管理法的步骤：护理管理者除了做好护理部的长期、中期及短期的计划外，应以每天的时间为单位，做好ABC时间管理。其程序为：

① 每天工作开始前列出全天的工作清单。

② 对清单上的工作进行归类，并根据时间的特征、重要性及紧急程度进行分析。

③ 根据分析的结果，确定ABC顺序。

④ 以ABC顺序做出全天工作日程安排表，安排表应尽量详细，并留有一定的余地以处理意外情况。

⑤ 按工作日程安排表进行工作。首先，应集中精力完成A类工作，直到全部完成，达到满意的效果，完成预定组织目标。然后再完成B类工作。在时间精力较充沛的情况下，可完成C类工作。但如果时间不允许，应大胆地减少C类工作，以避免时间的浪费。

⑥ 工作结束时评价时间的应用情况并不断地改善自己有效利用时间的技能，以避免时间的浪费。

2. 时间管理四象限法

美国著名管理学家史蒂芬·科维（Stephen Covey）提出了时间管理四象限理论，将工作按照重要和紧急两个不同的程度划分为四个"象限"：既紧急又重要、重要但不紧急、紧急但不重要、既不紧急也不重要（见图9-1）。

	紧急	不紧急
不重要	3.不重要而紧急（交给下属解决）轻	4.不重要不紧急（拒绝、延后、授权）缓
重要	1.重要而紧急（立即亲自处理）急	2.重要不紧急（亲自制定计划，授权）重

图9-1 时间管理四象限法

对护理管理者而言，既紧急又重要的事情包括发生重要的公共卫生事件、患者及家属对护理质量的投诉、人事危机、即将到期的任务等；重要但不紧急的事情包括护理质量体系的完善、与各职能科室的协调、建立各种人际关系、培养科研人才、护理临床教学、护理人员培训、制定差错的防范措施等；紧急但不重要的事情包括电话铃声、不速之客、行政检查、主管部门例行会议等；既不紧急也不重要的事情包括客套的闲谈、无聊的信件、个人的爱好等。

在时间管理上，护理管理者对四个象限的处理原则依次为：急、重、轻、缓。除了立刻处理紧急而重要的事情外，应有重点地将主要的精力和时间集中于处理重要但不紧急的工作上，这样可以做到未雨绸缪，防患于未然。如果这部分的工作做好了，紧急而重要的事件也随之会减少。

有些新晋的护理管理者，比较关注于第一象限的事件，天天加班，长期处于高压力的工作状态下，经常忙于收拾残局和处理危机，但工作质量并不尽如人意，感觉精疲力竭，长此以往，既不利于工作，也不利于个人健康及幸福。

3. 确定优先性工作的方法

根据时间管理的原理，管理者要达到良好的努力/效益比率，必须先处理最重要及最有价值的事务。

阅读链接 9-7　【知识拓展】

二八黄金定律

意大利经济学家维弗雷多·帕雷托(Vilfredo Pareto, 1848—1923)认为，一般情况下，组织中只有一部分任务或团体行为是非常重要的，重要的事情只花费了组织团体20%的时间，却得到了80%的效益。其余的部分是不重要的琐事。但花费了组织团体80%的时间，得到了20%的效益，即努力和效益的比率为20/80。

启示：时间管理的目的是要取得努力和效益的良好比率，要求您控制管理中的重要因素，将注意力主要集中在重要的事情上，避免将很多时间花在琐碎的问题上，因为只有完全掌握了这些重要的少数问题，确定要点，排除其他，将精力放在关键的少数，只需要花费20%的时间，就可以收到80%的效益。

具体做法是将每日的事务列出先后次序，然后再根据先后次序安排时间。可以问自己三个简单的问题，来弄清楚哪些任务应该先做。① 我为什么要做这项任务或活动；② 这项任务如何帮我实现目标；③ 我做这项任务到什么程度能帮助我实现我的目标？

从最重要的事务做起，依次类推。最好在一件事情没有完成前，不要去做另一件事情，以避免回到前一件事时，必须花费时间及精力重新进入工作状态。

同时，应建立自己的时间管理系统，尽可能地使用先进的管理方法及各种通信设备以节省时间，如应用计算机、复印机、电话、传真、电子信箱等。

4. GTD 时间管理法

GTD 是完成每一件事(getting things done)的缩写。来自于美国戴维·艾伦(David Allen)2003 年所写的有关时间管理的一本畅销书《getting things done》，国内的中文书名译为《尽管去做：无压工作的艺术》。GTD 时间管理的具体做法可以分为收集、整理、组织、回顾与行动五个步骤。

(1) 收集：将所有能够想到的未尽事宜(stuff)全部罗列出来，放入盒子(inbox)中，这个盒子既可以是用来放置各种实物的实际文件夹或者篮子，也可以是用来记录各种事项的纸张或个人数字助理(PDA)日程表。收集的关键在于把一切赶出您的大脑，用书面或电子文档记录下所有的工作。

(2) 整理：将 stuff 放入 inbox 之后，需要定期或不定期地进行整理，清空 inbox。将这些 stuff 按是否可以付诸行动进行区分整理，对于不能付诸行动的内容，可以进一步分为参考资料、日后可能需要处理的以及垃圾之类。而对可行动的内容再考虑是否可在两分钟内完成，如果可以则立即完成它，如果不行对下一步行动进行组织。

（3）组织：组织是 GTD 中的最核心的步骤，组织主要分成对参考资料的组织与对下一步行动的组织。对参考资料的组织就是一个文档管理系统；对下一步行动的组织则一般可分为下一步行动清单、等待清单和未来某天清单。

等待清单主要是记录那些授权他人去做的工作，未来某天清单则是记录延迟处理且没有具体的完成日期的未来计划等。下一步清单则是具体的下一步工作，而且如果一个项目涉及多步骤的工作，那么需要将其细化成具体的工作。

GTD 对下一步清单的处理与一般需要做的任务清单（to - do list）最大的不同在于，它作了进一步细化，比如按照地点（电脑旁、办公室、电话旁、家里、超市）分别记录只有在这些地方才可以执行的行动，而当您到这些地点后也就能够一目了然地知道应该做那些工作。

（4）回顾：一般需要每周进行回顾与检查，通过回顾及检查您的所有清单并进行更新，可以确保 GTD 系统的运作，而且在回顾的同时可能还需要进行未来一周的计划工作。

（5）执行：按照每份清单开始行动，在具体行动中可能会需要根据所处的环境、时间的多少、精力情况以及重要性来选择清单以及清单上的事项来行动。

实现 GTD 管理的四种管理工具包括四种：① 网络：网上的相关资源很丰富，可以直接查找，如 RTM（remember the milk）；② 计算机：outlook/MLO/life － balance（Palm）；③ PDA：MLO（wm 版）/ life－balance（Palm）；④ 纸＋笔：使用 GTD 笔记本。

三、畅通信息渠道，有效沟通

针对由于信息沟通不畅或内部分歧造成的时间浪费，护理管理者应有意识地锻炼自己的沟通交流能力：包括保持上下沟通渠道畅通，有效的倾听，管理指示明确。同时也可以采用一些现代沟通工具保持上下级的沟通通畅。

四、善于应对干扰，专心致志

1. 保持时间利用的相对性及连续性

心理学家研究证明，当人正在集中注意力从事某项活动时，最好能不间断地完成此项活动，如果出现间断，需要一定的时间重新集中注意力，有时甚至在间断后永远不能达到间断前的效果。因此，护理管理者在安排时间时，应注意将重要事件安排在没有打扰的时间来处理，以集中精力完成此项工作，减少时间的浪费。

每天至少要有半小时到一小时的"不被干扰"时间。假如您能有一个小时完全不受任何人干扰，让自己有独立思考的空间，这一个小时有时甚至可以抵过您一天的工作效率。

2. 应对干扰的方法

被人打扰好像是别人的问题，其实根源在管理者自己。应对打扰的最基本原则是回归自我管理，让别人知道您的工作及生活方式，价值观及为人处事的原则。明确什么事情您能提供帮助，什么事情您会断然拒绝。这样才能保证您以一颗"似水之心"，不被干扰地完成任务。护理管理者需要从以下几个方面注意：

（1）人的干扰：需要问自己，哪些人经常打扰您？是您的问题吗？这些人找您要做什么？如果经常被打扰是共性问题，可以集中开会，比单独说明要节省时间。或者让助理写成书面说明，发给相关人员阅读。如果不明白，可以再来找您。让护理部副主任及干事各司其职，减少事事打扰您的可能。

针对人的干扰可采用的方法：① 事先阻止：规定不受打扰的时间及情况，如每周二上午为主任的专科查房时间，不处理其他行政事务；② 控制时间：为对方限时，清楚地说明您能给出的时间；③ 适当延迟：如果您很忙，而对方找您为非紧急情况，应适当推迟，或安排时间以后再去拜访或接待。

（2）电话干扰：要缩短谈话时间，以简洁的语言回答，避免插入无关的话题。尽量在电话中交谈重要的事件，如需要谈的问题很多，但没有足够的时间，需要先处理紧急事务，然后安排时间再谈。

（3）突发事件干扰：有计划及预测能力。留出一定的自由时间以处理突发事件，并在护理部设立护理突发事件或危机处理机构。护理管理过程中容易出现突发事件，使管理者的工作时间经常被许多不在计划中的随机突发事件所占用，如意外事故使许多伤病员入院，需要在短期内得到救助及护理，或发生了护理差错事故、医疗纠纷等需要护理管理者去处理。因此，护理管理者在安排自己的时间时一定要有弹性，尽量安排一定的自由时间以应对这些突发事件。

（4）个人不良习惯的干扰：在办公室时，每天设定一定的时间阅读及回复电子邮件。除了每日固定一定的时间上网处理问题外，需要远离互联网，关掉与工作无关的手机，关闭所有电子邮件的提示。专注于自己的注意力，一次只做一件事情。当这件事情完成后，再开始下一个任务。

阅读链接 9 - 8 【知识拓展】

双重任务干扰

美国学者大卫·诺克（David Rock）在《您的大脑在工作》（your brain at work）一书中指出，尽管从生理角度来看，人有时能同时进行几种不同的脑力劳动，但当您同时在处理多种认知任务时，您的认知能力会从一个哈佛工商管理硕士（master of business administration，MBA）的水平降低到 8 岁儿童的水平。因此，即使您的大脑同时能容纳几组信息群，但您很难在同一时间内对所有信息群进行清晰恰当的处理。

启示：要用单一的专注代替多重的混乱，一次只做一件事情，提高办事精确度及效率。

五、科学统筹安排，减少会议

1. 选择性参会及出差

针对护理会议多的问题，护理管理者应该在参加会议前了解会议的议程及内容，有计划地、有选择地参加各层次、各类型、各规格的会议。这样既能通过参加会议了解国内外最新护理进展，有机会宣传您所在的医院，也能保证您不被淹没在会议的海洋中。

2. 尽量减少护理部召开的会议

针对会议过多造成的时间浪费，护理管理者可以参考台湾大学吕宗昕教授提出的用

"四制"减少开会的观念，具体见图 9－2。

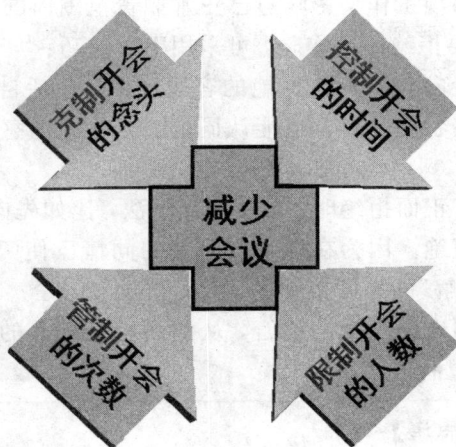

图 9－2　减少会议的"四制"理念

3. 召开高效会议的技巧

对于护理部所召开的会议，应做到以下几点：

（1）会前充分准备：准备好与会议有关的各种资料及信息，书面发给每个与会者，内容包括会议议题、目标、讨论要点、会议规则及时间安排。提前根据参与人员及会议的性质准备好会议所需要的所有硬件设备，如投影、扩音、录音等设备，并做好会场布置。

要选择合适的参会人员及开会时机，做好会议角色的安排，包括选择合适的主持人、参加人、记录人等，与会议关系不大或无关的人尽量不要邀请。在会议时机的选择上一定要注意选择参会人员有充分的时间及精力旺盛的时候，以提高会议的效率。

（2）会中有效控制：会议期间要注意应到会人员要准时出席会议，遵守各项会议议程及规则。主持人注意调节会场的气氛，控制会议的时间。所有与会者不能在会场上固执己见，应采纳建设性的意见。护理管理者在会议有矛盾时应善于协调，让与会者充分发表意见。会议决议要有建设性成果，不能"议而不决"。所有与会者不能中途退场。

（3）会后追踪落实：护理管理者要自己或授权他人追踪会议决议的落实情况，及时反馈结果，直到会议所涉及的问题完全解决。

六、学会掌控时间，巧妙拒绝

受传统观念的影响，习惯于中庸之道的中国人，在拒绝别人时很容易有些心理障碍。如果您不会对不重要的事情说"不"，要么其他人的优先事项会排在您自己的优先事项之前，您会淹没在太多的任务和承诺中；要么您会成为一个不遵守自己承诺的人。护理管理者为了减少时间浪费，有效地利用时间，必须学会拒绝干扰自己正常工作的事情，拒绝承担不属于自己职责范围内的责任，以保证完成属于自己职责范围内的工作。因此，在别人委托时，不要急于说"是"，而是分析一下自己能不能如期保质地完成。如果不能，则要具体与委托人协调。必要时，要敢于说"不"。

护理管理者可以拒绝的工作包括：当要求完成的工作不符合个人的职务或专业目标，

与完成医院的组织目标无关时；当需要完成的工作非自己力所能及，且自己不感兴趣，没有动力完成时；当承担了该项工作会影响自己正常职责范围内的工作时。

护理管理者在面临需要拒绝的工作时，可采用下述技巧：

（1）直接分析法。直接向对方陈述拒绝的客观理由，包括自己的职位不允许、条件限制、时间有限等。通常这些状况是对方也能认同的，因此能理解您的拒绝并认为拒绝得有道理。

（2）转移拒绝法。不好正面拒绝时，可用迂回方法，比如先向对方表示同情，或给予赞美，然后再提出理由加以拒绝。因为在拒绝之前您的同情已使两人的心理距离拉近，所以对于您的拒绝能以"可以理解"的态度接受。

（3）幽默拒绝法。运用诙谐幽默的语言，从侧面拒绝别人的要求，能使对方把由于拒绝带来的不悦心情减少到最低限度。

阅读链接 9 - 9 【故事与思考】

名人拒绝也幽默

我国著名书法家启功先生，因为向他求学、求教的人非常之多，以致先生住的小巷终日脚步声、敲门声不断，惹得先生自嘲曰："我真成了动物园里供人参观的大熊猫了！"有一次先生患了重感冒起不了床，又怕有人敲门，就在一张白纸上写了四句："熊猫病了，谢绝参观；如敲门窗，罚款一元。"

著名作家刘绍棠先生家门上曾贴了一张字条，上面写着："老弱病残，四类皆全；医嘱静养，金玉良言。上午时间，不可侵犯；下午会客，四时过半。人命关天，焉敢违犯；请君谅解，大家方便。"落款是刘绍棠。

思考：如何将幽默拒绝的技巧用到护理管理实践中？

（4）补偿拒绝法。如果能够有替代补偿，有帮助地拒绝，必能获得对方的谅解。可以说"真对不起，这件事我实在爱莫能助了，不过，我可帮您做另一件事。"例如，护士长要求给护士休息室安装空调，条件不许可时至少可以先装上电风扇。

（5）拖延拒绝法。拖延拒绝法指的是暂不给予答复，或一再表示要考虑考虑，那么如果对方聪明，马上就能猜测到您不愿意应承此事。

（6）沉默拒绝法。有时开口拒绝不是件容易的事，往往在心中演练多次该怎么说，一旦面对对方又下不了决心，总是无法启齿。这个时候，体态语言就派上用场了。一般而言，摇头代表否定；频频看表、微笑中断也是一种暗示。

拒绝也是一门艺术，巧妙的拒绝不仅不会损害个人的威望或社交关系，反而会增加个人的魅力，能够使别人在拒绝中，一样感觉到善意、真诚。在拒绝时要注意时间、地点及场合，避免伤害别人的自尊心，最好不要强调拒绝的理由及条件，以免别人想办法反驳这些理由，使您陷入被动。

您应该记住，重视承诺的人，不能什么都承诺，否则，您的人生会混乱，也会将自己变成不遵守承诺的不可信的人。

七、学会有效授权，团队作战

17 世纪作家约翰・多恩（John Donne）曾写过一句古老的格言"没有人是座孤岛"，它在今天仍然适用。您不可能一切都靠自己。有时让别人帮您完成任务是聪明的举措。一个优秀的护理管理者不可能亲自做好每一件事情，授权是超负荷工作的护理管理者需要掌握的时间管理技能之一。作为护理管理者，应善于用人，不仅做授权专家，更应做控权高手。学会有效的授权，不仅可以帮您顺利地完成任务，而且能够人尽其才，赢得下属对您的尊重，达到事半功倍的效果。

在时间短、任务重的情况下，护理管理者可以将自己的任务分解，将一部分工作用适当授权的方法交给下属完成，来统筹管理工作，以节省自己的时间。

1. 授权的意义

授权的含义是将可以由别人做的事情交付给别人，这样才能真正有时间及精力回归做自己应该做的事情，从而达到事半功倍、人尽其才、才尽其用的目的。授权对护理管理者个人、下属及医院三方而言都是多赢的局面。

（1）对授权者个人：如果将琐碎而短期的操作性事务授权，授权给有能力完成的人去做，不仅会减轻自己的工作量及压力，而且使您有更多的时间完成更重要的工作。授权的过程也可以使您近距离了解下属的人格及工作能力。在授权一系列任务并考察评价了下属的完成情况后，对每个下属的优点及缺点就会有充分的了解，对以后提拔及指导下属也有了一定的具体指标。授权对下属的真正含义是"我相信您有能力做好这项工作"，可以增加您与下属之间的信任度，有利于增强团队的凝聚力。

（2）对被授权的下属：下属也可以从授权中获益，在被授权的过程中可以获得如何计划、组织、协调一项工作，也可以从护理管理者的授权指导中学习到宝贵的管理经验，增加工作能力及自信心，提高工作满意度及成就感，体会到工作的乐趣及自身的价值。

（3）对所在医院：医院从护理管理者的授权中锻炼了护理管理人才，使护理管理团队成员积极参与护理管理，相互协调，为达到管理目标共同努力。

2. 授权前的评估

护理管理者的授权一般是在任务过重过多、处于紧急情况时、或自己不在工作岗位时。授权时一定要明确授权的目的，做好授权的评估：

（1）是否需要授权？工作量是否过大？负担有多重？

（2）哪些可以授权？需要授权的任务是什么？该项工作授权是否效果会更好？

（3）谁能接受授权？完成任务所需要的技巧及能力是什么？谁适合完成这项任务？

3. 授权的原则

（1）人员时机得当原则：必须选择合适的授权对象及授权时机。要选择有能力、信心及动力完成该项工作的下属，并注意在下属有足够的时间完成此项工作时授权，从而让合适的人在恰当的时间做适当的事情。

（2）目标明确原则：授权要完成什么工作？授权的目的是什么？是为了节省时间、金钱及其它资源？还是为了更有利于完成工作？或者是有利于培养下属？增加其工作满意度？

授权时要明确管理中道德伦理方面的问题、较为棘手的问题，没有合适的下属担当此项工作的时候，一定不要授权，否则会产生相关的法律或道德问题，甚至需要护理管理者花费更多的时间去处理后果。

（3）"责、权、利"对等原则：护理管理者在授权时一定要做到"责任、权利、利益"相结合。"责权利"越具体、详细及全面，越能调动下级的积极性。同时在授权时也必须做到对权力的有效控制，明确地限定权限范围，以防下属滥用职权。

（4）指导与信任原则：授权时要做好适当的培训指导，授权者一定要让下属决定应该如何完成被授权的工作，并对该工作负责。授权人只对授权的工作起监督指导作用。当所授权的工作出现问题时，尽量让被授权人自己解决问题，授权人不要进行过多的直接干预。在听取被授权者汇报授权事情的进展时，一定要多问几个"为什么"，如您为什么这样做？还有其他的想法或方案吗？会出现意外情况吗？如果出现，您会怎么办？用这些问题鼓励下属自己寻找答案。如果遇到下属请示，给他充分表达自己想法的机会，再提出参考建议。

（5）评价鼓励原则：护理管理者在授权后一定要控制及评价授权的效果，让下属汇报被授权工作的进展及完成情况，并选择适当的时机检查工作完成的效果。肯定成绩，及时进行表彰奖励，增强工作的实效性。如果有问题，应指出不足，做出中肯的点评。注意在授权过程中防止"反授权"。

4. 护理管理者不适合授权的工作

包括以下几个方面：

（1）事关所在医院全局、目标、方向等方面的重大决策不能授权。

（2）只能对直接下属授权，不能越级授权。

（3）不要将不属于自己职责范围内的事情授权，以防造成内部管理混乱，引发争权夺利的事情，激化医院及护理系统内部矛盾。

八、养成良好习惯，减少拖延

以《夜之思》(night thoughts)而闻名的英国诗人爱德华·杨(Edward Yang)曾经说过拖延症是时间的小偷。要减少拖延造成的时间浪费，必须做到：

（1）有觉察的意识：护理管理者应注意自己是否有拖延的习惯。如果有，应该强迫自己打败拖延症，将该完成的事情及时完成。只有减少拖延，决策果断，处理问题得当，工作才能有条不紊，及时完成各项工作。

（2）需要立刻行动：告诉自己，不要把现在该做的事情往后推迟，让拖延症偷走了自己的时间。提醒自己做事情最好的时间通常是现在。研究表明，最有效的策略是告诉自己，您只打算工作几分钟，比如十分钟。一旦您开始工作，您的创意就开始流动。接下来您会发现您想要继续做这项任务，很有可能一直做完。

（3）仔细分析任务：找出被拖延的任务，问自己是否有时间完成这项工作？如果拖延，会出现什么样的后果？如果自己没有时间，是否有其他的人可以完成这项工作？这项任务可否授权？如果其他人能做这项工作，授权让别人去做，因为您觉得没有兴趣的工作，别人可能并不讨厌。

阅读链接 9-10　【知识拓展】

治愈拖延症的小说

英国阅读治疗专家艾拉(Ella Berthoud)及苏珊(Susan Elderkin)联合编著了一本能治疗人类问题的书《治愈小说：751 部治疗您病症》(the novel cure：from abandonment to restlessness：751 books to cure what ails you)，书的封面上是许多药瓶，上面写着许多作家的名称。

书中告诉读者，拖延症者之所以拖延，是为了逃避完成任务会带来的不愉快的情绪，如无聊、焦虑、及对失败的恐惧。而阅读小说也能使个人深知逃避不快情绪所带来的危害，从而改进个人拖延的习惯。比如读英籍日本作家石墨一雄的《长日将尽》，就能知道拖延后所带来的永远无法挽回的心碎后果。

（4）任务分次完成：通过将大项目分解，将困难的任务通过分解会逐步完成。具体做法是根据任务的具体情况，将任务分成若干部分，分次完成，让自己逐步接近目标。

（5）设定时间期限：为自己制定合理的时间期限，避免等待尽善尽美而拖延工作。当完成了某项艰巨的任务时，向自己表示祝贺，这样可使自己以后遇到了同类事情时减少拖延。

（6）从最难开始：美国心理学之父威廉·詹姆斯(William James)对时间行为学的研究发现这样两种对待时间的态度："这件工作必须完成，它实在讨厌，所以我能拖便尽量拖"和"这不是件令人愉快的工作，但它必须完成，所以我得马上动手，好让自己能早些摆脱它"。当您有了完成任务的动机，就应迅速踏出重要的第一步。不要想立刻推翻自己的整个习惯，只需强迫自己现在就去做您所拖延的某件事。然后，从明早开始，每天都从您的时间安排表中选出最不想做但很重要的事情先做。

九、在正确的时间，做正确的事情

《圣经》中说，"凡事都有定期，天下万物都有定时，生有时，死有时；栽种有时，收获有时；言语有时，默默有时；喜爱有时，厌恶有时；战争有时，和平有时。"所有生物都具有其节律及季节性。

每个人根据自己生物钟的不同，会有最佳的工作时间，如有些人的最佳工作时间是清晨，而有些人的最佳工作时间在傍晚，应尊重自己的生物节律，充分利用自己的最佳工作时限。

（1）在工作内容的安排上，可根据体力及精神状况的不同安排时间，将需要从事集中精力进行创造性劳动的活动安排在最佳的工作时间，或将最重要的事件安排在最佳的工作时间来处理。

（2）在感觉最清醒、精力最充沛的时候完成最艰巨的任务。

（3）将最差的工作时间安排处理不重要或需要团体活动的事情，这样可以借团体活动的人际互动来提高自己的精神及体力。

十、优化办公环境，理顺文件

（1）彻底清理办公区域，改变杂乱无章的桌面，为每件东西寻找合适的位置，做到办公室内物体各有其所，各在其所。

（2）文件、案卷及时整理入卷、入档、入柜，并编好目录。对书面文件管理，应注意创建档案管理系统，按照文件的系统进行分类，将所有同一主题的任务放在同一文件夹内，分类的标签必须一目了然，每次都放在同一个地方，需要时从相关的文件夹中取出，不用花费时间去寻找。对电子文件，也应建立相应的文件夹，最好每年有一个电子文件夹，文件夹下有第一层子文件夹分类，如果需要，可以有第二层甚至第三层，这样找起来比较容易。

阅读链接 9 - 11　【管理工具】

不同颜色的文件夹

美国通用汽车公司前总裁莫瑞（Morry）要求秘书给他呈上的文件应放在不同颜色的文件夹中。红色代表特急；绿色代表要立即批阅；橘色代表今天必须注意的文件；黄色代表必须在一周内批阅的文件；白色表示周末时必须批阅；黑色表示必须由他签名的文件。护理管理者也应该有一套文件处理系统，以便能快捷地帮助自己识别文件的类别、重要性及紧急程度。

（3）对于一些经常需要的请示、报告、计划、总结、通知、贺信等公文，可以将已经成型的原稿或模板保留，以后遇到类似的情况只需修改相应的内容，不用再费心费时去思考，也不用重复写相同的内容，以节省时间，提高效率。

（4）每日安排一定的时间进行书面工作，及时清理文件、短信、电子邮件、微信、留言等，根据其性质采取以下措施：① 立即采取行动，及时处理；② 分类保存，纳入需要进一步采取行动的清单；③ 立刻丢弃无用的文件，及时删除电子邮件。丢弃得越快，越能节省时间，轻装前进。注意，在处理这些文件时，一定要克服日后再处理的习惯。扔掉长时间不用的办公用品及文件。

（5）美化您的工作区域，使其更具有吸引力，并配齐工作中所需的办公用品，每天必须用的物品放在近在咫尺的地方，随手可用。将需要立刻处理的文件放在最显眼的位置，能提醒自己及时处理。

优美整齐的办公环境，不仅能使自己高效率地找到所需的文件，保证时间的有效利用，而且能使您保持良好的工作情绪及心境。

十一、应用助理，分担事务

护理管理者在条件许可的情况下，可以选择一个好的助理帮助打理日常琐碎的操作性事务。护理管理者如果选择符合以下条件的助手会减少工作中的很多麻烦，节省时间、体力及精力。

（1）选择与自己人生观、工作观、生活观相似的人作为助手。这种人可以让管理者节省解释、辩论或说明的时间，以让其更好地发挥助手功能。但没有必要一定要找到管理者的"克隆"。

（2）选择同管理者能力互补的人为助手。这样可以做到能力互补，并充分发挥助手的作用，增加其工作满意度。但应注意，有时过分互补的人可能会产生矛盾及冲突，重要的是管理者如何应用及控制这种互补性。

（3）选择能追随自己的人作为助手。一个好的助手必须尊重及忠实于自己的管理者，才能减少管理者不必要的麻烦。但忠实的追随者并不代表盲目的崇拜或模仿。一个好的追随者能够及时发现管理者的错误，及时指出，并配合管理者及时纠正错误。

（4）选择能力恰当的人作为助手。能力过强的助手可能会想方设法取代管理者或离开助手的岗位，能力不足的助手也无法帮助管理者完成工作。因此，要选择符合助手工作的资历、能力的人才能做好工作。

十二、安排弹性时间，应对意外

在时间管理的过程中，还需应付意外的不确定性事件，因为计划没有变化快，需要为意外事件留时间。

有三个预防此类事件发生的方法：

（1）给每个任务在计划阶段都留有一定的预备时间。

（2）考虑到不确定性，在不忙的时候，把一般的必然要做的工作尽快解决，千万不要"临时抱佛脚"。

（3）准备一套应变计划，迫使自己在规定时间内完成工作。

时间是生命过程中宝贵的资产。现代社会越来越成为人生竞争战场，而时间是这场战争中最为残酷的操纵者，它既是冷眼旁观的无情裁判，也是如影随形的强大对手。而护理管理的特点之一是时效性越来越突出，同样的管理活动，在不同的时间会出现不同的效益。时间管理是护理管理者达到管理目标的一个重要组成部分。要充分及有效地使用时间，护理管理者必须明确时间的特征，时间消耗的规律，时间浪费的原因，管理的具体策略及方法，应付头绪繁多的管理工作，以达到事半功倍的效果。

第十章　社　区　护　理

▼学习目标

((•)) 识记

(1) 社区护理的概念。
(2) 常用的社区护理模式。
(3) 家庭的类型和发展周期。
(4) 健康家庭的特征。
(5) 家庭健康护理的理念。
(6) 家庭访视的注意事项。

((•)) 理解

(1) 健康信念模式的主要内容及其在社区护理中的运用。
(2) 健康促进模式的主要内容及其在社区护理中的运用。
(3) 保健教育过程模式的主要内容及其在护理实践中的运用。
(4) 纽曼系统理论的主要内容及其在护理实践中的运用。
(5) 自理缺陷护理理论的主要内容及其在护理实践中的运用。
(6) 健康行为互动模式的主要内容及其在社区护理中的运用。

((•)) 应用

(1) 运用相关理论与模式进行社区护理实践。
(2) 根据特定的家庭情况，制定家庭访视方案并实施。

社区护理是社区卫生服务工作的一个重要组成部分，是一种全科、整体、多方位、贯穿人生命过程的全程护理保健服务，为处于各年龄段的人提供完整、周到、体贴、关怀、快捷、经济的护理服务，其重点是社区人群，其目的是提高全民族的健康水平及生活质量。

第一节　社区护理的概念及历史

社区护理来源于公共卫生护理，有其特定的理论、概念、工作范围及工作方法。明确社区护理的概念，梳理国内外社区护理的发展过程，将有助于社区护士更好地定位社区护理工作。

一、社区护理的概念

社区护理(community nursing)又称社区卫生护理或社区保健护理，是指由护理学和公共卫生学理论综合而成，应用公共卫生中的相关概念及技术，通过各种护理活动，以促进及维护社区人群健康的一门综合性应用学科。美国公共卫生护理组织对社区护理的定义为"社区护理为护理工作的一部分,它是护士应用护理及相关的知识及技巧,以解决社区、家庭及个人的健康问题或满足他们的健康需要的服务工作"。

加拿大公共卫生学会认为"社区卫生护理工作是专业性的护理工作,经由有组织的社会力量间的合作来开展工作,社区护理工作的重点为家庭、学校或生活环境中的人群。社区护士除照顾健康人、患者及残疾人之外,还应致力于预防疾病或延缓疾病的发生,以减少此类疾病对人的影响。同时对居家患者及有健康问题的患者提供熟练的护理,帮助那些面临危机情况者,使他们获得健康。为个人、家庭、社会团体及整个社区提供知识并鼓励他们发展有利于健康的生活习惯"。

社区护理的基本概念包含三个方面的内容,即促进健康、保护健康、预防疾病及残障,以最大限度地保证及促进人们的健康。促进健康的活动包括指导社区的居民养成良好的生活习惯,注意营养、饮食、锻炼等;保护健康即保护社区居民免受有害物质及有害因素的侵袭,如饮食、饮水卫生,防止社区环境中的有害因素如空气污染、噪音污染、居家装修的污染,并禁止在公共场合吸烟等;预防疾病及残障主要是为了防止疾病及伤害的发生及减少并发症的发生,如对传染病的管制,对社区糖尿病患者的知识教育,对人们进行交通等方面的安全教育,对各种多发病、地方病的普查等。

综合以上概念,结合我国的现实情况,对社区护理的定义为:社区护理是综合应用护理学和公共卫生学的理论与技术,以社区为基础、以人群为对象、以服务为中心,将医疗、预防、保健、康复、健康教育、计划生育等融于护理学中,并以促进和维护人群健康为最终目的,提供连续、动态和综合的护理专业服务。

二、社区护理的发展历史

(一) 国外社区护理的发展历史

1. 宗教及慈善阶段(公元后—1859)

社区护理的发展可以追溯到早期的公共卫生及公共卫生护理的发展,其早期的发展与宗教及慈善事业有着密切的关系。公元 399 年,基督教会中的菲碧奥拉(Faciola)修女,曾建造了第一个慈善医院收容患者,并劝请贵族妇女访问患者。

1669 年,圣文森保罗(St. Vinvent De Paul)在巴黎创立了"慈善姊妹社",为患者及贫困人员提供帮助,使其能达到自强自立。这是历史上社区访视护士的开始。

2. 地段访视护理阶段(1859—1900)

1859 年,英国利物浦市的企业家威廉·勒思朋(William Rathbone),因为妻子患病后获得了良好的家庭护理,而提倡家庭护理运动,在当地开创"地段护理服务(District Nursing)"制度,并到南丁格尔护士学校请求合格护士的协助。后来,又与利物浦皇家医院合办护士训练学校,毕业后称为"保健护士(Health Nurse)"。他们当时将利物浦分为十八个地段,由各地段的保健护士从事疾病照顾、环境卫生及疾病预防等工作。

美国第一个地段访视护士是法兰西斯(Frances Root),她于 1877 年开始在纽约对贫困人群进行家访。随后波士顿、费城等地也相继成立地段护理组织。但此时的社区护士多为未受过完整护理教育的妇女，访问的对象多为患病的穷人，经费来源多为慈善救助。1885年在纽约成立地段访视社，后统一命名为"访视护士协会"（Visiting Nurses Association）。

3. 公共卫生护理阶段（1900—1970）

1893年，丽黎安·伍德女士（Lillian Wald）在纽约的亨利街成立服务中心，提供当地所需的各项护理服务，是第一个使用公共卫生护理名称的人。她积极地推进社区护理运动，提倡妇幼卫生及全民的卫生保健运动，同时提出，护士如能独立开业，而不需依附在医生之下，则能更好地发挥护理功能。因此，她被称为现代公共卫生护理的开创人。

1902年纽约市教育局开始聘用学校卫生护士；1909年美国有了流行病学护理课程；1910年，哥伦比亚大学首先开办公共卫生护理的全部课程；1912年，美国公共卫生护理协会成立，并着手制定了公共卫生护理的原则及标准。到第二次世界大战以后，公共卫生护理成为美国护理学院的必修课程，公共卫生人才迅速增加。随着科技的发展，医疗服务体系的转型，公共卫生护理的业务开始从个人走向家庭及社区，公共卫生护士的角色也在不断地扩展。

4. 社区护理阶段（1970至今）

1970年，美国的露丝·依思曼首次使用社区护理一词，将公共卫生护士与社区护士进行了区别，并认为社区护理是护士在各种不同形式的卫生机构中进行的各项卫生工作，指出社区护理的重点是社区。她认为社区护士应关心整个社区的居民健康，包括生病在家疗养的人及健康人，要求从事社区护理的人员应该与各种卫生保健人员密切合作，以促进社区卫生事业的发展及居民的健康。

表 10 - 1　公共卫生护理与社区护理的区别

名称/时间	服务对象	护理中心	服务重点	组织类型
地段护理 （1860—1900）	贫病者	个人为中心	治疗为主 预防为辅	主要为慈善团体 少数为政府组织
公共卫生护理 （1900—1970）	患者 亚健康者	家庭为中心	治疗与预防兼并	主要为政府组织 少数为慈善组织
社区护理 （1970至今）	整个社区	人群为中心	预防疾病 促进健康	政府组织 自由开业者团体 慈善组织

（二）我国社区护理的发展概况

1835年巴克医生在广州创办了中国第一所基督教医院。1884年美国护士兼传教士媢基妮来华，倡导南丁格尔护理制度。1888年，约翰生女士在中国的福州市开办了我国第一所护士学校。1908年，基督教会派科拉·辛浦生女士（Cora E Simpson）来华，在中国统一全国的护理教育标准，以提高护理质量及服务标准。1914年，在上海召开了中国第一届全国护士大会，这次会议决定将全国性的护士机构命名为中华护士会，以统一全国的护理教育标准，并每年举办护士会考。

1925年，北京协和医院教授格兰特先生在北京创办"第一公共卫生事务所"，培养公共卫生护理专业人员。1932 年，政府设立中央卫生实验处训练公共卫生护士。1936 年成立包括公共卫生护士的公共卫生人员训练班。1945 年，北京协和医学院成立了公共卫生护理系，课程包括健康教育、心理卫生、家庭访视与护理技术等。1949 年前，北京的卫生事务所为 4 个，全国从事公共卫生的护士数量也有一定的增加。

1949 年建国以后，各个卫生事务所改为城区卫生局，局内设防疫站、妇幼保健所、结核病防治所等，一部分医院开设地段保健科或家庭病床。我国于 20 世纪 50 年代首先开展社区工作，主要是通过城市和农村三级预防保健网来完成的，最大特点是防治结合、医护结合。在农村，主要的保健系统是县（医院）—乡（卫生院）—村（卫生室）三级网络。在城市，主要的保健工作按照市医院—区医院—地段或街道医院及门诊部、卫生所来完成。虽然城市及农村都设有三级卫生保健网，但参加预防保健的护士寥寥无几。

20 世纪 80 年代初期，部分医院设立了家庭病床，为慢性患者及不需要住院的患者提供医疗和护理服务。1996 年 5 月，中华护理学会在北京举办了"全国首届社区护理学术会议"，会议倡导要发展及完善我国的社区护理，重点是社区中的老年人护理、母婴护理、慢性病及家庭护理等。1997 年，上海成立了老人护理院，随后，深圳、天津等地先后成立了相应的护理服务机构，主要从事老年人的疾病及康复护理。2006 年以后，国家陆续出台了一系列社区卫生服务政策，一些大城市已初步建立了以社区为范围、家庭为单位、社区人群健康为中心，融预防、医疗、保健、护理和健康教育为一体的连续综合的社区卫生服务模式，主要有社区卫生服务站型、社区服务中心型和社会参与型。虽然我国从 2006 年开始逐步重视社区卫生服务，但从目前的发展情况来看，我国的社区护理尚处于稚型阶段，人们的健康意识及积极主动寻求医疗卫生服务的意识急待提高。今后发展社区护理、拓展护理服务将是我国护理事业的工作重点之一。

从教育角度来看，建国以后，护士学校的课程设置中没有公共卫生或社区护理课。1983 年起，我国恢复了高等护理教育，此后高等护理教育迅速发展，在高等护理课程的安排中注意增强护士预防保健意识的训练，但大多数没有建立社区护理专科。1994 年，由美国中华医学基金会资助，卫生部所属的 8 所高等医科大学与泰国清迈大学联合开办护理硕士班，在硕士课程中设置了社区及家庭护理课。1997 年，首都医科大学设立了社区护理专科，并于同年开始招生。目前有些院校已经开始尝试开展社区护理专业的教学。

第二节　健康相关行为改变的模式

任何一门独立的专业性学科都应有其独特的知识体系用以指导实践，护理学的护理理论或模式在指导护理实践中发挥了重要作用。社区护理作为护理学的一个分支，也需要在一定的专业理论指导下进行社区实践，以提高实践的科学性。社区护士只有掌握这些理论与模式，才能更好地做好科学化的社区护理。在社区护理实践中，借鉴了很多其他学科的理论和模式，尤其是与健康相关行为改变有关的理论，如健康信念模式、健康促进模式、保健教育过程模式，对指导社区健康教育起到了重要作用。

一、健康信念模式

健康信念模式（health belief model，HBM）于 1958 年由美国心理学家罗森斯托克

(Rosenstock)提出，后又经贝克(Becker，1984 年)等学者修改完善。该模式强调个人信念对健康行为改变的影响，最初用来解释预防性健康行为，逐渐扩展到解释患病后的健康行为。

(一) 健康信念模式的主要内容

健康信念模式主要由 3 部分组成(图 10 - 1)，即对疾病威胁的认知(即健康信念)、修正、行动的线索。

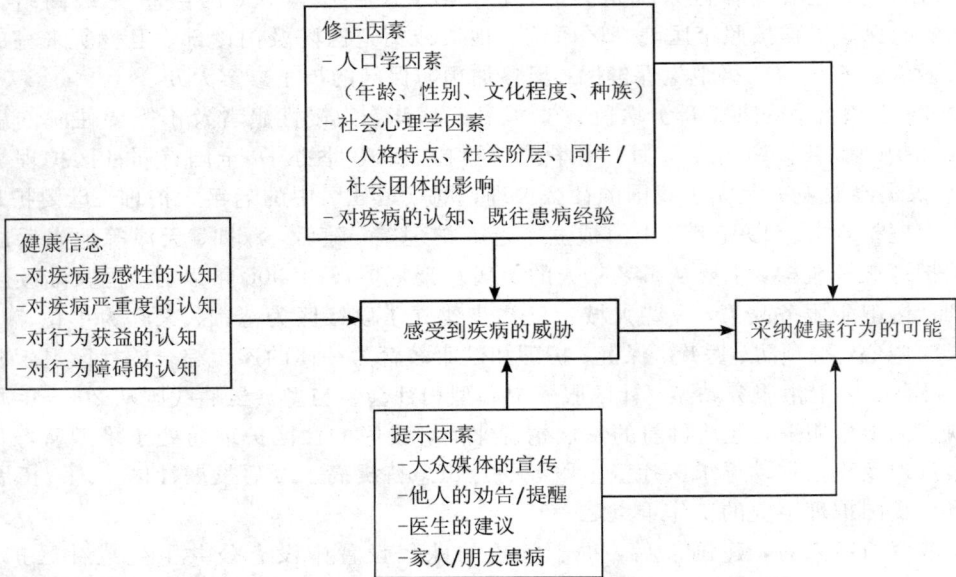

图 10 - 1　健康信念模式示意图

1. 健康信念(health belief)

健康信念即对疾病威胁的认知，指人如何看待健康与疾病，如何认识疾病的易感性与严重程度以及如何认识采取健康行为的获益与障碍等。

(1) 对疾病易感性的认知(perceived susceptibility)：即个体认为不健康行为导致自身出现疾病的情况。人对疾病易感性的认知有时与疾病实际易感性之间有很大差异。个体往往对遥远的(如年轻人认为吸烟致肺癌要到中老年期才发生)、可能性不大的危害不予关注，认为受疾病侵袭的可能性越大，越容易采取预防行为(即健康行为)，反之则不容易采取预防行为。

(2) 对疾病严重程度的认知(perceived severity)：即个体认为不健康行为所导致的疾病会给他带来多大程度的身体、心理和社会危害。例如，疾病引起的疼痛、伤残、死亡等临床后果；疾病引起的失业、家庭生活和社会关系改变等社会后果以及由此产生的焦虑、恐惧、抑郁等负性情绪等。若认为疾病会给自己、家庭和工作带来较大的影响，越相信后果严重，越可能采取健康行为。

(3) 对采取健康行为获益程度的认知(perceived benefits)：即个体对改变不良行为所带

来的好处的认识和评价。仅仅认识到危害性、严重性还不够，只有意识到自己改变危害健康的行为所付出的代价确实能换取预防效果时，人们才会以明确的方式采取相应的行动。

（4）对采取健康行为障碍的认知（perceived barriers）：即个体对采纳健康行为可能遇到困难的认知。障碍认知是否明确对行为的持久性具有重要意义，如有些预防行为花费太大、比较痛苦、与日常生活的时间安排有冲突等，都会阻碍健康行为的巩固。

总之，个体对某一疾病的易感性及严重程度认识越深，对改变不良行为获益程度的认知大于其障碍时，改变不良行为的可能性越大；否则个体则可能依旧维持原有的不健康行为。Rosenstock 提到，"感知到个人对某种疾病的易感性和严重性，的确能为行动提供能量和力量；但只有当让公众感知到改变行为的好处，能事先了解所有困难并决心克服之，才真正具有改变行为的可能"。

2. 修正因素（modifying factors）

修正因素包括：① 人口学因素，如年龄、性别、文化程度、职业、种族等；② 社会心理学因素，如人格特点、社会阶层、同伴和社会团体的影响；③ 对疾病的认知、罹患该疾病的经历等。一般来说，老年人、文化程度高、患过该病的人倾向于采取预防性行为。

3. 提示因素（cue to action）

提示因素指促使或诱发个体采用健康行为的因素。包括内在和外在两方面，内在线索包括身体出现不适症状等，外在线索包括各种媒体的宣传、他人的提醒、医生的建议、家人或朋友患病等。提示因素越多，个体采纳健康行为的可能性越大。

（二）健康信念模式在社区护理中的应用

健康信念模式最初被用于解释个体不愿意参加各种疾病预防方案的原因，如个体为什么不愿意参加社区组织的肺结核早期检测和治疗等。目前被广泛地运用于预测和改变各种长期或短期健康危险行为，如吸烟行为、不良进食行为、性病艾滋病的预防和干预等。该模式可指导社区护士从影响公众的健康信念入手，利用手册、电视、报刊等媒体宣传对健康造成威胁的行为、预防疾病的知识和方法，促使服务对象察觉到疾病的威胁及其严重性以及采取健康行为的益处和障碍，帮助其形成正确的健康信念，主动采取积极的预防性措施，从而达到防治疾病的目的。

二、健康促进模式

健康促进模式（health promotion model，HPM）由美国护理学者娜勒·潘德（Nola J. Pender）于 1982 年提出，并于 1996 年和 2002 年进行了修订。该模式强调认知因素在调节健康行为中的作用，主要用于指导个体及家庭护理中的健康促进行为及其研究。此外，Pender 及同事发展的研究工具被各国广泛应用于测试不同国籍人群的健康行为。

（一）健康促进模式的主要内容

2002 版的健康促进模式包括三个部分：个人特征及经验、对行为的认知与情感、行为结果（见图 10 - 2）。

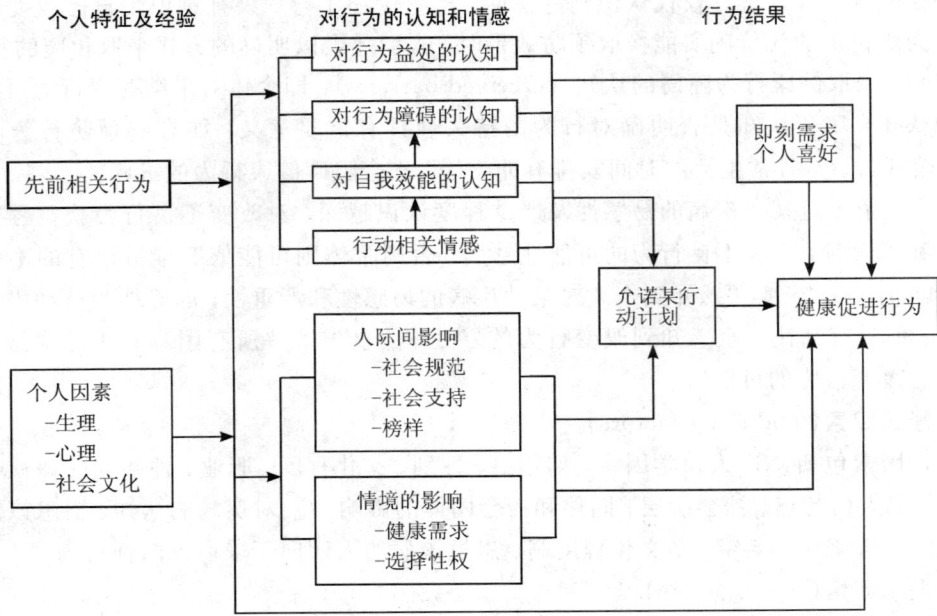

图 10-2　健康促进模式示意图

（1）个人特征及经验。个人特征及经验包括先前相关行为和个人因素两部分。① 先前相关行为指以前曾经采取促进健康的经历、采取促进健康因素的认知及行为技巧；② 个人因素包括生理、心理和社会文化三个方面，如年龄、性别、文化程度、种族、生物学特征、对健康的定义、感受到的健康状况等。

（2）对行为的认知与情感。对行为的认知与情感是个体能否采用某种健康行为的激励因素，包括对行为益处的认知、对行为障碍的认知、对自我效能的认知、调动相关情感、人际间影响（即家人、朋友、卫生保健人员的影响，包括社会规范、社会支持和榜样）、情境影响（如促进健康的需求、可选择性和可利用性）。这些因素可以通过护理干预来修正，从而影响健康促进行为。

（3）行为结果。行为结果包括行动计划的承诺、即刻需求和喜好、健康促进行为。整个健康促进模式的最终目标是使个体形成健康促进行为，并整合为健康的生活方式。

（二）健康促进模式在社区护理中的应用

健康促进模式强调了个人的主观能动性。健康行为受多方面因素的影响，人们是否执行健康促进行为绝非仅靠是否有意愿，而是与个人的认知、经验、环境、健康需求有关。该模式可指导社区护士针对服务对象对健康的认知和需求进行健康教育，例如，帮助个体认识到行为的预期利益，改变其对健康活动的相关情感，促进其自我效能，排除行动障碍，从而达到健康促进行为的实现。

此外，Pender 发展了健康促进生活方式量表（health promoting lifestyle profile，HPLP）和锻炼的益处－障碍量表（ex - ercise benefits - barriers scale，EBBS）。尤其是

HPLP 量表，可从健康促进的角度对个体或群体的生活方式进行评估，从而为进行相应的护理干预提供依据。该量表包括 52 个条目、6 个方面的内容，即自我实现、健康责任、运动、营养、人际关系、压力应对，被广泛应用于社区各类人群健康促进生活方式的研究，如青少年、妇女、老年人、慢性病患者等。

三、保健教育过程模式

保健教育过程模式（PRECEDE－PROCEED Model，PREC）于 1980 年由美国学者劳伦斯·格林（Lawrence W. Green）提出，其中 PRECEDE 是 predisposing, reinforcing and enabling constructs in educational/environmental diagnosis and evaluation 的英文缩写，指在教育、环境诊断和评价中应用倾向、促成及强化因素；PROCEED 是 Policy, Regulatory and Organizational Constructs in Educational and Environmental Development 的英文缩写，指执行教育、环境干预中应用政策、法规和组织的手段。PREC 模式主要用于指导卫生保健人员鉴别影响人们健康决策和行为的因素，用于指导健康教育和健康促进计划的设计、执行和评价。

（一）保健教育过程模式的主要内容

该模式由 3 个阶段、7 个基本步骤组成，涉及诸多学科。

1. 评估阶段（PRECEDE 阶段）

评估阶段又称诊断阶段，包括社会方面的评估、流行病学方面的评估及环境方面的评估、教育及组织方面的评估、行政管理及政策方面的评估。

（1）社会方面的评估：即了解和确定社区人群的健康需求和生活质量。包括社区的经济水平、人口学特征、失业率、社会福利、居民生活状况（如住房、供水、燃料、园林绿化、人均收入）等，以了解个人、家庭或社区的生活质量及其影响因素。

（2）流行病学评估：指通过流行病学和医学的调查，找出人群特定健康问题的过程，如掌握生育率、患病率、发病率、死亡率、残障率等流行病学指标。

（3）行为及环境评估：即评估与健康问题相关的行为及环境因素，如生活方式、应对方式、预防行为以及物理、社会、服务等环境因素。环境因素指对于个体来说，来自外部的、超出个人控制能力，但能影响或促进某些行为、并对个体的健康产生影响的自然因素和社会因素。

（4）教育及组织评估：包括倾向因素（predisposing）、促成因素（enabling）、强化因素（reinforcing）。① 倾向因素指有助于或阻碍动机改变的因素，包括知识、态度、信仰、价值观及对健康行为或生活习惯的看法；② 促成因素指支持或阻碍行为改变的相关因素，包括技能、资源的可利用性及障碍；③ 强化因素指对于健康行为改变后各方面正性和负性的反馈，如卫生保健人员、同事、朋友、父母等的鼓励和反对。评估这三类因素有助于正确制定教育策略，并确定切实、可行、有效的干预重点。

（5）行政管理及政策评估：即判断、分析实施健康教育或保健计划过程中行政管理方面的能力、相关资源、政策方面的优势与缺陷、实施计划的范围、组织形式、采用什么样的方法等。

2. 执行阶段(PROCEED 阶段)

执行阶段指执行教育、环境干预中应用政策、法规和组织的手段。该模式强调在项目计划实施中要充分发挥政策、法规和组织的作用。首先，要重视机构建设和政策改革，动员多部门的参与，建立一个完善的政策环境；其次，要重视提高项目管理水平和实施人员的技术水平，提高实施健康促进活动的能力；此外，还要重视以社区为基础的干预策略，建立系统的质量控制体系。

实施工作包括以下 5 个环节：制定实施时间表(schedule)、控制实施质量(control of quality)、建立实施的组织机构(organization)、配备和培训实施工作人员(person)、配备和购置所需的设备物品(equipment)。在实施中应该进行过程评价，即对项目计划的各个环节进行评价，包括计划项目的目的、实施方法、影响因素等。应注意评价方法的科学性、完整性和代表性，选定最佳方案。在计划中应详细列举各项活动的要求、预期目标、翔实登记监测的影响因素，以便对实施的计划做出及时调整。

3. 评价阶段

评价阶段包括近期、中期和远期评价。近期效果评价着重于近期影响，包括知识、态度、信念的评价以及资源、技术等促成因素的评价，行为的强化因素是否发生改变与改变的程度，是否制订改善环境的法规与政策。中期效果评价主要考察行为目标是否达到，环境状况是否得到改善。远期效果评价主要注重成本-效益评价，着重于是否达到相应的指标，如发病率、死亡率的变化，接受健康教育的人群生活质量提高的程度等。

一项健康教育活动要取得成功，必须经过多层次、多方位的评估，才能根据服务对象的实际需要制定具有针对性、适用性的教育计划。

（二）保健教育过程模式在社区护理中的应用

健康教育是一项系统工程，面对众多的健康问题和有限的人力、物力、财力之间的矛盾，制定科学的计划是有效实施健康教育活动的首要任务。计划既是实现目标的行动纲领，也是评价效果的依据。PRECEDE - PROCEED 模式用来指导健康教育和健康促进计划或规划的制定、实施及评估。根据该模式从结果入手的特点，在制定计划或规划前，要明确为什么要制定该计划，并对影响健康的因素做出诊断，从而帮助确立干预手段和目标。

第三节　社区护理常用的护理理论与模式

很多护理理论与模式不但适用于医院场所，也适用于社区。在社区护理实践中，最常用的护理理论是 Neuman 的系统模式。另外，社区中有很多慢性病患者，在为其提供护理服务时，促进患者的自理能力也是社区护士的主要任务之一，因此 Orem 的自理缺陷护理理论也成为指导社区护理实践的重要理论之一。此外，Cheryl Cox 在常用的几种健康行为模式的基础上，从护理的角度提出了健康行为互动模式，并用于社区不同人群的护理实践中。因此，本节介绍这三个理论的主要内容及其在社区护理中的应用。

一、纽曼的系统模式

纽曼的系统模式(the Neuman systems model)于 1972 年被提出。该模式综合运用了各家理论的观点，用整体观和系统观探讨压力对个体的影响，以及个体的调节反应和重建平衡的能力，在国外社区护理实践中应用广泛。

（一）Neuman 简介

贝蒂·纽曼(Betty Neuman)于 1924 年出生在美国俄亥俄州的一个农场主家庭。1947年在俄亥俄州阿克伦城人民医院获得护理学大专学历，随后在洛杉矶的医院先后担任临床护士、护士长，参与内外科、传染科、重症监护室的临床教学工作，并担任过学校和工厂的保健护士。1957 年在加州大学洛杉矶分校获得公共卫生护理学士学位，1966 年获公共卫生－精神卫生护理咨询硕士学位，毕业后在加州大学任教。1985 年获西太平洋大学临床心理学博士学位，从此开始致力于精神卫生护理的研究和实践，成为精神卫生护理领域的先驱者。

1970 年，纽曼在加州大学硕士研究生的一门导论课上，提出了系统模式的基本观点。1972 年，在美国《护理研究》杂志上发表了"一种运用整体观点对待患者问题的教育模式(A model for teaching total person approach to patient problem)"一文，公开提出了系统模式。1982 年，其著作《纽曼的系统模式》(The Neuman Systems Model)首次出版。之后，纽曼对该模式进行了多次修订，被广泛应用于指导社区护理和临床护理实践。

（二）纽曼系统模式的主要内容

纽曼的系统模式围绕人的压力源和对压力的反应来阐述，由个体系统、压力源、预防性护理干预等部分组成(见图 10-3)。个体系统是一个由生理、心理、社会文化、发展、精神五种变量组成的动态开放系统，在不断应对来自个体内、人际间、个体外的压力源的过程中，其稳定水平取决于基本结构及能量源、抵抗线、防御线和五个变量之间的相互协调。护理通过初级预防、二级预防和三级预防帮助个体恢复系统的平衡状态。

1. 个体系统

个体系统指由生理、心理、社会文化、发展和精神五个变量组成的整体开放系统，此系统与环境持续互动，具有正常的防御机能及结构，可用围绕着一个核心的一系列同心圆表示，包括位于核心的基本结构、能量源、抵抗线、正常防御线和外层的弹性防御线。

（1）基本结构(basic structure)、能量源(energy resources)：位于个体系统的核心，由所有生物体普遍存在的最基本的生存要素组成，包括正常的体温、生理结构、反应型态、自我结构、机体的优势和劣势、知识及常识等。基本结构受个体生理、心理、社会文化、自我发展、精神这五个方面的功能状态及其相互作用的影响。如果人的基本结构遭到破坏，会危及其生存。

（2）抵抗线(line of resistance)：紧贴基本结构外层的若干虚线圈，包括个体系统的免疫防御机制、适应行为及适应时的生理机制等，是保护基本结构稳定的防卫屏障。当来自

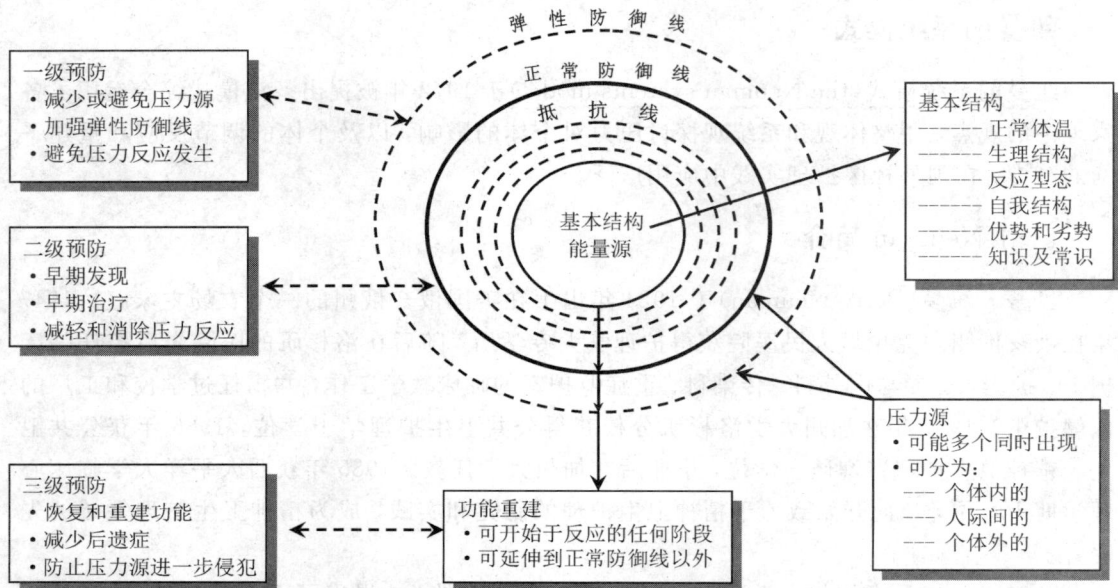

图 10-3　纽曼的系统模式示意图

外界环境的压力源入侵到正常防御线时，抵抗线即被激活。如果抵抗线能有效地应对压力源，可促使个体系统恢复平衡；如果抵抗线被侵入，个体能量源会遭到破坏，严重时会导致个体能量耗竭，甚至死亡。

（3）正常防御线(normal line of defense)：位于抵抗线和弹性防御线之间的实线圈，是个体在与环境持续互动中，针对各种压力源不断进行调整、应对、适应后形成的健康状态或稳定状态，是确定个体是否偏离正常健康状态的基线。如果压力源侵犯到正常防御线，个体即产生压力反应，表现为稳定性降低或疾病状态。正常防御线的强弱受多种因素影响，包括个体的系统特征、适应方式、生活方式、发展阶段、精神和文化因素等。

（4）弹性防御线(flexible line of defense)：即最外层的虚线圈，位于正常防御线的外层，是机体抵御压力源的最初防线，对正常防御线起缓冲和保护作用。弹性防御线处于动态变化中，受多种因素影响，如生长发展阶段、身心状况、认知能力、社会关系、文化习俗、精神信仰等。弹性防御线可在极短的时间内发生迅速改变，例如在营养不良、睡眠不足、生活规律打乱、人际关系危机等情况下，弹性防御线可被削弱。当弹性防御线不足以抵抗压力源的入侵时，压力源即侵犯到正常防御线。

2. 压力源(stressor)

压力源是指引发紧张、并影响个体系统稳定和平衡状态的各种刺激，可来自个体系统的内部，也可来自外部环境。压力源对个体系统的影响主要取决于压力源的数量、强度、持续时间及个体既往的应对能力等。纽曼将压力源分为三类：

（1）个体内压力源(intrapersonal stressor)：指来自个体内部、与内环境有关的生理、心理、社会文化、成长发展等方面的压力源，如缺氧、疼痛、失眠、孤独、自卑、愤怒等。

（2）人际间压力源（interpersonal stressor）：指来自人际关系及角色期望方面的压力源，如家庭关系危机、同事关系危机、上下级关系冲突、护患冲突等。

（3）个体外压力源（extrapersonal stressor）：指来自个体系统之外、作用距离比人际间压力源更远的压力源，如气候变化、大气污染、社会经济、政治、人事制度、医疗保障体系等社会相关政策的变革等。

3. 预防性护理活动

护理以一级预防、二级预防和三级预防作为干预措施，通过控制压力源和增强个体系统的防御机能，帮助个体获得、维持或重建系统的稳定。

（1）一级预防（primary prevention）：发生在确定存在危险因素，而个体系统尚未对压力源产生反应之前。一级预防的重点是减少或避免压力源，加强弹性防御线，保护正常防御线，以避免压力反应的发生。干预措施包括预防接种，饮食、运动、睡眠、压力控制等方面的健康教育。一级预防的目的是维持个体系统的最佳稳定状态。

（2）二级预防（secondary prevention）：发生在压力源已穿过正常防御线，导致机体发生压力反应，出现症状或体征时。二级预防的重点是帮助个体早期发现、早期治疗，减轻和消除压力反应，加强内部抵抗线，保护基本结构。目的是重建个体系统的最佳稳定状态。

（3）三级预防（tertiary prevention）：发生在基本结构及能量源遭到破坏，已对个体系统进行处理，开始重建系统的稳定时。三级预防的重点是帮助个体系统恢复及重建功能，减少后遗症，并防止压力源的进一步侵犯。目的是通过外部支持力量和继续保持能量，以加强系统稳定或保护系统重建，帮助个体康复，防止症状再次出现。

（三）纽曼系统模式对护理学四个基本概念的阐释

1. 人

纽曼用个体和个体系统（client /client system）来阐释人的概念，用整体观和系统观，把个体看作一个动态的开放系统，是由生理、心理、社会文化、自我发展、精神五个变量及其相互作用组成的整体，不断与内外环境中的压力源相互作用，以维持个体系统的稳定。护理的对象可以是个体、家庭、团体、社区。

2. 环境

环境指围绕个体或个体系统的所有内部和外部因素。个体与环境相互影响，这种影响可以是积极的，也可以是消极的。环境可分为三种类型：

（1）内环境（internal environment）：指个体系统内部的所有影响因素。

（2）外环境（external environment）：指个体系统外部的所有影响因素，包括人际关系及社会性因素。

（3）自生环境（created environment）：这是纽曼提出的一个独特概念，指个体为应对压力源的威胁，保护和维持自身稳定性，对系统的能量源、防御功能等各种变量进行有意或无意的动员和利用，使能量在内外环境之间相互交换，而形成的一个独特环境，是系统整体性的象征。自生环境是动态的，是个体在不断与内外环境互动过程中产生的，是应对内外环境的一个保护性应对屏障，可改变个体系统对压力源的反应。

3. 健康

健康指在特定时间内，个体系统的最佳稳定或健康状态。健康是一种动态的、从最佳健康到疾病状态的连续体，随时间在一定范围内发生动态变化，其水平随个体系统的基本结构及其对环境压力源的反应和调节的不同而改变。健康如同一种"活能量"（a living energy），当能量的产生和储存大于所需时，个体趋于最佳健康状态；而当能量不能满足机体所需时，个体趋于疾病或死亡状态。

4. 护理

护理的目标是帮助个体获得、维持或重建系统的稳定。护理活动包括准确评估压力源产生的原因和潜在的反应，并帮助个体作出最佳健康所需的调节，从而控制压力源和加强个体系统的防御机能。纽曼强调护理的整体性和系统性，认为"护理是关注影响个体压力反应的所有相关变量的独特专业"，包括应关注所有来自个体内、人际间、个体外的压力源，关注这些压力源对个体在生理、心理、社会文化、自我发展和精神各方面所产生的反应。

（四）纽曼系统模式与护理实践

纽曼提出护理实践由三个步骤组成，即护理诊断、护理目标和护理结果。

1. 护理诊断

评估个体系统的基本结构及各防御线的现状和特征，个体内、人际间和个体外现存的与潜在的压力源，对个体在生理、心理、社会文化、自我发展和精神五个变量及其相互作用中存在的问题作出护理诊断，并排列优先顺序。可根据纽曼设计的评估表（表 10-2）收集资料。

表 10-2　纽曼的评估表

A. 一般资料
姓名_____　　年龄_____　　性别_____　　婚姻状况_____ 其它相关资料与信息_____
B. 个体感知到的压力源 1. 您认为目前您主要的压力源或健康问题是什么？（明确主要问题） 2. 您目前的现状与以往的日常生活方式有何不同？（明确生活方式） 3. 您以往是否遇到过类似情景？如果有，是怎样的情景？您如何处理的？是否有效？（明确过去的应对方式） 4. 根据您目前的状况，您预期将来会怎样？（明确预期是否现实） 5. 您目前采取了哪些措施，或您能采取哪些措施来帮助自己？（明确目前和将来的应对方式） 6. 您期望照顾者、家人、朋友或其他人为您做些什么？（明确目前和将来可能的应对方式）
C. 照顾者感知到的压力源 1. 您认为患者目前最主要的压力源和健康问题是什么？ 2. 患者目前的现状与以往的日常生活方式有何不同？ 3. 患者以往是否遇到过类似情景？如果有，是怎样的情景？患者如何处理的？是否有效？ 4. 根据患者目前的状况，您对他将来的期望是什么？ 5. 您认为患者能做什么来帮助自己？ 6. 您认为患者期望照顾者、家人、朋友或其他人为他做些什么？ 小结：注意患者和照顾者对压力源的感知有哪些差异。

D. 个体内部因素
1. 生理的：如活动度、身体功能等。 2. 心理-社会的：如态度、价值观、期望、行为型态、应对方式等。 3. 发展的：如年龄、认知发展程度等。 4. 精神的：如信仰、人生观、希望等
E. 人际因素 可能或已经对患者 D 造成影响的有关家庭、朋友、照顾者之间的关系和资源。
F. 个体外部因素 可能或已经对患者 D 和 E 造成影响的有关社区设施、经济状况、工作状况等。
G. 形成护理诊断 根据对患者的感知、照顾者的感知以及其它相关资料（如实验室检查等），确定患者的需求，并排列其优先顺序。

2. 护理目标

护士与个体及家属共同协商，根据个体的需求和可利用的资源，制定护理目标及干预措施，以重建、获得或维持系统的稳定性。纽曼强调应用一级、二级、三级预防原则来规划和组织护理活动（表 10-3）。

表 10-3　纽曼按预防模式进行的评估与干预指南

	一级预防	二级预防	三级预防
压力源	隐藏的、潜在的	明显的、现存的、已知的	明显的、残余的
反应	预期或可能出现的	已表现出的症状或压力反应	预期的或已知的遗留症状，或已知的压力因素
评估	以对个体的评估、经验或理论为基础，对个体的生活方式、经历的意义及应对方式（过去、现在和将来）进行评估。注意个体和护士感知的差异	取决于个体反应的性质和程度，评估个体的内部和外部资源以抵抗反应，与个体共同设定护理目标	根据治疗后的稳定程度和重建的状况而定
干预	属预防性干预，包括：①加强弹性防御线和抵抗因素；②提供健康教育；③避免与压力源接触；④预防接种等	属治疗性干预，包括：①作出护理诊断，并排列优先顺序；②设立护理目标；③识别个体系统五个变量的优势和劣势；④根据个体对治疗的反应，调整护理目标和护理措施的优先顺序；⑤合理使用内部和外部资源	属治疗后重建的干预，在个体经过治疗后，重建最佳健康和稳定状态的过程中进行，包括：①激励；②教育-再教育；③行为矫正；④现实定位；⑤渐进性目标设定；⑥合理运用内、外部资源

3. 护理结果

对护理结果进行评价，以确定预期的护理目标是否达到。包括个体内、人际间及个体外的压力源及其排列顺序是否发生了改变；个体系统的防御机能是否有所增强；压力反应症状是否得以缓解等。经过再评估，可对干预措施做出相应的修订和调整。

（五）纽曼系统模式在社区护理中的应用

纽曼系统模式用整体和系统的观点看待人与环境的持续互动，将人看作一个动态的开放系统，围绕压力源和对压力的反应组织各个概念之间的关系。该模式主要以格式塔心理学的整体观为基础，并应用贝塔朗菲的一般系统论、塞尔耶的压力学说、卡普兰的三级预防理论、拉扎勒斯的压力与应对模式，其概念容易理解和接受。在强调整体护理的当代护理领域，该模式的整体观和系统观有利于进行完整的评估，尤其是其设计的评估和干预指南，对指导护理实践有较高的实用价值。此外，纽曼提出按预防模式进行护理干预，符合当前的健康保健理念，可扩展到家庭、群体和社区。自创立以来，纽曼系统模式被广泛用于家庭护理和精神卫生护理领域。在社区卫生护理机构中，该模式被作为家庭评价的框架，用于指导家庭机能不良的评估和干预，防止虐待老人；还被用于心肌梗死患者家庭康复的指导依据。此外，该模式亦被很多涉及个体、家庭、社区等各个领域的博士和硕士毕业论文用作研究的理论框架。

二、奥瑞姆的自理缺陷护理理论

奥瑞姆的自理缺陷护理理论（Orem's self – care deficit theory of nursing）是 1971 年提出的，着重阐述了什么是自理、何时需要自理、如何提供护理三方面的问题。该理论强调护理应在个体现有自理能力的基础上，补偿其自理缺陷，并最大程度地提高和促进患者的自理能力，是国外护理理论中较早被应用的理论之一，也是目前被我国护士广泛应用的理论之一。

（一）Orem 简介

多罗西娅·奥瑞姆（Dorothea Orem）是美国著名的护理理论学家，1914 年出生在美国马里兰州巴尔的摩市。1934 年在华盛顿普罗维登斯医院护校的护理证书班毕业，先后从事过儿科、内外科、急诊室等临床护理工作。1939 年在美国天主教大学获得护理学学士学位，到普罗维登斯医院底特律护校任教。1945 年在天主教大学获得护理学硕士学位，担任普罗维登斯医院底特律护校校长。1949 年到印第安纳州卫生局医院分部工作，负责医院护理质量。1958 年在华盛顿卫生教育福利部教育司担任顾问，主管临床护士的培训工作。1959 年到天主教大学任教，并担任护理系主任。1965 年，她与天主教大学的几位教师共同创建了护理模式委员会。1970 年开办自己的咨询公司，直到 1984 年退休。

丰富的护理实践经验激发奥瑞姆对"什么是护理"，"人为什么需要护理"等问题进行了长期的深刻思考。她逐渐认识到，"当人们无法照顾自己时就需要护理"，正是这一思想促使奥瑞姆形成和发展了自理缺陷护理理论，并在 1971 年出版的《护理：实践的概念（Nursing：concepts of practice）》一书中首次公开阐述，并多次再版。

（二）奥瑞姆理论的主要内容

奥瑞姆的护理理论由三部分相互关联的理论组成，即自理理论、自理缺陷理论和护理系统理论，分别解释了什么是自理、何时需要护理、如何提供护理三个方面的问题。

1. 自理理论（the theory of self-care）

自理理论重点说明了什么是自理，哪些因素影响自理的提供，以及人存在哪些自理需要。主要包括自理、自理能力、治疗性自理需求这几个概念以及依赖性照顾、依赖性照顾能力等衍生概念。

1）自理（self-care）

自理指个体为维持生命和健康，自己采取的一系列活动。自理是可学习的、有目的的，贯穿于日常生活中。有效地完成自理活动有助于维持个体的结构完整性及其正常功能，并有利于个体的发展。在正常情况下，成人能主动照顾自己。对于婴幼儿、儿童、老人、患者、残疾人等依赖他人照顾的个体，由其父母、监护人或照顾者协助或代替其完成自理活动，称为依赖性照顾（dependent-care）。

2）自理能力（self-care agency）

自理能力指个体进行自理活动的能力。这种能力受基本条件因素（basic conditioning factors）的影响，包括年龄、性别、成长发展阶段、健康状况、社会文化背景、健康照顾系统（如诊疗条件）、家庭系统、生活方式、环境因素、资源的充足性与可获取性等。自理能力有个体差异，同一个人在不同时期或不同状况下，自理能力也会有所不同。自理能力可以通过学习不断提高和发展。依赖性照顾能力（dependent-care agency）是指被依赖者所具有的提供照顾和帮助依赖者的能力。

3）治疗性自理需求（therapeutic self-care demand）

治疗性自理需求指在某个时期内，个体通过使用有效的方法和途径来满足已知自理需要的全部自理行为。自理需要可分为三类，即一般性自理需要、发展性自理需要和健康不佳时的自理需要。

（1）一般性自理需要（universal self-care requisites）：也称日常生活需要，是所有人在生命周期的各个发展阶段都普遍存在的需要，目的在于维持自身结构完整性及其功能正常。包括以下方面：① 摄入足够的空气、水和食物；② 维持良好的排泄功能；③ 维持活动与休息的平衡；④ 维持独处与社会交往的平衡；⑤ 预防或避免对生命和健康有害的因素；⑥ 促进个体在群体中的功能与发展，达到符合个体潜能、局限性和期望的正常水平。

（2）发展性自理需要（developmental self-care requisites）：指个体在成长发展的各个阶段，一般性自理需要的特殊表现，或遇到不利情况或事件时出现的新需要。包括：① 人在生命历程中的各个阶段，如婴儿期、青春期、更年期、老年期，为维持成长和发展，使自己更加成熟的各种需要；② 在成长发展过程中，遇到不利的事件时，如失业、丧亲、地震、车祸、住院、更换工作等情况时，学会如何应对，以避免或减少不良后果的需要。

（3）健康不佳时的自理需要（health deviation self-care requisites）：指个体在疾病、受伤或残疾时出现的自理需要，或由于采用诊断性或治疗性措施产生的需要。包括：① 寻求恰当的健康保健服务；② 了解和应对疾病带来的影响或后果；③ 有效地执行医嘱中的诊疗和康复措施；④ 了解和调整诊疗措施引起的不良反应；⑤ 适当调整自我概念和自我形象，以接纳患病的事实；⑥ 调整生活方式，学会适应患病后的生活，促进个体继续发展。

2. 自理缺陷理论（the theory of self-care deficit）

自理缺陷理论是奥瑞姆护理理论的核心部分，阐明了个体在什么时候需要护理，其核心概念是自理缺陷。

自理缺陷（self-care deficit）：个体的自理需要超出了自理能力或依赖性照顾能力时，就出现了自理缺陷。此时，自理能力与自理需要之间的平衡被破坏，个体需要借助外界力量，即护士的帮助来恢复平衡。因此，自理缺陷的出现是个体需要护理的原因。

奥瑞姆提出，可通过下列 5 种方式中的一种或几种，来弥补个体的自理缺陷。

（1）代替个体自理：如为昏迷患者进行口腔护理和床上擦浴等。

（2）引导和指导个体自理：如指导产妇正确的哺乳技巧；引导痴呆患者使用筷子吃饭、穿衣等。

（3）提供身体和心理支持：如协助腹部手术后的患者下床活动，并给予必要的鼓励。

（4）提供促进个体发展的环境：如在居家环境中，为残疾人或活动不便的老年人布置安全设施；为产妇提供母婴同室，促进亲子关系的建立，帮助产妇尽快适应母亲的角色等。

（5）宣教：教给个体必要的知识和技能，如教给父母适时对婴儿添加辅食、为糖尿病患者进行饮食指导等。

3. 护理系统理论（the theory of nursing system）

自理理论和自理缺陷理论说明了什么是自理（what）、什么时候需要护理（when），护理系统理论则说明了如何通过护理帮助个体满足其治疗性自理需求（how），主要涉及护理能力和护理系统两个概念。

1）护理能力（nursing agency）

护理能力是指受过专业教育和培训的护士所特有的能力，这种能力不仅能使护士及时发现服务对象的自理问题，而且采取行动帮助服务对象锻炼及发展自身的自理能力，以满足其治疗性自理需求。护理能力与自理能力的不同之处在于：护理能力是专业护士所具有的能力，是为他人受益；自理能力是个体进行自理活动的能力，是为自身受益。

2）护理系统（nursing system）

护理系统是指个体出现自理缺陷时，护士为患者提供护理活动所产生的动态行为系统。奥瑞姆将护理系统分为三类：全补偿系统、部分补偿系统和辅助－教育系统（图 10－4），并在每个护理系统中，界定了在满足个体的治疗性自理需求过程中，护士与患者的职责及其应采取的行动。

（1）全补偿系统（wholly compensatory nursing system）：指个体不能参与自理活动，或医嘱限制这些活动，需要护士给予全面的帮助。护士的职责是"替患者做"。适用于以下情况：① 患者在精神和体力上均没有能力自理，不能参与任何形式的自主活动，如昏迷患者；② 患者神志清楚，能意识到自己的自理需求，但体力上不能完成，如高位截瘫患者；或医嘱限制其活动，如心肌梗死急性期患者；③ 患者具备完成自理活动所需的体力，但因精神障碍，无法判断自己的自理需求，如严重精神障碍患者。

（2）部分补偿系统（partly compensatory nursing system）：指在满足患者治疗性自理需

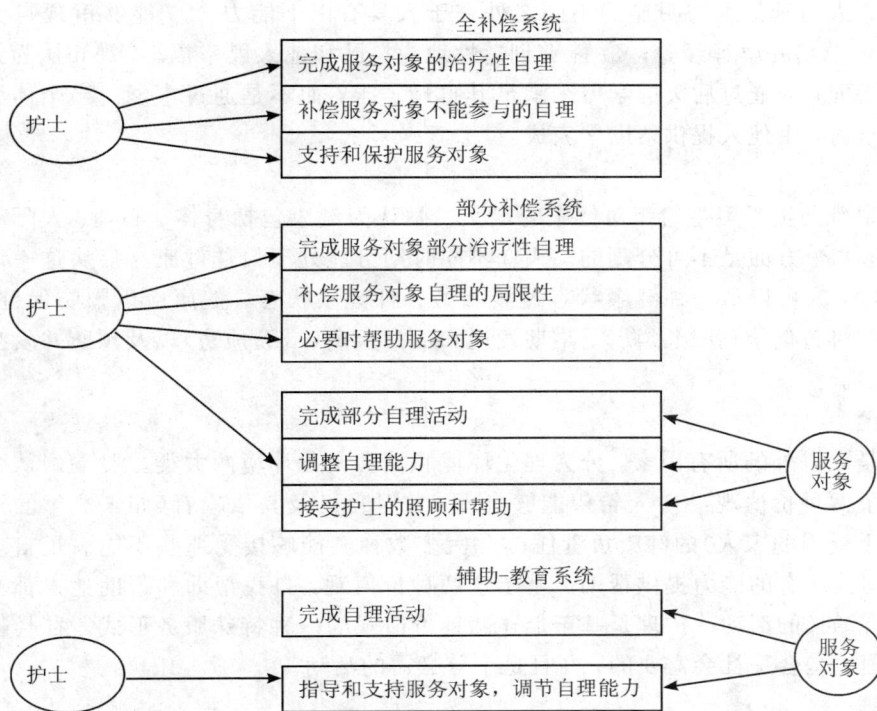

图 10-4 护理系统示意图

求的过程中,患者有能力进行一部分自理活动,但另一部分需要护士提供护理来完成。护士的职责是"帮患者做"。如腹部手术后,患者自己可以进食、洗脸,但需要护士协助入厕、下床活动等。

(3)辅助-教育系统(supportive-educative system):指患者能进行自理活动,但必须由护士提供咨询、指导和教育才能完成。护士的职责是"教育和支持患者做",帮助患者制定决策、控制行为、获取知识和技能,提高和促进其自理能力,促使患者成为自理者,如糖尿病患者,需要在护士的指导下,正确控制饮食、运动、情绪、监测血糖和胰岛素注射等。

对于上述三种护理系统,护士应根据患者的自理能力和治疗性自理需求进行选择。对同一个患者,可能会在不同的阶段,随着其自理能力和治疗性自理需求的变化而选择不同的护理系统。例如,因头盆不称需择期行剖宫产的孕产妇,在怀孕期间可选择辅助-教育系统;住院后术前准备期间可以转为部分补偿系统;在剖宫产术中和术后,则需要全补偿系统;随着产妇从麻醉状态中逐渐恢复,再次过渡到部分补偿系统;当产妇出院时,又转为辅助-教育系统。

(三)奥瑞姆理论对护理学四个基本概念的阐释

1. 人

人是整体的,其功能包括生理、心理、人际间和社会等方面,因此自理活动也会涉及这几个方面。人与其他生物明显的不同之处在于人具有以下能力：① 能够审视自己及其环境；② 能够总结并解释经验；③ 能够创造性地为自己和他人谋幸福。Orem 认为人有学习和发展的潜能，人通过后天的学习来满足其自理需求，而不是通过本能。当个体无法满足其自理需求时，由他人提供帮助来完成。

2. 健康

奥瑞姆赞同世界卫生组织对健康的定义。她认为健康包括身体、心理、人际间和社会等方面，这几个方面是不可分割的。人在不同时期可能处于最佳健康与疾病这一动态过程的不同阶段，人可以从一种健康状态过渡到另一种健康状态。健康应以预防保健为基础，包括促进和维持健康（初级预防）、早期发现和治疗疾病（二级预防）以及预防并发症的发生（三级预防）。

3. 环境

环境是人以外的所有因素，分为理化环境和社会文化环境两大类。奥瑞姆认为现代社会具有以下两种价值观：① 人希望能够自理，并对自己及其依赖者（如未成年的子女或自理能力严重受损的家人）的健康负责任；② 大多数社会能够接受那些不能满足自理需求的人，并根据其现有的能力提供帮助。基于这两种价值观，自我帮助和帮助他人都被认为是有价值、有意义的活动。护理是基于上述两种价值观的一种特殊服务形式。社会提倡自我护理，护理也是合乎社会需要的，并且是十分必需的活动。

4. 护理

护理是为克服和预防自理缺陷而发展的活动，或为不能满足自理需求的个体提供帮助。护理活动是以自理活动这一概念为基础的，随着个体自理能力的恢复，或当个体学会如何进行自理时，个体对护理的需要也就逐渐减少或消失。护理是一种服务，与其他服务的区别在于它关注的是为缺乏自理能力的人提供持续的健康照顾。奥瑞姆强调护理是一门科学、艺术与技能相结合的学科，认为护士应经过教育和培训，具备专业的素质和特殊的技能。

（四）奥瑞姆理论与护理实践

奥瑞姆认为护理实践由一系列有目的的行为构成，分为三个步骤：

第一步

确定服务对象为什么需要护理？即通过收集资料，评估服务对象目前的治疗性自理需求是什么？自理能力如何？存在哪些自理缺陷？为什么会出现自理缺陷？自理能力存在哪些潜力？然后对收集到的资料进行分析，提出护理问题。

第二步

选择护理系统，设计具体的护理方案。奥瑞姆提出三类护理系统：全补偿系统、部分补偿系统和辅助－教育系统。护士应根据服务对象的自理能力选择适合个体目前情况的护理系统，然后制定护理方案，包括具体的护理措施、实施的方法、实施的时间及先后次序、所需的仪器设备及其他物品等。

第三步

执行和评价，即按照第二步中设计的方案实施护理。在执行过程中，护士要不断观察服务对象的反应，评价护理措施的效果，根据服务对象自理需求和自理能力的变化，及时调整护理系统，修改护理方案。

（五）奥瑞姆理论在社区护理中的应用

传统观念认为只有护士替患者做了全部的自理活动才是一个好护士，如给患者喂饭、梳头、剪指甲、洗脚，不管患者自己是否有能力完成这些活动。奥瑞姆的理论改变了这一观念，她认为护理的任务应是在患者现有自理能力的基础上，补偿其自理缺陷，并尽可能地发挥患者自理能力的潜能，最大程度地提高和促进患者的自理能力。该理论自提出以来，已被应用于护理实践的各个领域和场所，有些研究者以该理论为基础发展了一些评估工具。随着社会的发展和疾病谱系的改变，慢性疾病越来越成为困扰人们健康的主要问题。慢性疾病大多是终身疾病，要求患者能通过自我护理达到控制疾病、促进健康、改善生活质量的目的。因此，评估并帮助慢性病患者提高自理能力，成为社区护理工作的主要任务之一。如在社区老年人、残障者、脑卒中、糖尿病、老年痴呆等患者的护理中，应强调护士的教育、支持和指导作用，在评估患者现有自理能力的基础上，挖掘患者的潜能，指导患者及其照顾者学习相应的知识和技能，提高和促进患者的自理能力。

三、Cox 的健康行为互动模式

健康行为互动模式（interaction model of client health behavior）由美国护理学家（谢莉尔·考克斯（Cheryl L. Cox）于 1982 年提出。该模式主要阐述了服务对象的独特性、服务对象与专业人员的互动对健康行为的影响及其与健康结局的关系；将服务对象的独特性考虑到健康行为的影响因素中，强调服务对象的主体性，认为服务对象有能力获得健康相关信息，并对健康相关行为做出自己的选择。

（一）Cox 简介

Cheryl L. Cox 于 1948 年出生在美国印第安纳州。1970 年，在田纳西州立大学医学中心（University of Tennessee Center for the Health Sciences at Memphis）获护理学学士学位，1972 年在范德比尔特大学（Vanderbilt University）获护理学硕士学位，1982 年在罗切斯特大学（University of Rochester）获护理学博士学位。曾做过护士、家庭临床护士；担任过田纳西州立大学护理学院副教授，伊利诺依大学芝加哥分校护理学院教授、主管科研的副院长，马萨诸塞州洛威尔大学教授、博士项目主任。2005 年至今，担任 St. Jude 儿童研究所（St. Jude Children's Research Hospital）癌症预防与控制中心流行病学系副主任。

Cheryl L. Cox 是国际护理组织（Sigma Theta Tau）的创始人之一，也是美国公共卫生学会（American Public Health Association）、癌症护理学会（Oncology Nursing Society）、行为医学学会（Society of Behavioral Medicine）的重要成员。曾获田纳西州优秀护士（1973）、美国杰出女青年（1978）、田纳西州立大学杰出校友（1986）、美国护理界名人（1990）、罗切斯特大学护理学院杰出校友（2007）、职业女性名人（2008）等奖项。主要研究方向为慢性疾病患者的健康与危险行为、健康行为转变的动机和影响，发表过近 40 篇学术论文及专著，于 1982 年提出健康行为互动模式。

（二）健康行为互动模式的主要内容

该模式由三部分组成（见图 10-5），即服务对象的独特性、服务对象与专业人员的互动、健康结局。

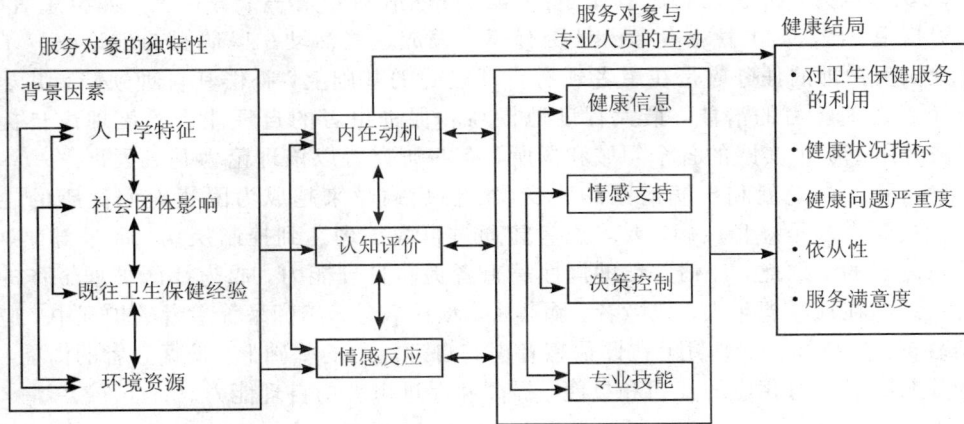

图 10-5 健康行为互动模式示意图

1. 服务对象的独特性（client singularity）

强调服务对象的独特性和整体性，包括背景因素、内在动机、认知评价、情感反应四个要素。

（1）背景因素（background variables）：包括人口统计学特征、社会团体对服务对象的影响、既往卫生保健经验、环境资源（如经济资源、对卫生保健设施的可及性）。这些背景因素相互影响，并随时间变化影响特定的健康行为。例如，服务对象的社会经济地位与社会团体对其的消极影响、卫生保健可及性差相互作用，会导致不健康的饮食习惯或不按时进行产前检查等特定的健康相关行为。

（2）内在动机（intrinsic motivation）：是该模式的一个主要要素，认为服务对象的需求、愿望、选择、自我决策是行为的影响因素。人不断与环境互动、并适应环境，在这种互动中，服务对象具有体验自己有能力、能自我决策的需求，这种情感体验对个体提供了一种内在的奖赏，是心身健康的前提条件，使服务对象不断强化维持健康行为的动机。

（3）认知评价（cognitive appraisal）：指服务对象对目前健康状况、影响健康状况的行为、与护士关系特征的感知，这种感知可能与客观现实不相符。社会文化因素、个体的资源等背景因素直接影响个体的认知评价。例如，在特定情况下，宗教显著影响服务对象对流产及相关行为的认知评价。

（4）情感反应（affective response）：情绪也可影响健康行为，通过阻碍或促进认知活动，最终影响个体的健康行为。例如，焦虑、恐惧、内疚、愤怒、悲伤、嫉妒等负性情绪会通过分散注意力而干扰认知评价。同样，认知评价也会唤起情绪。例如，当服务对象对阴道检查有负性认知评价时，会唤起其对疼痛的恐惧反应，反过来影响宫颈涂片标本的成功采集。由此可见，认知评价与情感反应互相调节，并影响相关行为。

2. 服务对象与专业人员的互动(client - professional interaction)

Cox 认为服务对象与专业人员的互动对卫生保健行为有重要影响，该部分包括四个要素，即健康相关信息、情感支持、决策控制和专业技能。

(1) 健康相关信息(health information)：知识可被看作服务对象与护士之间关系的动力。只有提供的信息量恰当时，服务对象才会加工，并利用这些信息，进而从中获益。护士的主要功能之一是为服务对象提供信息或对服务对象进行健康教育。

(2) 情感支持(affective support)：Cox 提出，如果护士忽视对服务对象的情感支持，或情感支持过度，易导致其产生退缩和不满。如果服务对象的情感反应不符合该疾病的实际情况，说明服务对象对疾病的认知评价具有一定的偏差，护士应通过健康教育帮助服务对象获取正确的健康知识，以达到通过提供信息进行情感支持的目的。

(3) 决策控制(decisional control)：指自己能对个人的健康决策过程具有控制感。由于每个服务对象具有不同的生活背景及独特性，决策控制具有较大的个体差异。一般能进行决策控制的服务对象更倾向于采取健康行为，或愿意参与健康相关的活动。另一方面，如果服务对象由于缺乏正确的信息，对疾病的认知评价不正确，决策控制就会受到限制。因此，Cox 提出，应根据每个服务对象的特点，提供决策控制有关的信息，使其产生控制感，积极采取有利于健康的行为。

(4) 专业技能(professional/technical competencies)：服务对象越依赖于护士的专业技能，其决策控制就越少。因此，应主动采取方法减少服务对象对专业人员技能的依赖性。随着服务对象对护士的专业技能依赖性降低，更应重视如何采取护理措施提高其决策控制感。

3. 健康结局(health outcome)

健康结局包括以下五个要素：

(1) 对卫生保健服务的利用：指利用卫生资源作为健康促进行为；

(2) 健康状况指标：表示健康结局，例如主、客观健康信息或实验室检查结果；

(3) 健康问题的严重度：基于疾病的自然结局或治疗情况；

(4) 依从性：指对确保积极的健康结局必要的行为；

(5) 服务满意度：并非行为指标，但可预示今后的行为。

(三) 健康行为互动模式在社区护理中的应用

健康行为互动模式阐述了服务对象的背景因素、内在动机、认知评价、情感反应及其与卫生保健人员的互动对健康相关行为的影响，强调了服务对象、家庭和卫生保健人员在形成和维持促进健康行为中的互动与共同贡献。该模式可指导社区护士从服务对象的独特性及其与卫生保健人员互动的角度识别健康相关行为的决定因素，充分调动服务对象在选择和执行健康相关行为中的自主性与主观能动性，从而指导护理干预，并预测和评价其对服务对象健康结局的影响。该模式已被广泛应用于探讨社区老人的背景因素、动机、认知评价、情感反应对其健康行为的影响；个体与卫生保健人员的互动对孕妇健康行为及其健康结局的影响。此外，该模式还用于指导降低青少年癌症患者药物滥用、预防青少年攻击行为、促进学龄期儿童饮食和运动相关行为、癌症患儿的健康行为、老年女性的规律锻炼、单身妇女的避孕行为、糖尿病患者的饮食控制、精神疾病患者的服药依从性、军人的体重控制、戒烟等护理实践。

第四节 家庭健康护理

家庭作为社会生活中最普遍、最稳固、最持久的基本单位,是绝大多数社会成员最重要的初级群体,也是各种社会组织和社会结构的起点及基础,社区当然也不例外。家庭作为个体生活的主要场所,不但影响家庭成员生活习惯、价值观、性格的形成,而且对预防、维护家庭成员的健康问题担负着重要的责任。因此,帮助家庭成员分析家庭所存在的健康问题及健康需要,并进一步拟定解决问题的方案,达到预防疾病、促进健康的目的,是社区护理工作必不可缺少的一部分。

为了给家庭成员提供全面的护理,达到维护家庭健康的目的,社区护士必须掌握有关家庭、家庭健康、家庭健康护理的基本概念和理论,在此基础上才能明确自身在家庭护理中承担的角色和责任,了解护理工作的内容和具体目标。

一、家庭的概念及本质

(一)家庭的概念

家庭(family)的概念随着社会的发展而有所变化,具有代表性的包括传统定义及非传统定义两个方面。传统家庭是指靠血缘、婚姻或收养关系居住在一起的两个人或两个以上的人所组成的社会单位。家庭成员至少在他们一生的某一段时间分享一个共同的住所,并且为了负担和培养孩子、照顾病残和年长的人互相合作,彼此享有相互扶助的权利和义务。非传统的家庭定义所提倡的家庭成员之间的亲密关系超出了传统和固定的法律定义,如同性恋家庭、同居家庭、已婚无子女家庭等,但家庭成员之间享有如传统家庭成员之间的权利和义务关系。

(二)家庭的本质要素

社会学家认为,家庭的本质包括三个方面的内容:① 两性关系是家庭形成的原生要素;② 血缘、亲属关系是家庭形成的凝聚要素;③ 亲属供养关系是家庭形成的决定要素。见图 10 - 6。

二、家庭的类型及发展周期

(一)家庭的类型

家庭的分类主要根据家庭成员的构成情况、数量多少及关系来区分,目前普遍认同的观点是按照家庭夫妻存在的对数、包含的代数及是否有直系或旁系亲属等状况将家庭分为四种类型。

1. 核心家庭

核心家庭通常是指一对夫妻与其未婚子女两代人共同组成的家庭,广义上的核心家庭

```
                                    家庭
                        ┌───────────┼───────────┐
                        ↓           ↓           ↓
                    婚姻关系 ──────────────→ 血亲关系
                        │       供养关系       │
                        │      ↗      ↖       │
                        ↓                      祖孙关系
                    夫妻关系                   父母子女关系
                        │                      兄弟姐妹关系
                        ↓                      │
        ┌───────────────────────┐   ┌───────────────────────┐
        │ 自然关系    社会关系   │   │ 自然关系    社会关系   │
        │   ↓          ↓        │   │   ↓          ↓        │
        │ 性关系    财产经济关系 │   │ 血缘关系  财产经济关系 │
        │           权力地位关系 │   │           权力地位关系 │
        │           道德伦理关系 │   │           道德伦理关系 │
        │           思想关系     │   │           思想关系     │
        │           情感关系     │   │           情感关系     │
        └───────────────────────┘   └───────────────────────┘
```

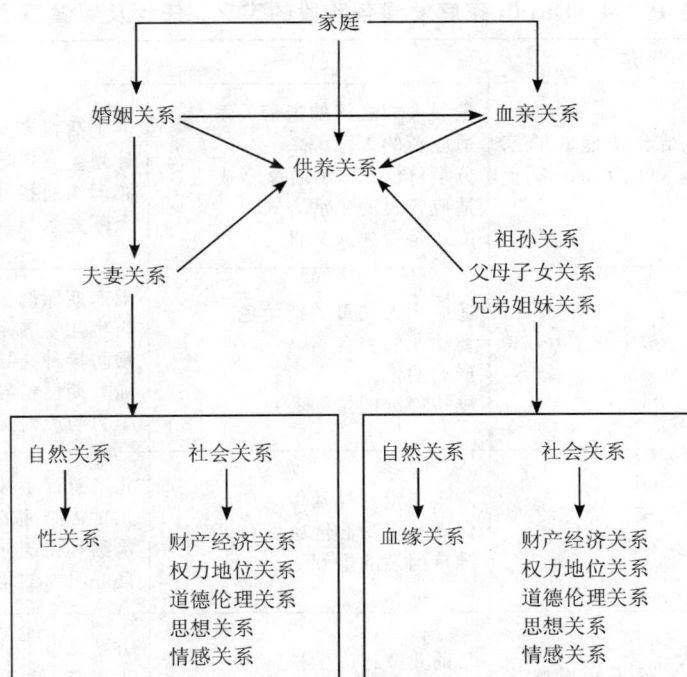

图 10 - 6　家庭本质示意图

包括夫妻家庭。这是现代社会最普遍的家庭模式。

2. 扩展家庭

扩展家庭是核心家庭的扩大化，包括两种形态。一是核心家庭扩大为直系双偶家庭，或鳏夫寡妇与其已婚子女组成的家庭；二是核心家庭加入非直系未婚家庭成员而组成的家庭。最典型的例子是一对夫妻与其未婚子女组成的核心家庭中加入该夫妻中一方的未婚兄弟姐妹组成的家庭。这种家庭模式在我国，尤其是农村较普遍。

3. 联合家庭

联合家庭主要是指由父母和几个已婚子女甚至包括已婚的孙子女组成的家庭。这种家庭内部的关系较为复杂，成员间容易发生矛盾，其维系依靠坚实的经济基础和家长权威。

4. 特殊家庭

除上述几种类型以外的家庭形式都属于特殊家庭，如单身家庭、残缺家庭、同性恋家庭、同居家庭、丁克家庭等。

（二）家庭发展周期

尽管不同学者从不同的角度对家庭发展阶段理论作了阐述，但其中使用最多的主要是金川克子的家庭发展四阶段学说及 Duvall 的家庭发展八阶段学说。四阶段学说概括地将家庭发展分为形成期(结婚、妻子怀孕)、扩张期(子女出生)、收缩期(子女独立)及衰弱期(退休、夫妻一方去世)，相对于四阶段学说，Duvall 的八阶段学说更具周密性及逻辑性，将其用于家庭护理过程中，可以清楚了解各阶段家庭主要的发展任务及保健内容(表 10 - 4)。

表 10 - 4　Duvall 家庭发展各阶段的定义、任务及保健事项

发展阶段	定义	发展任务	保健事项
新家庭	男女结合初建立的家庭，一般为 1～2 年（无孩子）	发展夫妇之间的亲密关系 适应新的人际关系 分享价值观、承诺及忠诚 适应各自的生活方式 决定是否为人父母	性生活指导 计划生育指导 心理沟通指导 人际关系指导
孩子诞生家庭	第一个孩子介于 0～30 个月的家庭	适应为人父母的新角色 婴幼儿的养育 产妇的恢复 维持稳定的婚姻关系	围产期保健指导 新生儿喂养及婴幼儿营养指导 预防接种指导 哺乳期性指导 压力与应对指导
学龄前儿童家庭	第一个孩子介于 2 岁半至 6 岁的家庭	防止儿童意外及传染病 促进儿童身心健康发育 维持满意的婚姻	儿童意外事故的防范 儿童传染病的预防 检测和促进儿童生长发育 良好习惯的培养
学龄期儿童家庭	第一个孩子介于 6 岁至 12 岁的家庭	帮助儿童适应学校生活 防止意外事故发生 维持良好的婚姻	引导儿童正确应对学习压力 儿童安全教育 家长在孩子培养与事业之间的平衡指导
有青少年家庭	第一个孩子介于 12 岁至 18 岁的家庭	维持开放的亲子关系 性教育 自由与责任的平衡 婚姻生活的责任	亲子代沟所致的沟通问题指导 青春期教育及性教育 自由与责任之间平衡的督导与训练
孩子创业家庭	最大孩子离家至最小孩子离家的家庭	鼓励孩子的独立 重新适应婚姻关系 照顾关心高龄父母	亲子沟通指导 婚姻再适应指导 高龄老人的保健指导
空巢家庭	所有孩子离家至家长退休的家庭	巩固婚姻关系 与新家庭成员建立关系 应对更年期的问题 慢性病的防治 做好退休的准备	更年期保健 定期体检 心理咨询
老年家庭	退休至死亡的家庭	适应退休后的生活 应对经济收入变化 维持配偶及个人的功能 面对配偶及亲朋的死亡	生活方式指导 慢性病防治 自理能力及社会交往能力指导 孤独心理辅导 临终关怀

Duvall 的家庭发展阶段理论是以核心家庭为前提，并假设每个家庭都从孩子出生到自立的基础上划分的，因此不能代表现代的所有家庭，而且并非每个家庭都要经历八个阶段，

家庭变故、离婚再婚、独生子女等都可能使家庭生活阶段发生改变。

三、健康家庭的特征

关于家庭健康（health of family）的概念，不同学科的学者具有不同的观点，但大家普遍认为家庭健康和健康家庭是两个意义相同的概念。这里介绍与社区护理关系较大的健康家庭概念，即健康家庭（healthy family）是指家庭中的每个成员都能感受到家庭的凝聚力，能够提供满足身心健康需要的内部和外部资源的家庭。

通过健康家庭的定义，可以将健康家庭的特点具体总结为以下五个方面：① 健康的居住环境及生活方式：能够认识到安全、运动、营养等对每位家庭成员的重要性，创造健康的生活环境，培养积极的生活方式；② 良好的交流氛围：家庭成员使用各种沟通方式分享彼此的感受、相互关心、化解矛盾和冲突；③ 积极面对矛盾，及时解决问题：对家庭负有责任，不回避矛盾，对不能解决的问题努力寻求外援；④ 增进家庭成员的发展：家庭成员有足够的自由空间和情感支持，能够随着家庭的改变而调整角色和职务分配；⑤ 与社区保持紧密的联系：家庭能充分利用社会网络，利用社区资源满足家庭成员的需要。

需要指出的是，健康家庭反映的是整个家庭的特点，而不是每个家庭成员的特点，家庭成员的知识、态度、价值、行为、角色及任务分配可反映家庭的健康状况。因此，理想的健康家庭不等于每个家庭成员健康的总合，而是一个复杂的、各方面健全的综合系统。

四、家庭健康护理的概念及理念

（一）家庭健康护理的概念

家庭健康护理（family health nursing）是以家庭作为一个整体而提供的以预防保健为中心的护理服务，其服务的对象是家庭。而居家护理（home - based nursing）是以家庭作为服务场所，对家庭成员中的某个人进行的护理。

（二）家庭健康护理的理念

社区护士在进行家庭健康护理时，必须以以下的理念为先导，才能保证家庭护理的科学性和有效性。

（1）每个家庭都是独一无二的。没有完全相同的两个家庭或个体，即使具有相同健康问题的不同家庭，其护理措施也应该具有针对性。

（2）家庭有关健康问题的决策受到家庭及其成员诸多因素的影响，包括家庭模式、经济状况、权力结构，以及个人认知、情绪、文化、价值观等社会、心理因素。

（3）家庭成员应该对自己的健康负责。家庭护理强调家庭的主观能动性，护士主要起指导和辅助的作用。

（4）家庭具有向建设性或破坏性方向发展的能力。家庭在应对各种有利或不利的情况时，其应对结果可能产生积极的影响，也可产生不良影响。

（5）家庭具有获得健康信息的权力。在选择生活方式或行为方式时，家庭有权寻求健康信息帮助自己做出选择。

（6）要实现家庭健康目标，必须让家庭成员自己决策。每个家庭都有健康成长的潜能，有能力自己做出健康决定，并自觉按照护士的指导采取必要的措施，以促进和保护家庭健康。

（7）家庭成员只能接受或改变与自己家庭习惯相似的目标。家庭成员在实现家庭健康目标过程中所表现的行为，一般与其本身的生活方式和家庭结构有关。

（8）护士以关怀、负责的态度为家庭提供护理，可以促进家庭的健康及发展。家庭护士可通过对家庭健康现状、健康潜能和健康资源的评估，以及健康照顾、安慰和健康教育等措施的实施，增强家庭健康成长的能力。

五、家庭访视

家庭访视（home visit）简称"家访"，指的是为了促进和维持个体及家庭的健康，在服务对象的家里进行的有目的的交往活动，是社区护士开展社区护理工作的重要方式。由于疾病谱的改变和人口结构老龄化的发展，使得家庭在疾病的预防和护理中扮演着越来越重要的角色，社区护士通过家庭访视的形式与社区的居民建立密切的护患关系，以便利用护理专业知识、技能为其提供家庭护理服务，帮助居民解决现存的健康问题、预防和发现潜在的影响健康的问题，为居民适时地提供预防保健工作，帮助家庭成员维护身心健康。

（一）家庭访视的对象、种类

原则上讲，社区护士管辖的所有家庭都应该是访视对象，但在社区家庭和人口较多的情况下，家庭访视的对象主要以弱势群体为主，主要包括：① 健康问题多发家庭；② 有慢性患者且缺少支持系统的家庭；③ 具有遗传性危险因素或有残疾者的家庭；④ 家庭功能不完善的家庭；⑤ 不完整的家庭；⑥ 特困家庭。

根据家庭访视的目的不同，可分为四种类型：① 评估性家访：对家庭成员及环境等各方面进行全面评估，为护理计划的制定、追踪性护理的实施奠定基础，常用于有年老体弱、残疾人或存在家庭危机、心理问题的家庭；② 预防性家访：主要进行疾病预防和健康促进方面的工作，如妇幼保健和计划免疫等；③ 连续照顾性家访：也称为家庭病床或居家护理，即在家中为患者提供定期的、连续性的照顾，常用于慢性患者、需康复护理的患者及临终患者和家属；④ 急诊性家访：对家庭出现的临时健康问题或紧急情况提供护理，如外伤、食物中毒等。

（二）家庭访视的过程

家庭访视过程可分为三大步骤，即访视前准备、具体访视及访视后工作，这三个步骤形成循环的流程。

1. 访视前准备

访视前的准备包括访视对象的确立、访视计划的制订、访视用物的准备、联络访视及安排路线。

1）确定访视对象

为了充分利用时间、人力和物力，社区护士应该根据访视对象的特点安排访视的优先次序。需要考虑的因素有影响人数的多少、对生命影响的大小、是否会留下后遗症以及经济损失的严重性。排列顺序的原则为以群体为先，个体为后；传染病为先，非传染病为后；急性病为先，慢性病为后；会留下严重后遗症为先，无后遗症为后；经济损失严重为先，损失少者为后。上述的顺序也可根据具体情况作适当调整，如同时需要访视两位患者，一位为躯体留置引流管需要换管，另一位压疮破溃感染需要换药，考虑到访视对象的安全，应该先对前者进行处置，洗手后再对后者进行换药。

2）制订访视计划

在确定访视对象的基础上，社区护士应该与社区卫生服务相关人员（全科医生、康复医师、营养师等）讨论，制订具体的访视计划。第一次访视之前可根据已有的家庭资料及电话联络所得的信息制定初步访视计划，包括访视的目的及目标、准备使用的交流方式、各种应变措施等。在对家庭进行连续性健康护理时，需要根据以前访视所得的家庭基本资料、家庭成员的住院资料等对整体计划作相应的评价和调整。

3）准备访视用物

根据访视对象及目的不同准备访视用物。一般访视护理箱中的用物包括常用体检工具（体温计、血压计、听诊器、手电筒、量尺）、常用消毒隔离用物（工作衣、塑料围裙、口罩、消毒手套、酒精、纱布、棉球）、简单外科器械（剪刀、止血钳）、注射用具（不同规格注射器、针头、滴管）、药品及家庭护理手册等。但如果访视的对象是婴儿，则需要准备秤、布包以测量体重；准备可发出声音的小盒子和红球测量神经发育；并带齐有关母乳喂养和预防接种的教育材料。需要提醒的是在家访中可以有效利用家用物品以达到目的，如利用家庭材料制作床上洗头器、利用婴儿玩具训练开发智力等。

4）联络访视及路线安排

原则上在访视前可通过电话与访视家庭预约，但如果考虑到预约可使家庭有所准备，从而掩盖了想要了解的真实情况时，也可安排临时性的突击访视。访视路线的安排在考虑到访视对象具体情况的前提下，应尽量节省交通时间。在访视路线确定后，填写两份路线单，内容包括访视目的、出发时间、预订回归时间、家庭地址、路线、联络方式等，其中一份随身携带，一份留在办公室，以便紧急联络。

2. 访视中的工作

社区护士和访视家庭的关系与医院里护士和患者的关系有所不同，在家庭护理中，家庭成员对家访有较多的控制力，家庭成员可以明显地拒绝合作，社区护士面临着更大的挑战。因此，社区护士需要运用丰富的学识、熟练的技巧、热诚的态度、沟通的技能与访视对象建立良好的关系，并通过提供高质量的护理服务达到访视的目的。具体的访视工作介绍如下。

（1）初次见面。初次见面时社区护士应向访视对象介绍单位的名称和本人的姓名，并确认访视对象的住址和姓名，然后有礼貌地称呼对方，说明本次访视的目的、所需时间、所提供的服务等。

（2）评估过程。评估的手段主要是观察和交谈，在耐心细致地观察家庭环境和访谈对象表现的同时，护士在与访谈对象交谈的过程中一定要注意各种技巧的使用。首先提出问题，并通过征求家庭成员的意见取得对所谈问题的一致认识；其次在对方叙述的过程中，护士应认真倾听，在必要时作适当的复述、归纳和澄清，如果对方谈话偏离主题，应作集中性的指导；最后在谈话告一段落时，应对谈话的内容作简单的小结，并征询对方对此次交谈的看法，对其在交谈中的表现加以肯定和鼓励。

（3）护理干预。护理干预主要包括健康教育和护理操作。在健康教育的过程中尽量避免其它干扰，如电视、客人来访等，及时回答访视对象的各种提问，有效利用家庭资源使健康教育的方式灵活多样。实施各种护理操作时应注意护理箱周围环境清洁，合理应用箱内物品，严格执行无菌技术操作原则和消毒隔离制度，操作后要妥善处理污染物，整理用物并洗手。

（4）简单记录。在访视过程中，需要对评估所收集的主、客观资料和护理干预的重点内容进行简要记录，注意在家访过程中的记录一定要重点突出，且不能因此影响了与访视对象的谈话。

（5）结束访视。在一次访视将要结束时，与访视对象一起复习总结，根据健康问题的轻重缓急，在需要和同意的基础上共同决定是否需要再次访视。如果需要，预约访视的时间和内容，并交待访视前家庭需作的准备，留下访视者的有关信息，以便有问题随时联系。

3. 访视后的工作

访视结束回到单位后，护士需要对所使用的物品进行必要的消毒、灭菌等处理，同时对访视箱内的物品重新整理和补充。除此之外，为了保证家庭访视的连续性和有效性，护士还需要作以下几方面的工作。

（1）记录总结。对访视过程作详尽的记录，通过总结书写访视报告，具体包括体检结果、访视对象的反应、目前存在的健康问题、健康护理资源、护理措施、护理效果等，并进一步分析和总结护理成败的经验和教训。

（2）完善护理计划。以访视获取的资料为依据，对家庭健康问题、护理目标、护理措施作进一步修改和补充，确定下一次的访视计划。

（3）沟通协作。如果有些健康问题个人无法解决，可以与其他相关的健康工作人员沟通讨论，共同协商处理办法。如果现有资源不能满足访视对象的需求，而且问题又不在社区护士的职责和能力范围内，可为其作转诊安排。

（三）家庭访视的注意事项

家庭访视是一门艺术，需要社区护士的精心设计才能保证整个过程的完美。家庭访视的主要目的是为了家庭成员能从中获益，但同时也要确保社区护士的人身安全。

1. 访视前的注意事项

（1）签订协议。访视家庭确定后，社区卫生服务机构应该与被访家庭签订家庭访视协议，确认家庭是否同意被访、双方的责任与义务以及访视的方式、时间、内容等。这种互动合作的形式既有利于家访工作的顺利开展，也可促进家庭成员的共同努力，促进家庭功能的提高。

（2）明确服务项目和收费标准。护士和访视对象清楚收费项目和免费项目，双方达成一致。

（3）采取安全措施。考虑到护士的安全，在家访前一定要与家庭取得联系，询问好具体的地址、方向和到达方式；与工作机构人员一道准备行程计划，留一份计划在单位；穿着合适、得体的工作装，舒适的鞋子，便于必要时跑动，不佩戴贵重的首饰；随身携带身份证、工作证、手机和少量零钱，以备急用；如果有必要，可要求有人陪同前往。

2. 访视中的注意事项

（1）时间。不要在太早、太晚、吃饭或会客时间家访，每次访视的时间以 30 分钟～60 分钟为宜，如果时间少于 20 分钟可将此次时间与其它时间合并，如果超过 60 分钟最好能将此次访视分成两次进行。

（2）态度。护士的态度应该大方稳重，合乎礼节，以能表示对访视家庭的关心和尊重为原则。不能对某一家庭成员表现特别亲热，以免影响家庭关系，更不能与家庭成员结成超乎寻常的关系。另外，家访时不应接受家庭馈赠的礼金或物品。

（3）技巧。在家访的过程中应注意各种技巧的使用，如注意保护被访家庭的隐私，尊重家庭价值信仰和交流方式；根据家庭现场情况随时收集资料、发现问题、修订计划；注意使家庭不受护士态度及价值观的影响，尽量自行做出决策等。

（4）安全。为了保护护士的安全，在家访途中一定要遵守交通规则，如果要去的地方偏僻，最好有人陪同；如果在访视对象的家里看到不安全因素，如打架、酗酒、吸毒等，可立即离开，如果遇到情绪异常的访视对象，而自己又不能控制环境时，可提供急需的护理后立刻离开现场。同时，护士有义务保护家庭成员的安全，家访时护理箱应放在护士的视野内，不用时将盖盖好，以免小孩好奇玩弄；如果访视家庭中有人处于危险中，护士必须立即适当处理，同时报警或通知急救中心。

3. 访视后的注意事项

访视后除了做好相关文件的记录外，还应该签署一些必要的文件，掌握好职业范围，尽量避免医疗纠纷，对一些没有把握和无定论的信息一定要慎重对待。

健康家庭是维护家庭成员身心健康的基本保障，社区护士在家庭护理中的责任就是应用有关家庭护理的理论和方法促进家庭的健康。因此，了解有关家庭的基本理论知识，运用家庭护理程序及家庭访视的方法对家庭进行系统、连贯、科学地评估和护理，使每个家庭成员意识到维护家庭健康的重要性，学会运用各种资源维护家庭成员的健康，是社区护士工作的重要内容和目标之一。

第十一章　基于岗位分析的临床实践

▼**学习目标**

识记

(1) 正确陈述岗位分析的原则。

(2) 正确描述岗位分析的目的。

理解

(1) 举例说明岗位分析的步骤和方法。

(2) 举例说明护理岗位分析的实施方法。

(3) 举例说明"岗位实践分析"模式的评价方法。

应用

在教学环节中明确不同岗位护士的职责和任务，并以此为基础，制定和完善相应的教学目标和教育计划。

为提高护理专业骨干教师培训效果，提高教学水平，借鉴国外先进经验，综合多学科理论，创建了以"岗位分析"为导向的护理专业教师临床实践模式。基于"岗位实践分析模式"的护理专业教师临床实践是指教师在实际临床护理工作中对不同岗位的护士工作任务进行观察和分析，从而确定完成各级岗位任务所应具备的知识、技能，并以此为根据，针对不同层次学员制定的相应教学计划，确定"理实一体化"的教学内容和方法。

第一节　岗位分析理论

一、岗位分析的相关概念

（一）岗位分析的起源

岗位分析（job analysis），最初产生于美国的工业企业中，当时被称为岗位研究。系统的工作分析最早出现在 19 世纪末，是在美国科学管理之父－泰罗的科学管理理论基础上发展而来。

（二）岗位分析的概念

岗位分析又称工作分析或职务分析，是指通过收集、分析、综合工作岗位的有关信息，完整地确认工作整体特征，说明工作内容、责任、人员素质及工作环境条件，为人力资源管理提供资料的活动过程。基于不同的应用目的和出发点，岗位分析的层次定位和侧重点往往会不一样。

（三）岗位分析的理论基础

1. 系统论

系统是由相互区别又相互联系的若干要素组成的、具有一定结构和特定功能并处于一定环境中的有机集合体。系统论是建立在现代科学技术基础上的综合性的理论和方法，是对事物进行系统性分析和处理的科学。组织中每一个岗位本身就是一个小系统，它又与组织及组织外部的大系统发生着千丝万缕的联系，组织中的每一位员工也是一个由若干要素组成的有机系统。系统论强调整体与局部、系统本身与外部环境之间相互依存、相互影响和相互制约的关系，具有集合性、相关性、层次性、整体性、目的性、动态性和有序性等基本特征。

2. 角色论

角色是指个体依据与某种社会身份相称的行为规范集合去行使自己的权力、履行自己的义务。在社会互动过程中，某一角色扮演的成功与否与角色知觉和角色期望密切相关。当系统内角色知觉与角色期望协调一致时，使个体易于形成自信、自尊的自我意识，更能适应社会环境。反之，角色扮演者常常经历理想自我与现实自我的角色冲突，体验到焦虑、紧张，使自我意识的同一性受挫，或导致社会适应不良，甚至引发心理疾患。

（四）岗位分析原则

1. 系统原则

岗位工作分析绝不是对工作目标、职责和任职资格等要素的简单罗列，而是要在分析的基础上对其进行系统的把握。所谓系统把握，是指在对某一个岗位进行分析时，要注意这个岗位与其他岗位的关系以及这个岗位在整个组织中所处的地位，从整体上把握这个岗位的特征以及对任职者的要求。

2. 目的原则

在岗位分析中，要明确岗位分析的目的，根据岗位分析目的，岗位分析的侧重点应有所不同。例如，岗位分析是为了明确岗位职责，那么分析的重点在于工作范围、职能和任务的划分；如果岗位分析的目的在于选拔人才，那么分析的重点在于任职资格的鉴定。

3. 经济原则

本着经济性原则，根据研究的目的，合理选择岗位分析的方法。

4. 岗位原则

岗位分析的出发点是从岗位出发，分析岗位的性质、内容、关系以及人员任职特征，即完成这个岗位工作的从业人员需具备什么样的资格与条件，而不是分析该岗位在岗人员的特征。

5. 动态原则

岗位分析的结果不是一成不变的，要根据战略意图、环境的变化、业务的调整，经常性地对岗位分析结果进行调整。

二、岗位分析的目的

岗位分析是人力资源管理的基石，只有进行了岗位分析，才能达到以岗设人、人尽其才、人岗匹配的目的。

（1）表明何种工作职位需要何种人员，为组织人才招聘与员工的解聘提供现实的依据，有利于人员的甄选和录用。

（2）组织根据工作内容和任职资格制定培训计划，制定的指导和培训内容能准确反映实际工作的要求。

（3）组织可对将来需要的人员数量和人员能力素质结构有清晰的认识，从而形成一个具有战略意义的人力资源规划。

（4）明确界定了不同岗位的任职资格，员工可以有针对性地提高自己，有助于员工制定自己的职业发展计划。

三、岗位分析的步骤

岗位分析主要分五个阶段：

（1）需求分析阶段：发现岗位分析的前期征兆，明确岗位分析的目的和意义。

（2）准备阶段：组成工作小组，明确岗位分析的方法和步骤，选择调查和分析对象的样本。

（3）调查阶段：确定进行岗位分析的方法，针对调查对象收集相关信息。

（4）整理与分析阶段：审核收集到的各种信息，对有关工作和工作人员的关键成分进行深入全面的分析，归纳、总结出岗位分析的必需材料和要素。

（5）完成阶段：岗位说明书的编制和修订。

四、岗位分析的方法

根据岗位分析的目的、分析对象的差异，形成了一系列在分析维度、数据来源、分析深入层面、数据收集方式等方面不同的岗位分析方法。常用的岗位分析方法有观察法、资料分析法、访谈法、专家咨询法、非定量问卷法、工作日志法、工作实践法、关键事件法、岗位分析调查表法、功能性职位分析法等。

（一）观察法

观察法（observation）是一种传统的岗位分析法，是由岗位分析人员在工作现场通过实地观察、交流、操作等方式收集工作信息的过程。它侧重于分析提炼履行职位所需的外在行为表现以及体力要求、环境条件等，主要适用于相对稳定的重复性操作岗位。

（二）资料分析法

资料分析法是对已有的有关文献和其它单位组织的相关岗位信息资料进行分析，适用于新成立的单位或新设计的岗位。

（三）工作实践法

工作实践法（work performance）是指岗位分析人员直接参与某一岗位的工作，从而细致、全面地体验、了解和分析岗位特征及岗位要求的方法。与其他方法相比，其优势是可获得岗位要求的第一手真实、可靠的资料，获得的信息更加准确。

（四）访谈法

访谈法（interview）是一种应用最为广泛的岗位分析方法，分析者就某一个岗位面对面地询问任职者、上级、专家等人的意见和看法。访谈法适用于各类工作的分析，对于新建岗位相关信息的获取，一般是根据研究目的制定一个有效和完整的访谈提纲，并对专家进行访谈。

（五）专家咨询法

专家咨询法（Delphi technique）即 Delphi 法，又称作专家集体预测法，是在函询调查和专家会议的基础上扬长避短发展起来的一种有效的直接预测技术，其核心是通过匿名方式函询专家意见。在许多情况下，只有依靠专家才能做出判断和评估。该方法是系统分析方法在预测领域里的延伸，它突破了传统的数量分析限制，能将专家们的看法在没有倾向性的情况下集中起来，达到克服其中少数专家主观片面看问题的弱点。Delphi 法拟选的专家是指对完成所想要调查的问题具有充分知识经验的人，一般是在该领域从事 10 年以上技术工作的专业人员，专家人数以 15～50 人为宜。在几轮咨询后，专家意见相当一致时，专家咨询轮回工作即可结束。

第二节　护理岗位分析模式

一、构建岗位分析模式的背景和目的

随着社会的发展、人民生活水平的提高和高龄人群的增长，护理人才需求量越来越大，人们对健康护理的要求也越来越高。护理专业被教育部、卫生部等六部委列为我国紧缺人才专业之一。2006 年，教育部《关于全面提高高等职业教育教学质量的若干意见》中明确指出"高等职业院校要积极与行业企业合作开发课程，根据技术领域和职业岗位（群）的任职要求，参照相关的职业资格标准，改革课程体系和教学内容。积极推行与生产劳动和社会实践相结合的学习模式，把工学结合作为高等职业教育人才培养模式改革的重要切入点，带动专业调整与建设，引导课程设置、教学内容和教学方法改革"。根据护理职业岗位需求，构建符合临床工作需求的素质高、能力强、就业竞争力突出的优秀护理人才培养模式，对于高等职业院校具有重要的现实意义。

随着护理学科不断发展，医疗体制改革不断深化，护理学在深度和广度上都得到了科学的发展，护士的角色以及岗位职责也发生了根本的变化，承担的工作内容也逐渐增多，由过去单一照顾者的角色发展为扮演多重角色，如护理计划制定者、护理活动执行者、护理管理者、健康教育者、健康协调者、健康咨询者、患者利益维护者、护理研究者和改革者。这就要求护理教育者在教学过程中培养出与社会主义现代化建设相适应，具有本专业所需的科学文化知识和专业理论基础知识，具备综合职业技术应用能力及创新精神，能在医疗卫生服务第一线从事护理、预防、保健、康复、宣教等工作，具有良好职业道德和职业生涯发展基础的高素质高级技能型护理人才。因而在教学环节中明确护士岗位职责和任务，制定相应的教学目标和教育计划就成为了所有教学环节的基础。本课题积极顺应高职院校"以职业岗位能力需求设置课程"的改革理念，依据护理职业活动特点设计，培养骨干教师对于护理专业知识需求的分析能力，教学环节的设计能力及提高护理专业理论知识和技能的水平，构建了以"岗位分析"为导向的高职院校骨干教师培训的实践模式。为护理专业高职教育体系切实服务于高级护理技能型人才培养奠定了坚实的基础。

二、岗位分析模式的实施方法

该模式通过对不同岗位护士任务的分析，明确完成各项护理工作所需具备的知识和技能要求，从而确定教学内容和方法，教学重点、难点，更有效地完成护士培养。该实践模式通过护理专业教师对护士岗位任务的观察、临床实践和岗位分析三个环节完成。

1. 岗位任务的观察

在临床实践中，学员采用"岗位分析"的方法对护理管理岗位、临床护理岗位及其他岗位等不同岗位和不同级别的护士进行观察，明确岗位任务及工作内容。了解不同岗位护理工作的内容、工作行为类别、频数、人员素质要求等。可采用的方法有观察法、工作实践法、访谈法、资料分析法等。

2. 临床实践

学员在临床实践阶段，参与各项常规护理和专科护理工作，熟悉各项工作内容，并了解和学习护理新进展、新技术、新方法，为今后的临床教学打下牢固的基础。

3. 分析

学员对各项护理岗位工作内容和任务进行分析，确定各项岗位所需具备的理论知识和操作技能。根据临床护理实际工作确定教学内容，教学的重点难点，对教学计划进行改进，使其更符合社会需要。

通过以上 3 个环节，完成对学员整体教学能力的提高。

三、岗位实践分析模式的评价

（一）岗位分析报告

学员完成实践后，需提交岗位分析报告对不同岗位和级别的护士任务进行描述。应详细说明下述几个方面的工作情况：

（1）工作范围：工作性质、中心任务和责任。

（2）工作内容：① 各工作活动基本内容；② 各活动内容占工作时间的百分比；③ 权限；④ 执行依据；⑤ 其他。

（3）职责：逐项列出任职者的工作职责。

（4）工作结果：说明任职者执行工作应产生的结果，以量化为好。

（5）方法、技能：工作中采用的方法和技能。

（6）工作关系。工作关系描述包括：① 工作受谁监督；② 工作的下属；③ 职位的晋升、转换关系；④ 常与哪些职位发生联系。

（7）工作环境。

（8）任职资格说明，主要包括九个方面：① 所需最低学历；② 培训的内容和时间；③ 从事本职工作以及相关工作的年限和经验；④ 一般能力；⑤ 兴趣爱好；⑥ 个性特征；⑦ 职位所需的性别、年龄规定；⑧ 体能要求；⑨ 其他特殊要求。

报告书写时要注意：① 描述要具体化而非抽象化；② 描述的句子要简明，内容不要过于繁杂，最好超过三页；③ 使用技术性术语时加以解释。具体内容见表 11 - 1。

（二）实践能力考核

对学员的临床护理技能进行考核，以提高学员的实践教学水平。可对专科护理操作或护理新技术新方法的实施进行考核，如 PICC 等。

（三）临床实践心得报告

学员可对整体临床实践安排、使用岗位分析法的感受和经验、该实践模式对于教学过程的影响发表意见，还可对临床护理工作提出建议。

表 11 - 1　护士岗位分析及知识技能要求

姓名　　　　　科室　　　　　职称　　　　　岗位　　　　　学历

	护理行为	需具备的知识		教育内容		
		理论知识	操作技能	医学基础	专业理论	操作技能
基础护理						
专科护理						
辅助护理						
管理工作						
教学活动						
科研工作						

第三节　岗位分析模式实践方案

一、实践方案

1. 实践时间

实践时间安排 3 周。

2. 实践内容及要求

护理专业骨干教师培训入学后集中脱产学习 5 周完成理论课程学习，其后的 3 周主要轮转内、外、妇、儿科等临床科室，进行各科的临床护理教学实践。完成以护士岗位分析为中心的护理教学实践。实践内容包括：护士岗位任务观察、护士岗位分析及护理临床教学实践。

3. 实践目标

通过该阶段实习，使得各学员了解内、外、妇、儿、社区等各科室主要疾病和护理措施、护理新进展、新技术和先进的护理知识技能；了解该科室护士岗位职责，通过对该岗位的行为进行分析，了解完成该岗位任务所需知识及技能，从而确定在护理教学中应设定的教育内容。

4. 实习科室及时间

学员可根据所教专业自行选择 1～3 组轮转，实践总时间为 3 周。各科室实习时间灵活安排。

第一组：外科组：外科、妇科、产科等。

第二组：内科组：内科、儿科、中心 ICU 等。

第三组：社区卫生服务中心。

二、各科室实践大纲

各科室实践时间是按照学员选择全部 3 组进行安排。在具体实践中可根据学员专业方向自行选择实践组数，时间也可灵活调整，总实践时间为 3 周。

(一) 心脏内科

1. 实习时间

实习时间安排为 2 天。

2. 实习目标与要求

（1）了解心力衰竭、心律失常、高血压病、冠心病、心肌梗死、感染性心内膜炎、心肌心包疾病等心脏内科常见疾病及其护理。

（2）了解心电图检查操作及分析、心脏电复律术、静脉压测定、心包穿刺术、临时起搏器常见故障观察、永久起搏器植入和起搏器故障处理、冠脉造影及介入治疗等的心脏内科专科护理内容及特点。

（3）了解内科护士长、心内科护士长工作职责及任务。

（4）了解心脏内科临床护理岗位护士（1～3 年）、护师（＞3 年）、主管护师（＞6 年）工作任务。

（5）分析心脏内科临床护理岗位护士（1～3 年）、护师（＞3 年）、主管护师（＞6 年）工作任务，明确完成该任务所必须具备的护理理论知识及护理技术操作。

（6）完成带教计划 1 份，组织主持护理实习学生完成临床带教实践 1 次。带教实践可为病例讨论、小讲课等。

3. 心脏内科主要护理工作及岗位要求

1）常规护理

（1）典型常见疾病护理：心力衰竭、心律失常、高血压病、冠心病、心肌梗死、感染性心内膜炎、心肌心包疾病。

（2）理论知识。应掌握下述知识与工作要领：

① 高血压病的病因、流行病学、发病机制、临床表现、分类、治疗原则、护理措施以及高血压危急处理。

② 冠心病的分类，心绞痛的病因、临床表现、处理原则、护理措施。

③ 急性心肌梗死的临床表现、分类、治疗原则、护理措施。

④ 心力衰竭的病因、发病机制、分级、临床表现、预后判定、治疗原则、护理措施。

⑤ 心律失常的分类及常见心律失常的临床表现、治疗、护理措施以及心脏骤停的诊断、治疗原则、抢救配合。

⑥ 感染性心内膜炎、心肌心包疾病和心脏神经症的病因、临床表现、处理原则、护理措施。

⑦ 心脏电复律、临时起搏及其他心血管介入性诊断治疗技术的适应症和禁忌症。

⑧ 洋地黄类药物、利尿剂、扩血管药物、抗心律失常药物、溶栓剂等的分类、作用特点、不良反应、给药方法。

（3）基本技能要求：掌握心电图检查的操作及常规心电图的分析与诊断、心脏电复律术的配合、静脉压测定的配合；了解心包穿刺术的配合，介入性诊断、冠状动脉造影及介入治疗，临时及永久起搏器，心电生理检查及射频消融术，瓣膜病的介入治疗，右心导管。

2）专科护理

（1）疾病护理要求。

① 熟练掌握冠心病的分类，稳定性心绞痛及急性冠状动脉综合征的病因、发病机制、临床表现、分型、治疗原则、护理措施。熟悉动脉粥样硬化的病因、发病机制、危险因素及防治、健康教育。

② 熟练掌握心力衰竭的病因、发病机制、分级、预后判定。掌握慢性心力衰竭的临床表现、治疗原则、护理措施。

③ 熟练掌握心律失常的分类和诊断方法，掌握常见心律失常的临床表现、治疗原则、护理措施。

④ 熟练掌握高血压病的病因、流行病学，发病机制，临床表现，分类，治疗原则、护理措施。

⑤ 比较熟练掌握心脏瓣膜病、感染性心内膜炎、心肌心包疾病的病因、治疗原则、护理措施。熟悉各种心脏杂音的听诊特点。

⑥ 了解心脏电复律、临时起搏及其他心血管介入性诊断治疗技术的适应症和禁忌症。

（2）心血管领域危重症护理要求：熟练掌握急性左心衰竭、高血压危象、急性心肌梗死、急性心包填塞，室性心动过速，室上性心动过速以及心脏骤停的临床表现和抢救措施。

（3）主要药物：熟练掌握洋地黄类药物、利尿剂、扩血管药物、抗心律失常药物、溶栓剂等的分类、临床作用、不良反应、用药观察。

（4）专科技能要求。

应掌握下述知识与技能：

① 心电图检查的操作及常规心电图的分析诊断。

② 心脏电复律术的护理配合。

③ 静脉压测定的护理配合。

④ 心包穿刺术的护理配合。

⑤ 临时起搏器常见故障观察。

除此之外，还应了解冠状动脉造影及介入治疗，永久起搏器植入和起搏器故障处理，心电生理检查及射频消融术，先天性心脏病介入治疗，瓣膜病的介入治疗，右心导管。

（二）呼吸内科

1. 实习时间

实习时间安排为 2 天。

2. 实习目标与要求

（1）了解上呼吸道感染、急性支气管炎、慢性支气管炎、慢性阻塞性肺病、支气管哮喘、支气管扩张、肺炎、肺脓疡、肺结核、肺癌、结核性胸膜炎、气胸、肺心病、呼吸衰竭等呼吸内科常见疾病及其护理。

（2）了解气道护理措施、呼吸机的调节使用和护理、结核菌素试验、动脉穿刺、胸腔穿刺、大咯血的抢救、气胸抽气治疗、胸腔闭式引流、胸膜活检的配合、插管或气管切开、纤维支气管镜检查技术、经皮肺活检、介入治疗、胸部影像学等的呼吸内科专科护理内容及特点。

（3）了解呼吸内科护士长工作职责及任务。

（4）了解心脏内科临床护理岗位护士（1～3 年）、护师（＞3 年）、主管护师（＞6 年）工作任务。

（5）分析心脏内科临床护理岗位护士（1～3 年）、护师（＞3 年）、主管护师（＞6 年）工作任务，明确完成该任务所必须具备的护理理论知识及护理技术操作。

（6）完成带教计划 1 份，组织主持护理实习学生完成临床带教实践 1 次。带教实践可为病例讨论、小讲课等。

3. 呼吸内科主要护理工作及岗位要求

1）常规护理

（1）典型常见疾病护理要求：掌握上呼吸道感染、急性支气管炎、慢性支气管炎、慢性阻塞性肺病、支气管哮喘、支气管扩张、肺炎、肺脓疡、肺结核、肺癌、结核性胸膜炎、气胸、肺心病、呼吸衰竭等常见疾病的护理。

（2）理论知识要求：

① 掌握呼吸系统解剖与生理功能。

② 掌握常规肺功能检查和动脉血气分析。

③ 掌握呼吸系统常见病的病因、发病机理、临床表现、治疗原则、护理措施。

④ 掌握抗菌药、平喘药物的基本知识及临床观察和合理应用原则。

（3）基本技能要求：掌握结核菌素试验、动脉穿刺采血、胸穿配合、胸部 X 线检查。了解呼吸机的调节，支气管肺泡灌洗分析的配合，纤维支气管镜检查配合。

2）专科护理

（1）疾病护理要求：掌握下列疾病的病因、发病机理、临床表现、治疗原则、护理措施：

上呼吸道感染、急性支气管炎、慢性支气管炎、肺炎、慢性阻塞性肺病、支气管哮喘、支气管扩张、肺心病、肺脓疡、肺结核、肺癌、结核性胸膜炎、自发性气胸、呼吸衰竭、全身疾病的肺部表现。了解睡眠呼吸障碍、职业性肺病、先天性肺疾病。

（2）理论知识要求：掌握呼吸系统解剖与生理功能；肺功能分析和动脉血气分析；呼吸系统常见病的发病机理、临床表现、治疗原则、护理措施；呼吸系统疑难疾病的诊断、治疗和护理；危重患者的处理原则；常用的抗生素、抗肿瘤药物和支气管解痉平喘药等的分类、临床作用、不良反应、用药观察与护理。

（3）专科技能要求。

掌握下述技能：

① 各类痰液引流（包括吸痰）的技术。

② 气道护理措施。

③ 呼吸机的调节使用和护理。

④ 结核菌素试验。

⑤ 动脉穿刺采血。

⑥ 胸穿的适应症、禁忌症和操作配合。

熟悉下述护理操作：

① 大咯血的抢救。

② 气胸抽气治疗。

③ 胸腔闭式引流。

④ 胸膜活检的配合。

⑤ 气管插管或气管切开的护理配合。

了解下述相关知识：

① 纤维支气管镜检查技术。

② 经皮肺活检的护理配合。

③ 支气管肺泡灌洗液的分析。

④ 胸腔镜、纵膈镜检查术的护理配合。

⑤ 呼吸系统疾病介入治疗的护理配合。

⑥ 胸部影像学阅读，胸部 X 线检查及 CT 阅读。

（三）普通外科

1. 实习时间

实习时间安排为 2 天。

2. 实习目标与要求

（1）了解外科急腹症（胃十二指肠溃疡穿孔、急性阑尾炎、肠梗阻、急性胆囊炎、胆石症、急性梗阻性化脓性胆管炎）、创伤性休克、外科营养、甲状腺功能亢进症、乳腺癌、腹外疝、大肠癌等普通外科常见疾病及其护理。

（2）了解无菌技术、水电解质紊乱、休克、创伤、外科感染、心肺复苏、外科营养、术前准备、术后护理、术后并发症及其处理等的普通外科专科护理内容及特点。

（3）了解普通外科护士长工作职责及任务。

（4）了解普通外科临床护理岗位护士（1～3 年）、护师（＞3 年）、主管护师（＞6 年）工作任务。

（5）分析普通外科临床护理岗位护士（1～3 年）、护师（＞3 年）、主管护师（＞6 年）工作任务，明确完成该任务所必须具备的护理理论知识及护理技术操作。

（6）完成带教计划 1 份，组织主持护理实习学生完成临床带教实践 1 次。带教实践可为病例讨论、小讲课等。

3. 普通外科主要护理工作及岗位要求

1）常规护理

（1）典型常见疾病护理：外科急腹症（胃十二指肠溃疡穿孔、急性阑尾炎、肠梗阻、急性胆囊炎、胆石症、急性梗阻性化脓性胆管炎）、创伤性休克、外科营养、甲状腺功能亢进症、乳腺癌、腹外疝、大肠癌、下肢静脉曲张。

（2）理论知识要求。

① 掌握普通外科常见病，多发病的发病机理，临床表现、诊治原则、围术期护理措施。

② 掌握普通外科的基本理论和知识，如无菌术，水电解质紊乱，休克，创伤，外科感染，心肺复苏，外科营养，术前准备，术后护理，术后并发症及其处理。

（3）基本技能要求。

① 掌握术后患者观察记录单的书写。

② 掌握各种引流管的链接与固定。

③ 掌握腹腔引流管护理。

④ 掌握胃肠减压护理。

⑤ 掌握 T 管引流护理。

⑥ 掌握伤口护理。

⑦ 掌握肢体活动指导。

2）专科护理

（1）疾病护理要求：掌握普外科常见病、多发病包括甲状腺疾病、急性乳腺炎、乳腺癌、腹外疝、胃癌、肠梗阻、阑尾炎、结直肠癌、胆石症、门脉高压症、急腹症、胰腺癌上述疾病的病因、发病机理、临床表现、治疗原则、护理措施。

（2）理论知识要求：掌握普外科常见病、多发病用药原则、不良反应。

（3）专科技能要求：掌握人工造瘘护理；掌握腹腔穿刺技术。

（四）骨外科

1. 实习时间

实习时间安排为 2 天。

2. 实习目标与要求

（1）了解四肢骨折，脊柱骨折及脊髓损伤，关节脱位，腰腿痛，颈椎病，骨与关节感染，骨肿瘤，断肢再植等骨外科常见疾病及其护理；

（2）了解四肢创伤切开复位内固定术，熟悉闭合复位的处理方法及石膏固定等的骨外科专科护理内容及特点；

（3）了解骨科护士长工作职责及任务；

（4）了解骨外科临床护理岗位护士（1～3 年）、护师（＞3 年）、主管护师（＞6 年）工作任务；

（5）分析骨外科临床护理岗位护士（1～3 年）、护师（＞3 年）、主管护师（＞6 年）工作任务，明确完成该任务所必须具备的护理理论知识及护理技术操作。

（6）完成带教计划 1 份，组织主持护理实习学生完成临床带教实践 1 次。带教实践可为病例讨论、小讲课等。

3. 骨外科主要护理工作及岗位要求

1）常规护理

（1）典型常见疾病护理，四肢骨折，脊柱骨折及脊髓损伤，关节脱位，腰腿痛，颈椎病，骨与关节感染，骨肿瘤，断肢再植。

（2）理论知识要求。

① 掌握外科常见病，多发病的发病机理，临床表现、诊治原则；

② 掌握围术期护理措施。

（3）基本技能要求：

掌握安置卧位、翻身及骨折患者的搬运等操作技术和肢体功能锻炼操作。

2）专科护理

（1）疾病护理。

（2）理论知识要求。

① 掌握骨科常见病、多发病的病因、发病机理、临床表现、治疗原则、护理措施。

② 掌握普外科常见病、多发病用药原则、不良反应。

（3）专科技能要求：掌握石膏固定护理、牵引护理、小夹板护理、外固定支架护理、人工关节置换后功能锻炼、残肢功能锻炼等操作技能。

（五）妇科

1. 实习时间

实习时间安排为 1 天。

2. 实习目标与要求

（1）了解异位妊娠、滋养细胞疾病 、妇科各种肿瘤、功能性子宫出血等妇科常见疾病及其护理。

（2）了解常用的化验、辅助检查（包括病理切片检查）、常见妇科手术术前准备和手术后护理及妇科常见合并症、异位妊娠抢救配合及观察；妇科肿瘤的化疗护理等的妇科专科护理内容及特点。

（3）了解妇科护士长工作职责及任务。

（4）了解妇科临床护理岗位护士（1～3 年）、护师（＞3 年）、主管护师（＞6 年）工作任务。

（5）分析妇科临床护理岗位护士（1～3 年）、护师（＞3 年）、主管护师（＞6 年）工作任务，明确完成该任务所必须具备的护理理论知识及护理技术操作。

（6）完成带教计划 1 份，组织主持护理实习学生完成临床带教实践 1 次。带教实践可为病例讨论、小讲课等。

3. 妇科主要护理工作及岗位要求

1）常规护理

（1）典型常见疾病护理：异位妊娠、滋养细胞疾病、妇科各种肿瘤、功能性子宫出血等。

（2）理论知识要求。

① 掌握异位妊娠的临床表现及非手术治疗的观察与护理。

② 掌握滋养细胞疾病患者的临床表现及随访。

③ 掌握妇科各种肿瘤患者的临床表现、治疗原则及护理要点。

④ 掌握功能性子宫出血患者的临床表现、治疗原则及护理要点。

（3）基本技能要求：掌握坐浴、安尔碘阴道擦洗、外阴擦洗、妇科各种手术前准备和手术后护理等护理操作。

2）专科护理

（1）疾病护理要求：掌握异位妊娠、滋养细胞疾病、妇科各种肿瘤、功能性子宫出血等疾病的病因、发病机理、临床表现、治疗原则、护理措施。

（2）理论知识要求。

① 掌握各项妇科常用的化验、辅助检查（包括病理切片检查）及申请单的填写，并了解检查结果的临床意义。

② 掌握妇科住院患者常用药的作用。

③ 掌握妇科常见合并症及并发症的诊断与处理原则。

④ 掌握计划生育宣传工作及常规计划生育措施的咨询。

（3）专科技能要求。

① 掌握常用的化验、辅助检查（包括病理切片检查）。

② 掌握常见妇科手术前准备和手术后护理及妇科常见合并症。

③ 掌握异位妊娠抢救配合及观察。

④ 掌握妇科肿瘤的化疗护理。

（六）产科

1. 实习时间

实习时间安排为 1 天。

2. 实习目标与要求

（1）了解妊娠期出血、妊娠合并心脏病、剖宫手术等产科常见疾病及其护理。

（2）了解母乳喂养、会阴擦洗方法、母乳喂养指导及乳房护理；产妇产后观察（宫缩、恶露、排尿等）；外阴湿热敷法；胎动计数等产科专科护理内容及特点。

（3）了解产科护士长工作职责及任务。

（4）了解产科临床护理岗位护士（1～3 年）、护师（>3 年）、主管护师（>6 年）工作任务。

（5）分析产科临床护理岗位护士（1～3 年）、护师（>3 年）、主管护师（>6 年）工作任务，明确完成该任务所必须具备的护理理论知识及护理技术操作。

（6）完成带教计划 1 份，组织主持护理实习学生完成临床带教实践 1 次。带教实践可为病例讨论、小讲课等。

3. 产科主要护理工作及岗位要求

1）常规护理

（1）典型常见疾病护理：妊娠期出血、妊娠合并心脏病、剖宫手术等。

（2）理论知识要求。

① 掌握异位妊娠的临床表现及非手术治疗的观察与护理。

② 掌握滋养细胞疾病患者的临床表现及随访。

③ 掌握妇科各种肿瘤患者的临床表现、治疗原则及护理要点。

④ 掌握功能性子宫出血患者的临床表现、治疗原则及护理要点。

（3）基本技能要求。

① 掌握会阴擦洗方法。

② 掌握母乳喂养指导及乳房护理。

③ 掌握产妇产后观察（宫缩、恶露、排尿等）。

④ 掌握外阴湿热敷法。

⑤ 掌握胎动计数。

2）专科护理

（1）疾病护理：常见孕期合并症、妊娠高血压综合征、脐带脱垂、胎儿窒息、新生儿窒息等。

（2）理论知识要求。

① 掌握妊娠生理、孕期保健，掌握正常的临产和分娩机制、正常产褥期，并了解正常新生儿特点，对以上各情况能识别。

② 掌握书写产科病史及各项记录（包括病程、产程记录、产后记录、出院小结等）。

③ 掌握产科常见合并症的诊断及处理原则。

④ 掌握三个产程的临床表现。

⑤ 掌握产后 2 h 的观察护理。

⑥ 掌握新生儿常见病如：红臀、脐炎、脓疱疮的防治及护理要点。

（3）专科技能要求。

① 掌握与产科有关的骨盆内外测量、肛查。

② 掌握判断产程进展。

③ 掌握产科阴道检查等。

④ 了解各种产科常用器械的名称及用法。

⑤ 了解接产技术，会阴保护技术，减少会阴裂伤，基本掌握会阴切开缝合术，低位产钳助产及人工剥离胎盘术配合等。

（七）儿科

1. 实习时间

实习时间安排为 1 天。

2. 实习目标与要求

（1）了解新生儿疾病（颅内出血、硬肿症、败血症、肺炎等）；维生素 D 缺乏症（佝偻病、手足抽搐症）；婴儿腹泻；上呼吸道感染，哮喘性支气管炎，肺炎，血液系统疾病，中枢神经系统感染、急性肾炎，肾病综合征等儿科常见疾病及其护理。

（2）婴儿腹泻、新生儿窒息、新生儿坏死性小肠结肠炎、维生素 D 缺乏性佝偻病及手足搐搦症、婴幼儿反复呼吸道感染、先天性心脏病等疾病的病因、发病机理、临床表现、治疗原则、护理措施等儿科专科护理内容及特点。

（3）了解儿科护士长工作职责及任务。

（4）了解儿科临床护理岗位护士（1～3 年）、护师（＞3 年）、主管护师（＞6 年）工作任务。

（5）分析儿科临床护理岗位护士（1～3 年）、护师（＞3 年）、主管护师（＞6 年）工作任务，明确完成该任务所必须具备的护理理论知识及护理技术操作。

（6）完成带教计划 1 份，组织主持护理实习学生完成临床带教实践 1 次。带教实践可为病例讨论、小讲课等。

3. 儿科主要护理工作及岗位要求

1）常规护理

（1）典型常见疾病护理：新生儿疾病（颅内出血、硬肿症、败血症、肺炎等）；维生素 D 缺乏症（佝偻病、手足抽搐症）；婴儿腹泻；上呼吸道感染，哮喘性支气管炎，肺炎，血液系统疾病，中枢神经系统感染、急性肾炎，肾病综合征等。

（2）理论知识要求。

① 掌握常见疾病患者的护理诊断和措施。

② 掌握小儿常用药物剂量和儿科用药特点。

③ 掌握不同年龄小儿喂养特点及方法。

（3）基本技能要求。

① 掌握体温、脉搏、呼吸、血压测量法；体重、身长测量法。

② 掌握脐部护理。

③ 掌握臀部护理法（TDP 烤臀法）。

④ 掌握超声雾化吸入法。

⑤ 掌握口服给药法。

⑥ 掌握婴幼儿吸氧法。

⑦ 掌握小儿头皮静脉输液法。

⑧ 掌握蓝光疗法。

⑨ 掌握暖箱使用法。

⑩ 掌握肌肉注射法。

2）专科护理

（1）疾病护理：掌握婴儿腹泻、新生儿窒息、新生儿坏死性小肠结肠炎、维生素 D 缺乏性佝偻病及手足搐搦症、婴幼儿反复呼吸道感染、先天性心脏病等疾病的病因、发病机理、临床表现、治疗原则、护理措施。

（2）理论知识要求。

① 掌握小儿药量计算方法。

② 掌握小儿体液平衡特点及液疗原则。

③ 掌握婴幼儿消化系统解剖生理特点以及合理婴儿喂养的策略和方法。

④ 掌握新生儿呼吸困难主要病因、护理。

⑤ 掌握维生素 K 缺乏时对机体的影响（包括晚发性婴儿维生素 K 缺乏症）。

⑥ 掌握血小板减少性紫癜、过敏性紫癜的临床表现和护理措施。

⑦ 掌握化脑及病毒脑的临床表现。

⑧ 掌握营养不良的病因、临床表现、治疗原则和护理措施。

（3）专科技能要求。

① 掌握颈外静脉及股静脉穿刺取血标本法。

② 掌握小儿心肺复苏。

③ 掌握血液灌流技术。

④ 掌握儿童腹膜透析法。

⑤ 掌握小儿 PICC 的维护。

（八）中心 ICU

1. 实习时间

实习时间安排为 2 天。

2. 实习目标与要求

（1）了解呼吸机应用、心电监护仪的使用和管理，学习呼吸衰竭、心律失常及呼吸道感染的处理，掌握 ICU 患者的处理常规科常见疾病及其护理。

（2）了解术后患者的监测、支持疗法及处理原则（循环功能支持疗法、氧疗的适应症及方法、呼吸机使用的适应症、撤离呼吸机指征以及各种机械通气方法，体液、电解质、酸碱平衡的维护以及失常的纠治，抗生素合理使用，静脉高营养实施及急救复苏）。

（3）了解 ICU 护士长工作职责及任务。

（4）了解 ICU 临床护理岗位护士（1～3 年）、护师（＞3 年）、主管护师（＞6 年）工作任务。

（5）分析 ICU 临床护理岗位护士（1～3 年）、护师（＞3 年）、主管护师（＞6 年）工作任务，明确完成该任务所必须具备的护理理论知识及护理技术操作。

（6）完成带教计划 1 份，组织主持护理实习学生完成临床带教实践 1 次。带教实践可为病例讨论、小讲课等。

3. 主要护理工作及岗位要求

（1）疾病护理：术后患者的监测、支持疗法及处理原则

（2）理论知识要求。

① 掌握呼吸衰竭、心律失常及呼吸道感染的处理。

② 掌握循环功能支持疗法。

③ 掌握氧疗的适应证及方法。

④ 掌握呼吸机使用的适应证、撤离呼吸机指征以及各种机械通气方法。

⑤ 掌握体液、电解质、酸碱平衡的维护以及失常的纠治。

⑥ 掌握抗生素合理使用。

⑦ 掌握气管内插管配合。

（3）专科技能要求。

① 掌握呼吸机应用。

② 掌握心电监护仪的使用和管理。

③ 掌握静脉高营养实施。

④ 掌握急救复苏。

⑤ 掌握电除颤法。

⑥ 掌握静脉切开和穿刺的配合。

（九）社区卫生服务中心

1. 实习时间

实习时间安排为 2 天。

2. 实习目标与要求

（1）了解社区护理的基本概念和方法、社区护理常用的工作方法及实施技能、我国社区护理的现状和发展趋势。

（2）了解社区护理与临床护理工作的不同之处，和以个人、家庭和社区为中心的护理工作内容及特点。

（3）了解社区卫生服务中心护理部主任工作职责及任务。

（4）了解社区卫生服务中心临床护理岗位护士（1～3 年）、护师（＞3 年）、主管护师（＞6 年）工作任务。

（5）分析社区卫生服务中心临床护理岗位护士（1～3 年）、护师（＞3 年）、主管护师（＞6 年）工作任务，明确完成该任务所必须具备的护理理论知识及护理技术操作。

（6）完成带教计划 1 份，组织主持护理实习学生完成临床带教实践 1 次。带教实践可为病例讨论、小讲课等。

3. 社区卫生服务中心主要护理工作及岗位要求

（1）理论知识要求。

① 掌握目前国内社区卫生服务及社区护理发展现状和前景。

② 掌握社区卫生服务中心的基本情况、中心的组织框架和工作内容。

③ 掌握社区卫生服务中心与医院的区别和联系。

④ 掌握社区妇幼保健工作内容及流程。

⑤ 掌握疾病预防控制的工作内容、职责及各项工作流程。

⑥ 掌握家庭访视方法。

⑦ 掌握健康教育。

⑧ 掌握家庭健康档案信息化管理内容。

（2）基本技能要求：掌握家庭结构图、家庭人际关系图的绘制；能建立家庭健康档案。

附录 1 t 界值表

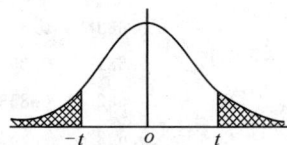

自由度		概率 P									
	单侧:	0.25	0.20	0.10	0.05	0.025	0.01	0.005	0.0025	0.001	0.0005
ν	双侧:	0.50	0.40	0.20	0.10	0.05	0.02	0.01	0.005	0.002	0.001
1		1.000	1.376	3.078	6.314	12.706	31.821	63.657	127.321	318.309	636.619
2		0.816	1.061	1.886	2.920	4.303	6.965	9.925	14.089	22.327	31.599
3		0.765	0.978	1.638	2.353	3.182	4.541	5.841	7.453	10.215	12.924
4		0.741	0.941	1.533	2.132	2.776	3.747	4.604	5.598	7.173	8.610
5		0.727	0.920	1.476	2.015	2.571	3.365	4.032	4.773	5.893	6.869
6		0.718	0.906	1.440	1.943	2.447	3.143	3.707	4.317	5.208	5.959
7		0.711	0.896	1.415	1.895	2.365	2.998	3.499	4.029	4.785	5.408
8		0.706	0.889	1.397	1.860	2.306	2.896	3.355	3.833	4.501	5.041
9		0.703	0.883	1.383	1.833	2.262	2.821	3.250	3.690	4.297	4.781
10		0.700	0.879	1.372	1.812	2.228	2.764	3.169	3.581	4.144	4.587
11		0.697	0.876	1.363	1.796	2.201	2.718	3.106	3.497	4.025	4.437
12		0.695	0.873	1.356	1.782	2.179	2.681	3.055	3.428	3.930	4.318
13		0.694	0.870	1.350	1.771	2.160	2.650	3.012	3.372	3.852	4.221
14		0.692	0.868	1.354	1.761	2.145	2.624	2.977	3.326	3.787	4.140
15		0.691	0.866	1.341	1.753	2.131	2.602	2.947	3.286	3.733	4.073
16		0.690	0.865	1.337	1.746	2.120	2.583	2.921	3.252	3.686	4.015
17		0.689	0.863	1.333	1.740	2.110	2.567	2.898	3.222	3.646	3.965
18		0.688	0.862	1.330	1.734	2.101	2.552	2.878	3.197	3.610	3.922
19		0.688	0.861	1.328	1.729	2.093	2.539	2.861	3.174	3.579	3.883
20		0.687	0.860	1.325	1.725	2.086	2.528	2.845	3.153	3.552	3.850
21		0.686	0.859	1.323	1.721	2.080	2.518	2.831	3.135	3.527	3.819
22		0.686	0.858	1.321	1.717	2.074	2.508	2.819	3.119	3.505	3.792
23		0.685	0.858	1.319	1.714	2.069	2.500	2.807	3.104	3.485	3.768
24		0.685	0.857	1.318	1.711	2.064	2.492	2.797	3.091	3.467	3.745
25		0.684	0.856	1.316	1.708	2.060	2.485	2.787	3.078	3.450	3.725
26		0.684	0.856	1.315	1.706	2.056	2.479	2.779	3.067	3.435	3.707
27		0.684	0.855	1.314	1.703	2.052	2.473	2.771	3.057	3.421	3.690
28		0.683	0.855	1.313	1.701	2.048	2.467	2.763	3.047	3.408	3.674

自由度	概率 P									
单侧：	0.25	0.20	0.10	0.05	0.025	0.01	0.005	0.0025	0.001	0.0005
ν　双侧	0.50	0.40	0.20	0.10	0.05	0.02	0.01	0.005	0.002	0.001
29	0.683	0.854	1.311	1.699	2.045	2.462	2.756	3.038	3.396	3.659
30	0.683	0.854	1.310	1.697	2.042	2.457	2.750	3.030	3.385	3.646
31	0.682	0.853	1.309	1.696	2.040	2.543	2.744	3.022	3.375	3.633
32	0.682	0.853	1.309	1.694	2.037	2.449	2.738	3.015	3.365	3.622
33	0.682	0.853	1.308	1.692	2.035	2.445	2.733	3.008	3.356	3.611
34	0.682	0.852	1.307	1.691	2.032	2.441	2.728	3.002	3.348	3.601
35	0.682	0.852	1.306	1.690	2.030	2.438	2.724	2.996	3.340	3.591
36	0.681	0.852	1.306	1.688	2.028	2.434	2.719	2.990	3.333	3.582
37	0.681	0.851	1.305	1.687	2.026	2.431	2.715	2.985	3.326	3.574
38	0.681	0.851	1.304	1.686	2.024	2.429	2.712	2.980	3.319	3.566
39	0.681	0.851	1.304	1.685	2.023	2.426	2.708	2.976	3.313	3.558
40	0.681	0.851	1.303	1.684	2.021	2.423	2.704	2.971	3.307	3.551
50	0.697	0.849	1.299	1.676	2.009	2.403	2.678	2.937	3.261	3.496
60	0.679	0.848	1.296	1.671	2.000	2.390	2.660	2.915	3.232	3.460
70	0.678	0.847	1.294	1.667	1.994	2.381	2.648	2.899	3.211	3.435
80	0.678	0.846	1.292	1.664	1.990	2.374	2.639	2.887	3.195	3.416
90	0.677	0.846	1.291	1.662	1.987	2.368	2.632	2.878	3.183	3.402
100	0.677	0.845	1.290	1.660	1.984	2.364	2.626	2.871	3.174	3.390
200	0.676	0.843	1.286	1.653	1.972	2.345	2.601	2.839	3.131	3.340
500	0.675	0.842	1.283	1.648	1.965	2.334	2.586	2.820	3.107	3.310
1000	0.675	0.842	1.282	1.646	1.962	2.330	2.581	2.713	3.098	3.300
∞	0.6754	0.8416	1.2816	1.6449	1.9600	2.3263	2.5758	2.8070	3.0902	3.2905

注：表上右上角图中的阴影部分表示概率 P，以后附表同此.

附录 2　χ² 界值表

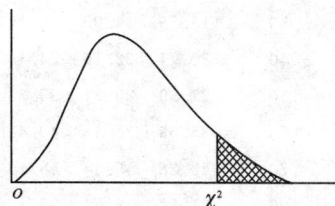

自由度 ν	概率 P												
	0.995	0.990	0.975	0.950	0.900	0.750	0.500	0.250	0.100	0.050	0.025	0.010	0.005
1						0.02	0.10	0.45	1.32	2.71	3.84	5.02	6.63	7.88
2	0.01	0.02	0.05	0.10	0.21	0.58	1.39	2.77	4.61	5.99	7.38	9.21	10.60
3	0.07	0.11	0.22	0.35	0.58	1.21	2.37	4.11	6.25	7.81	9.35	11.34	12.84
4	0.21	0.30	0.48	0.71	1.06	1.92	3.36	5.39	7.78	9.49	11.14	13.28	14.86
5	0.41	0.55	0.83	1.15	1.61	2.67	4.35	6.63	9.24	11.07	12.83	15.09	16.75
6	0.68	0.87	1.24	1.64	2.20	3.45	5.35	7.84	10.64	12.59	14.45	16.81	18.55
7	0.99	1.24	1.69	2.17	2.83	4.25	6.35	9.04	12.02	14.07	16.01	18.48	20.28
8	1.34	1.65	2.18	2.73	3.49	5.07	7.34	10.22	13.36	15.51	17.53	20.09	21.95
9	1.73	2.09	2.70	3.33	4.17	5.90	8.34	11.39	14.68	16.92	19.02	21.67	23.59
10	2.16	2.56	3.25	3.94	4.87	6.74	9.34	12.55	15.99	18.31	20.48	23.21	25.19
11	2.60	3.05	3.82	4.57	5.58	7.58	10.34	13.70	17.28	19.68	21.92	24.72	26.76
12	3.07	3.57	4.40	5.23	6.30	8.44	11.34	14.85	18.55	21.03	23.34	26.22	28.30
13	3.57	4.11	5.01	5.89	7.04	9.30	12.34	15.98	19.81	22.36	24.74	27.69	29.82
14	4.07	4.66	5.63	6.57	7.79	10.17	13.34	17.12	21.06	23.68	26.12	29.14	31.32
15	4.60	5.23	6.27	7.26	8.55	11.04	14.34	18.25	22.31	25.00	27.49	30.58	32.80
16	5.14	5.81	6.91	7.96	9.31	11.91	15.34	19.37	23.54	26.30	28.85	32.00	34.27
17	5.70	6.41	7.56	8.67	10.09	12.79	16.34	20.49	24.77	27.59	30.19	33.41	35.72
18	6.26	7.01	8.23	9.39	10.86	13.68	17.34	21.60	25.99	28.87	31.53	34.81	37.16
19	6.84	7.63	8.91	10.12	11.65	14.56	18.34	22.72	27.20	30.14	32.85	36.19	38.58
20	7.43	8.26	9.59	10.85	12.44	15.45	19.34	23.83	28.41	31.41	34.17	37.57	40.00
21	8.03	8.90	10.28	11.59	13.24	16.34	20.34	24.93	29.62	32.67	35.48	38.93	41.40
22	8.64	9.54	10.98	12.34	14.04	17.24	21.34	26.04	30.81	33.92	36.78	40.29	42.80
23	9.26	10.20	11.69	13.09	14.85	18.14	22.34	27.14	32.01	35.17	38.08	41.64	44.18
24	9.89	10.86	12.40	13.85	15.66	19.04	23.34	28.24	33.20	36.42	39.36	42.98	45.56
25	10.52	11.52	13.12	14.61	16.47	19.94	24.34	29.34	34.38	37.65	40.65	44.31	46.93
26	11.16	12.20	13.84	15.38	17.29	20.84	25.34	30.43	35.56	38.89	41.92	45.64	48.29
27	11.81	12.88	14.57	16.15	18.11	21.75	26.34	31.53	36.74	40.11	43.19	46.96	49.64

自由度 ν	概率 P												
	0.995	0.990	0.975	0.950	0.900	0.750	0.500	0.250	0.100	0.050	0.025	0.010	0.005
28	12.46	13.56	15.31	16.93	18.94	22.66	27.34	32.62	37.92	41.34	44.46	48.28	50.99
29	13.12	14.26	16.05	17.71	19.77	23.57	28.34	33.71	39.09	42.56	45.72	49.59	52.34
30	13.79	14.95	16.79	18.49	20.60	24.48	29.34	34.80	40.26	43.77	46.98	50.89	53.67
40	20.71	22.16	24.43	26.51	29.05	33.66	39.34	45.62	51.80	55.76	59.34	63.69	66.77
50	27.99	29.71	32.36	34.76	37.69	42.94	49.33	56.33	63.17	67.50	71.42	76.15	79.49
60	35.53	37.48	40.48	43.19	46.46	52.29	59.33	66.98	74.40	79.08	83.30	88.38	91.95
70	43.28	45.44	48.76	51.74	55.33	61.70	69.33	77.58	85.53	90.53	95.02	100.42	104.22
80	51.17	53.54	57.15	60.39	64.28	71.14	79.33	88.13	96.58	101.88	106.63	112.33	116.32
90	59.20	61.75	65.65	69.13	73.29	80.62	89.33	98.65	107.56	113.14	118.14	124.12	128.30
100	67.33	70.06	74.22	77.93	82.36	90.13	99.33	109.14	118.50	124.34	129.56	135.81	140.17